# 진찰

## 기본수기 매뉴얼

# 진찰

## 기본수기 매뉴얼

Yasuhiko Tomino

이 상 화 옮김

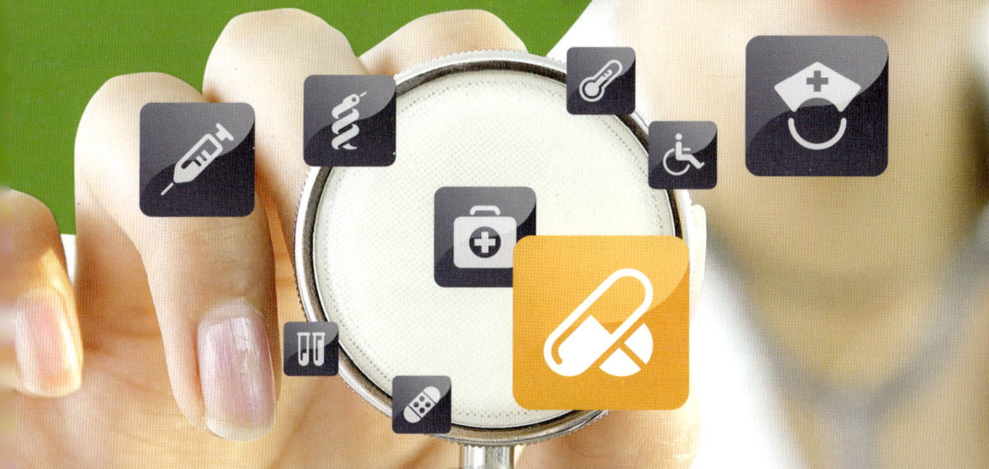

# MANUAL OF BASIC PHYSICAL DIAGNOSIS AND TECHNIQUE

신흥메드싸이언스

カラー版　診察基本手技マニュアル
富野康日己　編
医歯薬出版株式会社（東京)、2009.

Title of the original Japanese language edition :
Manual of Basic Physical Diagnosis and Technique
edited by Yasuhiko Tomino


# 진찰 기본수기 매뉴얼

2013년 6월 18일 발행
지 은 이　**Yasuhiko Tomino**
옮 긴 이　이 상 화
발 행 인　홍 성 혁
발 행 처　신흥메드싸이언스
주　　소　서울시 영등포구 양평동 3가 15-1번지
월드메르디앙비즈센터 501호
등록번호　제318-2007-000077호
전　　화　(02) 2165-8670
팩　　스　(02) 2165-8675
홈페이지　www.shmed.co.kr

I S B N　978-89-6498-029-3　93510
정　　가　35,000원

## 역자 서문

의학교육은 눈부시게 변모해왔는데 최근에는 기초의학과 임상의학의 연대가 중요시 여겨지고 있다. 임상의학을 시작하는 저학년 학생의 임상실습과정은 의학에 대한 흥미를 한층 더 높이는 바람직한 일면을 보이고 있다. 그러나 한편으로는 환자의 병태생리를 충분히 배우지 않고 '임상현장'만을 추구하는 것은 좋지 않은 측면도 있어 보인다. 졸업 후 임상 의사가 되는 것을 목표로 하는 학생들이 많은 만큼 기초가 제대로 갖추어진 인간미 넘치는 의사가 육성되기를 바란다.

임상실습이 시작되면 우선 누구나가 직면하게 되는 관문이 환자를 앞에 두고 떨리는 마음으로 무엇을 어떤 순서로 물어야 할지, 그리고 환자의 병력을 어떤 식으로 진단해야 할지, 어떤 의학용어를 써서 기재해야 할지 하는 것들이다. 의학이 어떻게 진보하든 검사가 얼마나 편리해지든 간에 임상 의사의 첫 걸음은 환자와 그 가족과의 면담과 진찰에 있다는 것에는 변함이 없다.

본서는 진단 편에서 '의학 면담과 병력', '전신 소견', '흉부 소견', '복부 소견', '신경계 소견'을 다루었으며, '소아 진찰', '생식기 진찰'도 따로 다루었다. 또한 기본 수기 편을 만들어 '심폐소생술', '채혈', 기관 내 삽관', '기관 절개', '주사법', '천자 · 배액법', '수액 · 수혈', '위세척', '세장 · 주장', '도뇨'를 담았다. 그리고 기본수기 실천 편으로 각종 기본수기를 실천하는데 필요한 중점 사항을 정리하고 구체적인 해설도 덧붙였다.

역자는 비교적 원문에 충실한 번역을 하도록 노력하였고, 해석상의 오류나 오해를 줄이기 위해 대한의사협회에서 간행된 의학용어집을 기본으로 삼았다. 본서가 의과대학생 뿐 아니라 간호대학생 등 많은 의료인에게 좋은 참고서적이 되었으면 하는 바램이다. 이 책이 발간되기까지 많은 도움을 준 이화의대 가정의학교실 의국원들과 (주)신흥메드싸이언스 관계자 여러분들에게 깊은 감사의 마음을 전한다.

2013년 5월
**이 상 화**

# 옮긴이 소개

## 이 상 화

### 1. 학력사항

- 의학사 : 연세대학교 의과대학 의학과(1984. 2)
- 의학석사 : 연세대학교 대학원 의학과(1991. 8)
- 의학박사 : 연세대학교 대학원 의학과(1996. 2)

### 2. 교육 및 연구경력

- 1984. 3~1987. 2 : 세브란스병원 가정의학과 전공의
- 1990. 3~1992. 2 : 세브란스병원 가정의학교실 연구강사
- 1992. 3~1993. 6 : 강동카톨릭병원 가정의학과장
- 1993. 7~2001. 8 : 이대동대문병원 가정의학과장
- 2001. 9~2005. 2 : 이대목동병원 가정의학과 교수
- 2004. 2~2005. 2 : 캐나다 McGill(맥길) 의과대학 노인병센터 교환교수
- 2005. 2~현 재 : 이대목동병원 가정의학과장, 가정의학교실 교수<br>미국노인병학회 정회원<br>대한가정의학회 평의원<br>대한임상노인의학회 총무이사<br>대한노화방지연합회 이사<br>대한가정의학회 학술위원<br>노인병연구회 회장

### 3. 저서

가정의학, 임상증례로 본 노인의학, 임상노인의학, 노화방지의학, 통합의학, 최신노인의학, 일상진료에 꼭 필요한 기본치료제 115가지, 노화방지와 미병클리닉, 스테로이드 사용법, 고령자 약물사용법, 그림으로 이해하는 약물 작용의 원리.

# 차례

## Section 08 기본수기 141


Tetsu Okumura / Toshio Naito / Yoshitomo Ito / Toshiaki Iba / Yoshiro Sakamoto

# 01 의학 면담과 병력

- 의학 면담의 목적
- 초진 외래에서의 의학 면담 스텝
- 병력을 기재하는 방법
- 증례 제시

## 의학 면담의 목적

### 면담에 있어서—Listen to the patient. He is telling you the diagnosis (Osler, W).

의학 면담의 목적은

① **정확 · 상세한 병력을 확인하는 것**

② **양호한 의사(의료팀)와 환자(가족도 포함)와의 관계를 구축하는 것**

③ **환자 교육 · 진료의 동기 부여에 필요한 정보를 얻는 것**

이다.

그러기 위해서는 상황에 맞는 질문법, 환자에 대한 공감, 의학 면담을 원만하게 진행하기 위한 의사로서의 태도를 습득할 필요가 있다.

순서에 따라 의학 면담 · 진찰을 실시하면 약 90%는 병태 · 의심되는 질환을 예측할 수 있다고 한다.

## 초진 외래에서의 의학 면담 스텝

### 스텝 1: 도입(인사 · 자기소개 · 환자 확인)

- "~씨세요? 이쪽으로 앉으세요." (이름을 확인한다)
- "면담을 담당하는 OO대학교 OOO입니다. 잘 부탁드리겠습니다."

### 스텝 2: 주소(chief complaint) 파악

#### 사용하는 질문법 1

개방형 질문법(open-ended question). 증상이나 내원 동기를 환자가 쉽게 말할 수 있도록 질문한다.

예: "무슨 일로 병원을 찾으셨나요?"

#### 사용하는 질문법 2

중립적 질문법(neutral question). 환자가 처음부터 순서에 맞게 경과를 표현할 수 있다고만은 볼 수 없기 때문에, 이야기가 잘 이어질 수 있도록 유도한다.

예: "그리고서 어떻게 하셨나요?", "네, 계속 이야기하세요.", "조금 더 상세하게 말씀해 주시겠어요?"

## 스텝 3: 공감

고통스러운 상황에 처한 환자에 대해 공감하고, 환자가 안심하고 이야기를 이어갈 수 있도록 한다.

예: "힘드셨겠네요.", "힘든 과정을 겪으셨네요.", "나으실 수 있게 전력을 다하겠습니다.", "환자분의 상황을 보면서 진찰하겠습니다.", "참 잘 견디셨어요."

## 스텝 4: 부족한 부분 보충

### 사용하는 질문법 1

중점적 질문법(focused question). 한 가지에 집중해서 자유롭게 답하게 하자.

예: "통증에 대해서 좀 더 자세하게 설명해주세요."

### 사용하는 질문법 2

다항목 질문법(multiple choice question). 선택지를 꺼내 해당하는 항목을 선택하게 하자.

예: "방금 외우셨던 지역은 서울, 부산, 대구, 대전, 광주, 인천 중 어디일까요?"

### 사용하는 질문법 3

폐쇄형 질문법(closed question). '네' · '아니요' 또는 단어로 답하게 하자.

예: "두통 있으세요?"

## 스텝 5: 기왕력 · 가족력 · 환자 배경

## 스텝 6: 환자의 해석 모델

환자의 병기나 증상에 대한 불안 · 걱정, 병기에 대한 생각이나 기대를 알아본다.

예: "이 병기에 대해서 어떻게 생각하고 계시나요?", "위암이라고 생각하시는 특별한 이유가 있으신가요?"

## 스텝 7: 정리(시스템 리뷰)와 진찰로의 도입

지금까지의 면담 내용을 확인하고, 환자에게 더 질문할 것은 없는지를 체크한다.

예: "지금까지 말씀하신 것을 정리하면, (중략) 더 질문하실 것은 없으신가요?", "그럼 진찰을 하도록 하겠습니다."

## 스텝 8: 환자 교육 · 동기 부여

의심되는 병태, 필요한 검사나 치료 등을 설명하고, 동의를 구한다.

진찰의 동기 부여나 환자 지도를 실시한다.

## 부족한 부분을 보충하기 위한 평가 사항

### 1) 증상 출현과 그 양식

① 발작성

② 급성

③ 아급성

④ 만성

⑤ 상기의 조합(예: 반복적인 발작, 만성 증상의 급성 악화)

### 2) 증상의 내용과 추이

① 성질

② 편재

③ 강도

④ 성질

⑤ 주기

⑥ 기간

⑦ 증상의 추이(예: 치료에 대한 대응, 편안한 체위 등)

### 3) 수반 증상

① 주된 병태와 관계가 있는가?

② 증상 정도와 관계가 있는가?

③ 병태의 유인인가?

## 기왕력 평가 항목

① 이번 병태와 관계가 있는가?

② 병태를 어떻게 수식하고 있는가?

③ 검사 · 치료 계획에 어떤 식으로 영향을 미치는가?

④ 사회적 배경과 관계는 있는가?

⑤ 알레르기의 유무와 그 내용

⑥ 수술력: 진단, 수술 방법, 수술 결과, 합병증, 수혈의 유무

⑦ 출산 · 발육 상태

⑧ 여성일 경우는 월경, 임신 · 분만(횟수, 이상의 유무)

## 가족력 평가 항목

① 병태와의 관계

② 소인(素因) 가능성의 유무

③ 유전성 질환의 유무

## 사회력 · 생활력 평가 항목

① 직업 경력

② 발병 전후의 활동성

③ 사회적 배경

④ 기호(담배, 음주 등)

⑤ 상용 약제

## 병력을 기재하는 방법

### 진료한 기록

환자를 어떻게 판단하여 진찰, 진료했는가를 나타내는 것이다.

주치의의 임상 의사로서의 능력을 알 수 있는 부분이다. 바람직한 진찰이란 풍부한 지식, 뛰어난 기능(技能), 훌륭한 인격을 바탕으로 하여 진료를 실시하고, 그 기록을 진료(chart)에 남기는 것이다.

① 진료기록을 남기지 않는 것은 진료 계약에 근거한 진료 행위의 기록을 하지 않는 것이다. 환자 또는 가족의 상담, 확인 사항이 있을 때, 진료 행위의 정당한 증거는 진료차트에서만 찾을 수 있다.
또 진료차트에 기록하지 않은 진료 행위에 대한 진료비는 청구할 수 없다. 진료차트를 기재한 의사는 판독 가능한 사인을 하고, 책임 소견을 명확하게 기재한다.

② 병태 평가 · 검사 계획 · 치료 결정을 하게 된 경위와 그 근거를 기록하고, 기재한 것을 확인한다. 임상 실습(bed side learning, BSL)에서도 동일하게 실시한다.

### 어떻게 기재하는가?

① 환자의 통증 호소, 객관적인 정보(신체 소견, 바이털 사인, 검사 결과), 의사를 포함한 진료 그룹에서의 평가, 앞으로의 계획, 환자 및 가족에게 설명하고 이해를 구한 것 등이 충분히 기재되어야 한다.

② 현재 많은 시설에서는 POS(problem oriented system)에 의한 POMR (problem oriented medical record)로 병력을 기재한다.

## POS에 의한 기재란?

(1) 기초 데이터 기록, (2) 문제점의 리스트 업, (3) 앞으로의 계획[① 검사 계획, ② 치료 계획(대증요법, 이학요법 등을 포함한다), ③ 그 외: 환자 지도 등 폭넓은 대책], (4) 경과 노트, (5) 퇴원 요약이다.

### 1) 기초 데이터 기록

기본적으로는 현 병력 등 병력 기재, 검사 소견 기록, 간호 기록 등을 기초로 한다.

### 2) 문제점의 리스트 업(problem list 작성)

① 환자의 문제점을 모두 리스트 업한다. 병력, 검사 데이터 등 진찰에 영향을 미치는 모든 것의 문제점을 빠짐없이 열거한다.

② 이 단계에서는 진단, 치료 대상이 되는 사항을 골라낸다.

### 3) 계획

여기서는 진단, 치료, 그 외(환자 교육 등)의 계획을 세운다.

이상의 사항은 환자가 입원하는 당일에 완성시켜, 가능한 것은 실행에 옮기도록 한다.

### 4) 경과

① 문제점 리스트에 따른 경과 기록: 입원 후의 일상을 기록하거나 외래 카르테(karte)는 간호 진단(SOAP)을 기준으로 하여 기재한다.

S: subjective한 소견(자각 증상) 기록

O: objective한 소견(타각 소견) 기록, 의사의 객관적인 정보, 바이털 사인, 진찰 소견, 채혈 데이터, X선이나 CT 소견 등

A: assessment 기재(의사의 판단, 고찰)

P: 앞으로의 계획(plan)

② 표 · 그림 등을 활용한 경과

### 5) 퇴원 요약

임상 진단과 관련한 병력을 요령 있게 정리하고, 앞으로의 방침(처방도 포함해서)을 명기한다. 환자 · 가족에게 설명한 내용의 골자는 반드시 기재한다. 퇴원 후의 외래 통원이나 전원(轉院)이나 전과(轉科)의 경우에 참고가 되므로 신속하게 기재한다.

## 증례 제시

**증례**: Taro Heisei(1942년 7월 11일생, 66세, 남성, 회사원)

**주소**(chief complaint): 우측 흉통, 호흡 곤란

**기왕력**: 2년 전부터 위십이지장궤양 때문에 투약하고 있다(famotidine: gaster® 2정, 2회/일). 환자의 이야기로는 위내시경검사를 받았고, 생검에서도 암은 없다고 판정받았다고 한다. 장남도 동일한 설명을 들었다.

**담당의사**: X 병원, 내과, Y, 연락처: 03−xxxx-xxxxx, ID 1234567

**가족력**: 특이사항 없음[동거인, 부모 · 형제 등의 건강 상태(**그림 1-1**)]

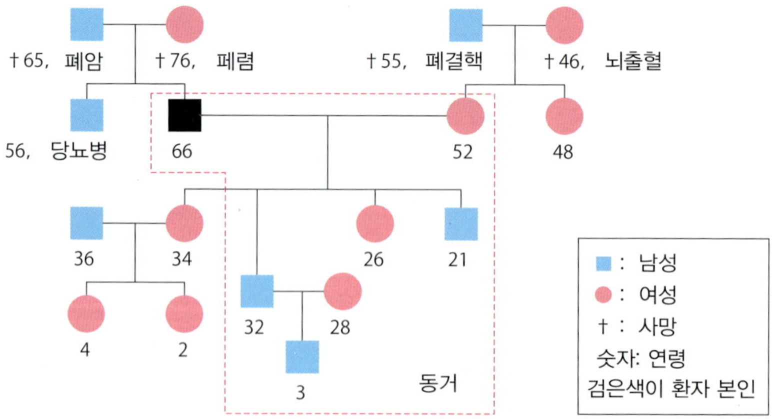


**그림 1-1** 가족력

**사회력 · 생활력**: 흡연력(40대/일 × 52년), 음주력[맥주 2병/일 × 50년], 상용 약제(famotidine: gaster®), 출근 1시간, 업무 내용은 사무 · 회의가 대부분, 거주지는 교외, 애완동물 사육(−)

**알레르기**: 약제, 식품 등의 알레르기력은 없음

**현 병력**: 약 15년 전부터 계단을 오를 때면 숨이 끊어질 듯했다. 가래는 30년 동안 아침에 조금씩 보였지만, 특별한 변화는 없었다. 식욕, 체중 등 전신에 특별한 이상은 보이지 않았다. 겨울 감기에 걸리면 숨이 끊어질 것 같은 증세가 악화되어, 평지를 서둘러 걷는 것도 힘들어졌다. 약 7년 전부터는 감기에 걸리지 않았는데도, 평지를 서둘러 걷는 것만으로도 숨이 끊어질 것 같아 골프도 그만두었다. 약 10년 전부터는 평지를 그냥 걷는 것도 힘들어, 가족과 비교해 걷는 속도가 느려졌다. 숨이 끊어질 것 같은 이 증상의 정도는 시간이 흐르면서 더욱 악화되어, 올해 들어서는 옷을 입는 것만으로도 숨이 차, 도중에 쉬어야 하는 지경에까지 이르렀다. 2008년 8월 14일 · 오전 8시 반 경 복도를 걷던 중, 갑자기 심호흡 시 우측 흉부에 따끔한 통증(흉막통증)과 함께 말하는 것도 곤란할 정도의 호흡 곤란이 출현해, 구급차에 실려 내원했다. 경과 중 복통, 흑색변은 없었다.

**현 병력**: 의식, 청명, 호흡곤란으로 인해 좌위 상태, 구급차를 타고 내원.

**혈압**: 140/84mmHg(상지에서 좌우 차가 보이지는 않음)

**맥박수**: 98/분(정)

**호흡수**: 23회/분[흉복식, 입술 오므리고 숨쉬기(pursed-lip breathing)]

**체온**: 36.5도, 빈혈 · 황달은 보이지 않음

**안면 · 경부**: 입술 오므리고 숨쉬기 · 입술에 청색증이 보임, 정맥 노장 보이지 않음, 림프절은 촉지 되지 않음, 갑상선 종대 보이지 않음, 흉쇄유돌근이 눈에 띄게 팽대

**흉부**: 흉곽의 확대(+)(술통 모양), 흉곽의 크기[우>좌(우측 흉곽운동이

제한)], 타진상 박동(우>좌), 호흡음은 전체적으로 호기가 연장, 호흡음(좌>우), 성음진탕(좌>우), 심확대는 없음, 심음(과잉 심음 · 심잡음은 청취되지 않음)

**복부**: 간비대(hepatomegaly)가 촉지 되지 않음, 복수 · 압통도 없고 종류(tumor)도 촉지 되지 않음

**사지**: 부종(−), 동맥 박동의 좌우 차는 없음, 조상부(爪床部)에 청색증(+)

**신경계**: 의식 청명, 고차 뇌기능장애 없음, 뇌신경 · 교감신경계 이상 없음

**운동 · 지각**: 이상은 없음

- **Problem list**

#1 호흡곤란(약 15년 정도의 진행성)

#2 급성 호흡곤란의 악화

#3 우측 흉통

#4 청색증

#5 위궤양

- **Initial plan**

<#1 and 2>

1. Diagnotic Plan(Diag. Pl.)

1) 흡연자로 15년 동안 노동 시 호흡 곤란이 왔다.

2) 흉곽의 확대, 입술 오므리고 숨쉬기, 흉쇄유돌근의 팽대, 호기 연장이라는 소견에서 만성 폐색성 환기장애를 수반한 병태를 먼저 고려한다.

3) 이학 소견상 흉곽 좌우 차, 흉곽 측의 흉곽 확대, 타진상의 박동, 호흡음 저하, 성음진탕 저하, 흉통의 성상(심호흡 시에 통증이 악화되는 것에서 흉막통이라 판단)에서 기흉의 존재를 의심해본다.

1. 흉부 단순 X선 사진

2. 동맥혈 가스분석

2. Therapeutic Plan(Therap. Pl.)

1) 우선 저산소 혈증의 존재는 청색증이 나타난 것만으로도 확실하다. 이학 소견에서 폐포저환기가 존재하는 것을 예상할 수 있으므로, 저류량의 산소 흡입(처음에는 1l/분)을 개시한다.

2) 기흉의 존재가 의심되는 것은 동맥혈 가스분석, 흉부 X선 사진으로 그 정도를 파악하고, 흉관(chest tube) 삽입이 필요한 것인지를 신속히 검토한다.

3. Educational Plan(Educational Pl.)

1) 환자 · 가족에게는 만성 폐색성 폐질환에 새로운 합병증이 일어날 가능성이 있다는 것을 설명한다.

2) 병태가 명확해지기까지는 환자는 편안한 체위로 저류량의 산소를 흡입, 안정을 취한다.

<#3>

1. Diag. Pl.

흉통의 성상은 흉막에서 유래되었다는 것이 가장 유력하다. 단, 심대혈관 유래(관동맥 질환, 해리성 대동맥류)는 부정한다. 흉부 X선 사진, 심전도로 검토한다.

2. Therap. Pl.

통증이 심하다면 진통제 투여도 검토한다.

<#4>

1. Diag. Pl.

입술, 사지에 청색증이 나타나고, 호흡 곤란과 함께 보이는 것으로 가스교환장애에 의한 저산소 혈증이라고 판단된다. 심부전에 의한 가능성도 제외한다. 흉부 X선 사진, 심전도로 체크한다. 필요하다면 심장 초음파검사도 실시한다.

<#5>

1. Diag and Therap. Pl.

이미 항궤양제가 처방되었기 때문에, 처음에는 투여를 계속한다. 신속히 증상에 대해 상담하고 앞으로의 방침을 검토한다.

임상적으로 활동성 병변의 존재가 의심된다면, 상태를 보고 상부 소화관 검사를 검토한다.

## • 제시한 증례의 해설

이 증례는 만성 폐색성폐질환(COPD)을 기초 질환으로 가지는 고령 남성이 중등도의 기흉을 병발한 것이다. 기초 질환과 이 기흉 때문에 탄산가스 축적을 수반한 호흡부전을 보였다. 치료로서 흉강배액법을 실시하니 폐가 재팽창했다. 위십이지장 궤양이 전부터 있었는데, 이번에 임상 치료를 지속한 것으로 극심한 악화는 보이지 않았다.

이 시점에서의 Problem List는 아래와 같이 정리할 수 있다.

#1 호흡곤란(약 15년 동안 노동 시): COPD

#2 급성 호흡곤란의 악화...우측 II도 기흉

#3 흉통: #2

#4 청색증: 호흡부전(#1, 2에서)

#5 위십이지장궤양

# 02 전신 소견

## 두부 · 안면 · 눈 · 경부 · 림프절 · 팔다리를 포함

- 신장 · 체중 · 영양 상태
- 체위 · 자세
- 피부 · 체모
- 체온
- 두부
- 안면
- 눈
- 귀
- 코, 비강
- 입술 · 구강 · 인두
- 경부
- 사지(팔다리)

> **포인트** 전신 상태를 개략적으로 파악하기 위해, 아래의 순서대로 빠짐없이 실시한다.
> 1. 바이털 사인 관찰(Section 3. 흉부 소견을 참조)
> 2. 사지 · 피부 관찰
> 3. 아래의 국소 소견 관찰



## 신장 · 체중 · 영양 상태

① 신장과 체중 측정: 환자에게 보고하게 하고, 실측도 한다.

② 표준적인 신장 · 체중(**표 2-1**)

**자가학습** 비만(obesity), 수척(emaciation), 거인증(giantism), 소인증(dwarfism)

## 체위 · 자세

① 입위 · 좌위 · 앙와위 등의 체위를 취하고 있는가(Section 3. 흉부 소견, 28 페이지 참조)

② 척추의 만곡 이상(Section 3. 흉부 소견, 31 페이지 참조)

## 피부 · 체모

① 시진이나 촉진으로 관찰할 때 반드시 주목해서 소견을 구한다. 처음에는 착의한 채로 노출된 피부를 관찰하고, 자세한 것은 탈의 후 실시한다.

② 색조: 손톱이나 입술에서 청색증(cyanosis: 말초혈의 환원헤모글로빈이 증가해, 피부 · 점막 · 손톱 등이 푸른색 또는 짙은 보라색을 띠는 것) 등

③ 성상: 건조 · 보습

| 신장 | 남성 | 여성 | 신장 | 남성 | 여성 |
|---|---|---|---|---|---|
| 138 | | 45.9 | 166 | 62.8 | 59.2 |
| 139 | | 46.3 | 167 | 63.6 | 59.9 |
| 140 | | 46.8 | 168 | 64.3 | 60.5 |
| 141 | | 47.2 | 169 | 65.0 | 61.3 |
| 142 | | 47.6 | 170 | 65.8 | 62.0 |
| 143 | | 48.1 | 171 | 66.5 | 62.8 |
| 144 | | 48.5 | 172 | 67.3 | 63.6 |
| 145 | | 48.9 | 173 | 68.1 | 64.4 |
| 146 | | 49.3 | 174 | 68.9 | 65.3 |
| 147 | | 49.8 | 175 | 69.7 | 66.2 |
| 148 | 50.8 | 50.2 | 176 | 70.5 | 67.1 |
| 149 | 51.4 | 50.6 | 177 | 71.3 | 68.1 |
| 150 | 52.0 | 51.0 | 178 | 72.1 | 69.1 |
| 151 | 52.6 | 51.4 | 179 | 72.9 | 70.1 |
| 152 | 53.3 | 51.9 | 180 | 73.8 | 71.2 |
| 153 | 53.9 | 52.3 | 181 | 74.6 | |
| 154 | 54.6 | 52.8 | 182 | 75.5 | |
| 155 | 55.2 | 53.2 | 183 | 76.3 | |
| 156 | 55.9 | 53.7 | 184 | 77.2 | |
| 157 | 56.6 | 54.2 | 185 | 78.1 | |
| 158 | 57.2 | 54.7 | 186 | 79.0 | |
| 159 | 57.9 | 55.2 | 187 | 79.9 | |
| 160 | 58.6 | 55.7 | 188 | 80.8 | |
| 161 | 59.3 | 56.2 | 189 | 81.7 | |
| 162 | 60.0 | 56.8 | 190 | 82.6 | |
| 163 | 60.7 | 57.3 | | | |
| 164 | 61.4 | 57.9 | | | |
| 165 | 62.1 | 58.6 | | | |

**표 2–1** | 표준적인 신장 · 체중

④ 피부 온도: 만져본다.

⑤ 부종(edema): 전 경골부 등을 손가락으로 천천히 압박하고, 파인 부분을 만져본다(**그림 2-1**).

⑥ 발진 · 출혈 · 거미혈관종 · 수장홍반 · 황색종 · 선조(filament) · 피하

기종 · 종류(tumur) · 손톱[곤봉손가락(clubbed finger)나 숟가락형 손톱(koilonychia) 등의 모양 변화와 조하선상 출혈반의 유무를 본다](**그림 2-2, 3**)

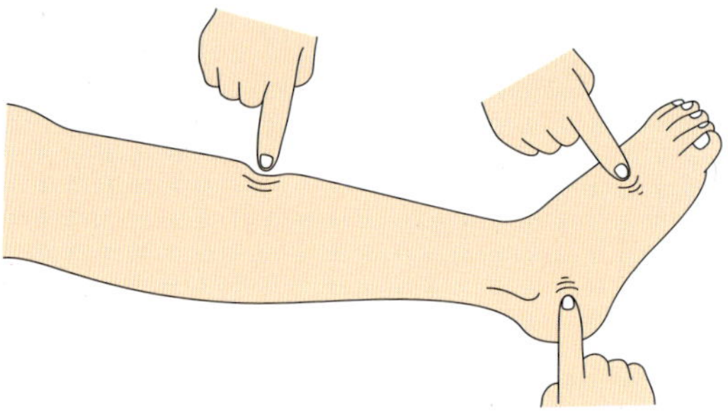

**그림 2–1** | 부종(edema) 보는 법

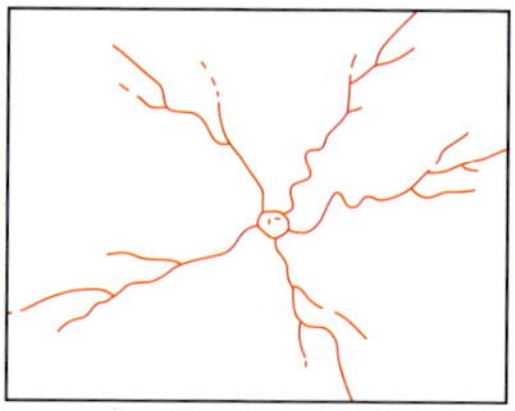

**그림 2–2** | 거미혈관종

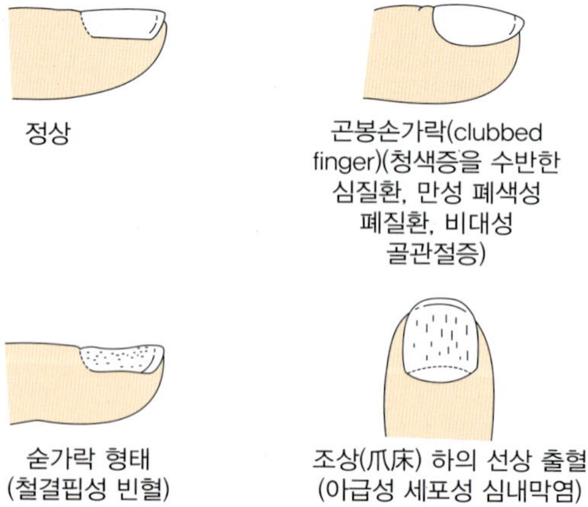


**그림 2–3** | 손톱의 변화

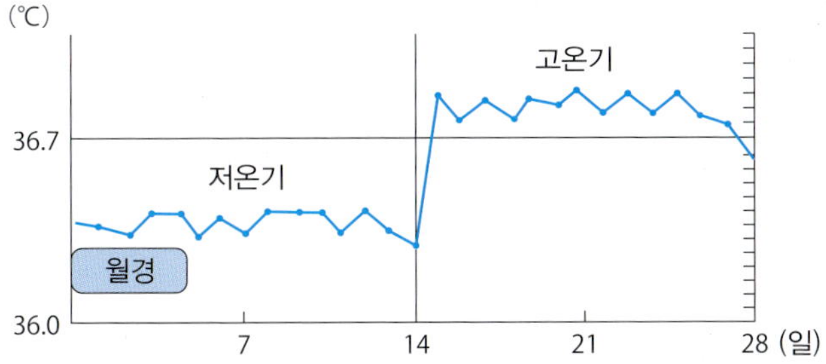


**그림 2-4** | 여성의 체온

⑦ 체모의 유무, 국소적인 다과(多寡): 두발 · 액하 · 외음부 및 그 이외의 체간부에서 체모의 유무 · 밀도 등을 본다.

**자가학습** 다모, 무모, 탈모

## 체온

① 액하에서 측정(설하나 직장 온도 쪽이 가능성이 높음). 체온계가 없어도 피부 촉진으로 대강의 온도를 가늠할 수 있다.

② 체온의 정상범위(특히, 여성의 성주기와의 관련성)(**그림 2-4**)

③ 발열, 열형(**그림 2-5**)

## 두부

아래의 항목에 대해 시진을 중심으로 관찰한다.

① 두부의 크기 · 형태: 시진으로 대강 머리 둘레를 보고, 좌우대칭인지를 확인한다.

**자가학습** 말단비대증(acromegaly), 소두증(microcephalia)

② 두위: 두부가 정중위인 것이 정상이다.

**자가학습** 사경(wrvneck), 진행성 핵상마비(progressive supranuclear)

③ 두발: 색의 변화(백발 등)나 탈모의 분포를 본다.

**자가학습** 생리적 탈모, 원형 탈모, 항암제나 방사선 요법의 영향



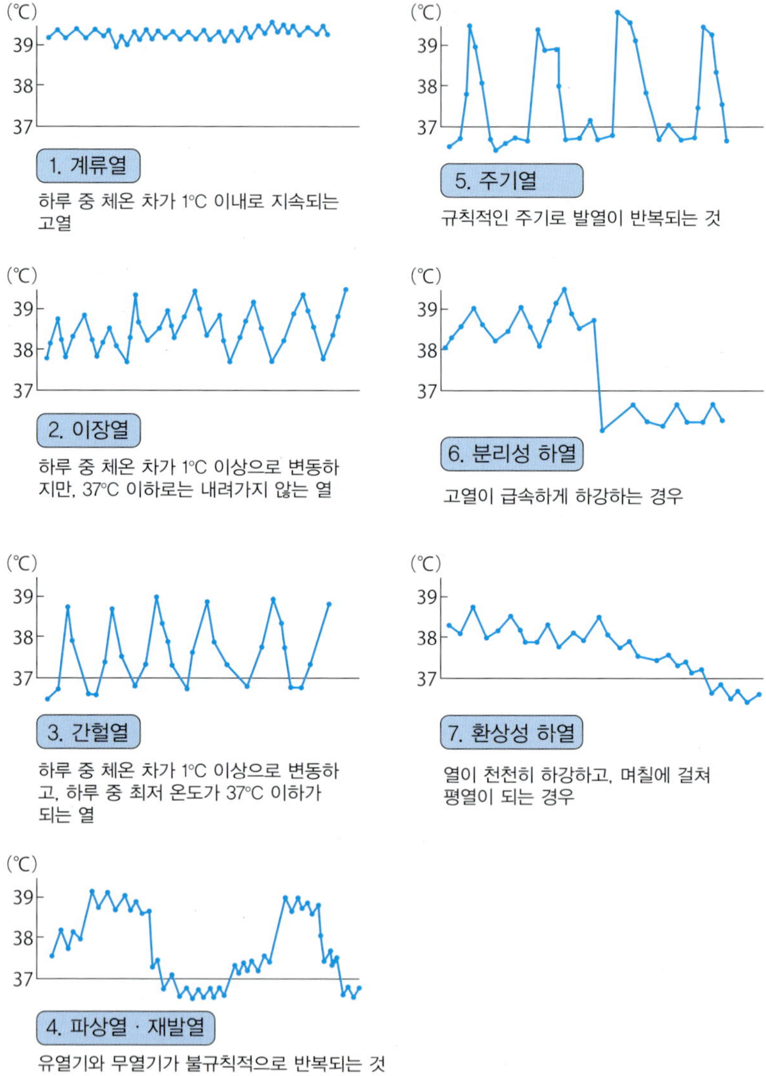


**그림 2-5** | 열형

④ 두부 · 두개를 촉지하고, 변형 · 종류(tumor) · 압통을 본다. 관자놀이의 측두동맥을 촉진하고, 박동을 본다.

**자가학습** 측두동맥염

## 안면

### 안모(facial form)

안검열(lid fissure)이나 비순구는 좌우대칭으로, 말을 할 때 표정에 활기를 띠어 적당한 순목(blink)이 나타난다. 표정 전체에서 나타나는 인상(고민상, 무표정)도 중요하다.

**자가학습** 불수의운동(과도한 순목, 찡그린 얼굴, 입 · 혀를 우물거림), 만월상안모(moon face), 갑상선기능항진증 · 저하증의 안모, 다운증후군

### 안면

아래의 항목을 관찰하자.

① 색조의 변화: 창백, 황염(黃染), 청색증 · 조홍(潮紅)(각각 빈혈 · 황달 · 환원헤모글로빈의 증가, 유열 시나 정신적 긴장 시 출현)

② 피부 병변: 발진(피부면에서 융기한 병변), 피하 출혈, 색소 침착, 홍반(피부면에서 융기하지 않은 국한성 발적), 모반

③ 부종: 검안으로 알기 쉬움

**자가학습** 나비형 홍반, 헬리오토로프(heliotrope) 발진, 승모판 안모

## 눈(그림 2-6)

### 안검(eyelid)

부종, 발적, 종창, 종양(tumor), 안검하수(안검의 하수로 인해 안열이 협소해진다)를 알아본다.

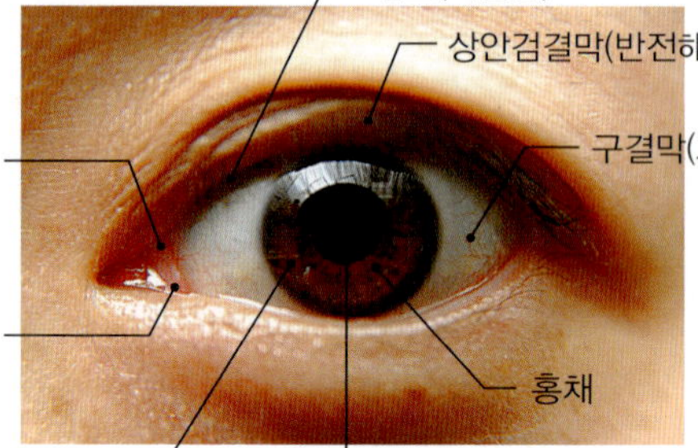


**그림 2-6** | 외안부의 명칭



## 결막(conjunctiva)

하안검을 손가락으로 가볍게 아래로 잡아당겨 안검결막의 혈관 색조를 보고, 빈혈이나 충혈을 확인한다. 안구결막에서 두드러지는 충혈과 각막의 가벼운 혼탁은 녹내장이 발작할 가능성을 보인다. 안구결막이 황염(黃染)되지 않았는지를 본다. 안구 돌출의 유무도 확인한다.

## 각막(cornea)

각막 이상은 임상에서의 진찰에서는 확인하기가 어렵다. 외상이나 염증의 후유증 때문에, 백반이 보이는 경우가 있다.

## 동공 · 홍채 · 수정체

① 동공은 원형으로 좌우 크기가 같다.

② 대광 반사(light reflex): 동공에 빛이 닿으면 바로 수축한다.

**자가학습** 동공의 좌우 부동(anisocoria), 대광 반사의 소실, 백내장, Horner 증후군, Adie 증후군, Argyll-Robertson pupil

## 시력

간단한 시력표로 검사를 하거나 잡지 · 신문 등을 읽게 한다. 한쪽 눈의 시력은 정상인데, 양쪽 눈을 뜨고 보면 복시가 나타나는 경우는 신경근계의 이상을 의심해본다.

## 귀

① 이개 및 그 주변을 관찰하고, 변형 · 결절 · 피진을 확인한다.

② 이경: 이개를 후상방으로 당겨 외이 도입구부를 관찰한 후, 삽입한다.

## 코 · 비강

① 코 전체의 변형 · 피진을 본다.

② 콧물 · 코의 변형이 있을 경우

· 상악동, 전두동의 압통이나 고타통을 확인한다.

· 비강을 한쪽씩 막고 통기성을 본다.

· 냄새의 유무를 확인한다.

## 입술 · 구강 · 인두

① 진찰 시나 말을 할 때 체취, 구취를 체크한다.

**자가학습** 폐부전, 신부전

② 입술: 색소 침착 · 수포 · 청색증 · 궤양

③ 치아: 결손 · 충치 · 치구 · 치석

④ 잇몸: 발적 · 종창 · 출혈 · 색소 침착

⑤ 협점막: 색소 침착 · 궤양 · 출혈반

⑥ 혀: 발적 · 종류 · 궤양 · 위축 · 설태 · 대설

⑦ 구강저: 발적 · 궤양 · 종류 · 종착 · 악하선 개구부의 변화

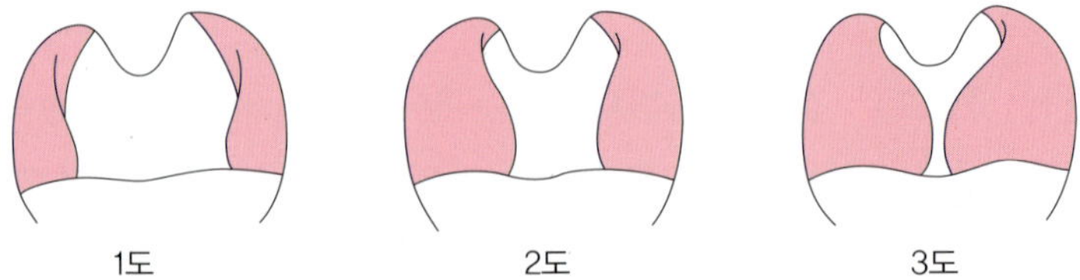


**그림 2-7** | 구개 편도 비대(Mackenzie의 분류)

⑧ 경구개: 후굴을 하게 하고, 발적 · 종류 · 출혈반을 확인한다.

⑨ 인두 후벽 · 경구개: 발적 · 종류 · 림프 여포의 종대 · 출혈 · 후비루

⑩ 구개 편도: 발적 · 종창 · 좌우 차 · 백태(**그림 2-7**)

**자가학습** 백반증, 편도선 종대의 정도

## 경부

### 시진

1) 갑상연골이나 기관이 중앙에 위치하고 있는지를 알아본다(Section 3. 흉부 소견, 29 페이지 참조).

2) 양쪽의 흉쇄유돌근의 윤곽과 위치, 종양(tumor) · 발적 · 종창의 유무를 조사한다.

① 경동맥: 와위에서 보이고, 좌위에서는 명확하게 보이지 않는다(Section 3. 흉부 소견, 30페이지 참조)

② 갑상선: 종대가 있으면 경부가 종창해서 보인다. 타액을 삼키게 하여 연하에 수반해 종대한 갑상선이 위로 거상한다.

### 촉진

**그림 2-8**을 참고해서 림프절, 갑상선, 타액선을 촉진한다. 갑상연골 · 윤상연골 · 흉쇄유돌근의 위치를 확인한다.

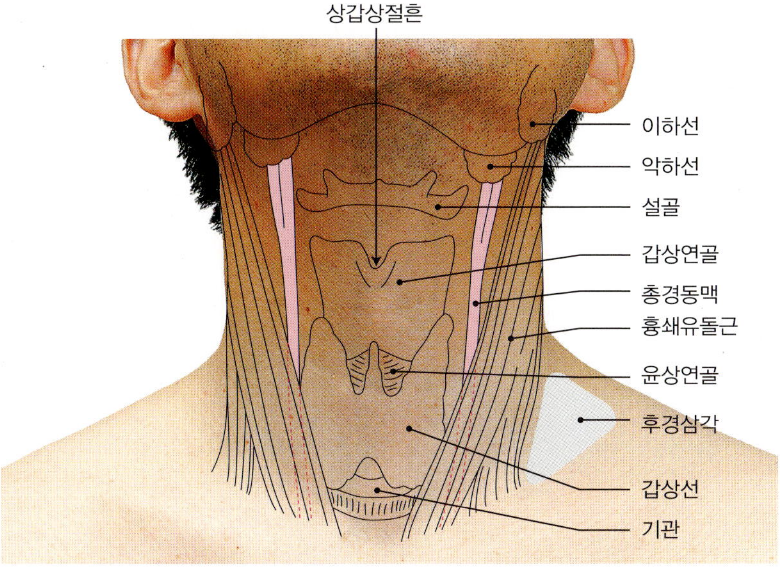


**그림 2-8** | 전경부의 해부



## 1) 림프절

제2 · 3 또는 제2~4지복(指腹)으로 촉지한다. 촉지할 때는 부위, 수, 크기, 모양(편형인가, 구형인가), 집괴 형성의 유무, 표면의 요철, 경도, 압통, 가동성을 평가한다.

두경부 림프절의 촉지는 아래의 부위를 실시한다(**그림 2-9**).

① 후두부, ② 이개 후부, ③ 이개 전부, ④ 하악각 직하, ⑤ 악하부, ⑥ 하악 하부, ⑦ 후경삼각, ⑧ 흉추유돌근(얕은 곳과 깊은 곳), ⑨ 쇄골 상와

그 외 액와, 서혜부도 반드시 촉지한다.

악성 종양의 림프절 전이에서는 경미하게 표면 부정(surface irregularities)이고, 크기가 커지면 가동성이 불량해진다.

**자가학습** Virchow의 림프절 전이, 악성 림프종, 결핵성 림프절염

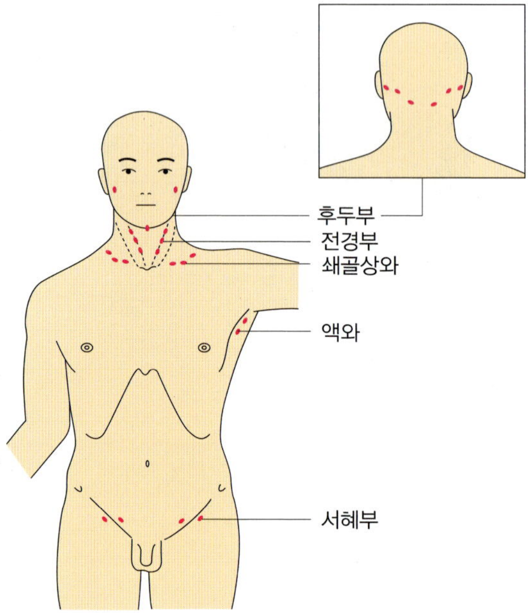


**그림 2-9** | 전신의 림프절

## 2) 갑상선

① 시진: 연하(嚥下)를 하게 하면서 형상(좌우 차, 종대 등)을 관찰한다.

② 촉진: 윤상연골을 지표로 한다.

· 제1 또는 2지복(배부에서의 촉진에서는 제2~4지복)으로 촉지한다.

③ 청진: 종대가 있을 경우에는 혈관 잡음의 유무를 체크한다.

**자가학습** 바제도병(Basedow's disease), 만성 갑상선염, 갑상선암

## 3) 타액선

이하선은 통상 촉지하지 않는다. 악하선은 정상이라도, 부드러운 종양(tumor)으로 설골의 상외측에서 촉지될 수도 있다.

**자가학습** 유행성 이하선염, 쇼그렌증후군(Sjögren's syndrome)

### 4) 경동맥

갑상연골과 흉쇄유돌근 사이에서 박동을 느껴본다.

## 사지

사지 진찰은 초진으로 시작하고 적당히 촉진을 병용한다. 좌우대칭성에 주의한다.

### 1) 피부 성상

색조나 피부의 당김, 부종, 발진, 홍반, 종류, 냉감 등의 유무, 손가락 · 손톱의 상태(피부 · 체모 6을 참조, 15 페이지)

**자가학습** 레이노 현상(Raynaud's phenomenon), 곤봉지(clubbed finger)

### 2) 근육

팽창부터 비대 · 위축의 유무와 분포, 근육의 이상 움직임(경련 · 불수의 운동 등)이 없는지를 관찰한다. 근의 위축이나 근력 저하가 있다면 근력검사를 실시한다(Section 5. 신경계 소견, 운동 기능을 참조, 99 페이지).

**자가학습** 원숭이손(ape hand), 하수수(drop hand), 갈퀴손(claw hand)

### 3) 골관절의 변형 · 통증

자발통, 압통, 운동통, 종창의 유무, 관절 가동역을 알아본다.

**자가학습** 관절 류머티즘

### 4) 말초신경

지각장애의 분포로 장애 부위를 추정할 수 있다.

**자가학습** 라세그 징후(Lasègue's sign), 아드슨 검사(Adson's test), 수근관증후군, 신경근과 말초신경의 지배 영역

### 5) 혈관계

정맥의 울혈 · 노장을 본다.

① 요골 · 족배 동맥의 박동 · 긴장을 촉진한다.

② 좌우 차가 없고, 와위에서 측정한 상지와 하지의 혈압 차는 거의 없는 것이 정상이다.

**자가학습** 폐색성 동맥경화증, 간헐성 파행증, 정맥류

## 참고문헌

1) 医学系OSCE実施小委員会・事後評価解析小委員会：「診療参加型臨床実習に参加する学生に必要とされる技能と態度に関する学習・評価項目」. 第2.1版. (社)医療系大学間共用試験実施評価機構, 2007.
2) 倉本　秋　編集：身体診察と基本手技. メジカルビュー社, 東京, 2005.

# 03 흉부 소견

- 호흡기 · 순환기계 진찰
- 유방 진찰
- 맥박(pulse)
- 혈압(blood pressure)

**포인트**

1. 생명 반응의 기본적인 사항인 호흡 · 순환을 얼마나 적절하게 판단하는지가 관건이다.
2. 의사의 기초적인 수기인 시진 · 타진 · 청진을 제대로만 실시하면 질환의 80%는 진단 가능하다.
3. 흉부는 각 장기의 위치 관계가 비교적 명확해, 병태를 판단하기 쉽기 때문에 기초적 진단학 공부에는 최적격이다.
4. 특히 청진기의 사용법을 배우기에는 가장 좋다.
5. 맥을 짚는 것, 혈압을 재는 것은 바이털 사인의 기본이다.

## 호흡기 · 순환기계의 진찰

호흡기 · 순환기계의 진찰 시 필요한 흉부의 해부도를 **그림 3-1**에 나타냈다.

### 시진

#### 1) 환자의 체위(position) · 자세(posture)

(1) 횡와위

① 자발적으로 횡와위를 취하고 있는 자: 능동적 앙와위(active supine position)

② 어쩔 수 없이 횡와위를 취하고 있는 자(기립할 수 없음): 수동적 앙와위(passive supine position)

(2) 기좌호흡(orthopnea)(**그림 3-2**): 심부전 등으로 나타난 호흡 곤란으로 인해 앙와위를 취할 수 없어 기좌위를 취한다.

(3) 쪼그려 앉는 자세(squatting): 청색증형의 선천성 심질환이 있는 경우의 쪼그려 앉는 자세.

**자가학습** 팔로사징증(tetralogy of fallot)

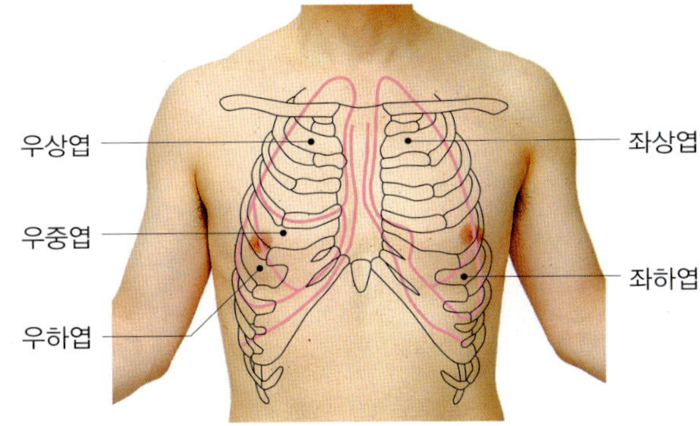


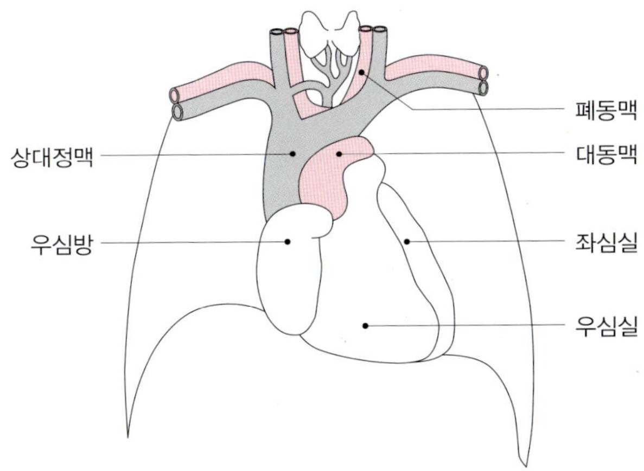


**그림 3-1** | 흉부 해부도

(4) Trepopnea: 어떤 체위를 취하지 않으면 호흡 곤란이 오는 상태를 말한다.

① 환측을 위로 한, 한 방향의 측와위를 취함: 심각한 기흉이나 흉수저류, 일측성 무기폐 등

② 환측을 아래로 한, 측와위를 취함: 폐동맥 경색 등

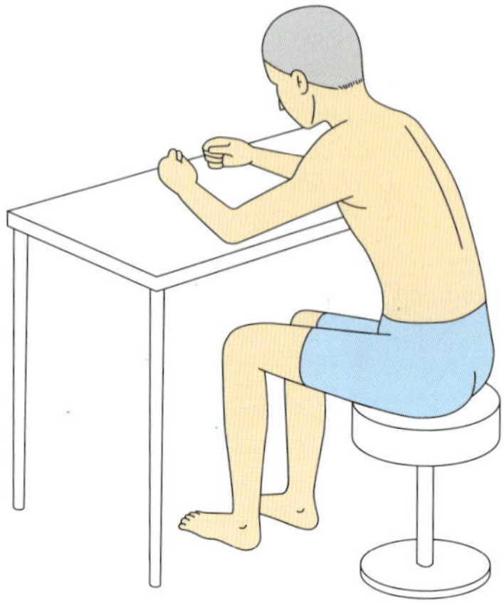

**그림 3-2** | 기좌호흡

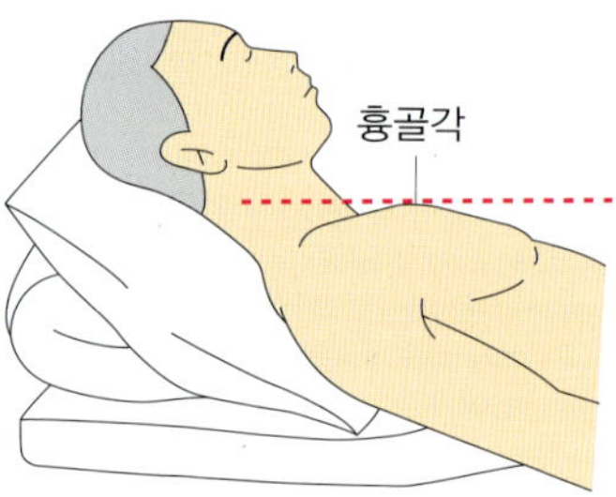


**그림 3-3** | 경정맥 관찰(정맥압)

똑바른 앙와위에서 경정맥이 노장해 보이는 것은 정상적인 소견이기도 하다. 이와 같은 반기 좌위에서 보도록 할 것.

3 흉부 소견

## 2) 경부의 견

(1) 경정맥 관찰(**그림 3-3**)

① 환자를 45도의 반기 좌위로 한다.

② 흉골각 높이의 선을 기준선으로 해서 경정맥 노장의 유무를 관찰한다.

③ 이것으로 두측의 정맥 노장은 정맥압 상승을 나타낸다.

**자가학습** 심장압전(cardiac tamponade), 우심부전, 폐성심(cor pulmonare), 상대정맥증후군(superior vena caval syndrome)

(2) 기관의 위치

① 정상이면 거의 중앙에 위치한다.

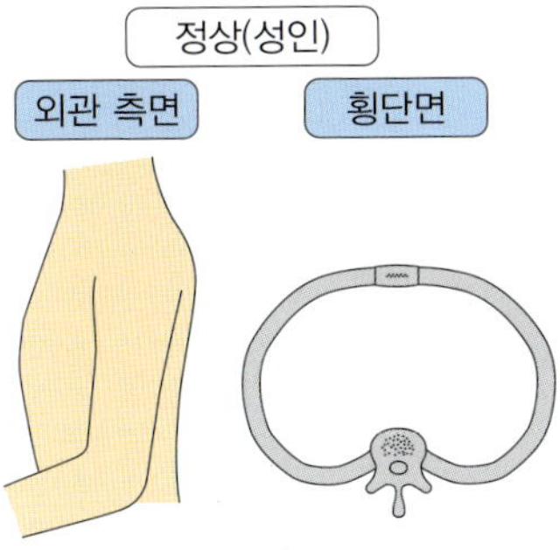


**그림 3-4** | 흉곽형상(정상)
정상이라면 좌우대칭의 타원형을 띤다는 것을 염두에 둔다.

② 이상: 종양(tumor)의 편위로 인한 영향, 무기폐 등의 폐 용량의 감소에 의한 환측으로의 편위 등이 보인다.

### 3) 흉곽의 소견

#### (1) 크기 · 호흡운동의 좌우 차

① 흉곽 확대

a. 늑간의 확대

b. 늑골 주행의 수평화

c. 흉곽 전후경 증대

d. 횡격막의 저위

② 수축성 변화

a. 늑간강의 협소화

b. 늑간강의 침몰

c. 흉곽의 움직임 억제

③ 모두 양측성인가, 단측성인가를 관찰한다.

#### (2) 흉곽의 형태

① 정상적인 흉곽은 좌우 대칭(**그림 3-4**)

② 단면으로 보면 흉곽 전후경과 좌우경의 비율이 1 : 14~20의 타원형이 된다.

3 흉부 소견

③ 흉곽 이상

a. 구흉(pigeon breast)(**그림 3-5**)

b. 누두흉(funnel chest)(**그림 3-6**)

c. rosary chest

d. 술통형 흉곽(barrel shapede throrax)(**그림 3-7**)

i ) 흉곽의 전후경이 확대한 것

ii ) 늑골의 주행이 수평에 가까워지는 것

**자가학습** 폐기종(emphysema)



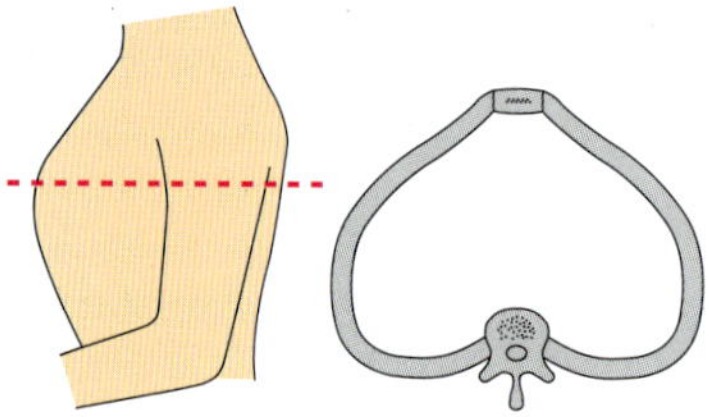

**그림 3–5** | 구흉
흉골 부분이 전방으로 돌출한 것이 특징적인 흉곽

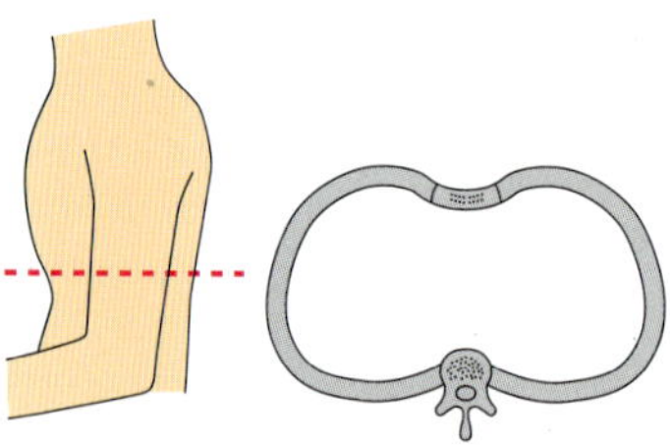

**그림 3–6** | 누두흉
흉골부가 신체 내방으로 침몰한 것처럼 움푹 들어간 것

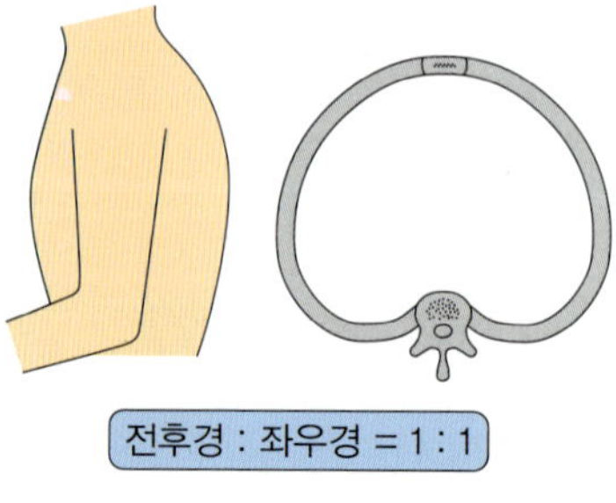


**그림 3–7** | 술통형 흉곽
흉곽의 전후경이 증가해, 수평단면이 타원형에서 원형으로 변한 것

e. 척주의 이상

i ) 척추후만증(kyphosis)(**그림 3-8**): 척주의 후만으로 흉곽의 전후 길이가 국소적으로 증가한 것으로, 고령자 등에서 많이 보인다.

ii ) 척추측만증(scoliosis)(**그림 3-9**)

iii) 전만(lordosis)

iv) 등의 일부가 돌출한 것(gibblsity)

### 4) **호흡 양식**

#### (1) 호흡 횟수

① 건강한 성인의 경우 1분 동안 14~20회(연령이 높아지면서 감소한다)(**그림 3-10**)

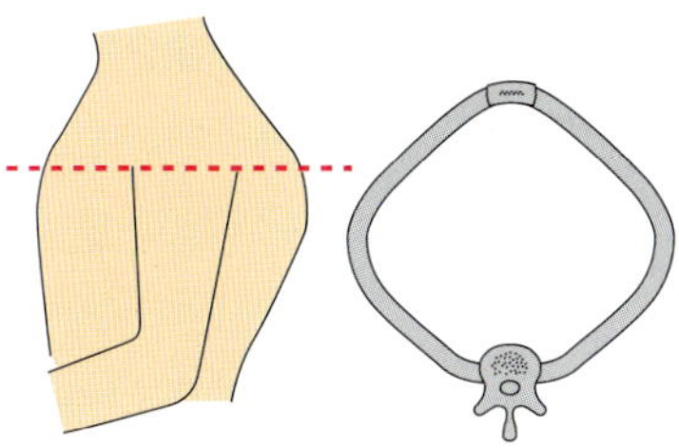

**그림 3-8** | 척추후만증
흉곽 배면이 돌출해, 항상 전경한 자세가 된다.

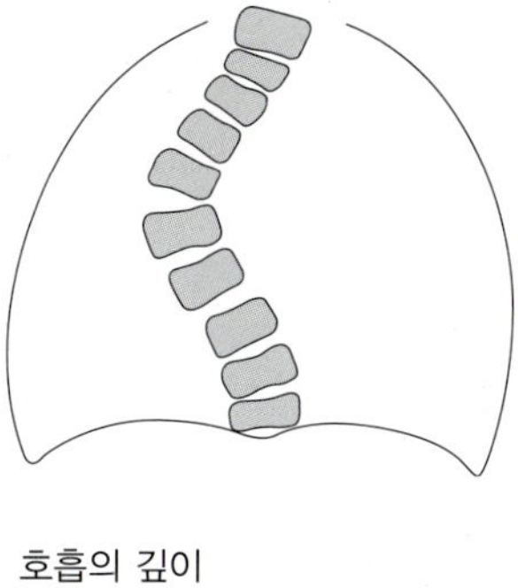

**그림 3-9** | 척추측만증
흉곽의 좌우 차가 있어, 한쪽 어깨가 내려가거나 목이 굽은 것처럼 보이는 것으로 알 수 있는 경우가 많다.

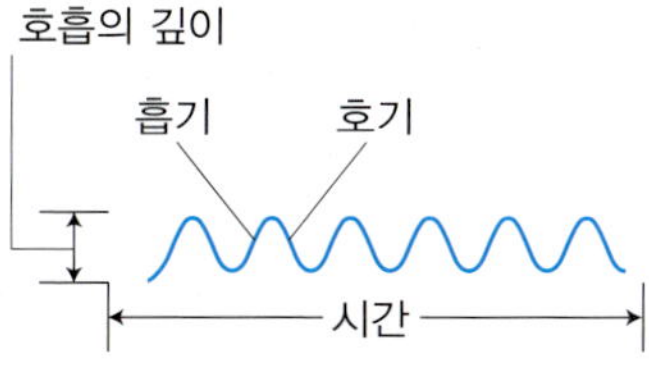


**그림 3-10** | 정상 호흡
성인: 15~20회/분
영아: ~40회/분

3 흉부 소견

② 호흡수가 증가하는 것 → 빈호흡(tachypnea)(24회/분 이상)(**그림 3-11**)

③ 호흡수가 감소하는 것 → 서호흡(bardypnea)(12회/분 이하)(**그림 3-12**)

④ 과잉호흡(polypnea): 깊이도 횟수도 증가하는 경우(**그림 3-13**)

⑤ 감소호흡(oligopnea): 깊이도 횟수도 감소하는 경우(**그림 3-14**). 호흡중추 활동의 저하를 나타낸다.

⑥ 대호흡(hyperpnea): 호흡수는 변하지 않고, 깊이가 깊어지는 것(**그림 3-15**). 신경증에서 보인다.

⑦ 천호흡(hypopnea): 호흡수는 변하지 않고, 깊이가 얕아지는 것(**그림 3-16**). 수면 시 등

⑧ 무호흡(apnea): 호흡정지 상태

⑨ 하악호흡: 턱을 크게 움직여서 공기를 들이마시듯이 호흡. 임종이 가까워 올 때 보인다.

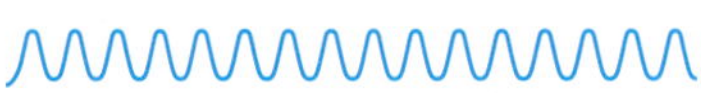

**그림 3-11** | 빈호흡
빠르고 얕은 호흡. 병적 의의

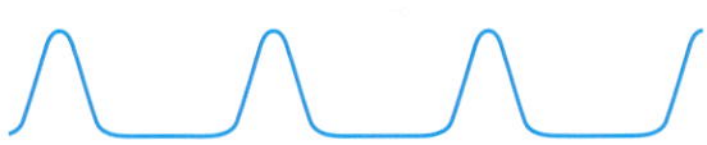

**그림 3-12** | 서호흡(bradypnea)

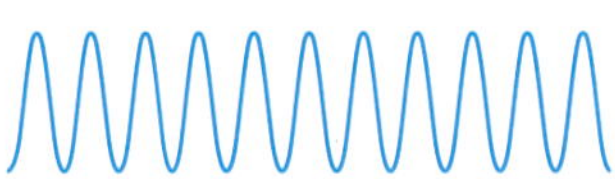

**그림 3-13** | 과잉호흡(polypnea)
빠르고 깊은 호흡. 과환기증후군

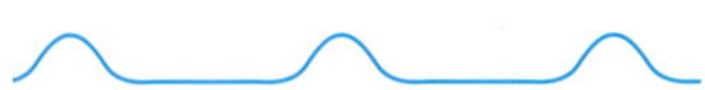

**그림 3-14** | 감소호흡

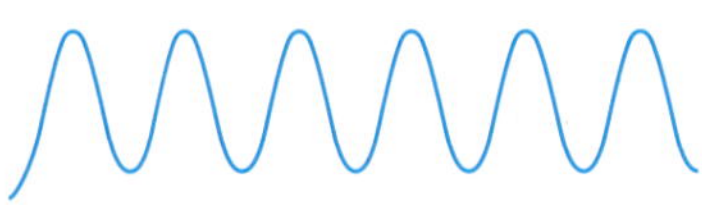

**그림 3-15** | 대호흡

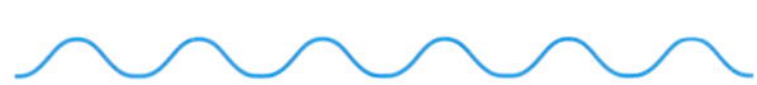

**그림 3-16** | 천호흡

### (2) 호흡 시상(時相)

① 정상적인 경우는 흡기와 호기는 거의 1 : 1이다.

② 흡기의 연장 → 기관협착 등의 흡기장애가 존재한다.

③ 호기의 연장 → 폐기종이나 기관지 천식 발작 등의 호출장애가 존재한다.

### (3) 호흡 경로

① 정상은 비호흡이다.

② 구호흡은 비정상이다.

③ 입술 오므리고 숨쉬기: 폐색성 환기장애

### (4) 호흡의 형태

① 호흡의 깊이, 흉곽의 움직임, 횡격막의 움직임에 주의한다.

② 정상적인 경우는 양측 흉곽이 동시에 균등하게 움직이고, 횡경막도 움직인다.

③ 일반적으로는 흉복형(costabdominal type)이다.

a. 늑골형(costal type)[또는 흉곽형(thoracic type)]

b. 횡격막형(diaphramatic type)[또는 복식형(abdominal type)]

### (5) 호흡의 규칙성 · 거칠어짐

① Cheyne-Stokes 호흡(**그림 3-17**)

a. 작은 호흡이 일어나며 시작된다.

b. 점차 거칠어지면서 큰 호흡이 된다.

c. 이어 매우 깊어지고 커지면서 노력성 호흡운동이 일어난다.

d. 그 후 천천히 숨이 얕아지면서 일시 무호흡이 된다.

e. 무호흡은 1분 이내인 경우가 많다.

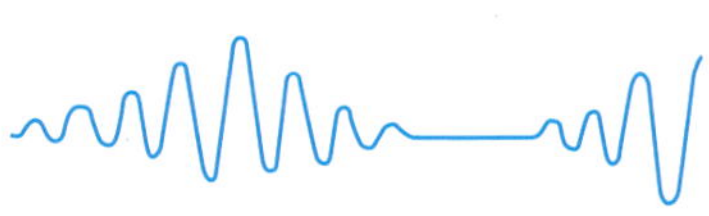

**그림 3-17** | Cheyne-Stokes 호흡

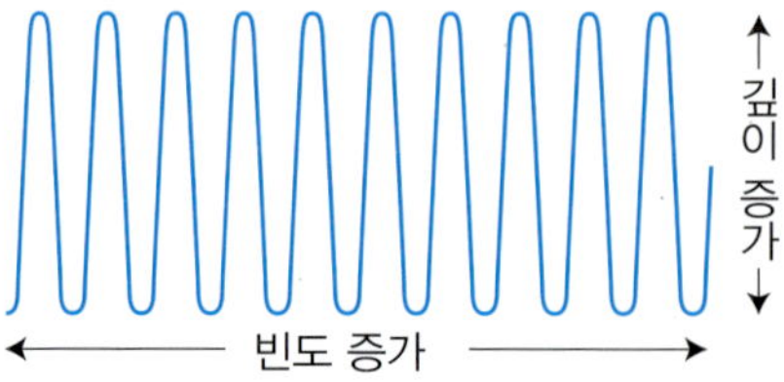


**그림 3-18** | Kussmul의 대호흡

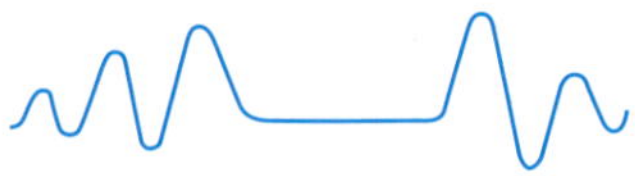

**그림 3-19** | Biot 호흡

**자가학습** 뇌출혈(intracranial bleeding), 뇌종양(brain tumor)

② Kussmaul의 대호흡(**그림 3-18**)

호흡의 깊이와 횟수가 비정상적으로 깊어지고 증가하는 것

**자가학습** 당뇨병성 혼수(diabetic coma)

③ Biot 호흡(**그림 3-19**)

a. 호흡의 수, 깊이, 리듬도 불규칙해진다.

b. 시간이 경과함에 따라 변화하고, 때에 따라서는 무호흡이 되기도 한다.



## 5) 심첨박동(apex beat)

① 심장의 대략적인 크기와 수축 양식을 알 수 있다.

② 시진으로 심첨부의 위치를 판단한다(촉진으로도 판단한다).

③ 흉근이 발달한 사람의 경우나 폐기종이 있을 경우에는 보기가 어렵다.

④ 환자를 조금 좌측 와위 방향으로 이동시키면 보기가 쉬워진다.

⑤ 정상적인 경우라면 좌측 제4 내지는 제5늑간에서 쇄골 중앙선의 조금 안쪽에, 먼저 외방으로의 박동, 이어서 내방으로의 함몰이 보인다.

**자가학습** 수축기 함몰, 브로우드벤트징후(Broadbent's sign), 수축성 심막염(constirictive pericarditis), 적상심(drop heart)

## 촉진

### 1) 폐의 촉진

(1) 성음진탕(vocal fremitus)(**그림 3-20**)

a. 환자에게 저조음으로 길게 발성하게 한다(하나~아, 두~울 등).

b. 흉곽에 전해지는 진동의 상태를 손으로 감지한다.

c. 주로 환자의 배면에서 실시한다.

d. 오른손을 우측 흉곽, 왼손을 좌측 흉곽에 둔다.

i ) 손바닥 전체를 흉곽에 두는 방법

ii ) 펼친 손의 소지측을 흉곽 배면에 밀착시키는 방법

e. 정상이라면 진동이 손으로 명확하게 느껴진다.

f. 좌우 차를 알 수 없다.

g. 삼출성 변화를 일으키면 음향 전도가 좋아지기 때문에 증강한다.

**자가학습** 대엽성 폐렴 등

h. 흉강에 체액이나 기체가 존재하거나 중추기도폐색이 있는 경우, 음향 전도가 저해되기 때문에 약해진다(청진에서도 시행한다).

**자가학습** 흉수 저류나 기흉, 기관지천식 등

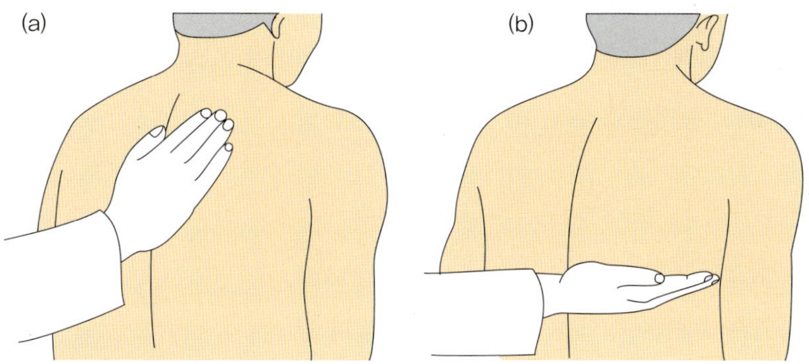


**그림 3-20** | 폐의 촉진
그림의 방법 중 하나를 선택하여 발성할 때의 진동을 감지한다.

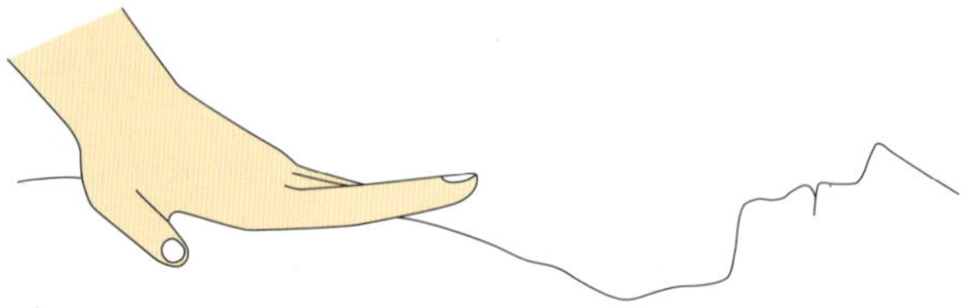

**그림 3-21** | 심장의 촉진
심첨박동 등을 촉지할 때에는 손끝보다도 손바닥으로 촉지하는 편이 알기 쉽다.

(2) 흉곽의 좌우 차

### 2) 심장의 촉진(그림 3-21)

(1) 수기

a. 좌위 및 앙와위로 실시한다.

b. 손끝을 이용하는 것이 아니다.

c. 손가락을 젖혀서 중절관절이나 엄지 부근의 불룩한 부분을 이용한다.

(2) 심첨박동(apical impulse): 좌위에서 조금 구부린 자세를 취하게 하고, 호기 시 호흡을 멈추게 해서 실시하면 좋다. 좌심실 비대일 경우 쇄골중선을 넘어 외하방으로 이동한다.

(3) 진전(thrill): 심장변의 이상, 심장 내 션트(shunt), 혈관의 이상 등 혈류 이상에 의해 그 부위에 진동이 생겨, 이를 흉벽에서 느끼게 되는 것이다.

**자가학습** 대동맥판협착증, 심실 중격 결손증 등

## 타진

### 1) 수기(그림 3-22~24)

① 왼손 중지의 중절을 체표에 밀착시킨다.

② 밀착시킨 손가락의 배면을 갈고리 모양으로 구부린 오른손 중지의 손끝으로 두드린다.

③ 주의점

a. 체표에 둔 손가락을 가능한 밀착시킨다.

b. 두드리는 손가락은 밀착시킨 손가락의 배면에 직각하게 두도록 한다.

c. 두드리는 손가락은 가볍게 아래위로 움직인다.

d. 두드리는 손가락은 두드린 후, 바로 떼어낸다.

i ) 강타진 → 체표로부터 심부에 있는 것을 진단할 때 사용한다.

ii ) 약타진 → 왼손 중지말절의 손톱 끝부분을 오른손 중지의 끝으로 두드린다. 왼손 중지를 원위지골간관절에서 직각으로 구부리고, 원위지골간관절은 뻗은 채로 좌측 지골돌단부(突端部)를 오른손 중지의 끝으로 가볍게 두드린다(Plesch법).

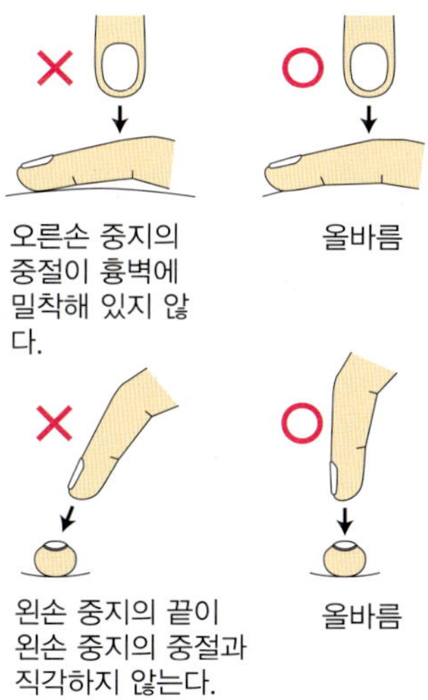


**그림 3-22** | 타진 수기 1

관절부를 환자의 체표면에 밀착시키고, 정확하고 빠르게 두드릴 것

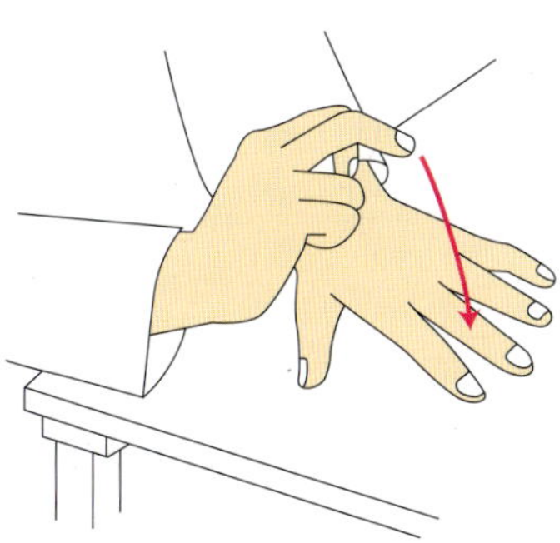

**그림 3-23** | 타진 수기 2

환자에게 직접 실시하기 전에 책상 위 등에서 충분히 연습을 해두는 것이 실력 향상을 위한 포인트

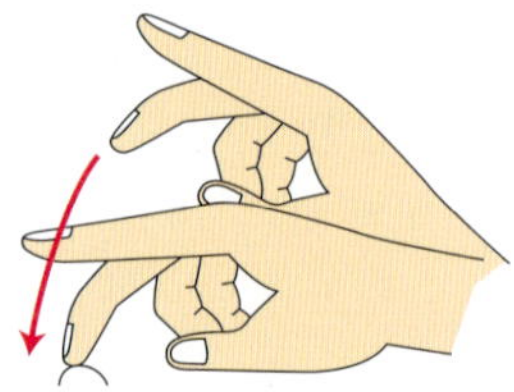

완관절 운동으로 실시한다.

**그림 3-24** | 타진 수기 2
타진할 손가락은 가볍고 빠르게 두드릴 것. 무조건 세게만 두드려서는 안 된다.

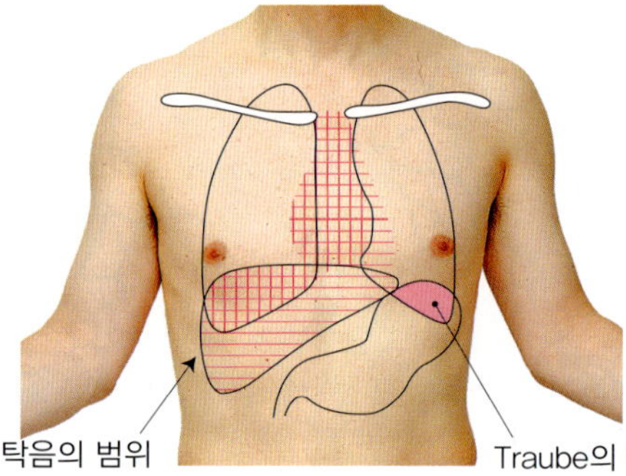


**그림 3-25** | Traube의 반월
심장 · 간장은 둔하고, 위포가 존재하는 곳은 박동을 나타낸다.



## 2) 고음과 탁음

(1) 음의 대소(강약)

① 진폭이 큰 것 → 청음(clear)

② 진폭이 작은 것 → 탁음(dull)

(2) 음질

① 저음(low pitch) → 산소 함유량이 많은 것

② 고음(high pitch) → 산소 함유량이 적은 것

(3) 고음(鼓音)

① 진동이 규칙적으로 단음에 가까운 것

② 정상적인 흉곽에서 고음을 나타내는 것은 위포에 상응하는 좌측 흉부 전면 하부뿐. 이것을 Traube의 반월이라고 부른다(**그림 3-25**).

## 3) 폐와 심장 · 폐와 간장의 경계

### (1) 경계를 짓기 위한 기준선(**그림 3-26~29**)

① 전 흉부: 좌우의 쇄골 중앙선과 쇄골선, 유두선

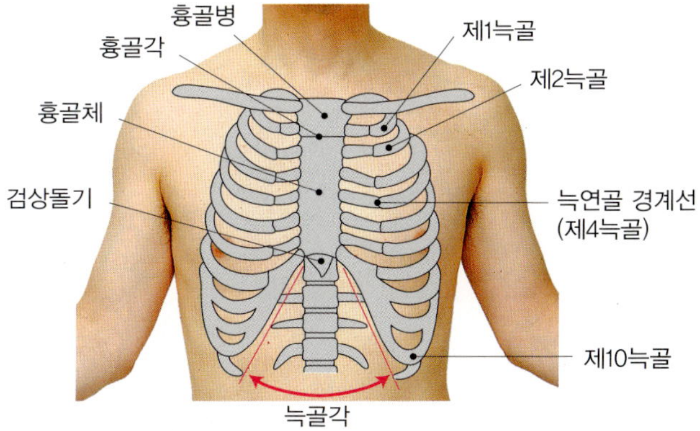


**그림 3–26** | 흉곽 부위의 명칭
폐나 심장, 간장의 위치를 기록하기 위해서는 흉곽의 골격 위치를 잘 기억해두는 것이 중요하다.

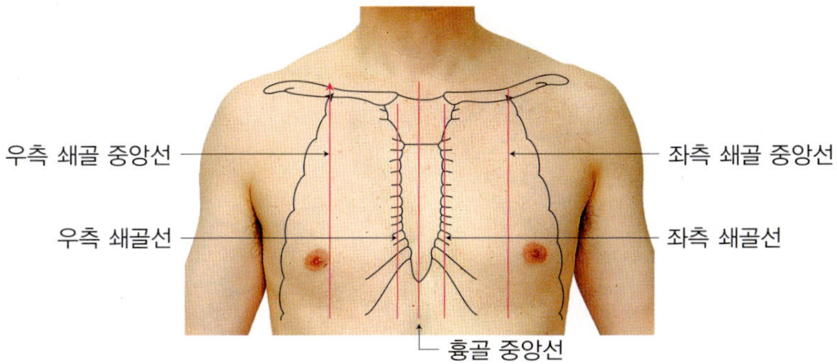


**그림 3–27** | 경계를 짓기 위한 기준선(전면)
자주 이용되는 것이 쇄골 중앙선이다.

② 배부: 좌우의 견갑골첨(apex of shoulder)

③ 측면: 전 액와선과 액와 중앙선, 후 액와선

④ 각각의 선상에서 몇 번째의 늑골상연, 늑골하연인지 또는 몇 번째 흉추극돌기가 위치한 높이인지를 알아보는 장소를 결정한다.

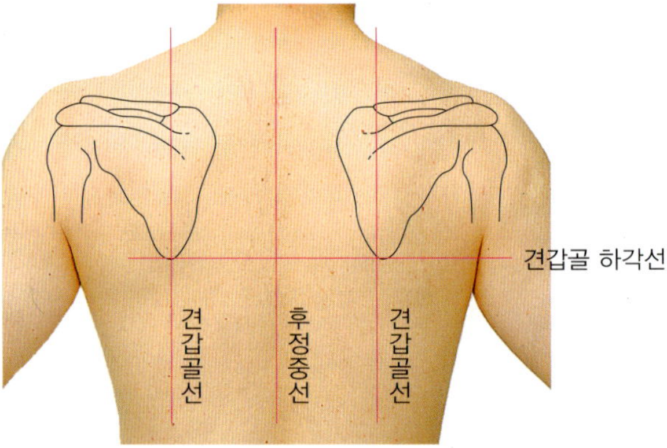


그림 3-28 | 경계를 짓기 위한 기준선(배면)

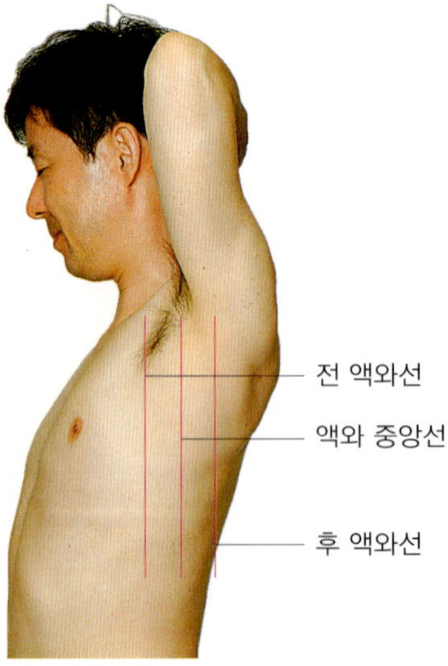


그림 3-29 | 경계를 짓기 위한 기준선(측면)

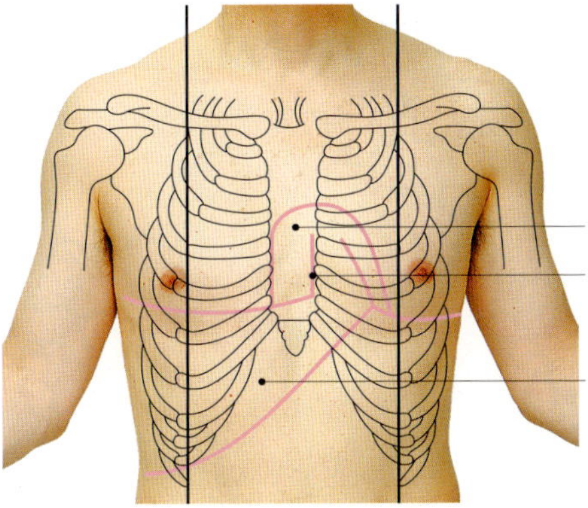


**그림 3-30** | 흉곽 내에서의 근연

타진만으로 폐, 심장, 간장의 위치를 결정할 수 있다. 심장과 간장은 연속한 탁음을 나타내기 때문에 절대적인 경계를 알기는 어렵다.

(2) 폐의 하연(**그림 3-30**)

① 우측 전면에서는 쇄골 중앙선에서 제6늑골 하연이나 제7늑골 상연

② 전 액와선에서 제7늑골 하연, 견갑골선에서 제10늑골

③ 배면에서 제10흉추 극돌기가 위치한 높이

④ 간의 하연은 우측 쇄골 중앙선에서의 간장과의 경계에서 나타낸다.

⑤ 이것을 폐간경계(lung-liver border)라고 부른다.

⑥ 정상적인 호흡에 의한 이동은 약 1cm로, 심호흡 시 3~5cm이다.

⑦ 병적인 하강

⑧ 병적인 상승

(3) 폐의 상연

a. 폐첨의 높이는 전면에서는 쇄골보다 3~4cm 상방이다.

b. 배면에서는 제7경추 극돌기상에 있다.

(4) 심탁음계(**그림 3-31, 32**)

① 심장의 크기를 타진만으로 결정하는 것은 별다른 의미가 없다.

a. 어느 정도의 기준으로만 생각하는 편이 좋다.

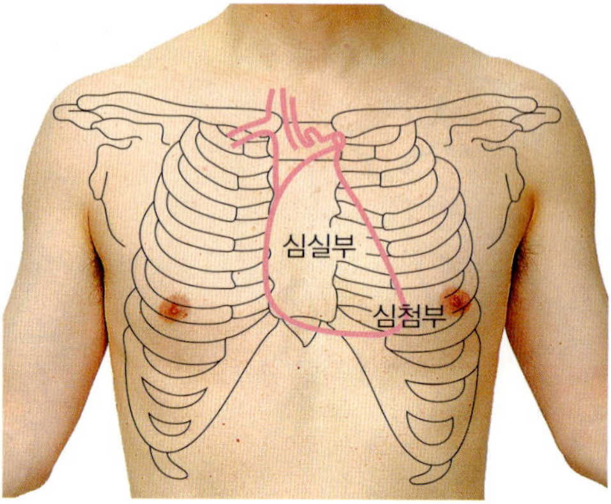


**그림 3-31** | 흉곽 내에서의 심장의 위치
흉곽 내에서의 표준적인 심장의 위치를 나타낸다.



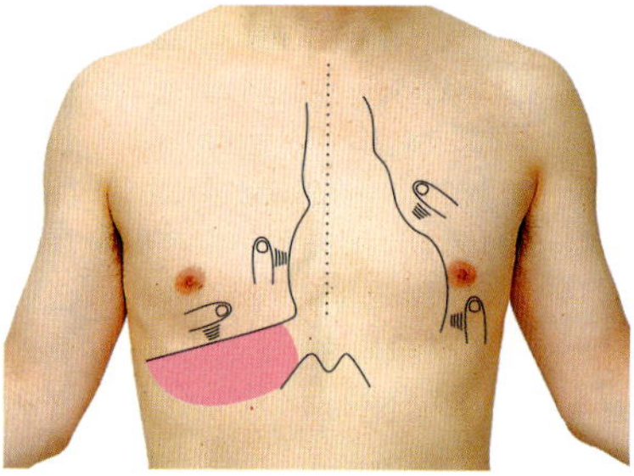

**그림 3-32** | 심탁음계
그림과 같이 심장이 존재한다고 여겨지는 부위를 연속적으로 타진하는 것으로, 비교적 심탁음계를 알아볼 수 있다.

b. 상대적인 심탁음계(relative cardiac dullness)

② 상대적인 심탁음계(relative cardiac dullness)

a. 우연 → 흉골우연

b. 상연 → 제3늑골

c. 좌연 → 쇄골 중심선의 조금 안쪽(심첨박동의 외측)

③ 심탁음계의 확대: 심확대나 심낭액 저류

④ 심탁음계의 축소: 소실 · 폐기종(emphsema) 등의 폐 과팽창 상태, 기흉(pneumothorax)

## 청진(auschltation)

### 1) 청진기 사용법(그림 3-33)

① 다이아프램(diaphragm)과 벨(bell)이 함께 있는 것이 좋다.

② 귀꽂이(ear tip)는 귓구멍에 적당히 잘 맞는 것으로, 장기간 착용해도 귀가 아프지 않은 것을 고른다.

③ 연결관은 40~50cm의 짧은 것이 좋다.

④ 다이아프램(diaphragm)은 높은 주파수를 청진한다.

⑤ 벨(bell)은 낮은 주파수를 청진하는 것으로 적합하다.

⑥ 청진기 머리는 부드럽게 사용한다.

⑦ 너무 힘을 주지 말고, 피부에 닿는 머리의 압력을 조절할 수 있도록 한다.

⑧ 고음을 듣고 싶은 경우에는 머리를 피부 면에 강하게 댄다. 이렇게 함으로써 저음이 제거된다.

⑨ 저음을 듣고 싶은 경우에는 벨을 피부 면에 대고 가능한 압력을 약하게 한다. 피부와 벨 사이에 빈틈이 있으면 청취가 불가능하므로 주의한다.

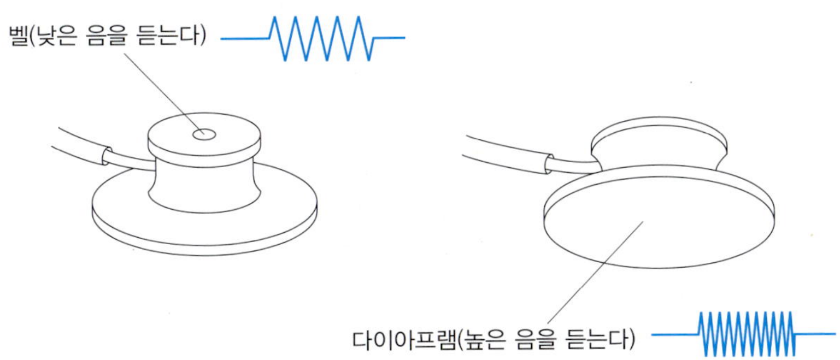


**그림 3-33** | 청진기 사용법

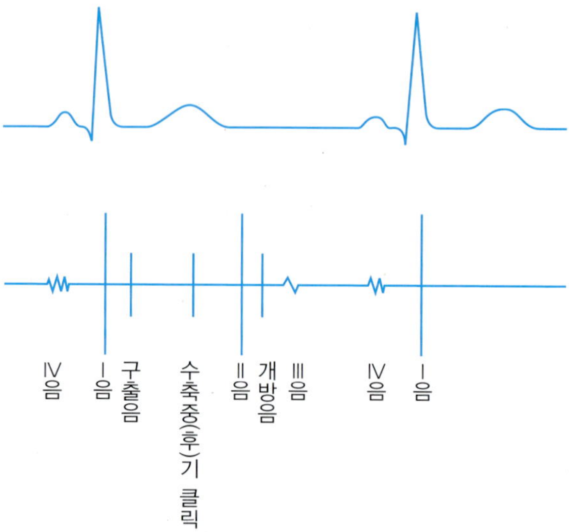


**그림 3-34** | 심전도와 심음의 청진

⑩ 청진기 머리가 피부보다 많이 차가운 일은 없도록 주의한다.

## 2) 순환기의 청진(그림 3-34)

### (1) 심장 청진 시 들리는 음

① 심음: 지속성이 짧고, 귀에는 단일한 음으로 들리는 것

② 심잡음: 지속성이 긴 것

③ 정상적인 경우라면 하나의 심주기에 I음과 II음 2개만 청취된다.

④ 그 외에는 과잉심음이나 심잡음이다.

### (2) 청진 시 체위

① 좌위, 앙와위이거나 상황에 따라 조금 좌측위로 실시한다.

② 대동맥판 영역을 청진 시에는 좌위에서, 상체를 조금 전경한 자세일 경우 잘 들린다.

③ 승모판 질환이나 심첨부 영역일 경우에는 앙와위나 좌측와위일 경우에만 들리기도 한다.

(3) 청취 부위(**그림 3-35, 36**)

① 대동맥 영역: 제2늑간 흉골우연을 중심으로 한 영역

② 폐동맥 영역: 제2늑간 흉골좌연을 중심으로 한 영역

③ 승모판 영역: 심첨부 주변영역

④ 삼첨판 영역: 흉골 하단부의 영역

⑤ Erb 영역

a. 제3늑간 흉골좌연 주변영역

b. 좌심실 유출로에서의 잡음이 잘 청취된다.

⑥ 각 동맥의 주행 부위

a. 혈관협착 등의 발견을 위해 청취한다.

b. 대동맥에서의 주요 분지 정도까지는 청진기를 댄다.

c. 혈관 잡음이 없는지를 알아본다.

(4) 청진의 순서(**그림 3-37**)

① 심기부(폐동맥 영역)

② 심기부(대동맥 영역)

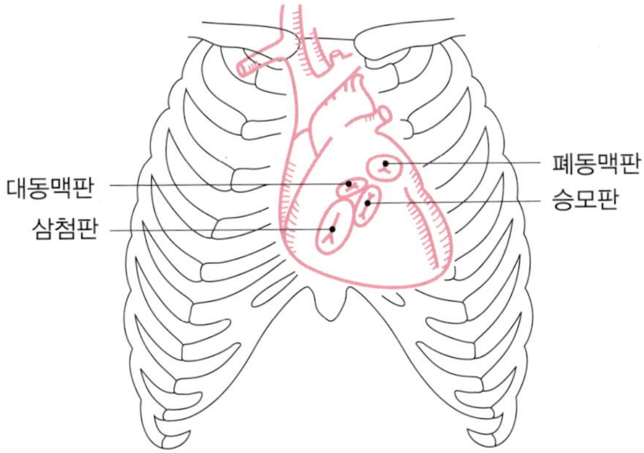


**그림 3–35** | 심장 판막의 위치

표준적인 판막의 위치를 나타낸다. 심음 · 심잡음은 이 위치를 기준으로 하여 발생하기 때문에, 이것을 항상 염두에 두고 청진을 실시해야 한다.

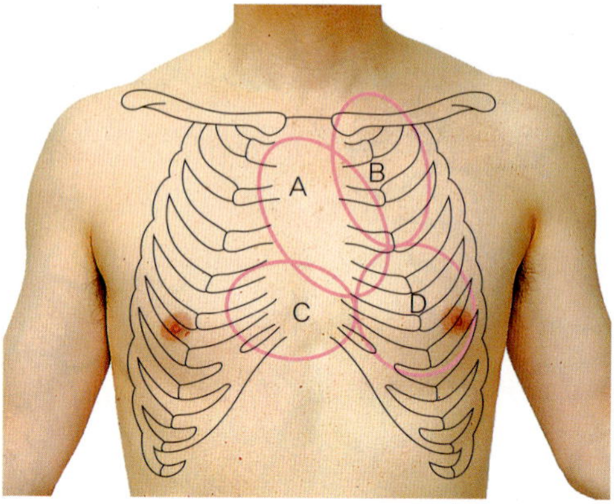


A: 대동맥판 영역　　B: 폐동맥판 영역
C: 삼첨판 영역　　D: 승모판 영역

**그림 3-36** | 심음의 청취 영역

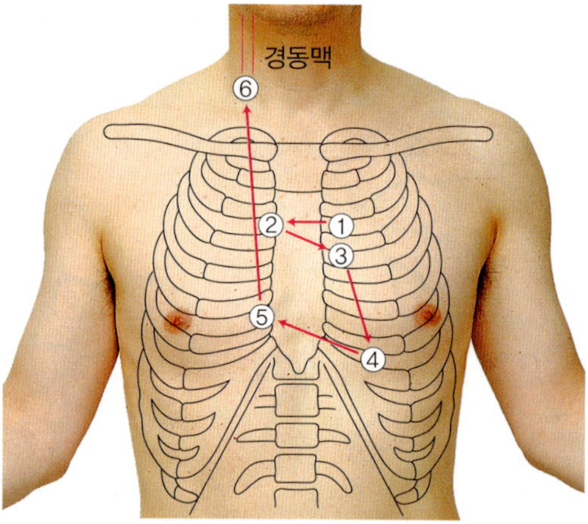


**그림 3-37** | 심음 청진 순서

청취의 순서는 의사에 따라 다르지만, 그림의 방법으로 하면 비교적 놓치는 부분 없이 청진을 할 수 있다. 우선 이 순서로 실시하도록 연습을 하는 것이 좋을 듯하다.

③ Erb 영역

④ 심첨부

⑤ 삼첨판 영역

⑥ 혈관(경동맥 등)

### (5) 실제 청진

① I음과 II음을 구별한다.

② 청진과 동시에 맥을 짚도록 노력한다.

③ 맥의 박동과 거의 비슷하게 들리는 것이 I음이다.

④ 심기부에서 청진하면 강하고, 보다 높게 들리는 것이 II음이다.

⑤ I음과 II음의 사이에 들리는 것은

a. 수축기 심잡음

b. 수축기 과잉심음

이다.

⑥ II음 후 I음까지의 사이에서 들리는 것은

a. 확장기 심잡음

b. 확장기 과잉심음

이다.

⑦ I음

a. 분열

b. 항진

**자가학습** 승모판 협착증(mitral stenosis)

c. 감소

**자가학습** 승모판 폐쇄부전증(mitral regurgitation)

⑧ II음(**그림 3-38**)

a. II음에는 대동맥판 성분과 폐동맥판 성분 2개가 청취된다.

b. 정상적인 경우에는 대동맥판 성분보다도 폐동맥판 성분이 반드시 뒤에 있다.

c. 항진

**자가학습** 폐고혈압증(pulmonary hypertension)

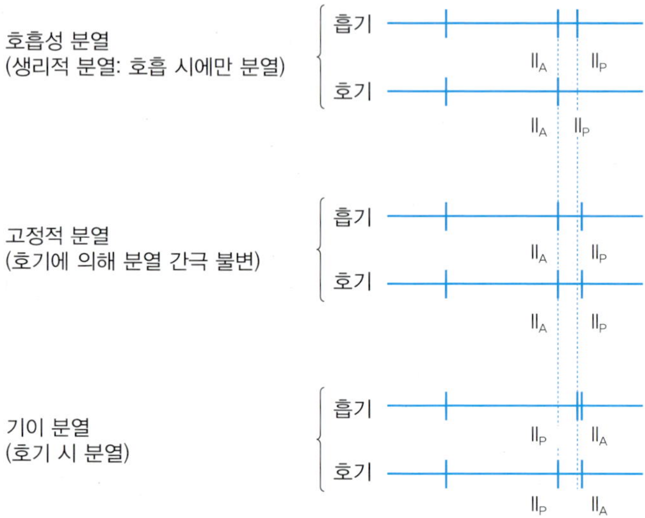


**그림 3-38** | II음의 청진



d. 감소

e. 분열

i ) 고정성 분열

**자가학습** 심방 중격 결손증(artial septal defect)

ii ) 기이성 분열

**자가학습** 대동맥판 협착증(aortic stenosis)

⑨ 과잉심음

a. 확장기에 확인되는 것

i ) III음

ii ) IV음

iii) 분마성 리듬(gallop rhythm)

**자가학습** 심부전(heart failure)

iv) 중합성 분마성 리듬(summation gallop)

v ) 승모판 개방음(mitral opening snap)

**자가학습** 승모판 협착증(mitral stenosis)

vi) 확장기 속기 과잉심음

**자가학습** 수축성 심막염(constrictive pericarditis)

b. 수축기에 확인되는 것

i ) 구출음

ii ) 수축기 클릭

**자가학습** 승모판 탈출증(mitral prolapse)

⑩ 심잡음(heart murmur)

a. 시상(時相)

b. 강도

**자가학습** Levine 분류(**표 3-1**)

c. 잡음의 최강도와 전달 방향

d. 잡음의 성질

i ) 높은가, 낮은가

ii ) 점증성인가, 점감성인가

e. 수축기 잡음(systolic murmur)(**그림 3-39**): 기능성 잡음(functional murmur)이라고 불리는 무해성 잡음도 섞여있다.

**표 3-1** | Levine 분류

| | |
|---|---|
| 1도 | 청진기를 대도 처음 수 초간은 들리지 않고, 주의해서 청진했을 때 확인되는 매우 약한 잡음 |
| 2도 | 청진기를 대면 곧 잡음이 있다는 것을 알게 되는 약한 잡음 |
| 3도 | 명확하게 청취할 수 있는 중등도의 잡음 |
| 4도 | 꽤 강한 잡음(통상 thrill을 느낄 수 있다) |
| 5도 | 매우 강한 잡음으로, 청진기의 일부를 흉벽에서 떼어도 청취할 수 있는 음 |
| 6도 | 흉벽에서 청진기를 완전히 떼어도 들리는 매우 강한 잡음 |

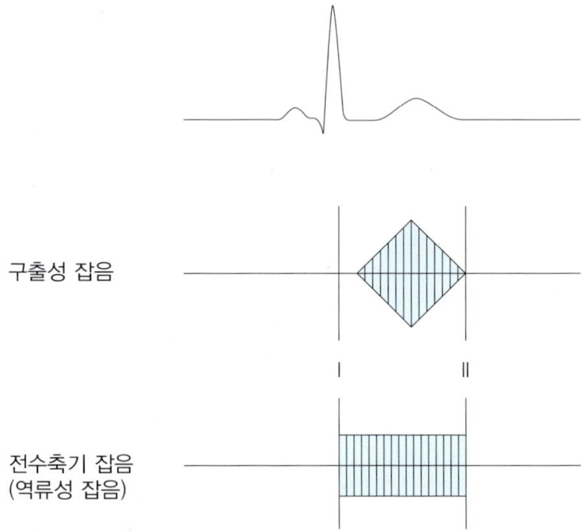


**그림 3-39** | 2개 type의 수축기 잡음
구출성 잡음은 다이아몬드형인 것이 특징이고, 역류성 잡음은 비다이아몬드형으로, 수축기의 보다 넓은 시간대에 청취되는 것이 판별점이 된다.



i ) 구출성 잡음(ejection murmur)

**자가학습** 심방 중격 결손증(atrial septal defect), 대동맥판 협착증(aortic stenosis)

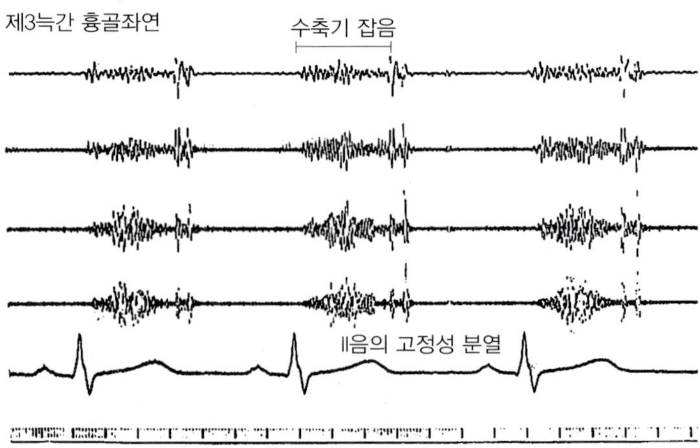

ii ) 전수축기 잡음(holosystolic murmur)

**자가학습** 심실중격결손증(ventiricula septal defect), 승모판 폐쇄부전증 (mitral regurgitation)

f. 확장기 잡음(diastolic murmur): 확장기 잡음은 반드시 기질적 이상이 있을 때로 한정된다.

i ) 확장기 역류성 잡음

**자가학습** 대동맥판 폐쇄부전증(aortic regurgitation)

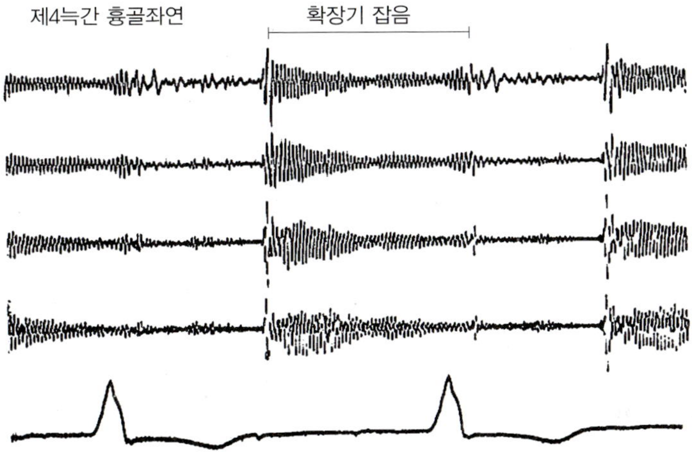


ii ) 심실 충만성 잡음

**자가학습** 승모판 협착증(mitral stenosis)

g. 연속성 잡음(continuous murmur)

**자가학습** 동맥관 개존증(patent ductus arteriousus, PDA)

h. 심막 마찰음(pericardial friction rub)

i ) 종이를 구기는 것처럼 할퀴는 듯한 음

ii ) 수축기 · 확장기 모두에서 청취된다.

iii) 전형적인 경우는 증기 기관차가 달릴 때와 같은 음: locomotive murmur(슈슈슈슈)

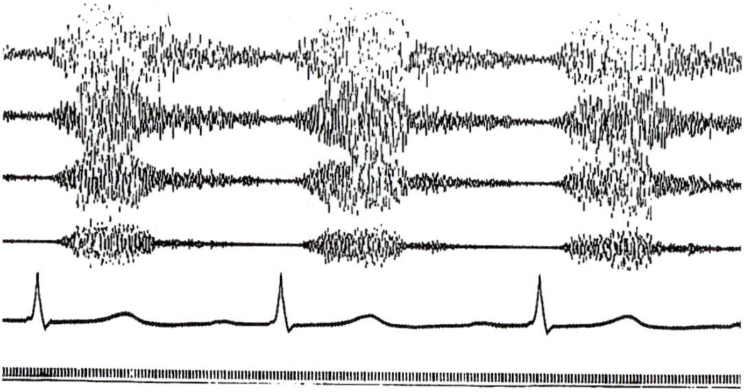


**자가학습** 급성 심막염(acute pericarditis)

### 3) 호흡기의 청취

(1) 수기

① 호흡음을 청취할 때는 다이아프램이 좋다.

② 정상적인 안정 호흡에서는 호흡음이 거의 들리지 않는다.

③ 깊은 호기를 실시한 상태에서 행한다.

④ 입에서 하아하아 거리는 음이 나지 않도록 주의한다.

⑤ 잡음을 들었을 때는 가볍게 기침하게 하고, 잡음이 소실되었는지를 확인한다.

⑥ 보통은 심음을 청취한 후에 폐야를 청진한다.

(2) 청진의 순서(**그림 3-40, 41**): 흉부 배면도 동일한 순서로 실시한다.

① 흉부 전면 폐첨의 좌우

② 중폐야의 좌우

③ 폐 저부의 좌우

(3) 정상호흡음(**그림 3-42**)

① 폐포 호흡음(vesicular breath sound)

a. 폐포가 확장할 때의 음

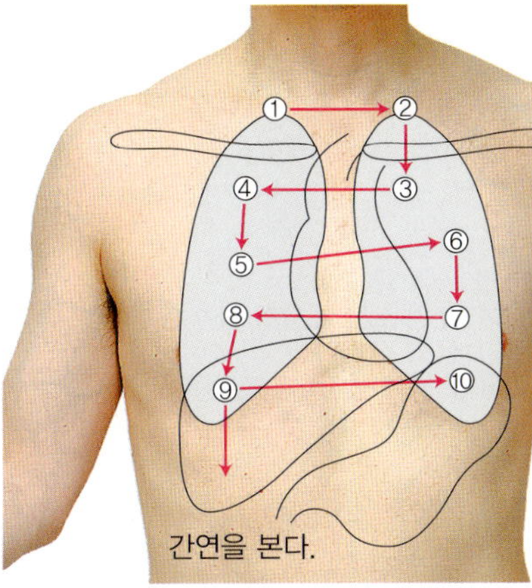


**그림 3-40** | 폐의 청진 순서(전면)

이것은 어디까지나 여러 방법 중 하나이다. 전 영역을 빠짐없이 청진할 수 있다면 어떤 순서로 실시해도 문제는 없다.

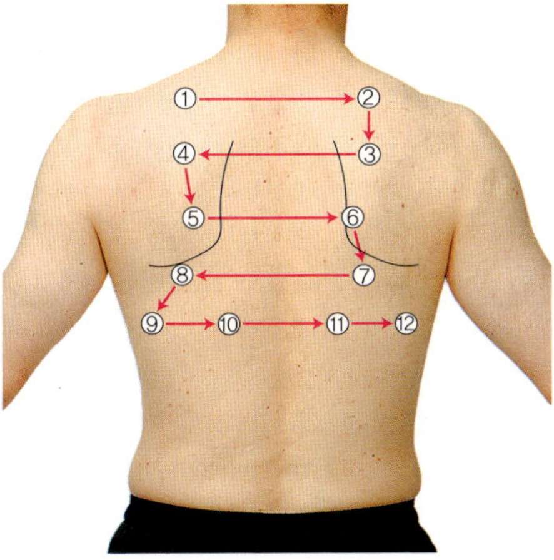

**그림 3-41** | 폐의 청진 순서(배면)

b. 호기에 강하고, 호기 전상(全相)에는 들리지 않는다.

c. 입을 'F' 발음을 하는 것처럼 깊게 숨을 들이마셨을 때 나는 소리와 닮았다.

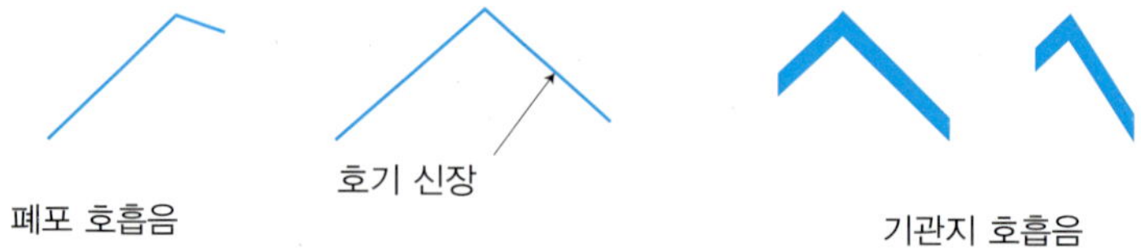


상행선: 흡기, 하행선: 호기
선의 길이: 흉기 또는 호기의 시간
선의 굵기: 음의 강도
선의 기울기: 음의 높이(경사질수록 고조)

**그림 3-42** | 호흡음의 다이아그램

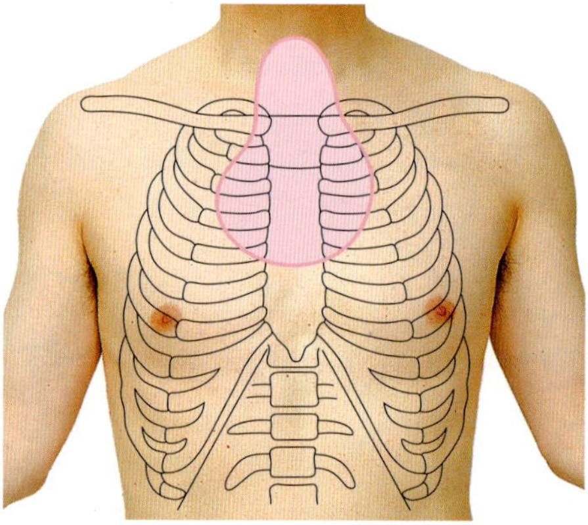

**그림 3-43** | 기관지 호흡음의 청취 부위
기관 · 기관지 · 좌우 기관지의 영역에서는 폐포 호흡음은 발생하지 않는다.

② 기관지 호흡음(bronchial breath sound)(**그림 3-43**)

a. 기관 · 기관지 내의 박동에 의해 일어난다.

b. 호기에 강하고, 흡기 · 호기 전상에서 들린다.

c. 입을 독일어의 'ch' 발음을 하는 것처럼 길게 숨을 뱉었을 때의 음과 비슷하다.

d. 경부 · 상부 흉골 주위 이외에서 청취되는 경우는 병적이다.

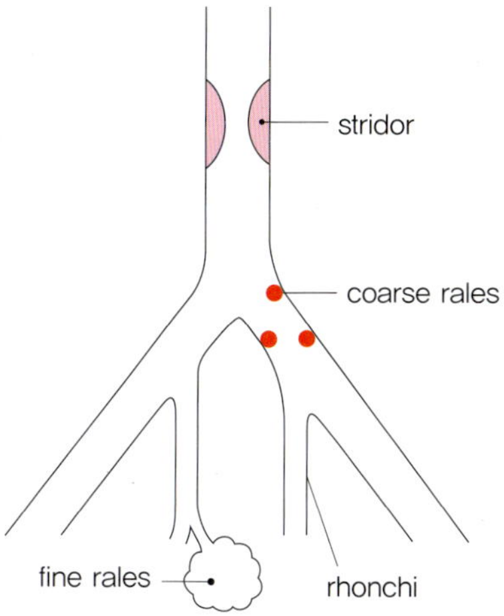


**그림 3-44** | 부잡음의 발생 메커니즘
기관에서 폐포 사이, 어느 부위에서 발생하는 부잡음인지를 잘 이해해두는 것이 진단의 포인트이다.



(4) 부잡음

폐포 호흡음과 통상 부위에서 들리는 기관지 호흡음 이외는 모두가 부잡음이다(**그림 3-44**).

① 라음(rales)

a. 연속성 라음(continuous rale=rhonchi, wheeze), 간성 라음(dry rale), 음의 높낮이로 2종류를 나눈다.

**자가학습** 기관지 천식(bronchial asthma), 폐기종(emphysema)

i ) hight pitched rhonchi: 중 기도부터 말초 기도에서 생긴다.
piping(휴－휴－)
sibilant(기－기－)
간성 라음(dry rale)

ii ) low pitched rhonchi: 비교적 중추 측의 기도에서 생긴다.
코고는 소리(snoring)(드르렁)

b. 단속성 라음[discontinuous rale=crackle(s)]: 음결의 성긴 정도에 따라 3종류로 나뉜다.

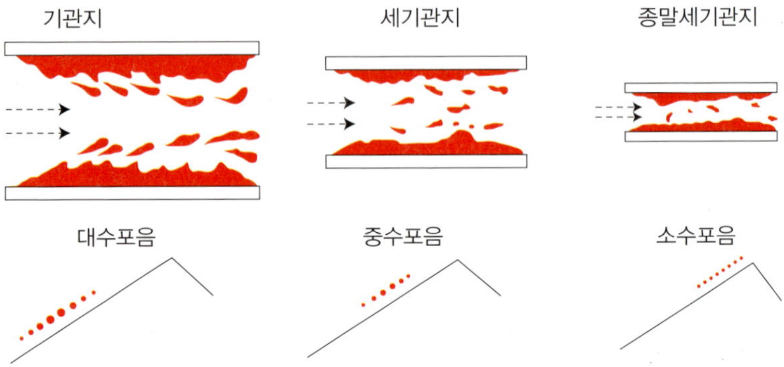


**그림 3-45** | coarse crackle의 발생

**자가학습** 대엽성 폐렴(lobar pneumonia), 폐섬유증(pulmonary fibrosis)

i ) coarse crackle(성글다)(**그림 3-45**)

종래의 대수포음, bubbling, 습성 라음(moist rale): 골골

ii ) medium crackle(조금 성글다)

종래의 소수포음, 습성 라음(moist rale): 바스락

iii) fine crackle(촘촘하다)

염발음(crepitant rale): 머리카락을 손으로 비비는 소리

Velcro 라음(밴드를 벗겨낼 때 찌익거리는 음을, 조금 더 금속적으로 단단하게 치직거리는 느낌의 음이다. 간질성 병변에 의해 발생하고, 폐저부를 중심으로 호기 종말에 밀집해서 청취된다)

② 마찰음(friction rub)

i ) 정상적인 경우는 흉막이 호흡과 함께 마찰되어도 음은 발생하지 않는다.

ii ) 흉막의 염증성 질환에서 청취된다.

iii) 호기에도, 흡기에도 존재하기 쉽다.

iv) 신발 바닥이 삐그덕하는 소리나 눈을 손에 쥘 때 나는 것과 같은 음: snowgrasping sound(뽀드득)

**자가학습** 흉막염(pleuritis)

> **포인트**
> 부잡음의 정리
> (1) 연속성 라음
> ① 고음성: 고음성 간성 라음 wheezes(sibilant rhonchi)
> ② 저음성: 저음성 간성 라음 ronchi(sonorous rhonchi)
> (2) 단속성 라음
> ① 성글다: 습성 라음(대수포음, 중수포음) coarse crackles(rales)
> ② 중간 정도: 소수포음 medium crackles(rales)
> ③ 촘촘하다: 염발음(Velcro 라음) fine crackles(rales)

# 유방 진찰

## 진찰 수기

### 1) 의자에 앉은 자세(그림 3-46)

① 가슴을 조금 편 상태

② 앞으로 살짝 구부리는 상태

③ 유방이 앞으로 늘어지는 듯한 상태에서 관찰한다.

### 2) 침대에서 앙와위를 취한 자세

유선이 편평해지기 때문에 좌위에서는 판별하기 어려운 혹 등을 확실하게 알 수 있다.

### 3) 촉진

이하의 순서로 실시한다.

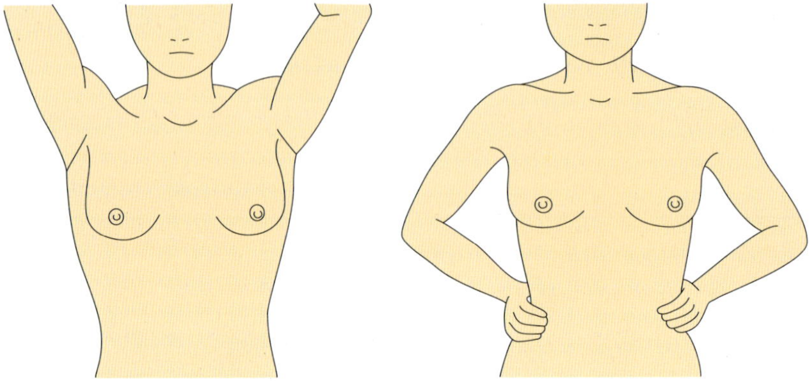

**그림 3-46** | 유방의 진찰 방법
유방의 국소적인 이상을 알기 위함으로, 몸을 좌우로 기울이게 하거나 극단적인 자세는 피할 것

① 한쪽 손가락 안쪽으로 살짝 문지르며, 유방 전체(두측은 쇄골 아래, 내측은 흉골 전면 가운데 선, 외측은 광배근 전연)를 촉지한다.

② **그림 3-46**의 오른쪽 그림의 자세로, 양측 액와와 쇄골 상와를 양 손가락을 이용하여 피아노 터치로 촉지한다.

③ 유두를 잡고 분비물의 유무를 확인한다.



## 정상 소견

1) 위치 · 모양 · 크기 · 유두 · 유륜은 거의 좌우대칭이다.
2) 표면의 피부에는 발적이나 미란 등은 없다.
3) 유두부터 백색 유즙이나 무색 투명한 액체가 나오는 경우는 있지만, 유색(특히 혈성의) 분비물은 보이지 않는다.

## 유방 내 종양이 있는 경우

1) 가동성을 본다. 종류(혹) 바로 위의 피부를 눌렀을 때 종류가 완전히 미끄러지며 이동해버리는 경우를 가동성이 양호하다고 표현한다. 이것은 섬유선종(fibroadenoma) 등의 양성 종양에서 자주 보이는 것이

다. 한편, 종류 직상의 피부를 눌러도 종양의 위치가 그다지 변하지 않는 경우, 가동성 불량이나 요철 부정, 경계 불확실 등과 함께 유방암의 특징적인 소견이 된다. 유방암의 경우는 그 병기를 판정하기 위해서 피부와의 유착, 대흉근과의 유착을 보는데, 양쪽 상지를 거상시킨 자세나 양쪽 상지를 허리에 두고, 허리를 내리 누르듯이 힘을 준 자세를 취하게 하면 시진으로 알 수 있는 경우도 있다.

2) 혈성 유두분비물이 보이는 경우가 있다. 이것의 약 반절은 유방암이 원인이다. 종류를 만질 수 없는 경우, 아주 초기의 유방암(비침윤암)인 경우가 많다.

3) 딤플링 증후(dimpling sign)
종류(혹)의 양측에 손가락 2개를 두고, 혹의 표면에 있는 피부를 밀듯이 하면 가볍게 피부가 팬 것이 관찰된다. 유방암이 의심되는 소견으로 보이지만, 수술이나 외상 반흔, mondor병인지도 감별해본다.

## 틀림없는 소견

### 1) 유두의 미란

① Paget병(유방암의 특수형): 통상 편측이고, 확정 진단은 피부 생검으로 할 수 있다.

② 습진: 대부분은 양측이고, 다른 피부에도 아토피 등의 알레르기 증상을 보이는 경우가 많다.

### 2) 유방의 발적

① 염증성 유방암: 유두를 중심으로 한 발적과 피부 부종(peau d'orange)을 확인한다. 영상 진단에서 유방암의 소견을 확인한다. 확정 진단은 역시 병리조직 진단. 피부 림프관으로의 암세포 침윤을 확인한다.

② 유선염: 극심한 통증과 열감을 동반한다. 진행되면 혈액검사로 염증 소견을 확인한다.

**자가학습** 유방암(breast cancer), 유선증(mastopathy), 섬유선종(fibroadenoma), 엽상 종양(phyllodes tumor)

## 맥박(pulse)

### 수기

수기를 **그림 3-47**에 나타내었다.

1) 환자의 손바닥을 위로 향하게 한다.

2) 요골동맥 위에 검지, 중지, 약지 세 손가락을 붙여 진맥한다.

3) 주의점

① 좌우를 동시에 촉지하듯이 한다.

② 원래 좌우 차는 없다.

③ 맥이 느껴지지 않는 부위가 있을 경우는 상완동맥, 쇄골하동맥, 액와동맥, 경동맥, 대퇴동맥, 족배동맥도 진맥해본다(**그림 3-48**).

**자가학습** 대동맥염 증후군(aortitis), 폐색성 동맥경화증(arteriosclerosis obliteranse)

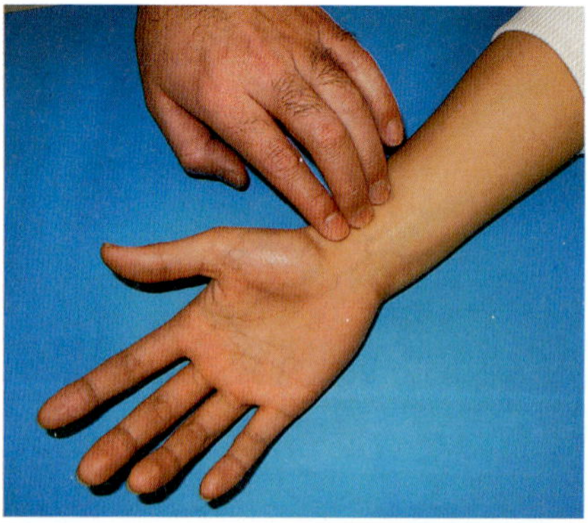

**그림 3-47** | 요골동맥에서의 맥 짚는 법
너무 강하게 누르면 박동을 느끼기 어렵기 때문에 이를 주의할 것

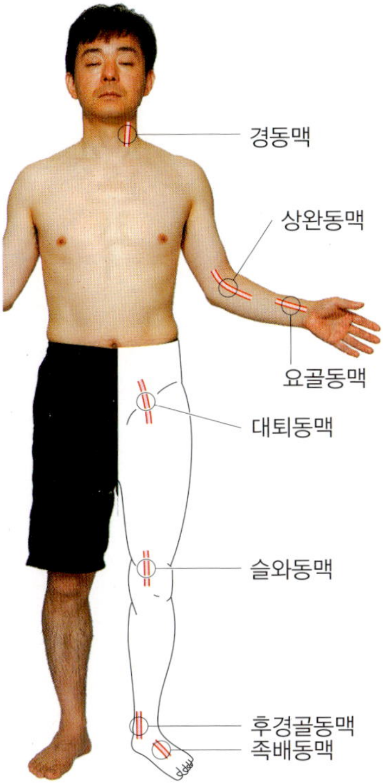


**그림 3-48** | 신체 각 부분의 동맥의 위치
요골동맥뿐만 아니라, 이 그림에 나와 있는 동맥은 가능한 좌우 모두 촉지하도록 한다.



## 맥박수(pulserate)

1) 정상이라면 건강한 성인의 경우 65~85회/분
2) 노인은 느려지고, 소아는 빨라진다.
3) 맥박 결손(pulse deficit): 심박은 있어도 맥이 말초로 전해지지 않으면 심박수와 맥박수에 차이가 생긴다.

**자가학습** 기외 수축(extrasystole or premature beat)

## 리듬(조율)(그림 3-49, 50)

1) 정상이라면 거의 규칙적으로 일정한 간격으로 맥이 느껴진다(정맥: eurhythmia). 박동 간격이 일정하지 않은 것을 부정맥(arrhythmia)이

라고 한다.

2) 호흡성 부정맥(sinus arrhythmia)

① 미주신경의 흥분 정도로, 호흡과 함께 리듬이 변화한다.

② 건강한 사람인 경우에도 보인다.

③ 호기에서 빨라지고, 흡기에서 느려진다.

3) 절대 부정맥(absolute arrhythmia)

① 백박이 완전히 제멋대로로 규칙성이 보이지 않는 것이다.

② 리듬이 불규칙함과 동시에 그 크기도 동일하지 않다.

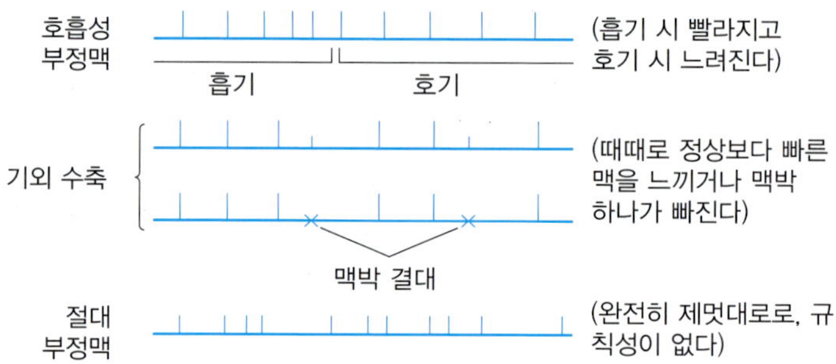


**그림 3-49** | 부정맥의 종류

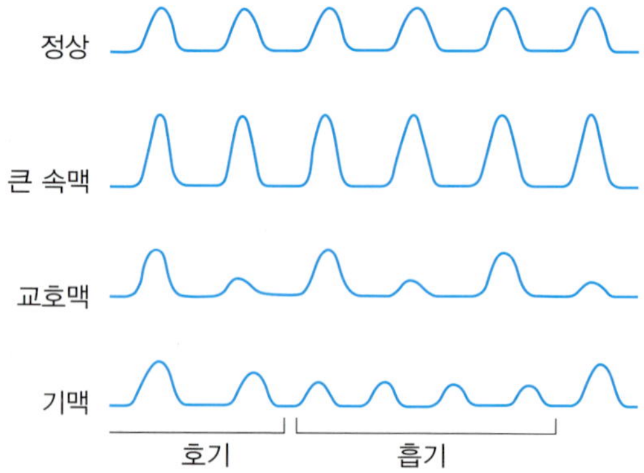


**그림 3-50** | 정상적인 맥과 이상이 있는 맥

**자가학습** 심박 세동(atrial fibrillation)

4) 교호맥(pulsus altenans): 맥박의 크기가 서로 번갈아 바뀌는 것

**자가학습** 심부전(heart failure)

5) 기맥(pulsus paradoxus)(Kussmaul맥): 호기 시 맥박이 작아지거나 때때로 느껴지지 않는 것

**자가학습** 심장압전(cardiac tamponade)

## 크기(진폭)(size of pulse)

박동의 진폭, 수축기와 확장기의 동맥벽 움직임의 폭으로 맥압을 나타낸다.

① 대맥(large pulse)

② 소맥(small pulse)

## 긴장도(혈압)(tension of pulse)

외부의 압력에 의해 압박되기 쉬운가를 본다.

① 경맥(hard pulse)

② 연맥(soft pulse)

## 맥의 빠르기(celerity of pulse)

맥박에서 박동의 진폭이 변하는 빠르기

① 속맥(pulsus celer): corrigan pulse, water hammer pulse, bounding pulse

**자가학습** 대동맥판 폐쇄부전(aortic regurgitation)

② 지맥(pulsus tardus)

**자가학습** 대동맥판 협착(aortic stenosis)

## 혈관벽의 성상

① 동맥경화의 정도

② 사행(meander)

## 모세관 박동(capillary pulse)(quincke의 박동)

① 손톱을 가볍게 위에서부터 압박한다.

② 손톱 끝의 불그스름한 부분을 일부 창백하게 한다.

③ 이 창백한 부분과 붉은 부분과의 경계를 관찰한다.

④ 심박에 따라 박동하는 것을 볼 수 있다.

⑤ 큰 속맥(pulsus celer)일 때 보인다.

**자가학습** 대동맥판 폐쇄부전(aortic regurgitation)

# 혈압(blood pressure)

## 심장 수축기에서의 혈압(systolic pressure)

최대 혈압(최고 혈압, 수축기 혈압이라고도 함)

## 심장 확장기에서의 혈압(diastolic pressure)

최소 혈압(최저 혈압, 확장기 혈압이라고도 함)

## 맥압(pulse pressure)

최대 혈압과 최소 혈압의 차

## 측정 방법(그림 3-51)

1) 보통은 상완에 망셰트를 말고 상완동맥의 혈압을 측정한다.

2) 촉진법

3) 청진법(Korotkoff음에 의한 방법)

① Swan의 제1점 → 최대 혈압: Korotkoff음이 들리기 시작하는 혈압치

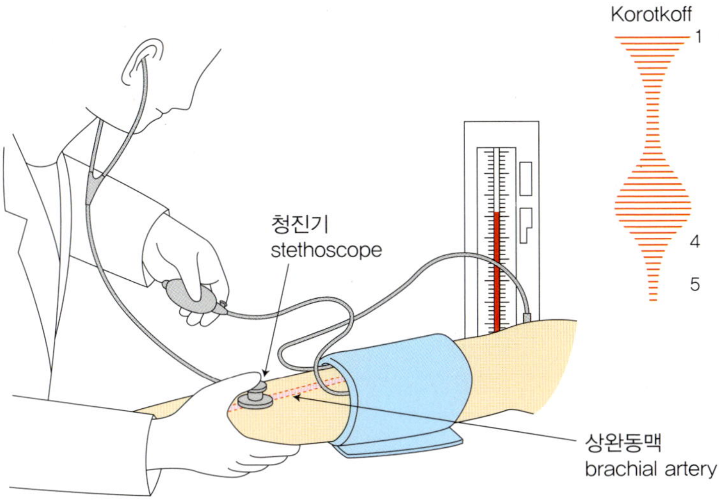


**그림 3-51** | 상지에서의 혈압 측정방법
망셰트(manchette)는 상완에 엄지 하나가 겨우 들어갈 정도로 꽉 두를 것. 또 청진기는 상완동맥의 직상에 정확하게 둘 것

② Swan의 제5점 → 최소 혈압: Korotkoff음이 들리지 않게 되는 혈압치. 압을 0까지 내려도 Korotkoff음이 들리는 경우는 제4점(Korotkoff음이 급속하게 감소하는 혈압치)을 병기한다(예: 170/60~0).

4) 하지 혈압의 측정(**그림 3-52**)

① 정상이라면 상지에 비해 하지의 경우가 10~20mmHg 정도 높은 값을 나타낸다.

② 족배 또는 후경골동맥의 경우

a. 상지용의 망셰트를 발목에 감는다.

b. 상완동맥의 경우에 준해서 측정한다.

③ 슬와동맥의 경우: 환자를 엎드리게 한다.

a. 하지용의 폭이 넓은 망셰트를 허벅지에 감는다.

b. 슬와동맥에 청진기를 대고 측정한다.

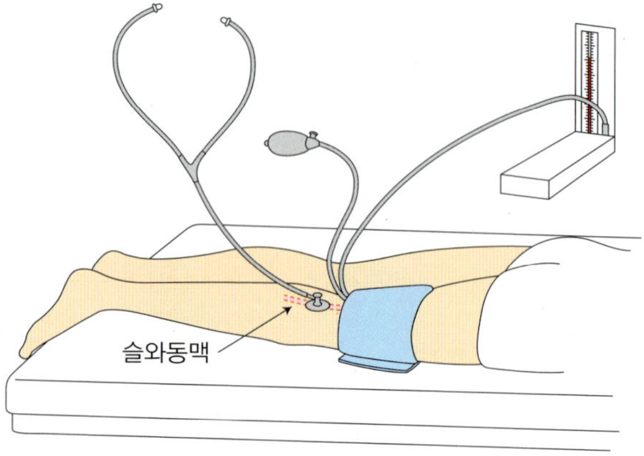


**그림 3–52** | 하지혈압 측정방법

배를 깔고 엎드린 자세로 대퇴부에 상완용보다도 폭이 넓은 전용의 망셰트를 두르고, 청진기를 슬와동맥의 직상에 두고 측정한다.



## 혈압 측정의 의의

### 1) 정상 혈압(normopressure)

① 최대 혈압: 100~140mmHg

② 최소 혈압: 60~90mmHg

### 2) 고혈압(hypertension)

① 최대 혈압 140mmHg, 최소 혈압 90mmHg 이상을 고혈압으로 한다.

② 성인의 고혈압 정의(**표 3-1**)

### 3) 저혈압(hypotension)

① 명백한 기초 질환 없이 지속적으로 혈압이 낮은 경우

② 최대 혈압 100mmHg 이하

③ 기립성 저혈압(orthostatic hypotension): 와위에서 급히 좌위 또는 입위가 될 때에 혈압이 단발적으로 저하하고, 현기증이나 실신을 초래하는 경우를 말한다.

**표 3-1** | 성인의 혈압 분류(WHO/ISH, 1999년)

| 분류 | 수축기 혈압(mmHg) | 확장기 혈압(mmHg) |
|---|---|---|
| 지적 혈압 | <120 | <80 |
| 정상 혈압 | <130 | <85 |
| 정상 고치혈압 | 130~139 | 85~89 |
| 고혈압 | | |
| 스테이지 1(경증) | 140~159 | 90~99 |
| 스테이지 2(중등도) | 160~179 | 100~109 |
| 스테이지 3(중증) | ≧180 | ≧110 |

### 4) 혈압의 좌우 차

좌우 동등한 동맥에서 측정한 혈압치가 20mmHg 이상 다를 경우 좌우 차는 있을 수 있다.

### 5) 유의해야 할 사항

**백의성 고혈압**

외래 등의 의료 환경 속에서 의사 앞에만 가면 항상 고혈압이지만, 비의료 환경 속에서 측정한 혈압은 정상인 상태를 가리킨다.

**가면(역백의) 고혈압**

가정에서의 혈압이나 자유롭게 행동할 때 혈압을 측정(ABPM)하면 고혈압인데, 진찰실에서는 정상 혈압인 증례를 말한다. 이 병태는 강압제 치료예와 미치료 예에서 다르기 때문에 주의가 필요하다.

**조조 고혈압**

야간 고혈압에서 이동한 타입과 아침에 급격하게 혈압이 상승하는 타입 2가지로 나뉜다. 그와 함께 혈관 리스크로 이어지는 것으로 주목받는다. 조조 고혈압에서 진찰실에서의 혈압이 정상인 경우는 가면 고혈압의 한 형태라고 할 수 있다.

**ABPM(ambulatory blood pressure monitoring)**

낮 동안 자유행동 시의 혈압 측정을 뜻한다. 저혈압이나 고혈압의 평가

(백의성, 가면, 조조 고혈압 등)나 강압제의 지속성 평가 등에 유용하다.

Dipper/Non-dipper

혈압은 하루 내 변동이 존재해, 일반적으로는 낮 동안 혈압이 상승하고, 밤에 하강하는 패턴을 'Dipper'라고 칭한다. 한편, 다양한 합병증에 의해 야간 취침 중에 혈압이 충분히 하강하지 않는 패턴을 나타내는 증례를 가리켜 'Non-dipper'라고 한다. 일반적으로 낮 동안의 혈압보다도 10% 이하 하강하지 않는 경우를 뜻하는데, 20% 이상의 경우는 'extreme dipper'라고 표현하는 경우도 있다.

## 참고 문헌

阿部正和・他(編)：臨床診断学診察編(第2版). 医学書院, 東京, 1992.

# 04 복부 소견

- 복부의 구분
- 시진
- 청진
- 타진
- 촉진
- 장기의 촉진

**포인트**

복부 전체와 각 장기의 소견을 파악하기 위해서 아래의 순서대로 실시한다.

1. 가장 먼저 전체의 모양, 국소적인 변화를 시진으로 관찰한다.
2. 다음으로 복부의 분획마다 청진, 타진, 촉진의 순서대로 진찰한다.
3. 필요에 따라 체위의 변환을 실시하고, 소견을 보기 쉽게 한다.
4. 서혜부나 외음부의 진찰은 환자가 수치심을 느끼지 않도록 충분히 배려한다.

## 복부의 구분

복부를 심와부, 계늑부(좌우), 측복부(좌우), 제부, 하복부, 장골 와부(좌우)의 9영역으로 나눈다(**그림 4-1**). 복통이나 복부 종양(tumor) 등이 어느 영역에 존재하는가를 정확하게 파악하는 것으로서, 감별 진단이 용이해진다.

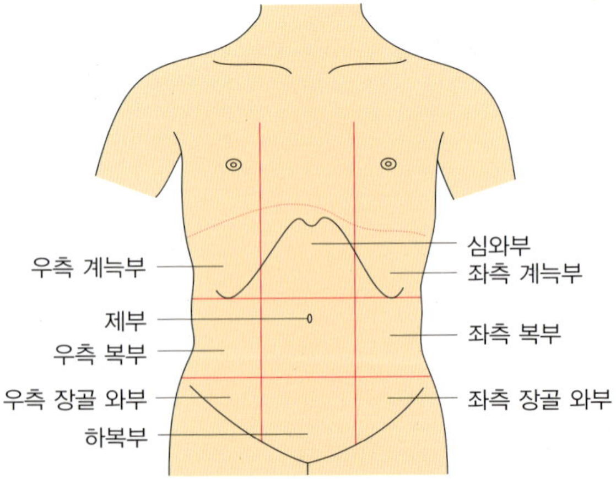


**그림 4-1** | 복부의 분획

## 시진

### 모양

① 앙와위에서의 관찰을 기본으로 하되, 좌위나 입위에서의 변화도 본다.

② 정상이라면 앙와위에서 평탄하고 부드럽다.

③ 팽융

전체적인 것: 비만/지방(fat) · 복수(fluid) · 장내 가스(flatus) · 변(feces) · 태아(fetus)의 5F, 개구리배

부분적인 것: 간장의 종대, 비장의 종대, 신장의 종대, 방광, 임신, 그 외

④ 함몰: 급격한 체중 감소, 신경성 식욕 부진증

### 복벽의 피부

피부 선조, 발진, 황달, 수술 반흔, 색조침착 등의 색조나 성상의 변화를 관찰한다.

### 복벽 정맥의 확장 · 노장

간경변 등의 문맥압 항진 상태가 존재할 경우에는 복강의 정맥이 확장한다.

혈류 방향을 확인(**그림 4-2**)(상하인지, 배꼽부터 방산인지)한다.

**자가학습** 간경변

### 연동(peristalsis)

① 정상이라면 복벽을 통해서 장관의 연동은 보이지 않는다(예외: 말라서 복벽이 얇은 사람).

② 연동불온(복벽을 통해서 보이는 장관의 연동)

소화관의 통과장애가 있는 경우, 소화관의 연동 운동이 항진하고, 이 연동을 복부 시진으로 확인할 수 있는 경우가 있다.

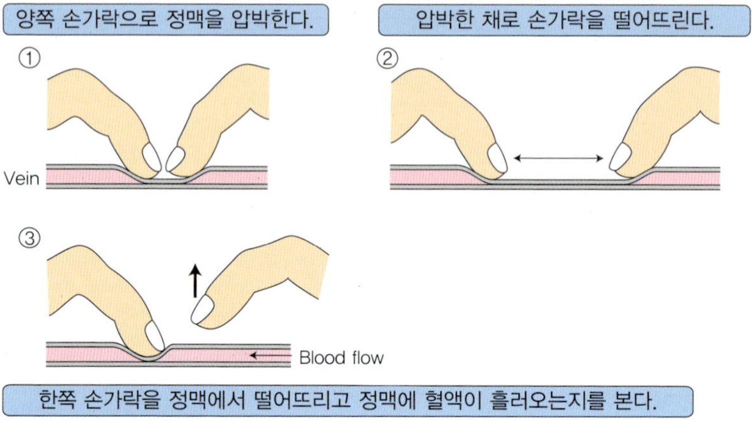


**그림 4-2** | 확장 정맥의 혈류 방향

## 박동(pulsation)

복부 대동맥의 박동을 본다.

**자가학습** 동맥류

# 청진

## 수기

① 장잡음 등이 변화하지 않도록 촉진 전 실시한다.

② 청진기(다이아프램)를 복벽에 가볍게 대고 청취한다.

③ 복부의 구분(**그림 4-1**)에 맞추어 듣는다.

## 청취되는 것

① 장관 내 액체와 가스가 연동 운동으로 움직일 때 발생하는 음(복명, 장잡음)을 듣는다.

② 복명(borborygmus)/장잡음의 소실, 금속음(ileus로 들리는 높고 딱딱한 장잡음), 진수음(유문협착으로 위가 확장하고, 액체와 공기가 저

류할 때 청진기를 심와부에 대고, 복부를 흔들면 들리는 작게 찰싹찰싹하는 음), 혈관 잡음(복대동맥의 동맥류나 협착으로 생기는 잡음)

**자가학습** ileus, 유문협착

# 타진

## 간탁음계(liver dullness)

① 타진으로 폐와 간장의 경계를 정한다.

② 정상이라면 우측 쇄골 중선상에서 제6늑골 하연 또는 같은 늑간이다.

## 비탁음계

비장 종대 시 좌중 액와 선상에서 측흉벽을 타진하고, 제9늑간보다 위로 탁음이 있으면 비장의 종대라고 볼 수 있다.

## 가스 저류

잘 울리는 타진음으로 들린다.

**자가학습** 장내 가스, ileus

## 복수

### 1) 탁음의 이동

체위를 바꾸는 것으로 탁음계가 이동한다(탁음계의 상승).

자유 이동성 복수는 체위의 변환에 의해 탁음의 이동이 확인된다.

→ 앙와위에서 측와위로 하는 것으로 탁음계가 상승한다.

### 2) 파동

한쪽의 측복벽을 가볍게 두드리고, 반대쪽에서 진동을 감지한다. 복부 중앙에 조수에게 손을 척측에 두게 하고, 복벽의 진동을 제거한다.

## 고타통

① 한쪽 주먹을 해당 부위에 두고, 다른 쪽 주먹으로 그 위를 가볍게 두드린다.

② 울리는 듯한 통증을 느낀다.

**자가학습** 늑골 척추각(cost vertebral angel, CVA)의 고타통, 신우신염, 신결석

# 촉진

## 촉진 전 주의 사항

촉진을 제대로 실시하기 위해서는 환자의 복벽을 이완시킬 필요가 있다.

① 따뜻한 진찰실(실내 온도를 조절한다)

② 앙와위에서 무릎을 세운다.

③ 조용하게 호흡하게 해, 복벽의 긴장을 없앤다.

④ 차가운 손으로 만지지 않는다.

## 수기

① 환자의 오른쪽에 위치하는 것을 원칙으로 한다.

② 얕은 촉진: 한쪽 손바닥을 복벽에 두고, 우선 손바닥 전체로 복벽 전반(9영역)을 가볍고 얕게 촉진한다.

③ 깊은 촉진: 다음으로 천천히 힘을 주어, 깊은 부분을 촉진한다. 한쪽 손가락의 위에 다른 쪽의 손가락을 얹어, 강하게 압박하는 것도 가능하다.

④ 통증이 있는 곳은 맨 마지막에 촉진한다.

⑤ 서혜부의 촉진을 잊어버리지 않도록 한다(하복부 촉진의 일부로 실시한다).

## 진찰해야 할 소견

### 1) 긴장(tension)

### 2) 압통(tenderness)

① 건강한 사람이라도 깊은 촉진으로, 간장의 하연이나 복부 대동맥에 압통을 보인다.

② 압통이 있을 경우에는 부위부터 원인 질환을 추정한다. 또 간접압통(rebound tenderness)의 유무를 확인한다.

### 3) 간접압통(rebound tenderness)

① 수기: 손가락을 천천히 깊게 압박하고, 빠르게 그 손을 떨어뜨려 압력을 없애는 것으로 국소 통증이 증강하는 현상.

② 소견: 복강 내 장기의 염증이 복막에 파급한 소견이다.

### 4) 근성 방어(muscular defence)

① 수기: 촉진 시 복벽의 긴장이 변하는지 그렇지 않은지에 주의한다.

② 소견: 복막에 염증이 파급한 경우(복막염)는 촉진으로 복벽을 누르면 복벽의 근육이 긴장해, 판처럼 딱딱하게 만져진다.

**자가학습** 근성 방어가 일어나는 메커니즘, 나타나야 할 근성 방어가 소실할 때

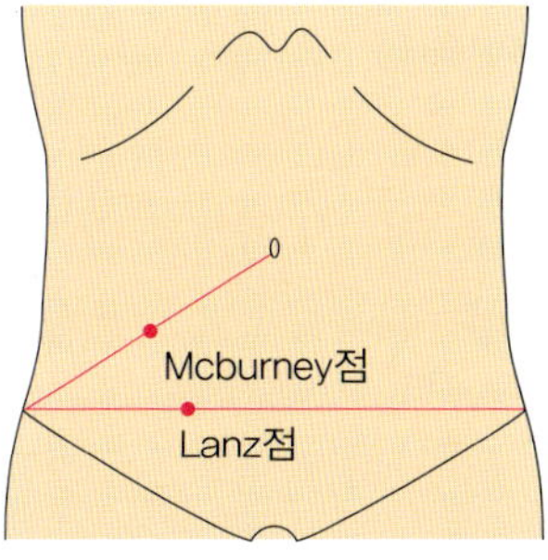


**그림 4-3** | 충수염의 주요 압통점

### 5) 종양(tumor)

① 건강자에게서 만져지는 종류(혹) 또는 종류 유사 소견

a. 좌우의 장골 액부(회맹부나 S상결장부)의 변

b. 복직근의 근속

c. 복부 대동맥

d. 요추

② 종류를 만질 경우는 이하의 포인트에 주의한다.

a. 복강 내 또는 복강의 종류 감별

복직근의 긴장에 의해 종류가 보다 명확하게 촉지될 수 있게 되면 복강의 종류이다.

b. 국재, 크기, 모양, 경도, 표면의 성상, 이동성, 압통, 박동, 파동(저항: 무언가 만져지거나 종류로서 크기나 모양이 정해지지 않은 것)

**자가학습** 종양, 낭포

### 6) 박동(pulsation)

복벽을 통해서 복부 대동맥의 박동이 보이는 것은 정상이라면 마른 경우만 그러하다. 그 외에서는 복부 대동맥의 동맥류를 고려한다.

## 장기의 촉진

### 간(그림 4-4)

① 오른손가락 끝 또는 검지의 측면을 사용한다.

② 중등도 깊이의 복식호흡을 시키면서 실시한다.

③ 오른손을 우측 늑골궁에 평행하게 두고 호흡 시 복부를 압박해, 손가락을 다소 상방으로 이동시키면서 호흡 시 하방으로 이동해 가는 간의 하연을 만져본다.

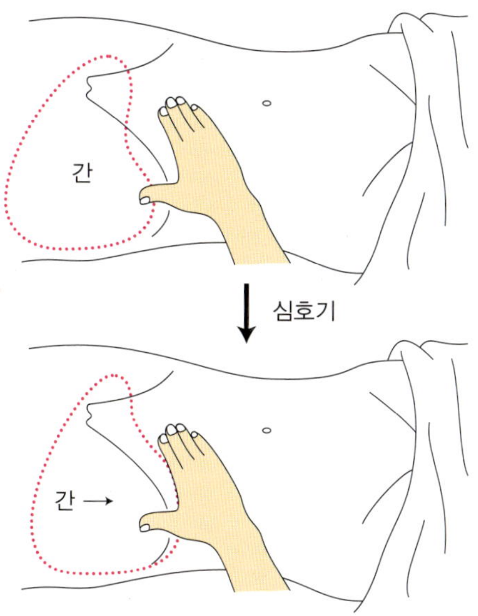


**그림 4-4** | 간의 촉진

④ 정상적인 간은 우측 유선상에서 늑골궁 아래에 어렴풋하게 만져진다. 주변부는 날카롭고, 경도는 부드러우며 표면은 평활하다.

⑤ 간을 촉지할 때는 쇄골 중심선상에서 늑골궁 하연부터의 거리, 주변부와 표면의 성상, 압통의 유무, 경도를 알아본다.

**자가학습** 간염, 울혈, 악성종양

## 비장(그림 4-5)

① 앙와위 또는 우측와위에서 실시한다. 보통 만져지지 않는다.

② 좌측 늑골궁과 평행하게 오른손을 두고, 흡기 시 오른손의 왼쪽을 가볍게 기울여 늑골궁 아래에 넣고 호기 시 원상태로 되돌리면, 비종은 오른손가락에 만져진다.

③ 오른쪽으로 기울어져 하방으로 향하는 종대, 비장흔

**자가학습** 간경변, 백혈병

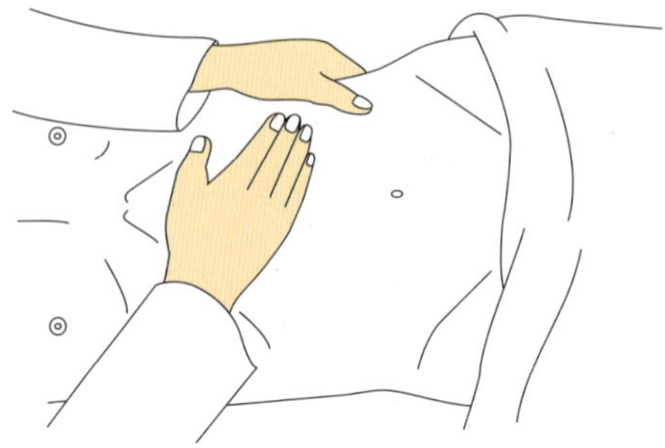

**그림 4-5** | 비장의 촉진

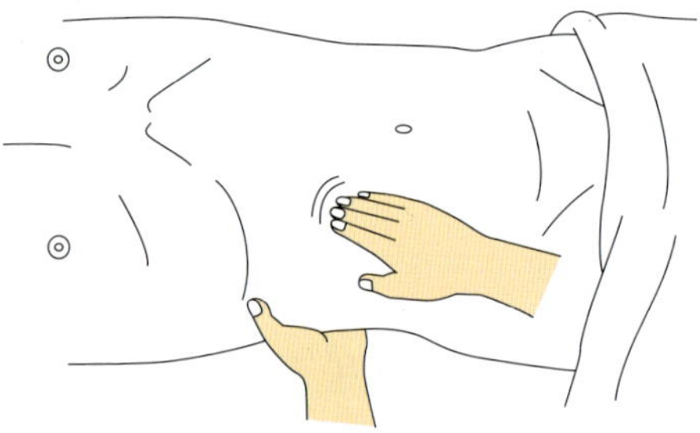

**그림 4-6** | 신장의 촉진

## 담낭

① 우측 계늑부에서 촉진한다. 공복 시 실시하는데, 보통 만져지지 않는다.

② 담낭염, 담도 폐색 · 담도 협착에서는 종대해서 만져진다.

**자가학습** Courvoisier 징후, Murphy 징후

## 신장(그림 4-6)

① 쌍수진(왼손으로 측배부를 조금 밀어 올리듯이 누르고, 오른손으로는 집듯이 신장의 하극을 촉진한다)으로 실시한다(**그림 4-6**).

② 앙와위 또는 입위에서 실시한다(오른쪽이 쉽게 만져진다).

③ 비장처럼 명확하게 만져지는 것이 아니라, 부구감(ballottement)으로 확인된다.

④ 양쪽 또는 한쪽 신장의 종대 유무를 확인한다.

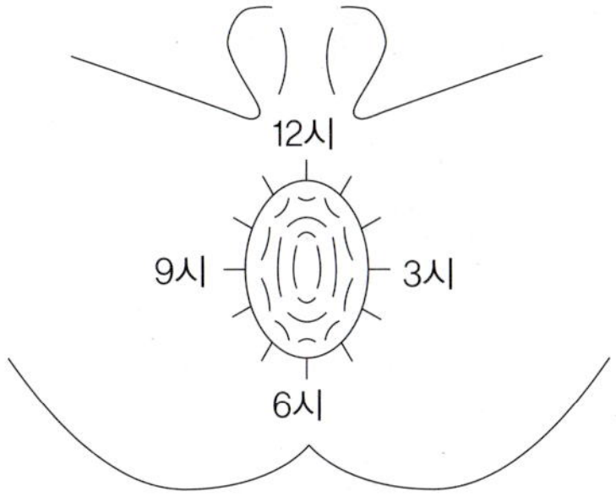


**그림 4-7** | 항문 위치의 표시법

**자가학습** 수신증, 낭포신

## 췌장

정상이라면 만져지지 않는다. 암이나 낭종일 경우 혹이 만져지는 경우가 있다.

## 방광

방광은 충만 시 하복부의 치골 상에 급격히 차오른 상태의 팽창으로 인해 만져지는 경우가 있다.

**자가학습** 요도 폐색

## 헤르니아

복근 사이나 서혜관을 통해 장관이 일탈하고 있는지를 복벽의 국소적인 팽창이나 서혜부의 종대에 주목해서 관찰한다. 복압을 주면 명확하게 알 수 있다.

## 항문(그림 4-7)

① 쇄석위나 우측와위 또는 흉슬위(주슬위)에서 실시한다.

② 항문 주위의 시진과 항문 내 지진을 실시한다.

③ 치핵(위치, 수), 종양(tumor)을 촉지한다.

## 서혜부 림프절

잊지 않고 촉지한다.

## 참고 문헌

1) 阿部正和ほか編：臨床診断学(診察編). 第2版, 医学書院, 東京, 1992.
2) 蓮村靖著：診察の仕方と問題解決ハンドブック. 南江堂, 東京, 1994.
3) 高久史麿監修：診察診断学. 医学書院, 東京, 1998.

# 05 신경계 소견

- 정신 상태(mental state)
- 고차뇌장애
- 뇌신경(cranial nerves)
- 운동 기능
- 반사(reflex)
- 감각(sensation)
- 수막 자극 징후 (meningeal sign)
- 자율신경계 (autonomic nervous system, ANS)

| 포인트 | |
|---|---|
| | 1. 신경 질환은 병력과 신경학적 진찰에 의해 대부분 진단할 수 있다. |
| | 2. 의식장애가 없는지를 확인한다. |
| | 3. 스스로 병력을 자세하게 설명할 수 있는지, 회화 내용이 적절한지, 사회생활이나 일상생활의 동작에 지장이 없는지, 두통 · 현기증 · 근력 저하 · 감각장애 · 경련 · 불수의운동 등이 없는지 등에 유의하며 문진, 진찰한다. |
| | 4. 위와 같은 이상이 없고, 전신 소견 · 두경부 · 눈 · 귀의 이상이 없으면 신경계에 장애가 있을 가능성은 낮다. |
| | 5. 적절한 문진을 실시하는 것으로 자세한 신경학적 진찰이 필요한지 아닌지를 판단한다. |



## 정신 상태(mental state)

### 의식(consciousness)

#### 1) 정상적인 의식 상태

자극이 없어도 각성해 있고, 지남력(orientation)이 유지되고 있는 상태(=청명)이다. 지남력이란 장소나 시간, 주변의 상황을 올바르게 판단할 수 있는 능력을 말한다.

#### 2) 의식장애(disturbance of consciousness)가 있는 경우

말 걸기나 통증 자극에 의한 반응으로 **표 5-1**과 같이 나눈다.

**표 5-1** | 의식장애의 분류

| | |
|---|---|
| **청명**(alert) | 자극 없이 각성해 있고, 지남력도 유지되고 있음 |
| **경면**(somnolence) | 말을 거는 것으로 쉽게 각성하고, 간단한 응답 가능 |
| **혼미**(stupor) | 큰 소리 · 신체를 흔드는 등의 자극에 의해 개안 · 악수 등 반응을 보이지만 금방 잠들어 버림 |
| **반혼수**(semicoma) | 강한 통증 자극으로 얼굴을 찌푸리거나 손발을 움직임 |
| **혼수**(coma) | 통증 자극에도 미약한 반사적 움직임을 제외하고는 거의 반응이 없음 |

**표 5-2** | Japan coma scale(3-3-9도 방식)

| | |
|---|---|
| I | 자극이 없어도 각성해 있는 상태<br>0 청명<br>1 대체적으로 의식이 청명하지만, 완전히 명확하지는 않음<br>2 때 · 사람 · 장소를 모름(지남력장애)<br>3 자신의 이름, 생년월일을 말하지 못함 |
| II | 자극하면 각성하는 상태(자극을 중지하면 잠들어 버림)<br>10 보통 말을 걸면 쉽게 개안함<br>합목적적인 운동(예를 들어 오른손을 쥐거나, 펴거나)을 하고, 말도 나오지만 문제가 많음<br>20 큰 목소리 또는 몸을 흔드는 것에 의해 개안한다.<br>간단한 명령에 따른다. 예를 들어 악수<br>30 강한 자극을 더하면서 부르는 것을 반복하면 겨우 개안함 |
| III | 자극해도 각성하지 않는 상태<br>100 강한 자극에 대해, 뿌리치는 듯한 동작을 보임<br>200 강한 자극으로 손발이 조금 움직이거나 얼굴을 찌푸림<br>300 강한 자극에도 전혀 반응하지 않음 |

이 외 난폭할 때: 불(온) · · · · · · · · R
오줌을 지렸을 때: 실(금) · · · · I를 붙인다.
예를 들어 10부실, 3불 또는 10RI, 3R이라고 표시한다.

또 의식장애의 정도를 여러 차례 Japan coma scale(JCS)을 이용해서 나타낸다(**표 5-2**).

① 착란(confusion): 가벼운 의식장애로 흥분 상태가 더해지는 것

② 섬망(delirium): 가벼운 의식장애에 환각(hallucination), 망상(delusion)이 더해진 운동 불온 상태

## 사고(thought) · 태도(attitude) · 인지(cognition) 등

정신 상태는 '회화 · 사고의 내용이 현실에 입각하고, 정리나 관련성이 유지되고 있는가', '환자의 태도가 협력적인가', '환각(hallucination) · 망상(delusion)은 없는지'를 본다. 또 불안 · 억울함, 다행적(多幸的)이지는 않은지, 연기적, 크게 소란을 피우지는 않는지를 문진해가면서 파악한다.

**자가학습** 조울증(manic-depressive psychosis), 정신분열증(schizophrenia), 심인반응(psychogenic reaction), glasgow coma scale(GCS)

## 지능(intelligence)

① 의식장애가 있으면 정확한 평가를 할 수 없다.

② 시간 · 장소 · 인물에 대한 지남력(orientation), 기억(memory), 계산력(calculation)이 유지되고 있는가를 구체적으로 질문한다. 동시에 이해 · 응답의 속도도 참고로 한다. 기억 테스트는 기억 직후의 반복, 수분 후의 상기, 오래된 기억을 떠올리는지를 나누어서 실시한다.

③ 평가하면서 연령이나 학력에 주의한다.

④ 개정 Hasegawa식 간이지능평가 스케일(HDS-R)(**표 5-3**), mini mental state 검사(**표 5-4**) 등 간이 지능 스케일을 이용해서 수치화한 표현을 해두면 비교적 편리하다.



# 고차뇌기능장애

## 실어증(aphasia)

물건을 호칭하는데 문제가 있는 장애는 모두 실어증으로 판단할 수 있다. 이하의 스크리닝을 실시한다.

실어증이 의심될 때는

① 자발 언어의 양, 유창함

② 언어의 이해력은 괜찮은가?

③ 복창이 가능한가?

④ 문자에 의한 언어의 표출, 이해는 어떠한가?

등을 순서대로 알아본다(**그림 5-1**). **그림 5-1**에서의 반향 언어란 거의 말이 없지만, 무슨 말을 걸면 그것을 그대로 복창하는 것을 말한다.

정확을 기하기 위해서는 표준실어증검사를 시행해서 확인한다. 문장을 소리 내어 읽게 하거나 쓰게 하는 것으로, 실독(alexia), 실서(agraphia)의 유무가 명확해진다.

**표 5-3** | 개정 Hasegawa식 간이 지능 평가 스케일(HDS-R)

| | 질문 내용 | | 배점 |
|---|---|---|---|
| 1 | 나이는 어떻게 되세요?(2년까지의 오차는 정답) | | 0 1 |
| 2 | 오늘은 몇 년, 몇 월, 며칠인가요? 무슨 요일인가요?<br>(연월일, 요일이 정답으로 각각 1점씩) | 연<br>월<br>일<br>요일 | 0 1<br>0 1<br>0 1<br>0 1 |
| 3 | 우리가 지금 있는 곳은 어디인가요? (자발적으로 대답이 나오면 2점, 5초 쉬고 집일까요? 병원일까요? 시설일까요? 중에서 정답을 말하면 1점) | | 0 1 2 |
| 4 | 지금부터 말하는 3개의 단어를 말해주세요. 나중에 또 질문할 테니 잘 기억해두세요.<br>(이하의 예 중에서 1개를 선택하고, 그 예에 O표시를 해둔다)<br>① a) 벚꽃 b) 고양이 c) 전철<br>② a) 매실 b) 개 c) 자동차 | | 0 1<br>0 1<br>0 1 |
| 5 | 100부터 7을 순서대로 빼주세요.<br>(100-7은? 그리고 거기서 7을 빼면? 이라고 질문한다. 최초의 대답이 오답일 경우 중단한다) | (93)<br>(86) | 0 1<br>0 1 |
| 6 | 우리가 지금부터 말하는 숫자를 거꾸로 말해보세요.<br>(6-8-2, 3-5-2-9를 거꾸로 말하게 한다. 3번 실시하고 실패하면 중단한다) | 2-8-6<br>9-2-5-3 | 0 1<br>0 1 |
| 7 | 아까 기억하라고 했던 단어를 다시 한 번 말해보세요.<br>(자발적으로 대답하면 각 2점, 만약 대답을 못하는 경우는 아래의 힌트를 주고, 정답이면 1점)<br>a) 식물 b) 동물 c) 탈 것 | | a: 0 1 2<br>b: 0 1 2<br>c: 0 1 2 |
| 8 | 지금부터 5개의 상품을 보여드리겠습니다. 그것을 숨길 테니 무엇이 있었는지 말해주세요.<br>(시계, 열쇠, 담배, 동전 등 서로 연관성이 없는 것) | | 0 1 2<br>3 4 5 |
| 9 | 알고 있는 채소의 이름을 가능한 많이 말씀해 보세요.<br>(대답한 채소의 이름을 옆 칸에 기입한다. 도중에 막히면 약 10초 정도 기다리고, 그래도 대답하지 못하는 경우에는 그 시점에서 중단한다)<br>0~5=0점 6=1점 7=2점 8=3점 9=4점 10=5점 | | 0 1 2<br>3 4 5 |
| | cut off point: 20/21 | 합계 득점 | |

**표 5-4** | Mini mental state examination(MMSE)

| 질문 내용 | 배점 |
|---|---|
| 1. 오늘은?(연도, 계절, 월, 일, 요일) | 0, 1, 2, 3, 4, 5 |
| 2. 지금 있는 곳은?(도, 시, 군, 자택, 시설명) | 0, 1, 2, 3, 4, 5 |
| 3. 3가지 물건의 명칭을 기입(커튼, 단추, 천장) 기억할 때까지 반복한 횟수(6회까지) | 0, 1, 2 |
| 4. 100부터 7을 순서대로 뺀다( 93, 86, 79, 72, 65) | 0, 1, 2, 3, 4, 5 |
| 5. 3가지 물건을 상기(커튼, 단추, 천장) | 0, 1, 2, 3 |
| 6. 명명: 연필, 손목시계 | 0, 1, 2 |
| 복창: 엎질러진 물이다 | 0, 1 |
| 구명(口命): 오른손으로 종이를 쥐고 그것을 반으로 접는다 | 0, 1, 2, 3 |
| 읽기: 자극 카드를 보이고 '손끝을 따라서 해주세요' '눈을 감으세요' | 0, 1 |
| 쓰기: '전에 했던 업무의 내용을 문장으로 써주세요' | 0, 1 |
| 모사: 자극 카드를 보이고 '같은 크기와 모양의 도형을 그리세요' '책상 위에 놓으세요' | 0, 1 |

28~30=normal, 21~27=subnormal, 11~20=predementia, 0~10=dementia

## 실행증(apraxia)

양치질 흉내나 손가락으로 간단한 동작을 시켜본다. 간단한 도형을 종이에 그리게 한다. 마비, 정신분열, 감각장애가 없음에도 불구하고 하지 못한다면 비정상이다.

## 실인증(agnosia)

좌우의 인식 · 손가락의 인식 · 신체 부위를 인식하고 있는지, 물건을 호칭할 수 있는지, 시계의 숫자반을 그릴 수 있는지 등을 알아본다.

**자가학습** WAIS-R, 실어증의 분류 · 감별(Broca실어증, Wernicke실어증 등), 구성실행증(construction apraxia), 관념운동실행증(ideomotor apraxia), 관념실행증(ideational apraxia), Gerstmann 증후군, 편측신체실인증(hemiasomatognosia), 질병불각증(anosognosia)과 이들의 대뇌병변 국소 존재

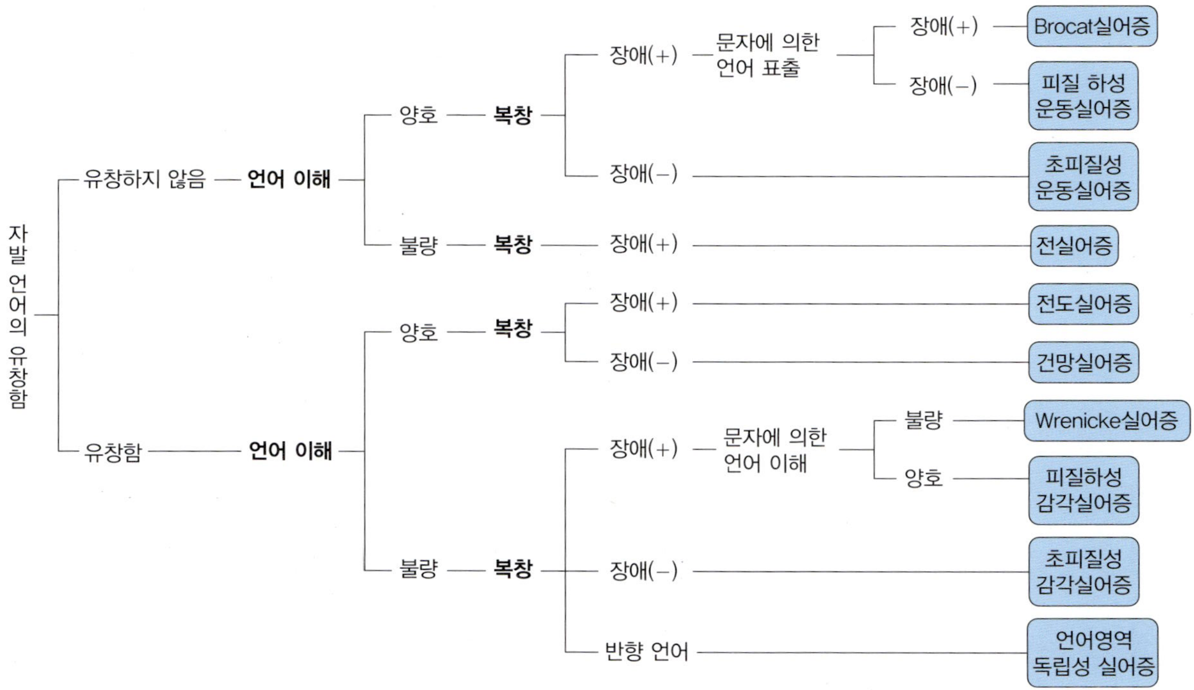


**그림 5-1** | 실어증의 감별

물건을 호칭할 때 나타나는 장애는 모두 실어증으로 존재한다(굵은 글씨가 실어증 감별을 위한 가장 중요한 검사).

# 뇌신경(cranial nerves)

## 후신경(olfactory nerve)

① 자극성이 없는, 익숙한 향을 풍기는 것(갓 끓인 커피, 레몬유, 담배 등)을 이용한다.

② 비폐색이나 비질환이 있을 때는 판정할 수 없다.

② 한쪽 비공을 검사자의 손가락으로 눌러서 막고, 향기가 나는 것을 가까이 대고는 심호흡하게 한다. 이것을 2~3회 반복한다.

## 시신경(optic nerve)

### 1) 시력(visual acuity)

필요에 따라 다음의 것을 선택하여 실시한다.

① 자각 증상이나 신문 · 잡지의 문자를 읽을 수 있는가를 듣고 판단한다.

② 간단한 시시력표(**그림 5-2**)를 읽게 한다.

③ 시시력표를 사용하여 검사한다.

④ 중증의 시력장애(visiual disturbance)의 경우는 손가락의 수를 판별할 수 있는가[지수변(指數弁)], 손을 움직이는 것을 알 수 있는가[수동변(手動弁)], 펜라이트 빛이 점멸하는 것을 알 수 있는가[광각변(光覺弁)]를 기재한다.

### 2) 시야(visual field)

대좌법으로 검사한다.

① 환자와 마주 하고 1m 정도 떨어져 앉는다.

② 환자에게 한쪽 눈을 손으로 가리고, 한쪽 눈으로 검사자의 코에 고정(fixation)하게 한다.

③ 눈을 한쪽씩, 상 · 하의 귀쪽, 코쪽을 구분해서 시야의 외측부터 작은 목표물(검사자의 손이라도 좋다)을 천천히 이동시킨다.

④ 목표물이 보이면 환자에게 알리게끔 한다.

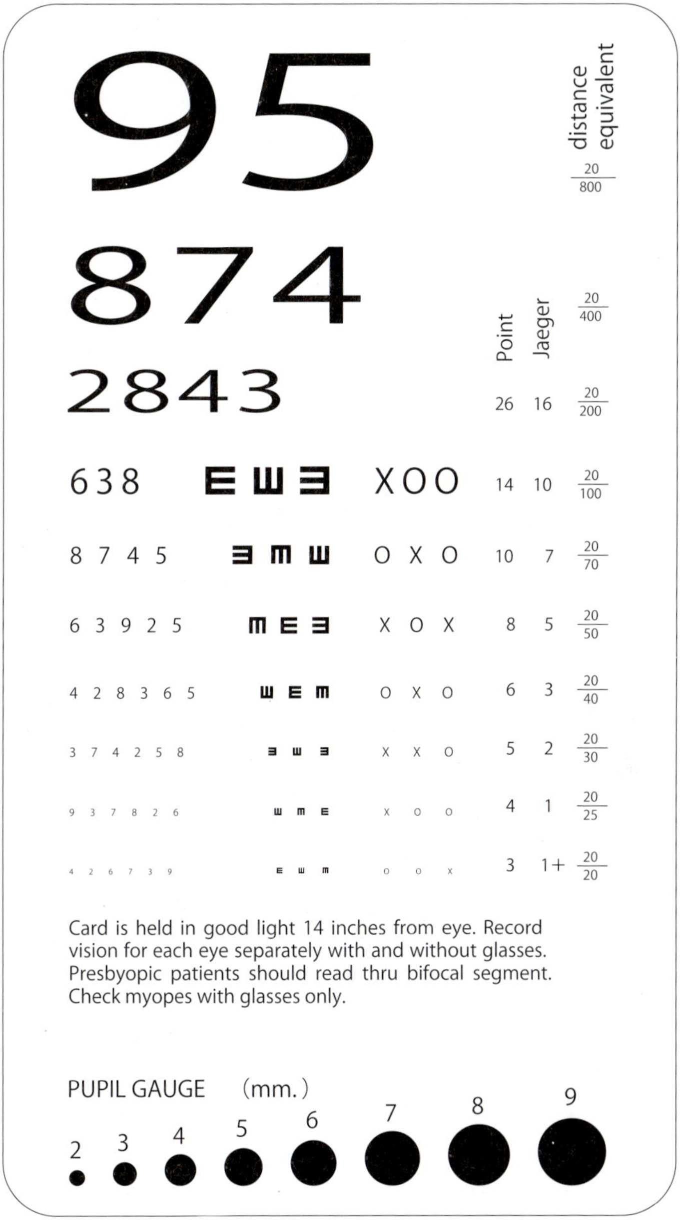


**그림 5-2** | Snellen 차트
25cm 떨어진 곳에서 읽게 한다. 정상이라면 20/20이다.

**자가학습** 중심암점(central scotoma), 시신경로의 장애 부위와 시야장애 패턴, 동측성 반맹(homonymous hemianopsia), 양이측 반맹(bitemporal hemianopsia)

3) **안저**(ocular fundus)

안저경을 사용한다.

① 어두운 곳에서 좌위 또는 와위로 정면 원방시를 하게 한다.

② 환자의 동공에 안저경의 빛을 대고, 안저를 들여다보면서 핀트를 맞춘다.

③ 유두의 색조(울혈이나 창백은 없는지), 평탄한지(함몰인지 융기인지), 부근이 명료한지를 본다.

④ 유두를 출발점으로 해서 혈관을 말초를 향해 따라간다.

a. 동정맥비를 본다. 정상이라면 동맥/정맥=2/3이다.

b. 동맥벽의 빛의 반사 강도를 본다.

⑤ 황반부의 함몰, 색소침착의 유무를 본다.

⑥ 안저의 출혈, 백반의 유무를 본다.

**자가학습** 울혈유두(choked disc), 시신경 위축(optic atrophy), 당뇨병성 망막증(diabetic retinopathy), 체리 적색반(cherry-red spot)

## 동맥신경(oculomotor nerve)·활차신경(trochlear nerve)·외전신경(abducens nerve)

정상이라면

1) 안위(ocular pasition)는 양쪽 정중앙에 있다.

2) 동공(pupil)은 원형으로 좌우 차가 없다.

3) 대광 반사(light reflex)는 양쪽 모두 신속하다.

① 어두운 곳에서 펜라이트 빛의 주변 부분을 사용해 양쪽의 동공에 동

시에 비추고 동공 지름을 관찰, 2)의 동공 지름의 좌우 차가 있는지, 없는지를 확인한다.

② 이어서 펜라이트 빛의 중심 부분을 동공에 두고, 동공 지름의 축소를 본다(직경 반사).

③ 직접 반사가 보이지 않는 경우는 반대 측의 동공이 수축하는지, 또 반대 측의 동공에 빛을 주면 검사 측의 동공이 수축하는지를 본다(간접 반사).

4) 가까운 곳을 바라보게 하면(예를 들어 검사자의 손가락 등을 코 바로 앞쪽까지 대고 보게 한다) 동공은 축동한다[근견 반응 또는 폭주 반사(convergency reflex)].

5) 안검하수(ptosis)는 없다.

6) 안구운동(external ocular movement, EOM): 검사자의 손가락을 주시하게 하고, 근육이 정상적으로 활동하는지를 확인한다(**그림 5-3**). 정상적인 측방시라면 결막이 남지 않는다.

7) 안진(nystagmus)이나 복시(diplopia)는 없다. 안진이 있을 경우 정면시, 좌 · 우측방시, 상 · 하방시일 때 나누어서 기재한다. 화살표 방향은 안구 진탕의 급속상을 나타낸다.

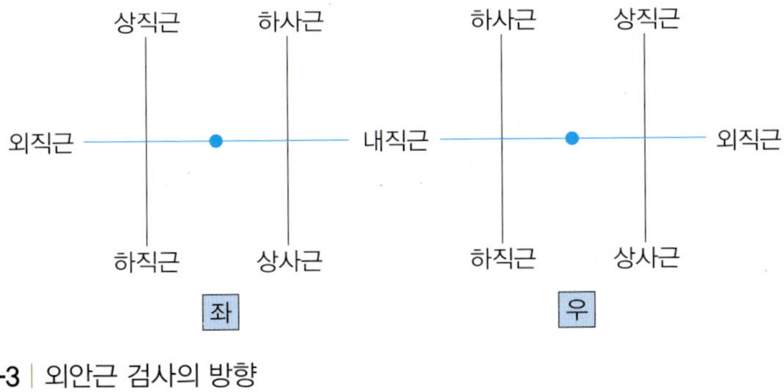


**그림 5-3** | 외안근 검사의 방향

5 신경계 소견

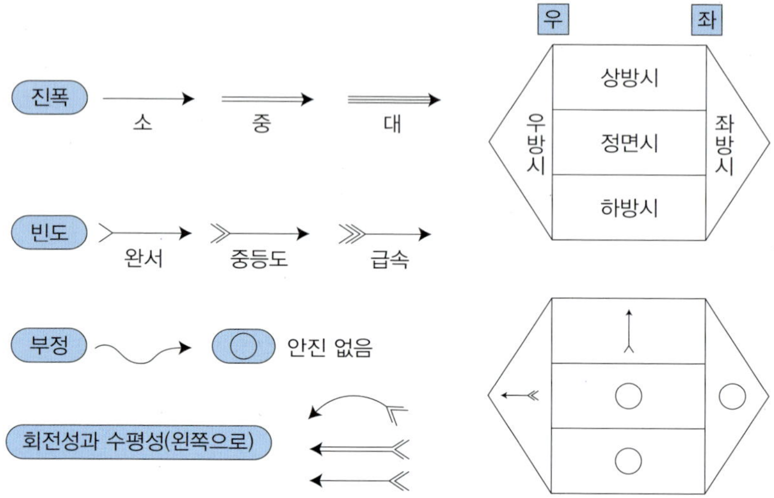


**그림 5-4** | 안진의 기재법

**자가학습** 대광 반사의 직접 반사 · 간접 반사에 의한 동공 마비와 시신경장애의 감별, 각 외안근의 기능 이해, 동맥신경 마비(oculomotor paralysis), 주시 마비(gaze palsy), 인형의 눈검사(doll's eye test), 뇌구 탈출증(uncal herniation), Horner 징후, Adie 징후, Argyll-Robertson 징후

## 삼차신경(trigeminal nerve)

안면의 감각과 저작근, 삼차신경과 관련된 반사를 확인한다.

### 1) 감각

전각부와 비량(제1지) · 협부 · 코의 측면(제2지) · 하악부(제3지)를 붓 · 안전핀 등으로 만지고 감각 · 통각을 알아본다(**그림 5-5**)

단, 실기 시험(objective structured clinical examination, OSCE)에서는 촉각검사 시 티슈, 통각검사에는 이쑤시개를 사용하게 되어 있다.

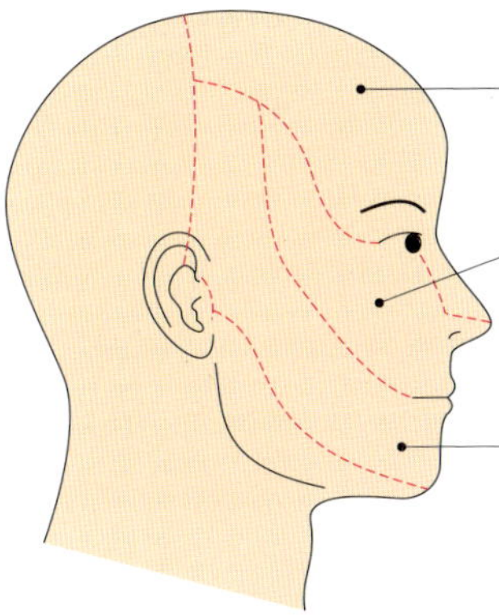


**그림 5-5** | 삼차신경(지각지)의 지배



### 2) 운동 기능

입을 열게 해서 하악의 편위 유무, 이를 씹어보게 해서 교근 · 측두근의 수축을 촉진한다.

### 3) 각막 반사(corneal reflex)

티슈를 비벼서 끈을 만들어 외측방으로부터 살며시 각막에 댄다. 정상이라면 좌우 차가 없이 깜빡인다. 의식장애자의 경우에 특히 유용하다.

### 4) 하악 반사(jaw jerk)

입을 살짝 벌리게 하고, 머리에 손가락을 대고 그 위에서 망치로 가볍게 두드린다.

**자가학습** 3차신경통(trigeminal neuralgia), 삼차신경의 onion peal상 지배

## 안면신경(facial nerve)

### 1) 불수의운동(involuntary movement)의 확인

불수의운동의 유무를 확인한다.

2) **운동: 표정 운동에 좌우 차는 없는지 알아본다.**

① 이마에 주름이 생기게 한다, 개안, 입을 꾹 다문다, 이가 보이도록 '이-'하고 말하게 한다.

② 마비가 있으면 구각의 당김이 나쁘다. 코, 입술, 입의 지름이 열다.

③ 안면신경핵보다 중추 측의 병변에 의한 마비에서는 이마에 주름이 가지만, 안면신경핵을 포함한 말초 측 병변에 의한 마비에서는 가능하지 않다.

3) **미각**(taste sense): **식염수 · 설탕물을 한쪽씩 혀의 외측 앞 2/3 부분에 대고 알아본다.**

**자가학습** bucclingual dyskinesia, 편측 안면 경련(hemifacial spasm), Meige 증후군, Bell 마비, 안검 경련, 안면신경 마비의 장애 부위와 증상

## 와우신경(cochlear nerve) · 전정신경(vestibular nerve)

1) **청각**(auditory sense)

음차나 손가락을 비비는 소리 등으로 청력을 알아본다.

(1) Rinne 시험: 진동시킨 음차(256Hz)를 유양돌기에 대고(골도전도), 진동이 느껴지지 않으면 신호를 주게 해, 음차의 끝을 외위공에 가까이 두고 들리는지(기도전도)를 물어본다. 정상이라면 기도 쪽이 더 오래 들린다(기도>골도=Rinne 양성), 전음성 장애의 경우에는 그 반대가 된다(Rinne 음성).

(2) Weber 시험: 진동시킨 음차를 전각부 중앙에 두고 진동음의 편차를 확인한다. 감음성 장애가 있는 쪽과 반대쪽 또는 전음성 장애가 있는 쪽으로 치우쳐 들린다.

2) **전정 기능**(vestibular function)

현기증(vertigo)이나 어지럼증이 있는 경우에는 전정 기능을 본다.

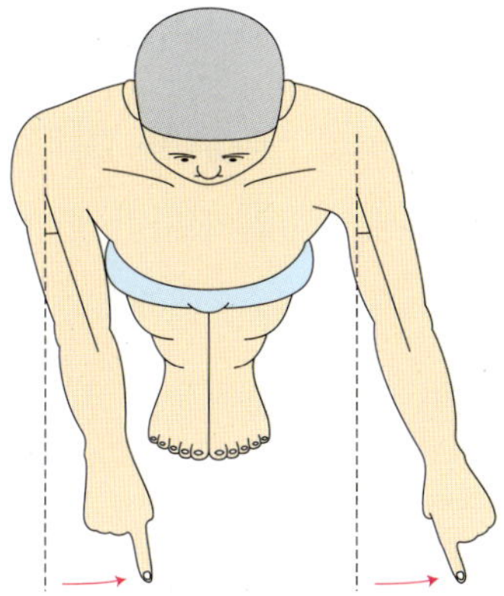


**그림 5-6** | 완편위 시험

(1) 안진(nystagmus): 정중앙, 상방, 하방, 측방시일 때 안진의 유무를 확인한다.

(2) 완편위 시험(arm deviation test): 말초 전정 기능 저하측으로 편위한다(**그림 5-6**).

(3) 지시 시험(past pointing test): 완편위 시험의 요령으로 눈을 감고, 양팔을 뻗은 채로 한 번 거상, 그대로 팔을 내려 원래의 위치를 손가락을 가리키도록 지시한다. 이 동작을 여러 차례 반복시키면, 말초 전정 기능 저하 측으로 편위한다.

(4) Romberg 시험: 양발을 모으고 바로 서게 한 뒤, 눈을 감게 하면 몸이 한쪽으로 기울어 쓰러지는데, 이를 Romberg 징후 양성이라고 말하고, 이는 쓰러진 쪽의 말초 전정기능저하를 의미한다. 하반신에 심부 감각 장애가 있을 때도 폐안 입위를 유지할 수 없어 Romberg 징후가 양성이 되는데, 이 경우에는 쓰러지는 방향이 일정하지 않다.

(5) 족답 검사(stepping test): 양팔을 뻗어 몸의 정면으로 거상하고 Romberg 시험의 요령으로 기립, 폐안 후, 그 장소에서 제자리걸음을 50회 시킨다. 말초 전정기능의 저하가 있는 쪽으로 회선한다.

**자가학습** 현기증(vertigo), 어지럼증(dizziness)의 차이

## 설인신경(glossopharyngeal nerve) · 미주신경(vagal nerve)

입을 벌리게 하고, 펜라이트로 비춰가면서 관찰한다.

### 1) 연구개 안정 시

아치의 좌우 차를 본다.

### 2) 연구개의 운동

'아–'하고 발성시켰을 때 연구개 움직임의 좌우 차를 본다. 한쪽에 마비가 있을 때는 마비측의 거상이 나쁘고, 구개수는 건측 상방을 향해 당겨진다.

### 3) 인두벽의 운동

한쪽에 마비가 있을 때는 건측으로 당겨진다(curtain sign).

### 4) 연구개 반사(soft palate reflex) · 인두 반사(gag reflex)

구개궁 · 인두벽을 가볍게 문지르고 연구개가 거상하는지, 구토와 같은 인두 운동이 발생하는지를 알아본다.

### 5) 구음장애(dysarthria)

발음 · 발언의 명료함, 크기, 부드러움, 비성인지 사성인지를 알아본다.

### 6) 연하장애(dysphagia)

수분 · 고형물의 연하 상태를 문진하고, 필요에 따라 관찰한다.

**자가학습** 구마비(bullar palsy) · 가성 구마비(pseudobulbar palsy), 반회신경마비(recurrent nerve paralysis)

## 부신경(accessory nerve)

흉쇄유돌근 · 승모근의 근력과 위축의 유무를 본다.

## 설하신경(hypoglossal nerve)

입을 벌리게 하고, 필요에 따라 펜라이트로 비춰가면서 관찰한다.

### 1) 안정 시

혀의 위축, 섬유속 연축(fasciculation), 불수의운동의 유무를 알아본다.

### 2) 운동

혀를 내보이게 한다. 일측성 장애에서는 중추성, 말초성 모두 환측에 편위한다.



# 운동 기능

## 기립(standing) · 보행(gait)

### 1) 기립위의 관찰

① 직립 자세: 체간에 전굴 자세는 없는가? 경부는 전굴인가, 후굴인가? 측만은 없는가?

② 기립위는 안정되어 있는가(동요는 없는가)?

③ 개각 기립(wide-based stance)은 없는가?

④ 눈을 감고 양발을 모으고 서 있을 수 있는가(Romberg 징후의 유무)?

### 2) 보행의 관찰

① 보폭(작은지 큰지), 팔을 흔들 때 소실의 유무

② 개각 보행(wide-based gait)이 아닌지, 안정성은 어떤지, 편위가 아닌지, 몸의 흔들림은 없는지

③ 발의 움직임 · 무릎의 신전이 부드러운가?

④ 까치발 걷기(walking on tiptoes) · 뒤꿈치 걷기(walking on heels)로 하퇴 전면 · 후면근의 근력을 훑어본다. 일자 걷기(tandem gait)로 일직선상을 걷게 하고, 흔들림의 유무와 흔들림의 방향성 등을 관찰한다(**그림 5-7**).

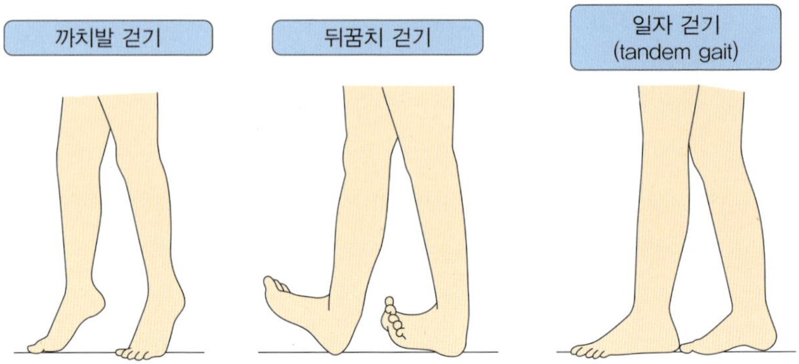


**그림 5-7** | 까치발 걷기, 뒤꿈치 걷기, 일자 걷기

5 신경계 소견

⑤ 돌발 현상(pulsion)의 유무

⑥ 그 외: 한발 걷기 · 점프 · 구부정하게 서는 것 등을 시험해본다. 장애 부위에 의해 다양한 타입의 보행장애를 보인다.

**자가학습** 동요성 보행(waddling gait), 실조성 보행(ataxic gait), Parkinson성 보행(Parkinsonian gait), 움츠러지는 발 현상(frozen gait), 경성 보행(spastic gait), 편마비 경성 보행(hemiplegic spastic gait), 작은 보폭 보행(gait with little steps), 심부 지각장애에 의한 Romberg 징후 양성

## 근위축

① 위축의 분포는 근위근 우위인지, 원위근 우위인지, 척수 수절성인지를 알아본다. 손에서는 모지구 · 소지구 · 골간구에 주의한다.

② 근섬유속이 빠르게 꿈틀거리는 섬유속 연축(fasciculation)의 유무를 확인한다.

**자가학습** 근 디스트로피(muscular dystrophy), 가성 비대(pseudohypertrophy), 근위축성 측색경화증(amyotrophic lateral sclerosis), 변형성 척추증(spondylosis deformans)

**표 5-5** | 근력의 평가

| |
|---|
| 5: 정상, 강한 저항에 강하다. |
| 4: 약한 저항에는 견뎌낼 수 있다. |
| 3: 중력에 저항해서 운동할 수는 있지만, 저항에 견디지는 못한다. |
| 2: 중력의 영향을 제외했을 때는 운동 가능하다. |
| 1: 근의 수축은 있으나 관절의 움직임은 없다. |
| 0: 근수축을 보이지 않는다. |

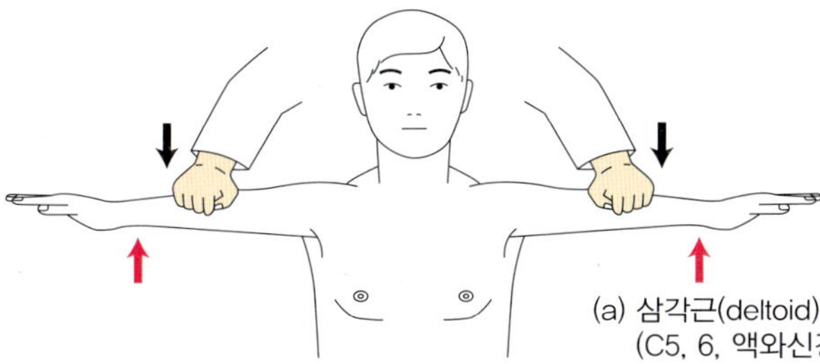

(a) 삼각근(deltoid)
(C5, 6, 액와신경)

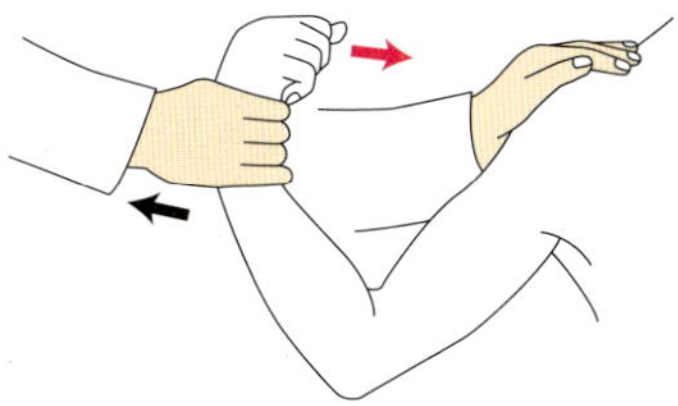

(b) 상완이두근(biceps brachii)
(C5, 6, 근피신경)

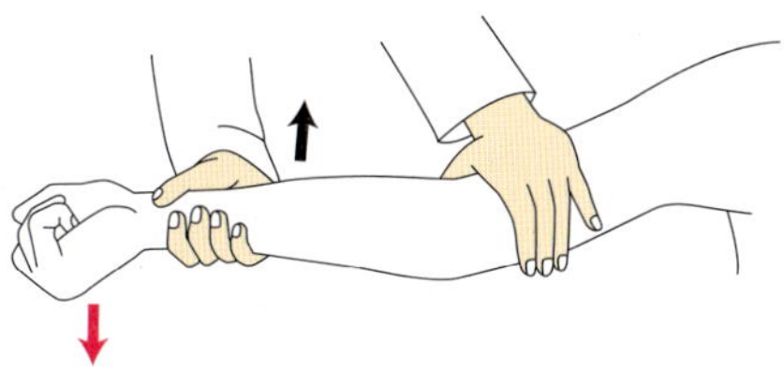

(c) 상완삼두근(tirceps brachii)
(C6, 7, 8 요골신경)

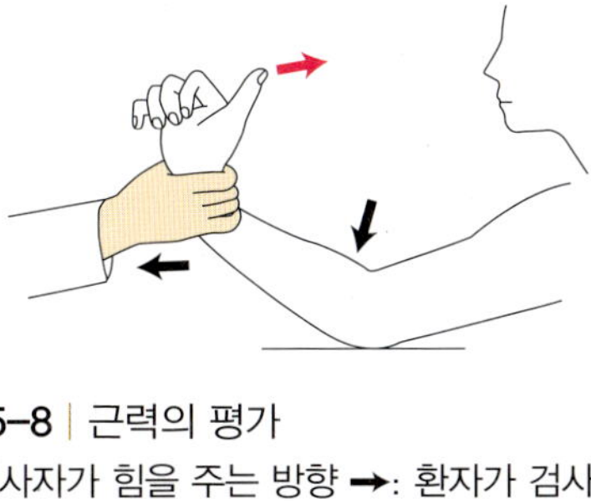

(d) 완요골신경(brachioradialis)
(C5, 6, 요골신경)

**그림 5-8** | 근력의 평가

→: 검사자가 힘을 주는 방향 →: 환자가 검사자의 힘에 저항하여 힘을 주는 방향

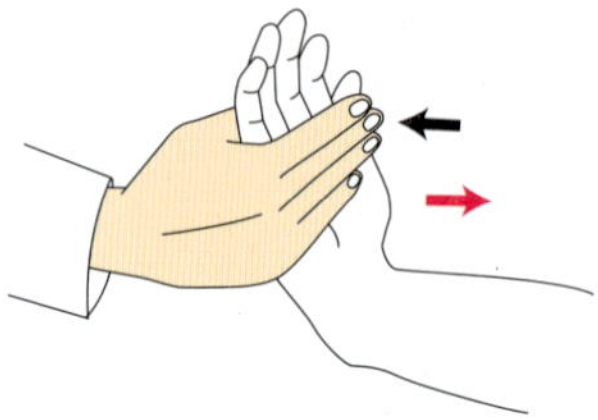

(e) 요측수근굴근과 척측수근굴근
(C6, 7, 정중신경과 척골신경)
(OSCE에서는 피험자의 손은 쥔 상태에서 실시하게 되어 있다)

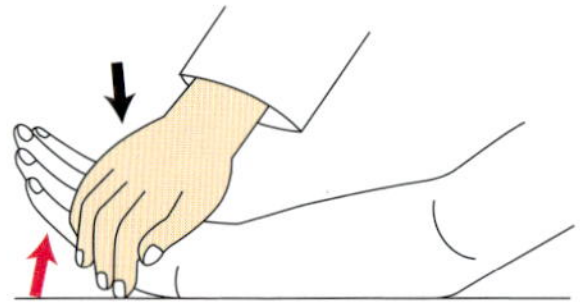

(f) 장 · 단요측수근신근과 척측수근신근
(C6~8, 요골신경)
(OSCE에서는 피험자의 손은 쥔 상태에서 실시하게 되어 있다)

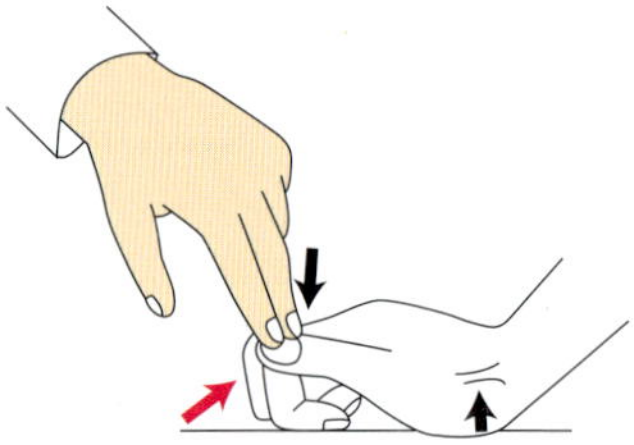

(g) 장모지신근(extensor pollicis longus)
(C7, 8, 정중신경)

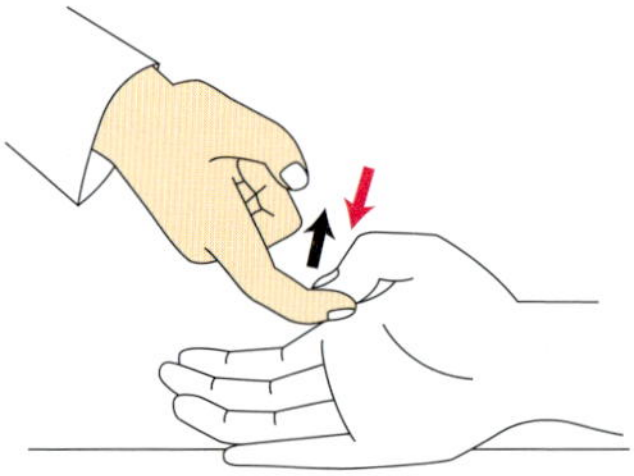

(h) 장모지굴근(flexor pollicis longus)
(C7, 8, T1, 정중신경)

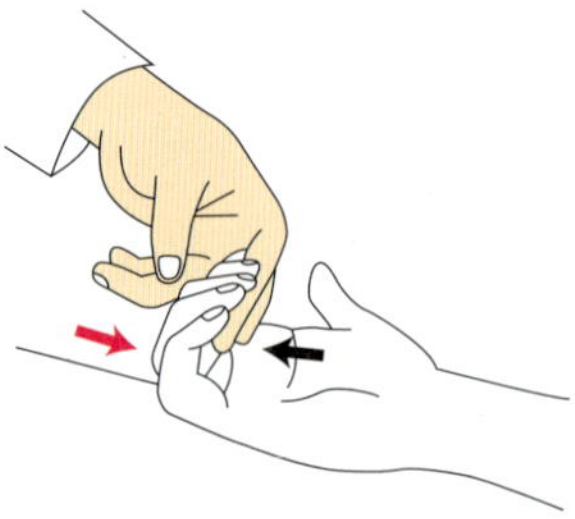

(i) 천지굴근(flexor digitorum sublimis)
(C7, 8, T1, 정중신경)

**그림 5-8** | 근력의 평가(계속)

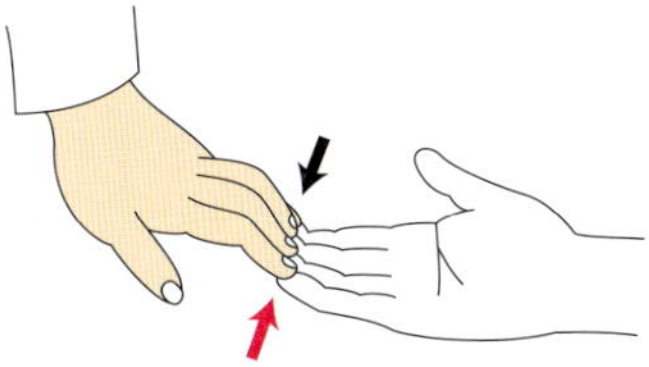

(j) 심지굴근(flexor digitorum profundus)
(C7, 8, T1, 정중신경과 척골신경)

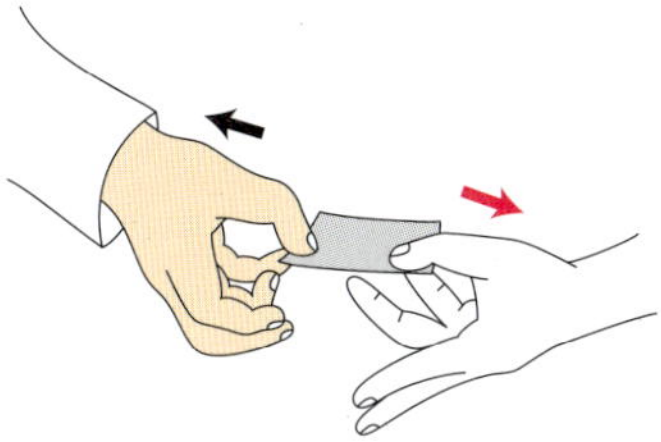

(k) 모지와 소지를 붙인다.
모지와 소지의 사이에 종이를 끼워 잡아 당긴다. 여기에는 모지대립근[opponens pollicis(C8, T1, 정중신경)과 소지대립근 [opponens digitiminimi(C7, 8, T1, 척골 신경)]이 관여한다.

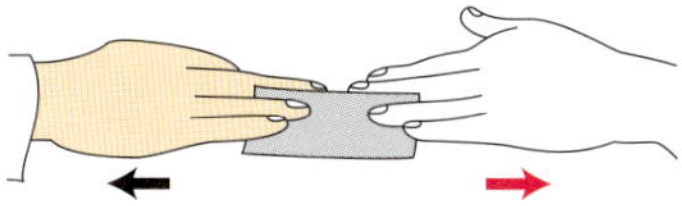

(l) 장측골간근[interossei(palmar)]
(C8, T1, 척골신경) 환자의 손가락 사이에 종이를 끼우고, 이것을 잡아당긴다.

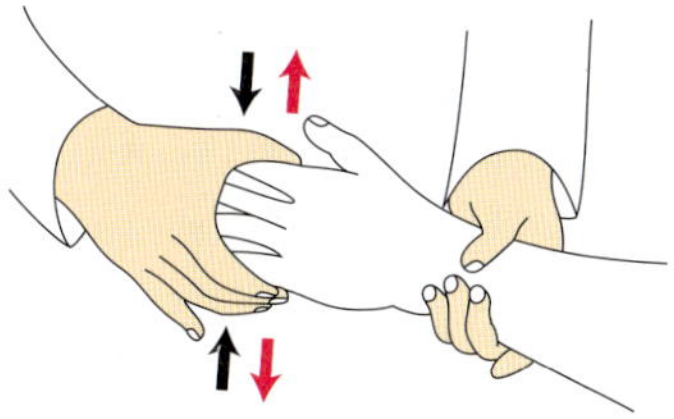

(m) 척측골간근[interossei(dorsal)]
(C8, T1, 척골신경)

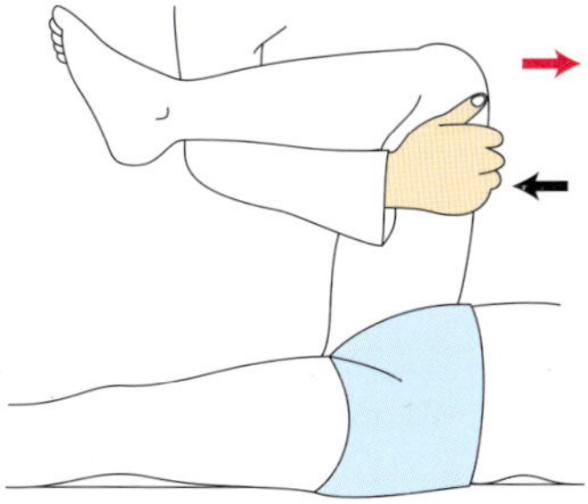

(n) 장요근(iliorsoas)
(L1~4, 대퇴 신경)

**그림 5-8** | 근력의 평가(계속)

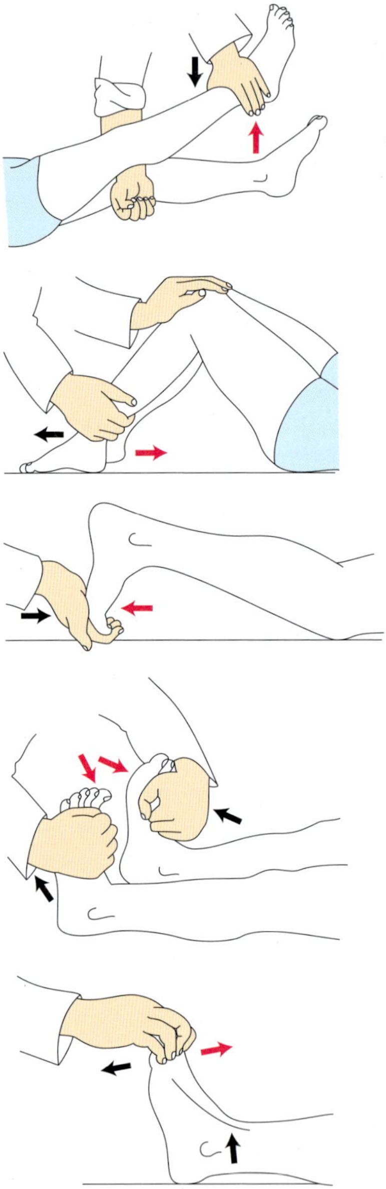

(o) 대퇴사두근(quadriceps femoris)
(L2~4, 대퇴신경)

(p) 대퇴굴근(hamstrings)
(L4, 5, S1, 2, 좌골신경)

(q) 비복근(gastrocnemius)
(L5, S1, 2, 경골신경)

(r) 전경골근(tibialis anterior)
(L4, 5, S1, 심비골신경)

(s) 장지신전(extensor digitorum longus)
(L4, 5, S1, 심비골신경)

**그림 5-8** | 근력의 평가(계속)

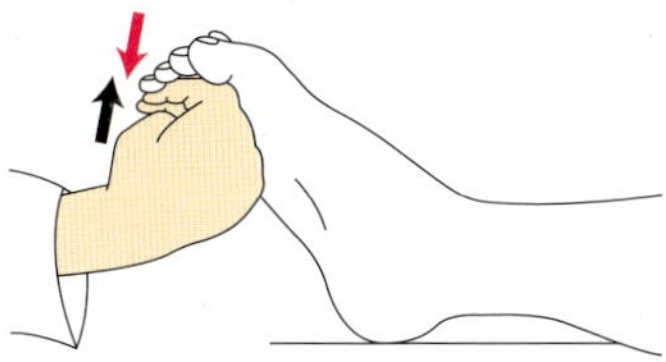

(t) 장지굴근(flexor digitorum longus)
(L5, S1, 2, 경골신경)

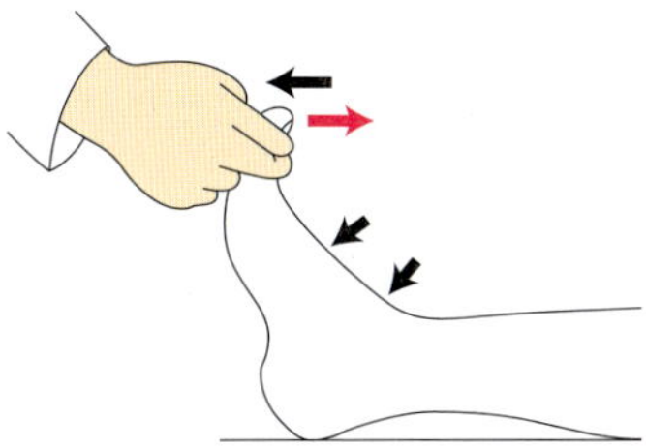

(u) 장모지신근(extensor hallucis longus)
(L4, 5, S1, 심비골신경)

**그림 5-8** | 근력의 평가

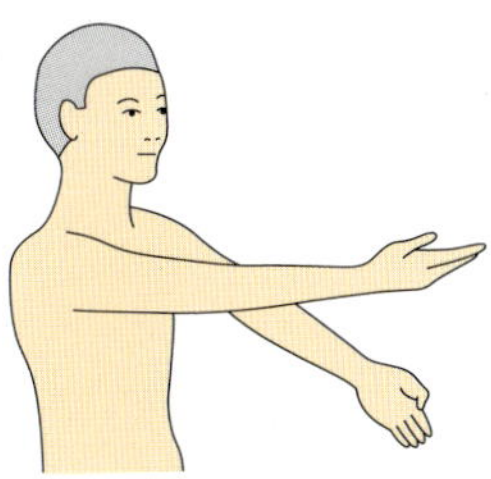

(a) 상지의 Barré 징후
(Barré sign)

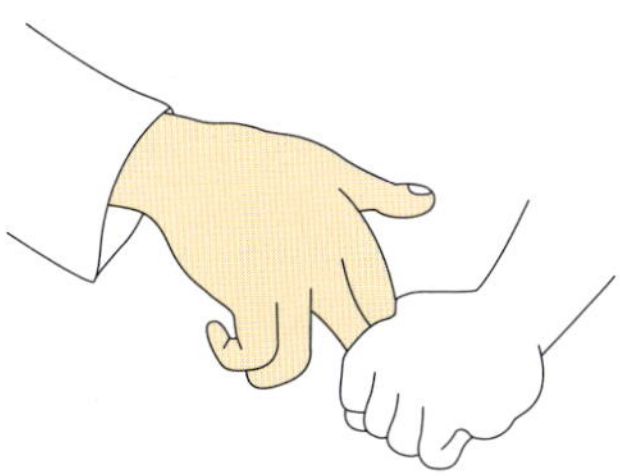

(b) 악력(hand grasping power)

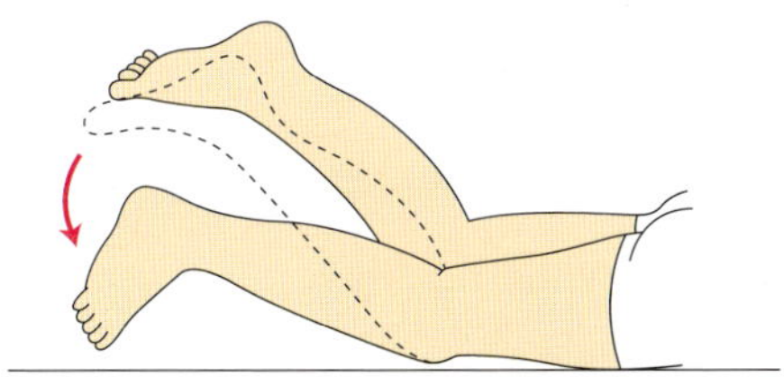

(c) 하지의 Barré 징후(Barré sign)

**그림 5-9** | 간편하게 근력 저하의 유무를 알아보는 방법

## 근력(muscle strength)

### 1) 근력의 평가

좌위 또는 와위에서 근육을 수축시킨 후, 검사자가 저항을 더해가며 근력을 6단계로 평가한다(**표 5-5**, **그림 5-8**).

### 2) 간단하게 근력 저하의 유무를 알아보는 방법(**그림 5-7, 9**)

① 보행 상태를 본다(기립 · 보행의 항, 99 페이지 참조).

② 악력을 본다.

③ Barré 징후(Barré sign)

a. 상지에서는 손바닥을 위로 해서 양상지 전체를 전방, 수평위로 거상시켜, 눈을 감게 했을 때 회내 · 저하하지 않는가를 본다.

b. 하지에서는 복와위에서 양 하퇴를 30도 정도 굴곡 거상시키고 그 자세를 유지할 수 있는지를 본다.

**자가학습** 근육의 지배 신경, 척수(근) 수절 지배

## 근긴장(muscular tonus)

### 1) 근긴장 보는 법

① 근을 수동적으로 신전시켰을 때 검사자가 받는 저항으로 평가한다.

② 팔꿈치 · 손목 등의 관절을 굴신시킬 시, 정상이라면 저항이 전혀 없다.

### 2) 근긴장 항진(hypertonus)

(1) 강직(rigidity): 관절을 굴곡 · 신전시킬 때 검사자가 느끼는 지속적인 저항(lead-pipe rigidity, cogwheel rigidity)

(2) 경직(spasticity): 팔꿈치를 재빠르게 진전시키거나 무릎을 굴곡시킬 때 느껴지는 단발성의 짧은 저항(clasp-knife phenomenon)

### 3) 근긴장 저하(hypotonus)

손목 · 발목을 빠르게 흔들었을 때 저항 없이 크게 흔들리거나(피동성 항

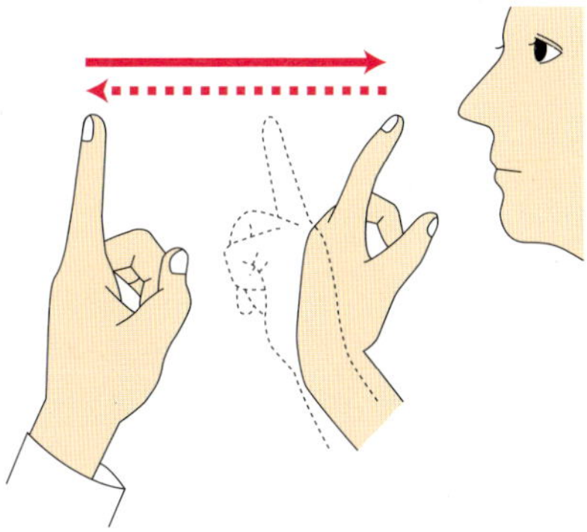

**그림 5-10** | 비지비 시험(nose finger nose test)

진) 관절이 과신전한다(신전성 항진).

**자가학습** Parkinson병(Parkinson's disease), 선천성 강직 대마비(spastic paraplegia), 척수로(babes dorsalis), 소뇌 증상과 근긴장, 말초신경장애와 근긴장

## 운동 실조증(ataxia)

### 1) **체간의 실조증**(truncal ataxia)

① 좌위나 입위에서 몸의 동요를 본다. 다리의 위치가 wide-based인지를 알아본다.

② 보행이 동요성인지 wide-based인지를 알아본다.

### 2) **사지의 실조증**(limbat axia)

(1) 지비 시험(finger to nose test): 검지로 자신의 코끝을 정확하게 건드리고, 그 동작 중에 흔들리거나 원활하지 못한 움직임(decomposition)은 없는지, 목표에 도달하지 못하거나 지나쳐버리는 것(dysmetria)은 없는지를 본다(**그림 5-10**).

(2) Diadochokinesis: 팔꿈치는 움직이지 않고 손목을 가능한 크게 회

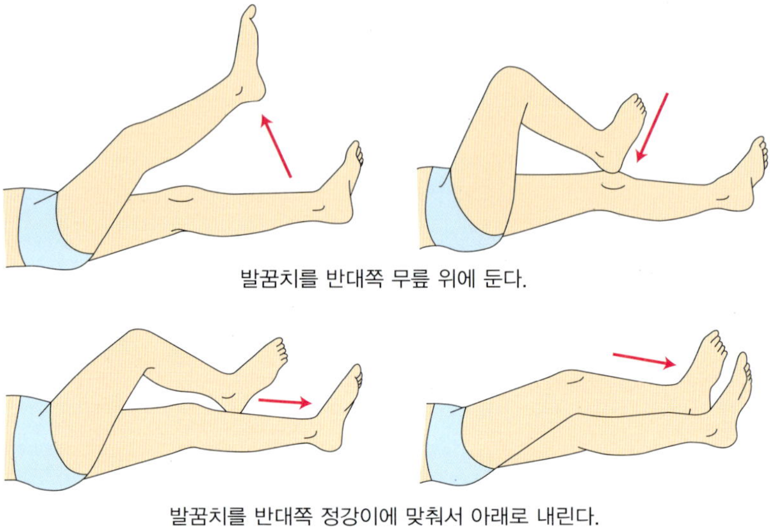


**그림 5-11** | 슬종테스트

내 · 회외시키는데, 그 속도, 리듬의 정확함, 진폭의 크기가 일정한지, 회내 · 회외운동의 축이 틀어지지 않았는지 등을 본다.

(3) 슬종테스트(heel to knee test): 와위에서 한쪽의 하지를 거상하고, 발꿈치로 반대쪽의 무릎을 2~3회 두드리고서 정강이에서 미끄러지듯 오르락내리락하게 하다. 정확하게 무릎을 두드리는지, 정강이를 비빌 때의 흔들림에서 dymetria · decomposition을 본다(**그림 5-11**).

(4) 심부 감각장애에 의한 사지의 실조증: 사지에 심부 감각(또는 위치각)장애가 있을 때도 지비 시험, 슬종 시험을 실시하는데 어려움이 생긴다. 이 경우에는 시험할 무릎 · 뒤꿈치를 보지 않는 상태(폐안)에서 실시하면 시험이 더 수월해진다.

**자가학습** 척수 소뇌 변성증(spinocerebellar degeneration), 소뇌 종양(cerebellar tumor)

**표 5-6** | 건반사의 기재 방법

|  |
|---|
| 4: clonus level의 항진 |
| 3: clonus level을 동반하지 않는 항진 |
| 2: 정상 |
| 1: 감소 |
| 0: 소실(유도해도 보이지 않는다) |

## 불수의운동(involuntary movement)

문진 시부터 안면 · 사지에 비정상적인 움직임이 없는지를 확인해둔다.

① 출현 부위를 기재한다.

② 나타나기 쉬운 상황(안정 시, 자세 시 또는 책이나 컵 등을 든 것 같은 동작을 취할 때 등)을 기재한다. 또 계산 등의 정신적 부하에 의해 증가하는지도 본다.

③ 불수의운동의 강도(정도), 빠르기, 리듬의 규칙성, 동기성 등을 고려해서 판별한다.

**자가학습** 진전(tremor), athetosis, 무도증(chorea), 근육긴장이상(dystonia), 근육간대경련(myoclonus), 경련(tic)

# 반사(reflex)

## 건반사(tendon reflex)

1) 망치를 이용해서 건반사의 항진(상위 뉴런장애), 저하(하위 뉴런 · 말초신경 · 근육장애)를 5단계로 평가한다(**표 5-6**).

2) 건반사 수기

① 좌위 또는 와위에서 탈력시키고 실시한다.

② 건의 위치를 확인한다.

③ 망치는 손목의 힘을 이용해 두드린다.

④ 반사는 개인차가 크기 때문에 경도의 차이는 그다지 중요시하지 않는다.

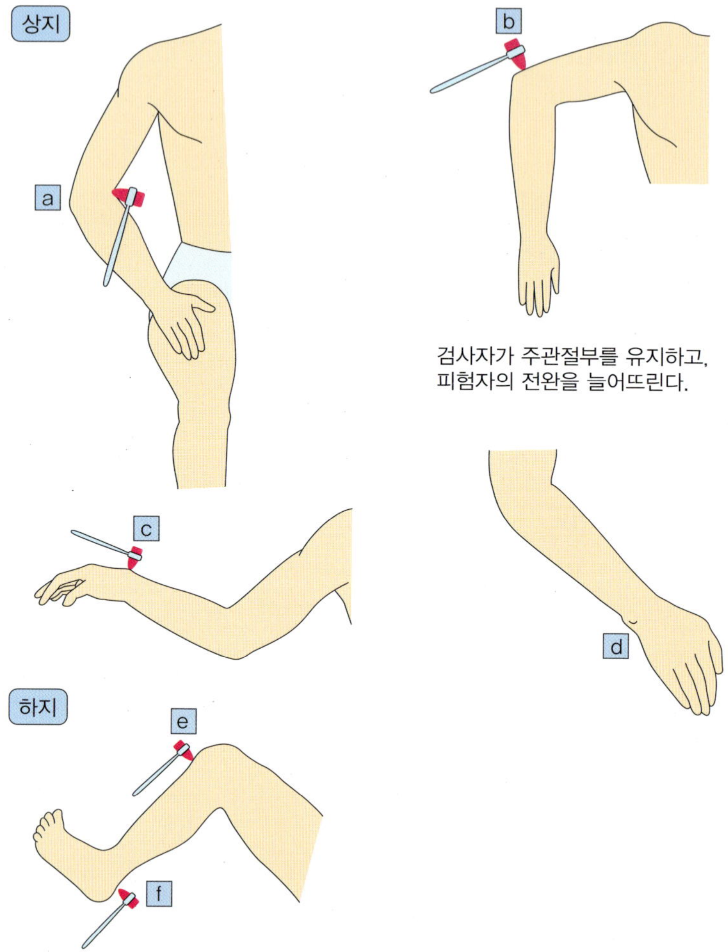


**그림 5-12** | 심부 건반사

⑤ 좌우 차나 경시적인 변화를 관찰하는 것이 중요하다.

**자가학습** 건반사의 반사궁과 척수 수절

3) 상완이두근 반사(biceps brachii reflex): 손을 대퇴부에 두고 팔꿈치를 굴곡한 자세를 취하게 하고, 이두근의 건을 검사자의 엄지로 누르고 그 위에서부터 망치로 두드리면 팔꿈치가 경도 굴곡한다(**그림 5-12a**).

4) 상완삼두근 반사(triceps brachii reflex): 주와(fossa cubitalis)를 지탱하고 환자의 상완은 측방 거상위를 유지, 전완은 힘을 빼고 늘어뜨린다. 주두 상부의 삼두근을 두드리면 팔꿈치가 신전한다(**그림 5-12b**).

5) 완요골근 반사(brachioradial reflex)(**그림 5-12c**), 척측 회내근 반사(ulnar pronator reflex)(**그림 5-12d**)

6) 대퇴사두근 반사[슬개건 반사(knee jerk)]: 의자에 앉아 다리를 늘어뜨리고, 바닥에 닿지 않게 한 자세로 슬개골의 직하를 두드리면 하지가 신전한다(**그림 5-12e**).

7) 하퇴삼두근 반사(ankle jerk): 검사자가 손으로 환자의 발을 가볍게 배굴위로 유지하고, 아킬레스건(Achilles tendon)을 두드리면 저굴한다(**그림 5-12f**).

8) Hoffmann 반사(**그림 5-13a**)

9) Trömner 반사(**그림 5-13b**)

10) 족간대(ankle clonus): 손바닥으로 발끝을 쥐고 족관절을 빠르게 굴곡시킨 상태로 유지하면 단속적인 하퇴삼두근의 수축 때문에 리드미컬한, 삐걱거리는 족관절의 신전운동이 일어난다. 정상일 경우에는 보이지 않는다.

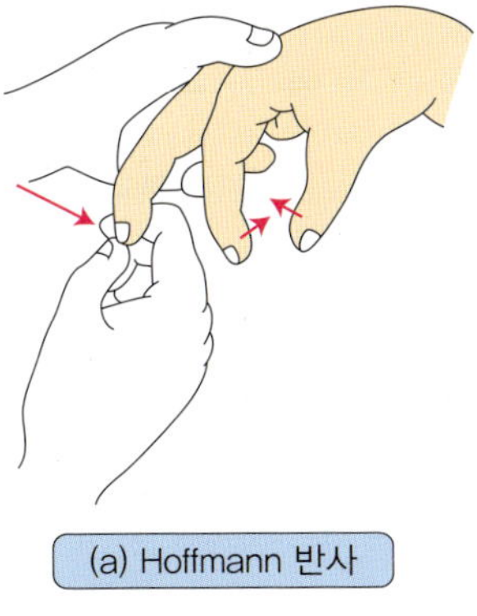
(a) Hoffmann 반사

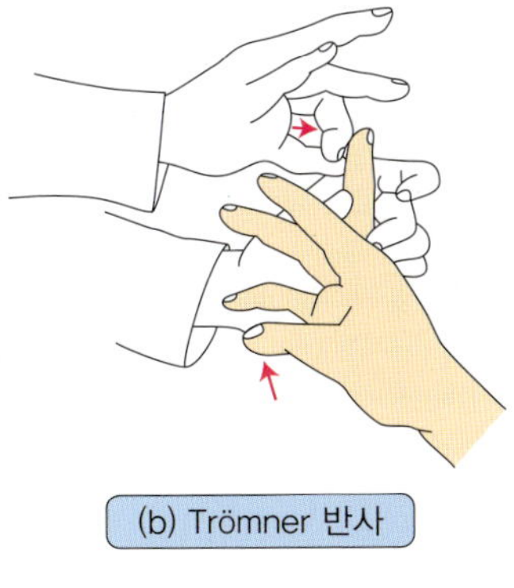
(b) Trömner 반사

**그림 5-13** | Hoffmann 반사와 Trömner 반사

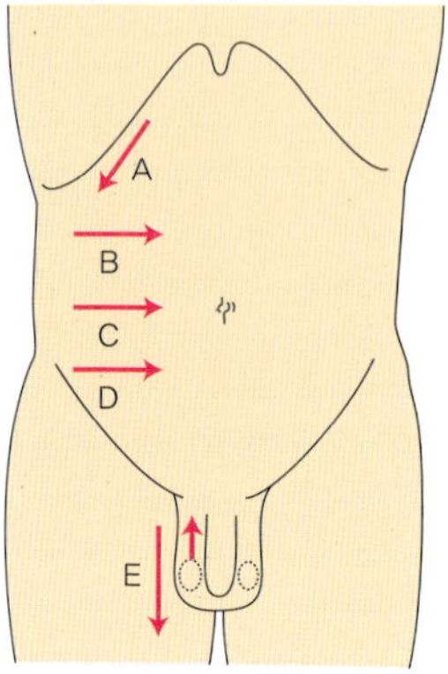


A: 늑골연에 따라 문지른다(중추 Th5, 6).
B: 배꼽과 늑골연과의 사이를 수평으로 문지른다(Th6~9).
C: 배꼽보다 높은 곳을 수평으로 문지른다(Th9~11).
D: 배꼽보다 아래를 수평으로 문지른다(Th11~L1).
E: 대퇴 내측을 아래로 향해서 문지른다(L1, 2).
( )안은 피부의 지배 수절을 나타낸다.

**그림 5-14** | 복벽 반사와 거고근 반사



## 표재 반사

### 1) **복벽 반사**(abdominal reflex)

안정 와위에서 안전핀(끝은 뭉툭하게 해둔다)의 끝(OSCE에서는 이쑤시개를 이용한다)으로 복부를 가볍게 문지르면 복근이 수축한다(**그림 5-14**).

### 2) **족저 반사**(plantar reflex)

안정 와위에서 족저를 망치 손잡이나 열쇠 등(OSCE에서는 이쑤시개를 이용한다)으로 뒤꿈치부터 엄지발가락까지 문지를 때 정상이라면 발가락은 저굴한다.

## 병적 반사(pathological reflex)

### 1) Babinski **징후**

족저 반사에서 엄지발가락이 배굴하는 것을 양성으로 한다(**그림 5-15a**).

### 2) Chaddock **징후**

족배 외측을 외과(lateral malleolus)부터 발끝을 향해 문지르고, 엄지발가락의 배굴이 있으면 양성이다. Babinski 징후보다도 약간 출현하기 쉽다(**그림 5-15b**).

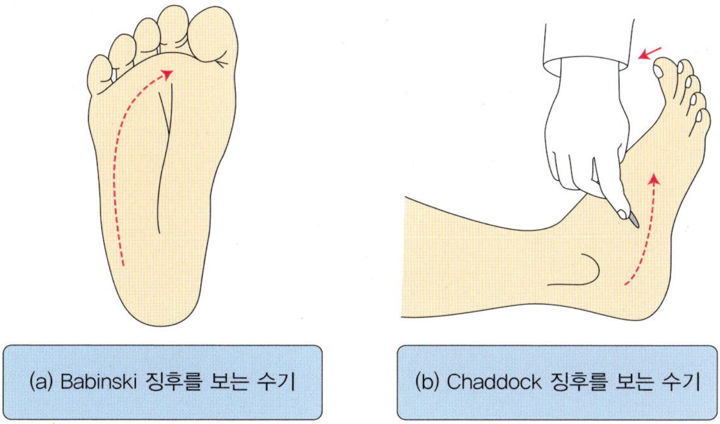


**그림 5-15** | 병적 반사

**자가학습** 추체로 징후(pyramidal sign), 전두엽 징후[(Gegenhalten, 파악 반사(grasp reflex) 등]

## 감각(sensation)

① 표재 감각(superficial sensation)과 심부 감각(deep sensation)을 검사한다.

② 감각 이상이 있을 시는 그 내용(통증, 촉각, 진동각, 위치각 등) · 분포 · 정도를 표시한다.

③ 의식장애나 치매가 있는 환자의 경우에는 평가하는 것이 곤란하다.

④ 경도의 감각장애의 경우에는 검사의 오차 · 불규칙이 나오기 쉽고, 또 너무 열심히 하여 시간을 많이 지체하면 환자는 물론 검사자도 피곤해서 정확도가 떨어질 수 있기 때문에, 날을 바꿔서 반복하는 것도 방법 중 하나이다.

## 표재 감각(superficial sensation)

### 1) **촉각**(tactile sensation)

① 붓(OSCE에서는 티슈를 사용한다)으로 얼굴 · 손 · 발 · 체간을 만져 보고 감각의 과민 · 저하는 없는지, 좌우 차는 없는지를 알아본다.

② 이상이 있는 경우는 말초신경이나 신경근의 지배 영역을 고려해가며, 그 분포를 알아보는 것도 좋다.

③ 감각이 저하하고 있는 정도를 반 정도인지, 2~30% 저하했는지를 대략적인 수치로 답하게 한다.



### 2) **통각**(pain sensation)

끝을 뭉툭하게 한 안전핀(OSCE에서는 이쑤시개를 이용한다) 등을 이용해서 촉각과 동일하게 검사한다.

### 3) **온도각**(thermal sensation)

① 대략적으로 손의 온기 · 음차 등 금속의 차가운 성질로 스크리닝한다.

② 정확하게는 시험관 냉수 · 온수(40~45도 정도)를 넣고 알아본다.

## 심부 감각(deep sensation)

### 1) **진동각**(vibratory sense)

① 음차(128Hz)를 진동시켜, 뼈가 피부 표면 가까이에 있는 부분(쇄골 · 주두 · 요골경상돌기 · 장골능 · 무릎 · 내과 · 외과 등)에 맞추어 진동을 느끼고, 좌우 차가 없는가를 환자에게 묻는다.

② 다음으로 진동을 느낄 수 없을 때까지의 시간을 측정한다. 10초 이상 느껴진다면 정상이라고 할 수 있다(**그림 5-16**).

### 2) **위치각**(position sense) · **운동각**(kinesthetic sense)

① 환자에게 눈을 감게 하고, 손가락과 발가락을 하나 집어서 다른 손가락(발가락)에 닿지 않게 저굴 · 배굴시키고 그 방향성을 물어본다.

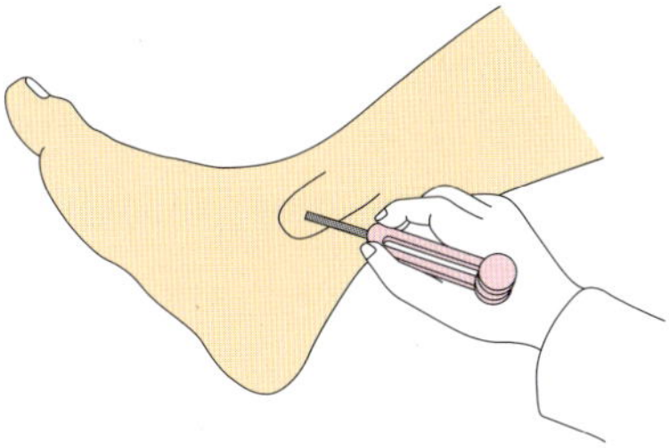

그림 5-16 | 진동각 검사

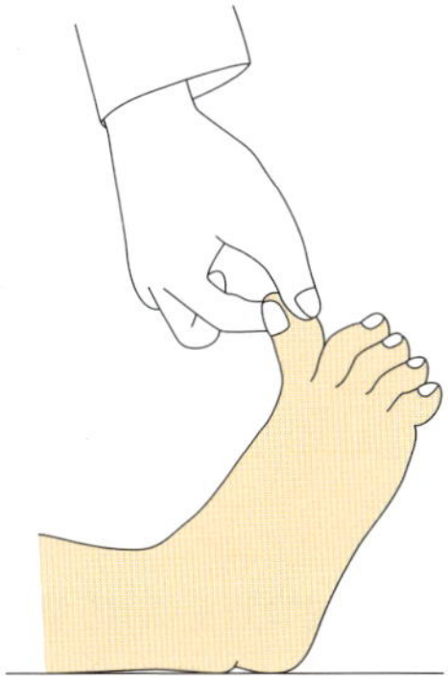

그림 5-17 | 위치각 검사



② 모를 경우에는 보다 크게 관절(족관절 · 손목 등)에서 실시한다(**그림 5-17**).

### 3) **피질성 감각**(cortical sensation)

2점 식별각 · 촉각에 의한 문자 판독 · 중량각 · 입체각 · 소거 현상 등은 표재 · 심부 감각이 정상적인 경우에서 대뇌피질장애가 의심되므로 살펴본다.

**자가학습** 대뇌, 뇌간 · 척수 · 말초신경 부위에 의한 감각장애의 분포, 피질성 감각장애의 경사 수기, 해리성 감각장애, Brown Séquard 증후군, 척수 공동증, 심부 감각장애에 의한 ataxia.

## 수막 자극징후(meningeal sign)

심한 두통을 동반한 발열(fever), 수막염(meningitis), 지주막하출혈(subarachnoid hemorrhage) 등이 의심될 때 살펴본다.

## 경부 경직(neck stiffness)

① 베개 없이 안정된 앙와위에서 휴식을 취하게 하고, 후경부를 손으로 지탱해 피동적으로 목을 전굴시켰을 때 느껴지는 저항을 살핀다.

② 목을 좌우로 움직일 때는 저항이 없고, 전굴 시에만 느껴진다면 양성이다. 굴곡도 불충분해서 두통이 발생하기 쉽다.

## Kerning 징후

검사자는 앙와위인 환자의 슬관절을 굴곡한 채로 대퇴를 60~80도 정도까지 들어올려, 그 위치에서 무릎과 뒤꿈치를 조금 더 들어 슬관절을 신전시킬 때, 저항이 있어도 신장하지 않는 상태를 양성으로 한다.

**자가학습** 경부 경직과 근강직의 차이

# 자율신경계(autonomic nervous system, ANS)

문진 시 아래의 장애에 대해 질문한다.

1) 일어섰을 때 현기증이 남(orthostatic faintness)[기립성 저혈압(orthostatic hypotension)]

① 와위와 좌위의 혈압 · 맥박을 측정하고, 수축 시 혈압의 차가 30mmHg 이상 있을 때 유의하다고 본다.

② 이때 맥박이 증가하지 않는다면 신경원성, 증가한다면 비신경원성을 고려한다.

2) 발한 이상(dyshidrosis)

3) 배뇨장애(urinary disturbance)

4) 배변장애(disturbance of defecation)

5) 성기능장애(disturbance of sexual function)(impotence)

6) 피부의 위축

7) 사지 말단의 궤양: 당뇨병과의 관련성

**자가학습** 발한 시험, 방광내압 측정

## 참고 문헌

1）田崎義昭，斉藤佳雄　著：ベッドサイドの神経の診かた．南山堂，東京，1990.
2）平山恵造　著：神経症候学．文光堂，東京，1977.
3）水野美邦　編：神経内科ハンドブック．医学書院，東京，1993.

## **부록.** 내과 진단학 체크표(교원, 학생용)

학번: ______________ 소속/담당 교수: ______________

성명: ______________ 성명: ______________

년 월 일

(실습한 항목을 화살표로 체크 바람)

| | 학생 체크 | 교원 체크 |
|---|---|---|
| A. 환자에의 어프로치(진단학의 중요성 인식) | ☐ | ☐ |
| B. 문진과 병력 | | |
| 1. 자기소개를 하고, 환자를 만난다. | ☐ | ☐ |
| 2. 환자와 저항감 없이 대화를 나눈다. | ☐ | ☐ |
| 3. 환자에게서 주소, 현병력, 기왕력, 가족력, 생활력, 알레르기력을 빠짐없이 듣는다. | ☐ | ☐ |
| 4. 병력부터 시작해서 필요한 정보를 가려내고 선택한다. | ☐ | ☐ |
| 5. 필요한 정보의 정확성을 검증한다. | ☐ | ☐ |
| 6. POS에 입각하여 병력을 기재한다. | ☐ | ☐ |
| C. 전신 소견 | | |
| 1. 신장 · 체중 측정(표준치의 이해) | ☐ | ☐ |
| 2. 체위 · 자세 | ☐ | ☐ |
| 3. 바이털 사인의 측정(체온, 맥박, 호흡, 혈압) | ☐ | ☐ |
| 4. 피부의 상태 | ☐ | ☐ |
| 5. 경부의 상태 | ☐ | ☐ |
| 6. 눈의 이상(안검, 안구, 빈혈, 황달) | ☐ | ☐ |
| 7. 림프절의 촉지 | ☐ | ☐ |
| 8. 구강 · 인두 · 편도: 색, 구취, 종대 | ☐ | ☐ |
| 9. 경부: 정맥, 갑상선, 기관 | ☐ | ☐ |
| D. 흉부 | | |
| 1. 맥박의 측정, 평가 | ☐ | ☐ |
| 2. 혈압의 측정, 평가 | ☐ | ☐ |
| 3. 유방의 진찰법 | ☐ | ☐ |
| 4. 정상적인 호흡 양식(횟수, 시상, 호흡 경로, 모양 등) | ☐ | ☐ |
| 5. 흉곽의 소견(좌우 차, 형태) | ☐ | ☐ |

6. 타진
  1) 고음(鼓音)과 탁음의 구별 ☐ ☐
  2) 폐와 간장의 경계 ☐ ☐
  3) 심탁음계 ☐ ☐
7. 촉진
  1) 성음진탕 ☐ ☐
  2) 심첨박동 ☐ ☐
  3) 심음의 청진 부위 ☐ ☐
  4) 정상 호흡음(기관지 호흡음과 폐포 호흡음의 구별) ☐ ☐
  5) 기관지 호흡음이 청취된 부위 ☐ ☐

E. 복부
  1. 복부 구획의 이해 ☐ ☐
  2. 시진: 복벽 요철, 정맥, 연동, 박동 ☐ ☐
  3. 청진: 복명 ☐ ☐
  4. 촉진: 환자의 긴장을 풀고, 복부 장기를 촉진한다. ☐ ☐
  5. 타진: 고음, 복부장기확인 ☐ ☐

F. 신경계
  1. 정신상태 평가(의식, 사고 · 인지, 지능 구별) ☐ ☐
  2. 고차뇌기능의 평가(실어증, 실행증, 실인증) ☐ ☐
  3. 뇌신경의 체크 방법(뇌신경의 국재와 기능) ☐ ☐
  4. 운동 기능의 평가
    1) 보행 ☐ ☐
    2) 근위축, 근력 ☐ ☐
    3) 근긴장 ☐ ☐
    4) 운동 실조증 ☐ ☐
    5) 불수의운동 ☐ ☐
  5. 반사
    1) 건반사 ☐ ☐
    2) 표재 반사 ☐ ☐
    3) 병적 반사 ☐ ☐
  6. 감각장애의 평가(표재 지각과 심부 지각) ☐ ☐
  7. 수막 자극 병상 ☐ ☐
  8. 자율신경 증상(어느 소견에 주목할 것인가) ☐ ☐

# 06 소아 진찰

- 소아 진찰에서 고려해야 할 것
- 병력 청취의 주의점
- 신체 진찰의 주의점
- 소아의 진료 프로시트

## 소아 진찰에서 고려해야 할 것

소아과에 진찰을 받으러 오는 소아는 영유아가 압도적으로 많다. 그러므로 영유아의 진찰을 어떻게 해나갈 것인가를 아는 것이 중요하다. 질환의 특징도 0~2세까지, 2~6세까지, 초등학생, 중학생 식으로 연령에 따라 계층으로 분류하면 그 변화가 잘 보인다.

학생이나 성인은 '진단을 받고 싶어 병원을 찾은 사람'에 한해 진찰하기 때문에, '구강 안을 좀 봐야겠네요, 입을 벌려보세요'처럼 진찰을 위한 주문을 하면 순순히 따라준다. 그런데 영유아는 사실 '진단은 결코 받고 싶지 않은' 입장이다. 울음을 터뜨리는 것으로 거부 의사를 표시하고, 증상이 가벼운 경우라면 틈 사이로 도망치려 한다. 이러한 것을 이유로 진찰을 불충분하게 하면 이는 불확실한 진단으로 이어지고, 진단이 정확하지 않으면 그 처방도 올바르지 못한 것이 된다. 영유아의 진찰에서는 소아와 친구가 되는 것, 그것이 진찰의 첫 걸음이다. 서둘러서 진찰해서는 안 된다. 그리고 소아의 입장에 서서 '적'이 아니라는 인상을 심어주면서 가능한 단시간에 진찰을 끝내는 등, 이러한 기술을 습득하는 것이 소아 진찰의 전제가 된다.

소아의 눈을 바라보고 대화를 해가면서, 진찰자의 눈은 소아의 얼굴색, 시선, 안구 결막, 입술색, 발진, 호흡 상태를 시진하고, 귀는 소아의 말하는 태도, 목소리 세기, 비성음의 유무 · 호흡 잡음의 유무를 살펴보고, 손은 근육의 파악통(把握痛), 관절염의 유무 등을 신속하게 진찰하고 끝내는 것이 중요하다. 인두 소견이나 고막 소견의 관찰 등, 소아가 싫어하는 것들은 맨 마지막에 실시하도록 하자.

## 병력 청취의 주의점

2~3세 이상의 소아에 대해서는 가능한 대화를 시도하도록 한다. 병아와의 커뮤니케이션을 도모한다는 것은 물론이거니와, '나는 어른이지만, 너의 적이 아니란다.'라는 인상을 주는 역할도 한다. 또 이야기를 듣는 것으로

문제가 있는 부분을 명확하게 알 수도 있다. 아픈 곳은 어딘지, 설사를 했는지, 유치원에서 특이한 점은 없었는지 등 환아 밖에 알 수 없는 부분을 알아낼 수 있을 것이다. 또 간접적으로는, 기관지 천식이라면 대화 도중에 종종 해소 발작이 있을 것이고, 비성음을 듣게 된다면 비폐가 있다는 것이므로 중이염의 유무를 확인해야 할 필요가 있다. 대화 중 말의 세기, 대화의 전개 방식에서 소아의 신체적 이상의 중증도를 추측할 수도 있다.

환아가 어리면 어릴수록, 모친은 장시간 아이와 함께 생활하게 된다. 따라서 모친은 환아의 신체적 이상에 대해서는 지극히 예리한 시선으로 관찰한다. 질문이 치밀하고 진료에 도움이 될 만한 것이라면 신체 이변의 경과에 대해서 반드시 정확한 정보를 얻을 수 있다. 단, 모친은 의학적 지식 체계를 습득한 것은 아니기 때문에 증상이나 소견의 일관성, 인과 관계에 대해서 정리하는 데는 한계가 있어, 문진하는 쪽은 그 부분을 배려하는 것으로 만족할만한 정보를 얻을 수 있다.

소아의 증상을 파악한 뒤 환아의 상태를 **전신 증상**과 **장기 특이 증상**으로 나누어서 문진하면 정리하기가 쉽다. 보통 때와 어디가 어떻게 다른가를 모친에게 묻는 것이 효과적이다. 또 각각의 소견에 대해서 그 시간적 경과를 묻는 것은 병세를 명확하게 하고, 대응을 고려할 수 있다는 점에서 중요하다.

## 전신 증상

건강함, 식욕, 발열의 유무 · 정도 등으로 소아의 신체 이상의 전신적 표현을 파악할 수 있다. 원래는 활발한 아이가 집에만 있다면 그것은 비정상적인 것이고, 모친은 아이가 밥을 남기는 것에 민감해진다. 일상생활 속에서 신체 이상의 객관적인 지표로서 '체온의 상승'이 쓰인다.

## 장기 증상

장기 증상을 피부 · 점막 · 기도계, 소화기계, 신경계, 신 · 요로계, 골 ·

관절 · 근육계, 심 · 혈관계 등 계통적으로 나누고, 각각의 장기 이상에서 비롯하는 증상을 듣고 질문한다.

소아기의 질환은 피부 · 점막에 이상을 나타내는 것이 많고, 피부 · 점막의 증상으로서 '발진', '홍반', '습진', '표피탈락(desquamation)' 등 갖가지 표현이 있는데, 용어의 정의는 피부과 영역에서 정해진 것을 사용한다. 소화기의 이상에 동반한 독특한 피부색, 황달, 심질환에 동반한 청색증, 혈소판 감소에 의한 출혈반 등, 전신 질환의 한 증상으로서의 피부 소견도 중요하다.

### 각 소견의 전체적인 통일성

문진에 의해 전신적인 소견, 모든 장기의 특이 소견을 얻을 수 있다면 각각의 소견을 소재로 하여 통일성을 가지고 병상(病像)을 그릴 수 있는가가 중요해진다. 통일성을 얻을 수 없다면, 얻지 못하는 부분을 메울 만한 노력을 하든가 그린 병상을 버리고 새로운 병상을 구축하든가 해야 한다.



## 신체 진찰의 주의점

상세한 문진에서 병상(病像)을 그리고, 임시의 계통적 장기 진단을 실시하고, 이학적 진찰로 넘어간다. 이학적 진찰의 목적은 문진에서 예측된 장기 이상을 확인하는 것과 모든 장기의 건강함을 확인하는 것, 문진에서는 알 수 없었던 이상을 발견하는 것이다. 이를 위해서는 자신만의 독자적인 진찰 순서를 의식적으로 구축하는 것이 좋다.

흉부 청진에서 심음, 호흡음을, 이어 복부 촉진에서 위부, 소장, 대장을 살펴보고, 간비종의 유무를 확인하고, 배부에서는 척주가 똑바로 서있는지를 확인하면서 심호흡을 시켜 청진, 그리고서 다시 앞을 향하게 하여 구강 안을 관찰하고, 안구 결막과 안검 결막의 색조를 관찰, 이개 전부(前部)의 압통 유무를 확인한다. 흉쇄유돌근과 하악각의 사이에 손가락을 끼우고 경부 림프절의 압통 유무를 살펴본다. 전신의 발진을 동반한 질환에서는 액와 림프절, 서혜 림프절도 확인하고, 종대가 있다면 약제성 발진보다도 바이러

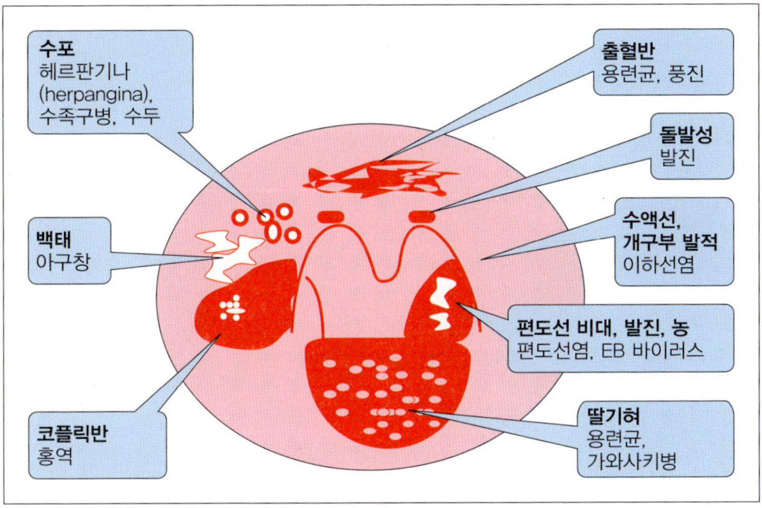


**그림 6-1** | 구강 내 보는 법과 질환
(일본 외래 소아과학회 편: 소아 primary care 해설서, 의학서원, 도쿄, 2003, p15)

스성 감염증에 의한 발진일 가능성이 높다. 이경은 항상 가까운 곳에 두고, 기회가 있을 때마다 사용해, 자주 건강한 고막을 관찰해 두는 것이 고막의 염증을 잘 발견하는 요령이다.

## 흉부 청진법과 질환

**흡기성 천식**: 상기도의 폐색이 의심된다(쉰 소리, 비염).

**호기성 천식**: 하기도의 폐색이 의심된다(천식, 세기관지염).

**Crackles**: 호기의 끄트머리에 뽁뽁하고 들린다(폐렴).

## 청진을 실시하면서 할 것

· 청진 중간에 안색이나 표정을 본다. 눈을 보고, 눈지방이 없는지, 안검이 부어있지는 않은지, 안구 결막이 충혈 되어 있지는 않은지 등을 본다. 턱(이하선, 악하선)이나 림프선의 붓기가 없는지도 본다. 또 몸에 발진이 없는지 등도 살핀다.

6 소아 진찰

· 변을 본 영아의 경우에는 변의 냄새에도 주의를 기울인다.

## 구강 내 보는 법과 질환

소아의 구강 내를 보는 방법과 그 질환에 대해서 **그림 6-1**에 나타내었다.

## 복부 보는 법

· 복부도 우선 시진이 중요하다.

· 겨울철에는 손과 청진기를 따뜻하게 하고서 실시한다.

· 피부의 긴장을 보고, 탈수의 정도를 판단한다.

· 복명의 항진은 위장염에서 보인다.

· 압통의 위치(소아의 충수염에서는 우하복부에 국한하지 않는 경우도 있다)를 살핀다.

· 종류의 유무(장중적증, 비후성 유문 협착증)를 본다.

## 눈 · 귀 보는 법

· 소아는 눈 · 귀 · 입을 누가 만지는 것을 싫어한다. 때문에 이들의 진찰은 가능한 나중으로 미룬다.

· 입은 설압자를 넣지 않으면, 귀는 이경을 넣지 않으면 보기가 어렵지만, 눈은 시진만으로 상당한 정보를 얻을 수 있다. 오히려 만지려고 하면 울거나 눈을 감거나 하기 때문에, 도리어 정보를 얻기가 힘들다.

· 귀는 마지막에 살핀다.

# 소아의 진료 프로시트

소아의 진료는 프로시트로 **그림 6-2**에 나타내었다.

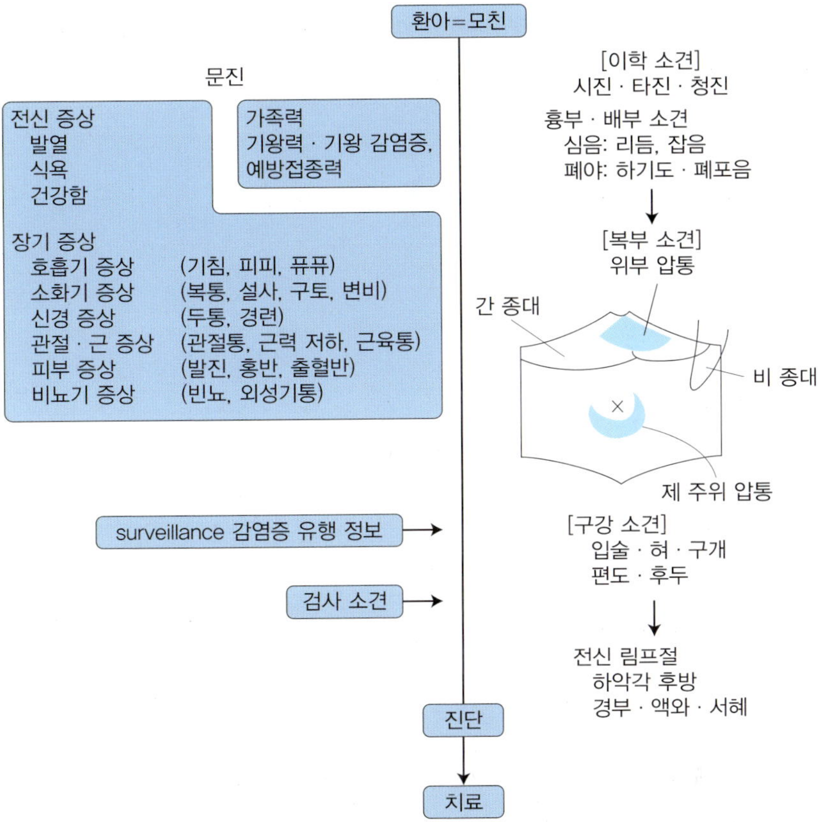


**그림 6-2** | 소아의 진료 프로차트

[Syunpei Yokota(橫田 俊平): 소아과 연구의 노트–소아 진찰법, 진단과 치료사, 도쿄, 2003, p240]

## 참고문헌


1) 鬼頭正夫　編：小児科研修スタディガイド．診断と治療社，東京，2005.

2) 五十嵐　隆，ほか　編：小児科研修医ノート．診断と治療社，東京，2003.


6 소아 진찰

# 07 생식기 진찰

- 여성 성기 진찰법
- 임신부 진찰법
- 남성 성기 진찰법

진찰하기에 앞서, 문진은 무척 중요하고, 환자와의 커뮤니케이션을 도모하는 장이기도 하다. 산부인과, 비뇨기과를 찾은 환자는 불안감, 공포심, 수치심 등 여러 감정을 지니고 있다는 것을 말하지 않아도 의사는 헤아려야 한다. 의사는 항상 겸허하고 차분하게, 단어 사용이나 태도에서 환자에게 안정감, 신뢰감을 주도록 하고, 진심으로 환자의 이야기에 귀 기울이는 것으로 진찰을 시작해야 한다.

## 여성 성기 진찰법

### 전신 진찰

시진, 촉진, 타진, 청진이 포함된다. 산부인과 진찰에 있어서도 국소 소견에만 국한해서는 안 되고, 전신 상태의 진찰 역시 소홀히 해서는 안 된다. 체격, 체형, 발모 상태 등에 대해 시진한다.

### 일반 여성 진찰법

진찰할 때는 혼자서 하지 말고 간호사 등을 반드시 동반한 상태에서 실시하도록 한다. 진찰에 앞서, 배뇨시켜 방광을 비워두고, 내진을 실시한다. 방광을 난소 종양으로 착각하는 경우도 있기 때문이다. 내진대에서는 쇄석위(**그림 7-1**)를 취하게 한다.

### 외음부 진찰

치모의 유무, 발모의 상태, 대음순 · 소음순의 발육 상태, 처녀막의 상태, 음핵의 크기, 요도구의 상태, 질전정, 질입구부의 색, 자궁질부의 하수 · 탈출의 유무를 관찰한다. 또 습진, 염증, 궤양, 백반, 종류, 위축 등의 이상 소견이 있다면, 상세하게 관찰하고, 필요에 따라 배양, 생검을 실시한다. Bartholin선은 질입구부의 5시, 7시에 있기 때문에 엄지, 검지로 집듯이 하여 크기, 주변과의 유착 등을 살핀다.

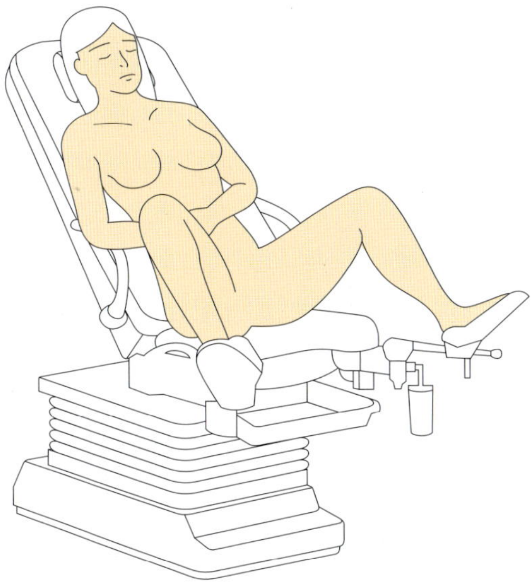

**그림 7-1** | 쇄석위[2)]

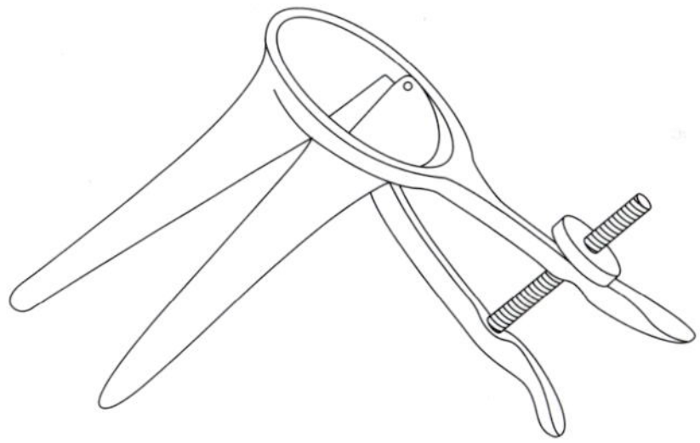

**그림 7-2** | 질경

## 질경진

외음부의 진찰 다음으로 질경진을 실시한다. 세포진, 세균검사, pH 검사를 고려해 멸균 건조시킨 질경(**그림 7-2**)을 사용한다. 질경의 장착은 한손으로 음순을 열고, 다른 손으로 닫힌 질경을 쥐고, 빈 부분을 입구부에 기울여서 삽입한다. 질경이 자궁 질부에 닿으면, 앞 부분을 옆으로 뉘여서 양엽(兩葉)을 살며시 열어, 자궁질부가 양엽 사이로 보이도록 한다. 소아나 성교 미경험자는 불가능한 경우도 있다.

질경을 장착하면, 자궁질부의 출혈 유무, 질 분비물, 종류, 폴립, 질벽의 상태를 관찰, 자궁질부와 경관의 세포진을 실시한다. 필요하다면 배양, 도말, 검경 등을 실시한다. 질도 동일하게 전주성(全周性)으로 관찰한다.

## 내진(쌍수진)(그림 7-3)

질경진 다음으로 내진을 실시한다. 내진할 손의 반대쪽 손으로 음순을 충분히 열고, 내진할 손가락(검지)을 질벽으로 삽입한다. 통상 손가락 하나로 실시하는데, 임신 말기의 환자일 경우에는 검지와 중지, 2개로 실시하기도 한다. 검지 삽입이 곤란한 경우는 직장진 또는 마취를 하고서 실시하기도 한다.

질입구부에서는 처녀막의 형상, Bartholin선의 종대, 외요도구 등을 촉진하고, 요도를 압박해서 저항, 압통의 유무, 분비물이 있다면 그 성상을 관찰한다. 이어서 내진할 손가락을 질입구에서 심부로 삽입하고, 후질벽, 후질원개를 촉진, 손가락을 외전시키면서 전질원개 및 질벽 전체를 진찰한다.

질의 진찰이 끝나면, 쌍수진을 실시한다. 질 안에 삽입한 손가락과 복벽상의 외진하는 손가락을 서로 마주보게 해서, 자궁, 부속기, 방결합직 등의

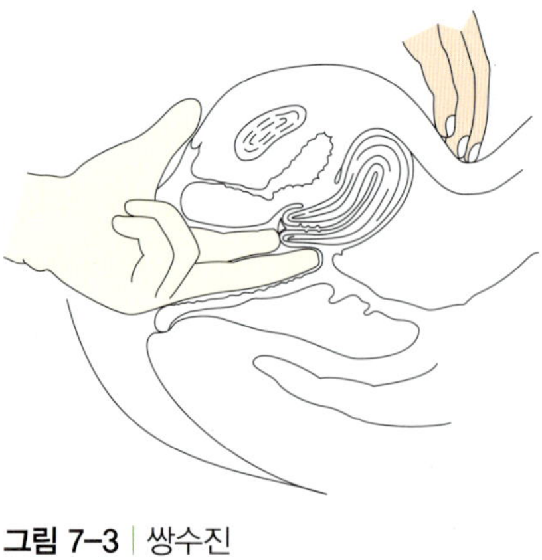

그림 7-3 | 쌍수진

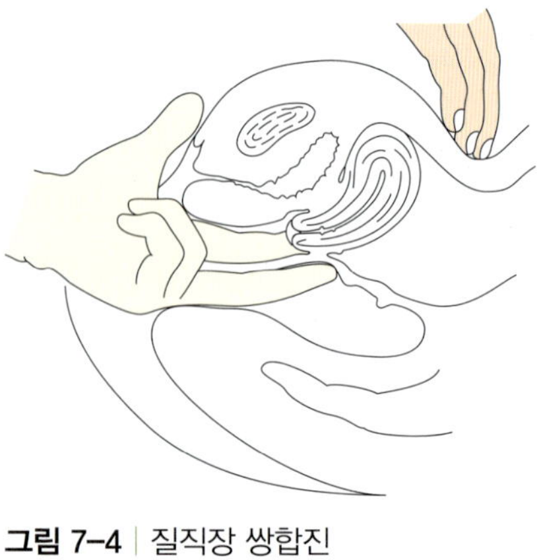

그림 7-4 | 질직장 쌍합진

형태, 성상을 진찰하는 방법이다. 환자의 하지를 충분히 벌리게 하고, 복벽의 힘을 빼고, 내진하는 손가락은 후질벽을 따라 후질원개까지 진행, 내진하는 손가락과 외진하는 손가락 사이로 자궁을 좁히고, 자궁의 진찰을 실시한다. 건강한 성인의 자궁은 서양배 모양으로 전경 전굴, 체부는 계란 크기, 탄성경, 표면 평활이고, 가동성은 양호하다. 임신이나 종양(자궁 근종, 자궁선근증 등)일 경우에는 자궁은 크고, 발육 부전증일 경우에는 적다. 또 자궁근종이나 자궁선근증 등에서는 딱딱하고, 임신 자궁에서는 부드럽다. 염증, 유착, 암의 침윤 등에서는 가동성이 제한을 받는다.

다음으로 내진하는 손가락을 후질원개부터 측방으로 옮기고, 깊이 삽입, 외진하는 손가락도 그 방향으로 이동시켜 부속기를 진찰한다.

정상이라면, 부속기는 촉지 되지 않는데, 만약 부속기에서 종류가 촉지될 경우는 크기, 경도, 모양, 가동성이나 압통의 유무 등을 살핀다. 낭종은 구(球)에 가깝고, 탄력성이 좋다. 충실성인 종양이 촉지 되었을 경우, 자궁근종으로 오진하지 않도록 주의한다.

## 직장진

장갑이나 지낭(finger bag)에 키시로카인® 젤리나 올리브 오일, 바세린을 바르고서 실시한다. 먼저 항문에 손가락 하나(검지 또는 중지)를 삽입하고, 괄약근(항문), 직장벽의 상태, 치핵의 유무를 촉진, 이어서 자궁 후면, 더글라스와, 자궁방결합직의 상황을 촉진한다. 자궁 경부의 진행기 분류, 자궁내막증의 진단에는 필수적인 검사이다. 마지막으로 손가락 끝에 묻은 변으로 잠혈 반응을 알아본다. 소아나 성교 미경험자 등 내진이 불가능한 경우에 실시하기도 한다.

## 질직장 쌍합진(그림 7-4)

검지를 질 내, 중지를 직장 내 삽입해서 진찰하는 방법으로, 골반 후방의 병변, 특히 천골 자궁 인대의 자궁내막증 결절의 판단 등에 유용하다.

## 임신부 진찰법

신장, 체중, 혈압을 포함한 전신 상태, 모양, 크기, montgomery선의 발육 상태, 유륜의 착색 상태 등의 유방 관찰, 팽융의 정도, 피부의 착색, 임신선의 유무, 태동의 상태에 대해서 복부의 진찰을 실시한다. 임신 7개월이 되면 태아 부분을 구별할 수 있게 되어, 촉진은 Leopold 촉진법에 따라 실시한다. 외진, 내진으로 나누어서 설명한다.

### 외진(Leopold 촉진법)(그림 7-5)

#### 1) Leopold 촉진법 제1단계

양손을 만곡시켜, 자궁저의 높이, 형태, 태아 부분을 진찰한다.

#### 2) Leopold 촉진법 제2단계

태향의 판정에 쓰인다. 아배(兒背)는 궁상으로 굽은 판과 같은 저항으로 만져지고, 아배가 모체의 좌측에서 느껴지면 제1태향, 우측이라면 제2태향.

#### 3) Leopold 촉진법 제3단계

오른손의 엄지와 그 외 4개의 손가락으로, 치골 결합상의 태아 부분을 감싸 쥔다. 태아 하강부의 종류, 크기, 경도, 이동성, 골반 내 진입 상황을 확인한다.

#### 4) Leopold 촉진법 제4단계

임신부의 하지 쪽으로 양손바닥을 좌우의 하복부에 대고, 서혜인대를 따라 양손을 움직여, 태아 하강부의 진입 상태를 확인한다.

### 내진 및 쌍수진

외음, 질, 자궁은 임신으로 인해 크게 변화하는데, 그 특징을 잘 이해한다. 임신으로 인해 음순의 착색, 부종, 정맥류 등이 보인다. 경관 무력증, 빈회 경산부나 경관열상의 기왕이 있는 임신부에서는 자궁 경관의 길이가 어

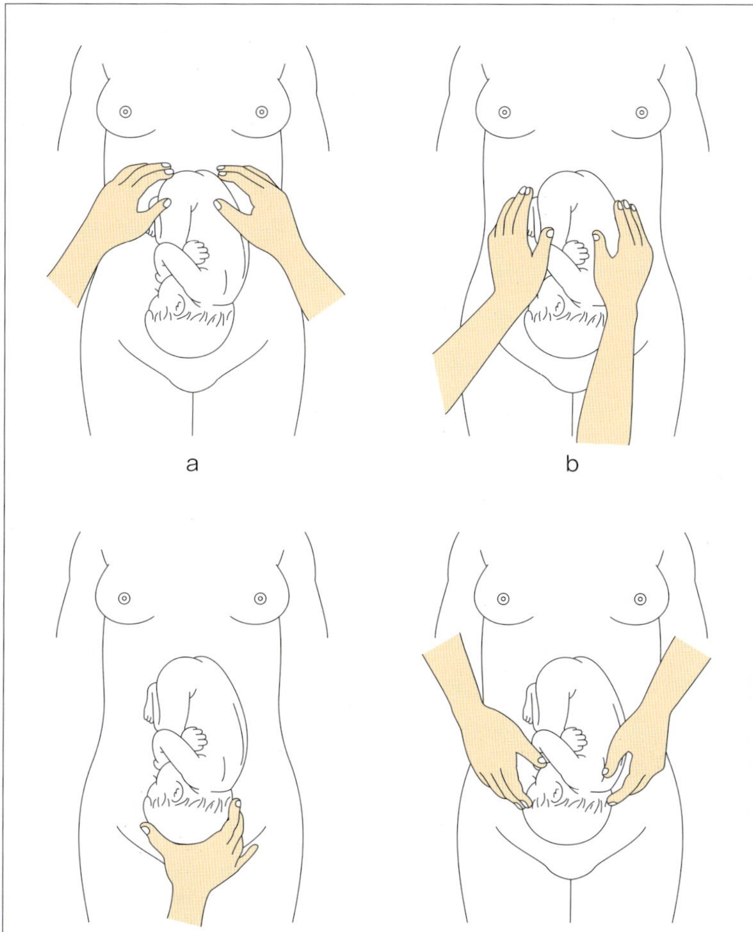


**그림 7–5** | Leopold 촉진법[3)]

a: Leopold 촉진법 제1단계

b: Leopold 촉진법 제2단계

c: Leopold 촉진법 제3단계

d: Leopold 촉진법 제4단계

**표 7–1** | Bishop score

| | 0 | 1 | 2 | 3 |
|---|---|---|---|---|
| **하강도** | sp−3 | sp−2 | sp−1, sp±0 | sp+1부터 하강 |
| **개대도(cm)** | 0 | 1~2 | 3~4 | 5 이상 |
| **전퇴도(%)** | 0~30 | 40~50 | 60~70 | 80 이상 |
| **경도** | 딱딱함 | 중등도 | 부드러움 | |
| **위치** | 후 | 중앙 | 전방 | |

느 정도인지를 확인한다.

임신부의 내진도 일반 여성과 동일하나, 차이점도 있으니 그에 대해 설명한다. 먼저 외음부의 시진에 의해, 외음부의 정맥류, 궤양, 치핵, 회음의 진전성 등에 대해 관찰한다. 다음으로 질경진을 실시하고, 질 분비물의 성상이나 질벽의 진전성 등에 대해서 확인한다. 질경진을 끝낸 후 내진을 실시한다. 내진하는 손가락을 질 입구에서 심부로 삽입하고, 후질벽, 후질원개를 촉진, 손가락을 회전시키면서 전질원개 및 질벽 전체를 진찰한다. 임신 후반기의 진찰에서는 주로 외자궁구의 개대(開大)의 유무, 위치, 경도, 경관의 전퇴도, 태두(태둔부)의 하강도(Bishop score: **표 7-1**), 태포나 난막의 유무에 대해서 평가할 필요가 있다.

## 남성 성기 진찰법

### 신장의 진찰

신장의 촉진은 종양 · 낭포성 질환 등 비뇨기과적 질환의 진단상, 특히 중요하다. 촉진은 환자의 머리에 베개를 두고, 앙와위로 실시한다. 검사자의 한쪽 손바닥을 요부 배면에 두고, 다른 한쪽의 손바닥을 전복벽에 두고는 양손에 압력을 가해, 심호흡을 하게 한다(**그림 7-6**). 건강한 사람이라면 양 신장 모두 만져지지 않는데, 가끔 우신의 하단이 만져지기도 한다.

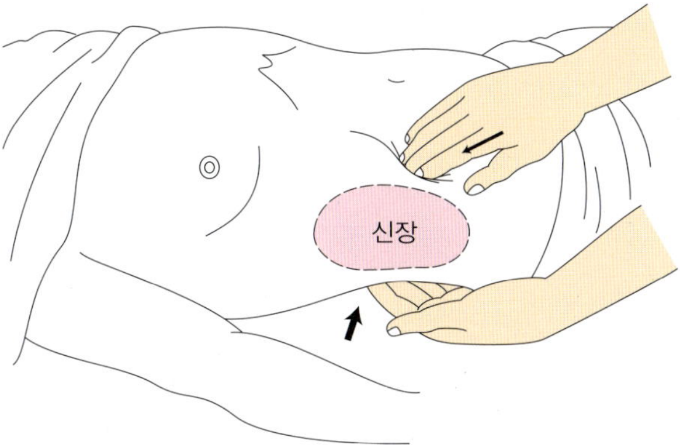


**그림 7-6** | 신장의 촉진[7]

## 방광의 진찰

정상이라면 방광은 만져지지 않고, 요가 대량으로 저류한 경우, 치골상에 종류로서 만져질 때가 있는데, 요도 카테터로 배뇨하면 종류는 사라진다.

## 전립선 · 정낭의 진찰

직장진으로 실시한다. 환자는 앙와위를 취하고, 무릎을 세우고, 양발은 굽히고, 다리를 복부 위로 끌어 당기게 한다. 검사자는 오른손 검지 또는 중지에 지낭을 끼우고, 윤활액을 발라 삽입한다. 전립선은 항문보다 5~6cm의 전벽에, 호두알 크기의 단단한 융기로서 만져진다. 정상적인 전립선은 약 4×4의 호두 모양으로, 좌우 양엽으로 나뉘어져 있다(**그림** 7-7).

정낭은 전립선의 상방 좌우에서 만져지는데, 정상이라면 만져지지 않는 경우가 많다.

## 음경의 진찰

음경의 외관 · 포피의 상태 · 귀두부 · 외뇨도구에 대해 시촉진한다. 분비물에서는 임균성 요도염의 경우, 짙은 황갈색의 농성 물질이 많고, 비임균성(클라미디아 요도염 등)의 경우, 비교적 맑은 유백색의 액성 분비물일 때

7

생식기 진찰

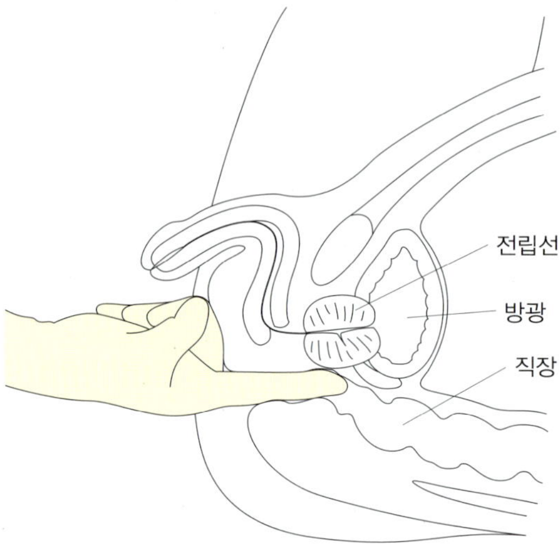


**그림 7-7** | 전립선의 촉진[7)]



가 많다. 음경의 기형에서는 특히 요도하열에 주의한다. 음낭의 종양은 양성일 경우는 condylomata acuminata, 악성으로는 음낭암이 있다. 전자는 포피 · 귀두 · 관상구에 다발하는 붉은 기를 띠는 증상의 종양으로, 출혈하기 쉽다.

후자는 음경에 합병하기 쉽고, 화채상(花菜狀)에 융기하든가 궤양상을 보여 악취를 풍기는 농성 분비물을 배출해, 불규칙적으로 단단하게 종창한다.

## 음낭 및 음낭 내용의 진찰

음낭 및 음낭 내용의 촉진은 양손으로 실시한다. 발적의 유무, 종창의 유무, 투광성의 유무, 기립이나 복압에 의한 크기의 변화를 알아본다. 정소(고환)는 형태 · 크기 · 압통의 유무를 살핀다.

## 정색의 진찰

정소, 정소 상체(부고환)의 진찰과 동시에 실시한다. 정삭수류는 무통성 종대로서 촉지되고, 투광성 양성이다. 정삭정맥류는 압통에 의해 두드러진다. 남성 불임의 원인 된다.

## 참고 문헌

1) Bates, B.: Guide to Physical Examination and History Taking. 5th Edition, Lippincott Williams & Wilkins, Philadelphia, 1991.

2) Hillard, P. A.: Novak's Gynecology. 12th Edition, Lippincott Williams & Wilkins, Philadelphia, 2004.

3) 丸尾　猛：標準産婦人科学．第3版，医学書院，東京，2004.

4) 坂元正一：プリンシパル産婦人科学2，メジカルビュー社，東京，2000.

5) 高山智之：臨床医学，**16**(増刊号)，1990.

6) 折笠精一：標準泌尿器科学．第7版，医学書院，東京，2005.

7) 小川秋寶：現代の泌尿器科学．第3版，金原出版，東京，1996.

# 08 기본수기

- 심폐소생술
- 채혈
- 기관 내 삽관
- 기관 절개술
- 주사법
- 천자 · 배액(drainage)법
- 수액 · 수혈
- 위세척
- 세장 · 주장
- 도뇨–남성 환자의 도뇨 방법

# 1. 심폐소생술

## 목적

호흡 및 순환의 보조 방법을 사용한 구명 방법

## 적응

호흡 정지 및 심장 정지로 보이는 사람에게 실시한다.

## 방법 · 수기

**그림 8-1-1**에 나타낸 순서로 실시한다.

### 1) 의식 확인(그림 8-1-2)

우선 주변의 안전을 확인하고, 안전이 확인되었다면 쓰러진 상병자의 옆으로 다가간다. 적절한 감염 방어 조치(고글, 장갑)를 장착하고, 양 어깨를 가볍게 두드리며 "괜찮습니까?"라고 물어본다. 의식이 없다면 큰 소리로 보조자를 부른다.

보조자가 오면

"긴급 콜 해주세요."

"구급 카트를 가져다주세요."

"AED를 가져다주세요."

라고 그 상황의 리더가 되어 역할 분담을 정한다.

### 2) 기도 확보(그림 8-1-3)

두부 후굴-악선 거상법: 상병자의 이마에 손을 대고 후방에 힘을 주어 후굴시키고, 다른 한 손의 손가락을 악선(顎先)의 뼈 부분 중앙에 둔다. 단, 두부 외상, 경부 손상이 의심될 경우라면 하악 거상법을 이용한다.

### 3) 호흡의 평가(그림 8-1-4)

흉부의 상하 운동을 '보고', 호기가 있는지 없는지를 귀를 가까이 대 '듣고', 숨을 뺨으로 '느끼고', 호흡하고 있는지를 평가한다.

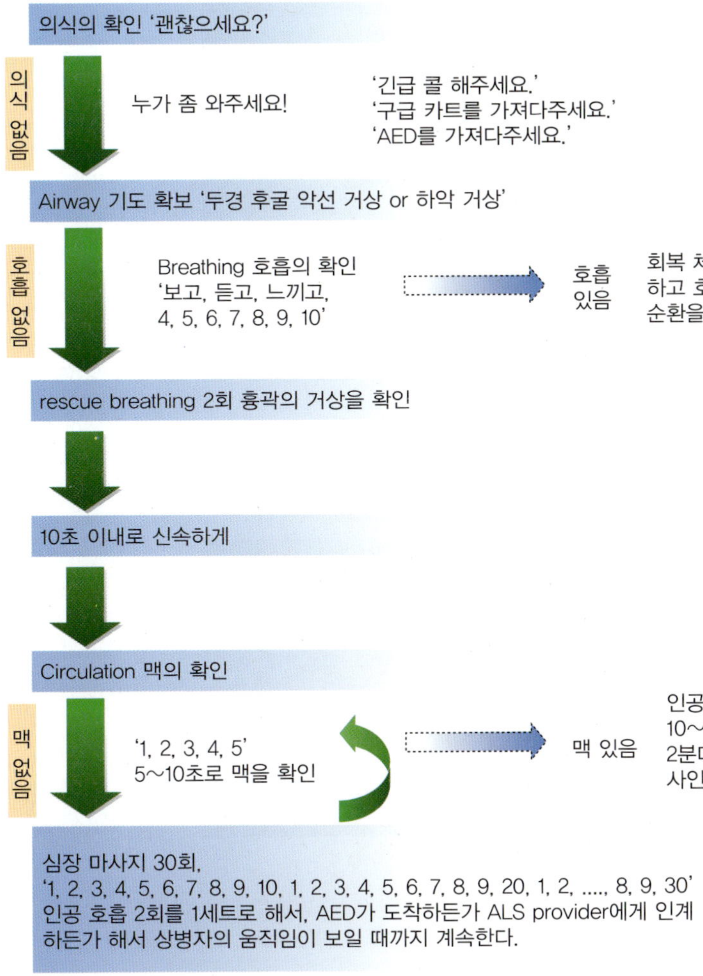


**그림 8-1-1** | 심폐소생술 순서

AHA 가이드 라인 2005에 준거(일본 심폐소생술 검토 위원회와는 다르기 때문에 주의). 이 위원회에서는 호흡과 맥의 확인을 동시에 실시하고, 호흡 · 맥 모두 보이지 않는다면, 30:2의 심장 마사지와 인공호흡을 2회의 인공호흡부터 개시하는 것으로 한다.

### 4) 호기 불어넣기(그림 8-1-5)

정상적인 호흡을 하지 않으면, 호기를 불어넣는다.

1회의 호흡 불어넣기로 1초 이내에 흉곽이 상승한 정도의 불어넣기를 2

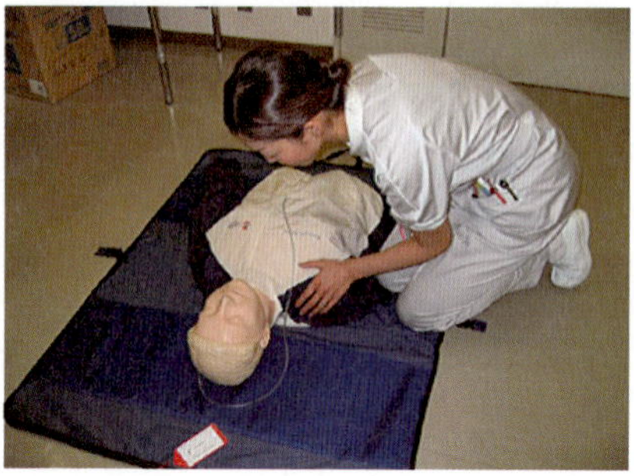

**그림 8-1-2** | 의식의 확인

주변의 안전을 확인하고, 안전이 확인되면 쓰러진 상병자의 옆으로 다가간다. 적절한 감염 방어 조치(고글, 장갑)를 하고, 양 어깨를 가볍게 두드리며 '괜찮으세요?'라고 물어본다.
의식이 없으면 구조자를 큰 소리로 불러, '긴급 콜 해주세요.', '구급 카트를 가져다주세요.', 'AED를 가져다주세요.'라고 역할 분담을 정한다.
당신은 그 상황의 리더이므로 역할 분담을 확실히 해야 한다.

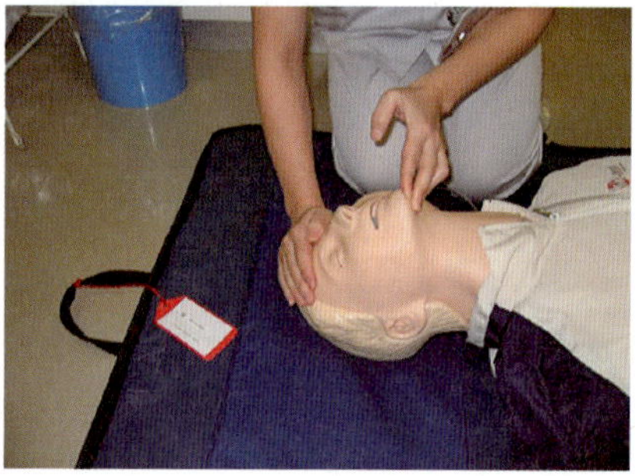

**그림 8-1-3** | 기도 확보

두부 후굴-악선 거상법: 상병자의 이마에 손을 대고 후방으로 힘을 더해 후굴시키고, 다른 쪽의 손가락을 악선의 뼈 부분 중앙에 댄다. 단, 두부 외상, 경부 손상이 의심될 경우에는 하악 거상법을 쓴다.

회 반복하고, 그 사이 흉곽의 거상을 눈으로 확인한다.

보조자가 2명 있으면 윤상연골 압박(Selick법)을 해, 위에 공기가 들어가는 것을 막는다.

이때, face shield나 pocket mask를 사용하고 표준예방책(standard precaution)을 신경 쓴다.

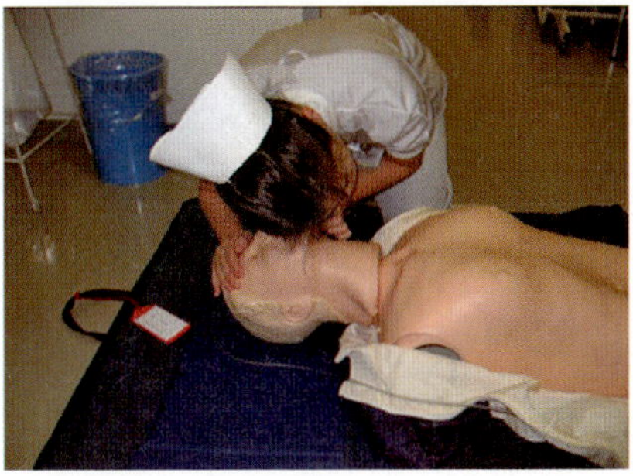

**그림 8-1-4** | 호흡 평가

흉부의 상하 운동을 '보고', 호기가 있는지 없는지를 귀를 가까이 대 '듣고', 숨을 뺨으로 '느끼고', 호흡하고 있는지를 평가한다.

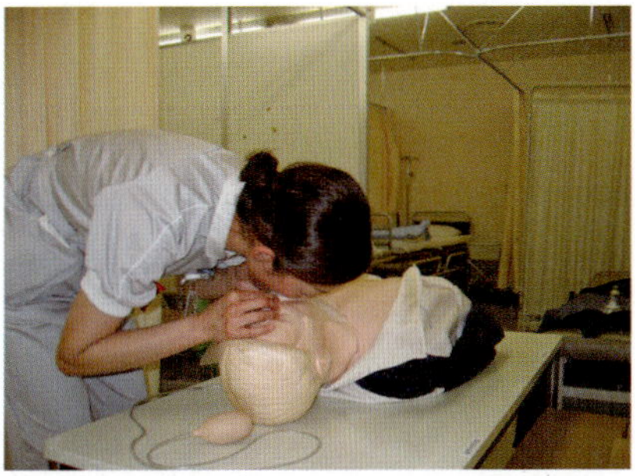

**그림 8-1-5** | 호흡 불어넣기

정상적인 호흡을 하지 않으면, 호기를 불어넣는다. 1회의 호흡 불어 넣기로 1초 이내에 흉곽이 상승하는 정도의 불어 넣기를 2회 반복하고, 그 사이 흉곽의 거상을 눈으로 확인한다.
보조자가 2명 있으면 윤상 연골 압박(Selick법)을 해, 위에 공기가 들어가는 것을 막는다.
이 때, face shield나 pocket mask를 사용하고 표준예방책(standard precaution)을 신경 쓴다.
공기가 새나가지 않도록 마우스 투 마우스 인공호흡을 실시한다. 눈은 상병자의 흉부에 고정하고, 숨을 불어 넣는 것으로 흉곽이 상승하는지를 확인한다. 흉곽이 상승하지 않을 때는 기도 다시 한 번 기도를 확보하고, 불어 넣기를 재시도해본다.

공기가 새나가지 않도록 마우스 투 마우스 인공호흡을 실시한다. 눈은 상병자의 흉부에 고정하고, 숨을 불어넣는 것으로 흉곽이 상승하는지를 확인한다. 흉곽이 상승하지 않을 때는 다시 한 번 기도를 확보하고, 불어 넣기를 재시도해본다.

### 5) 맥의 확인(**그림 8-1-6**)

기도 확보를 하면서, 다른 한 손으로 기관을 만지고, 검지 · 중지로 외측의 근육과의 사이 구(溝)에 미끄러지듯이 부드럽게 만진다.

'(맥을 확인하면서) 1, 2, 3, 4, 5, 맥이 만져지지 않습니다.'

맥박이 없다면 흉부 압박을 개시한다.

### 6) 흉골 압박 심장 마사지

**그림 8-1-7**에 흉골 압박 심장 마시지에서의 바른 손의 위치를 정하는 방법을 나타낸다.

양 유두를 잇는 선의 정중앙(흉골)에 한 손바닥을 두고, 다른 한 손을 겹친다.

보조자는 팔을 당겨 어깨가 손의 가장 위로 오도록, 수직으로 압박한다. 흉골이 4~5cm 잠기듯이 압박한다. 리듬은 1분간에 100회의 페이스로 실시한다.

그리고 30회의 흉골 압박 심장 마사지에 대해서 2회의 인공호흡을 실시한다.

AED/제세동기가 도착하든지, ALS provider에게 인계하든지, 상병자의 체동이 있을 때까지 멈추지 않고 30 : 2의 심장 마사지와 인공호흡을 이어간다.

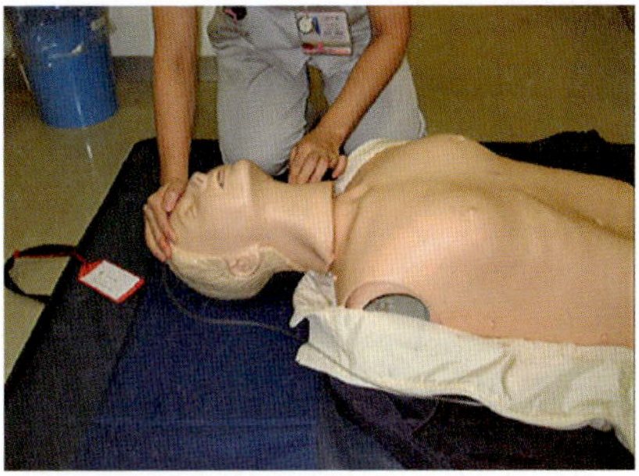

**그림 8-1-6** | 맥 확인

기도 확보를 하면서, 다른 한 손으로 기관을 만지고, 검지와 중지로 외측의 근육과의 사이 구(溝)에 미끄러지듯이 부드럽게 만진다. 맥박이 없다면 흉부 압박을 개시한다.

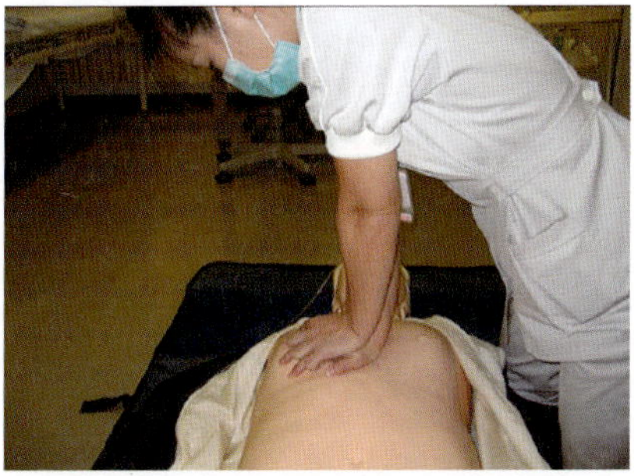

**그림 8-1-7** | 흉골 압박 심장 마시지에서 손의 올바른 위치를 정하는 방법

양 유두를 잇는 선의 정중앙(흉골)에 한 손바닥을 두고, 다른 한 손을 겹친다.
보조자는 팔을 당겨 어깨가 손의 가장 위로 오도록, 수직으로 압박한다. 흉골이 4~5cm 잠기듯이 압박한다. 리듬은 1분간에 100회의 페이스로 실시한다.
그리고 30회의 흉골 압박 심장 마사지에 대해서 2회의 인공호흡을 실시한다.
AED/제세동기가 도착하든지, ALS provider에게 인계하든지, 상병자의 체동이 있을 때까지 멈추지 않고 30:2의 심장 마사지와 인공호흡을 이어간다.

# 2. 채혈

## 목적

혈액 채취

## 적응

혈액검사 · 혈액배양검사 등의 임상검사를 실시한다.

## 종류

정맥 채혈과 동맥 채혈



### 정맥 채혈

## 방법 · 수기

천자부보다 중추 측을 구혈대로 묶는다(**그림 8-2-1, 2**).

밴드형 구혈대는 고무로 피부를 집을 일이 없어 사용하기 편하다(**그림 8-2-3, 4**).

침대를 더럽히지 않게 그린 시트를 깐다. 베드 사이드에 폐기용 주사 상자를 준비한다(**그림 8-2-5**).

손가락을 소독하고 장갑(비멸균이라도 좋다)을 착용한다(**그림 8-2-6**).

천자할 정맥을 확인하고, 알콜솜으로 소독한다. 혈관의 분기부가 천자하기 쉽다. 혈관이 눈에 보이는 것보다도 만졌을 때 탄력이 있는 것이 중요하다. 투석 환자 · 심장 카테터 예정 환자 · 마비가 있는 환자 등의 경우에는 채혈 금지인 곳이 있기 때문에 주의한다(**그림 8-2-7**).

총 채혈량을 확인하고, 주사기를 고른다. 주사기에 바늘을 꽂는다(**그림 8-2-8**).

손을 쥐게 한다. 왼손의 엄지로 천자부 말초의 피부를 당겨 혈관이 빠져나가지 않도록 고정해서 천자한다. 고정하는 것이 중요하다! 너무 강하게 당기면 오히려 천자하기 어려워진다(**그림 8-2-9**).

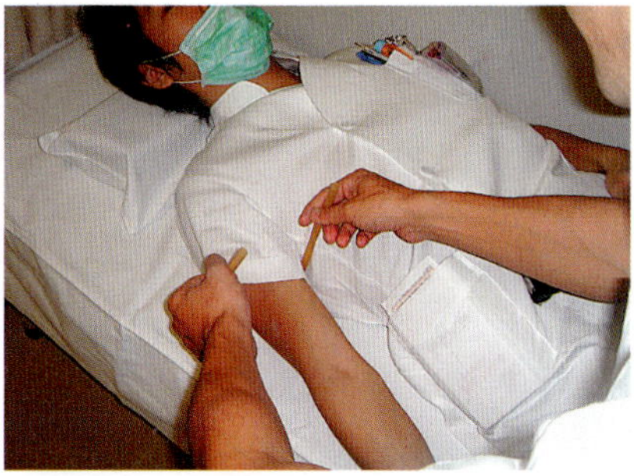
**그림 8-2-1** | 천자부보다 중추 측을 구혈대로 묶는다.

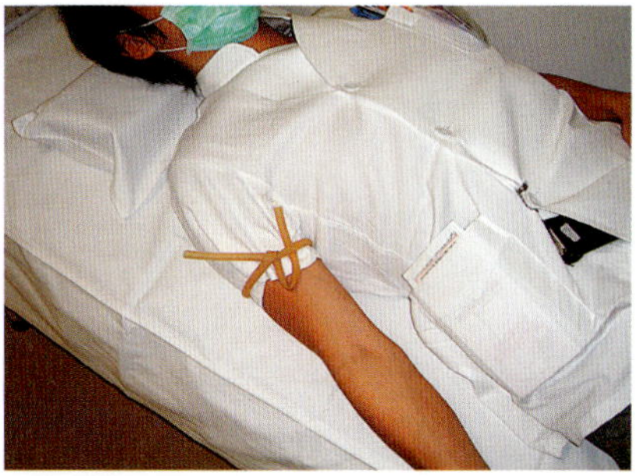
**그림 8-2-2** | 다 묶은 모습

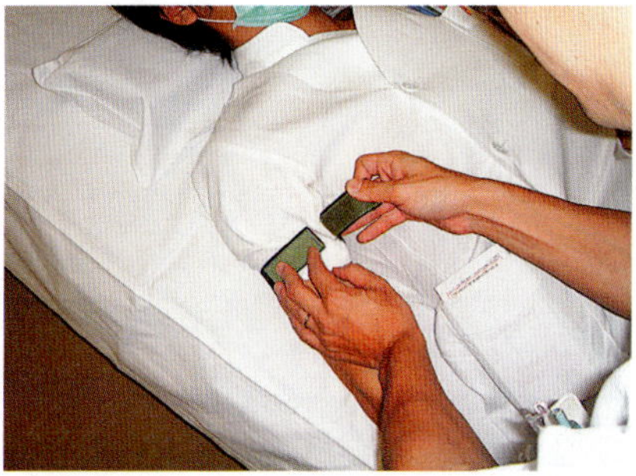
**그림 8-2-3** | 밴드형의 구혈대는 고무로 피부를 집을 염려가 없어 사용하기 쉽다.

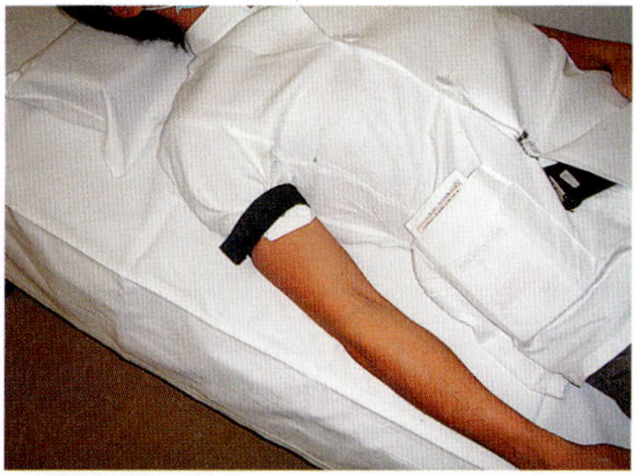
**그림 8-2-4** | 다 묶은 모습

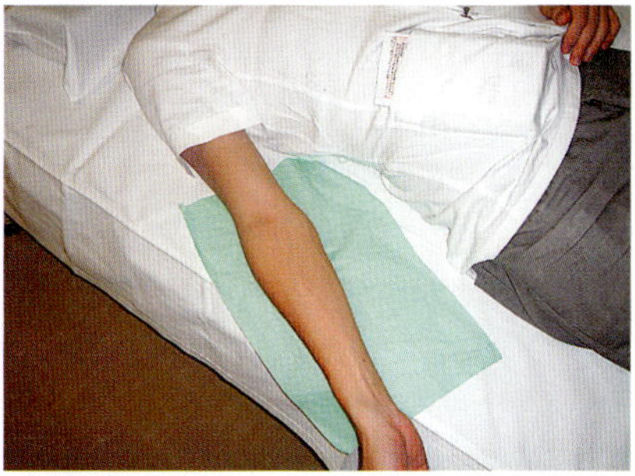
**그림 8-2-5** | 그린 시트를 깔면 침대가 더러워질 염려가 없다. 베드 사이드에 폐기용 주사 상자를 준비한다.

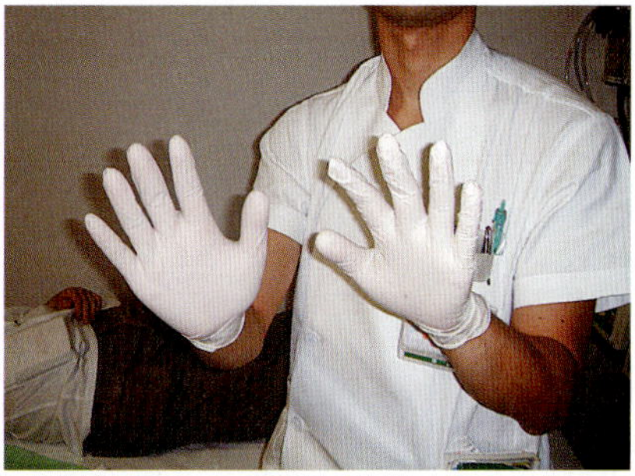
**그림 8-2-6** | 손가락을 소독하고 장갑(비멸균이라도 괜찮다)을 착용한다.

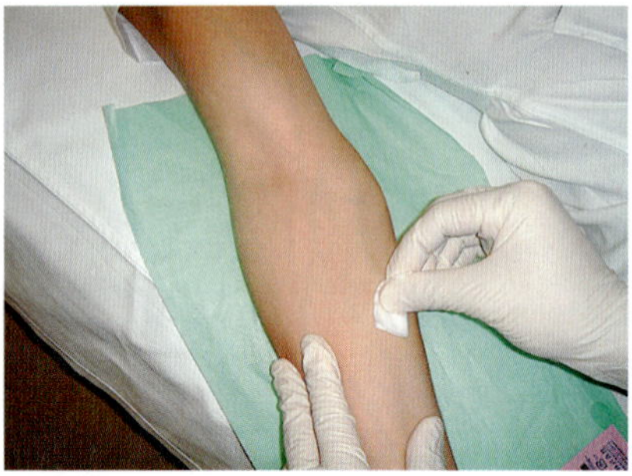

**그림 8-2-7** | 천자할 정맥을 확인하고, 알콜솜으로 소독한다. 혈관의 분기점이 천자하기 쉽다. 혈관이 눈으로 보이는 것보다도 만졌을 때 탄력이 있는 것이 중요하다. 투석 환자 · 심장 카테터 예정 환자 · 마비가 있는 환자 등에서는 채혈 금지인 부분이 있으니 주의한다.

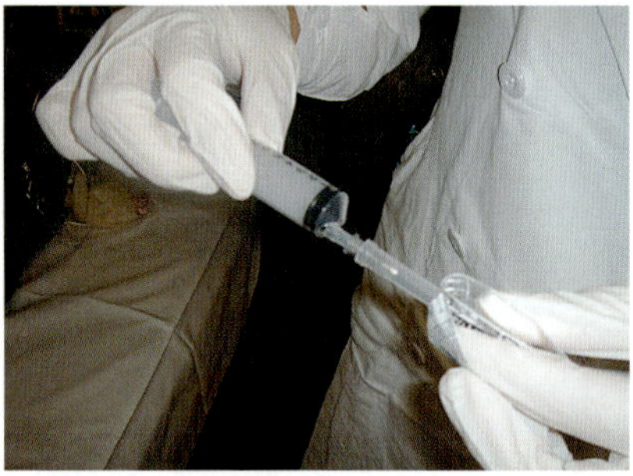

**그림 8-2-8** | 총 채혈량을 확인하고, 주사기를 고른다. 주사기에 바늘을 장착한다.

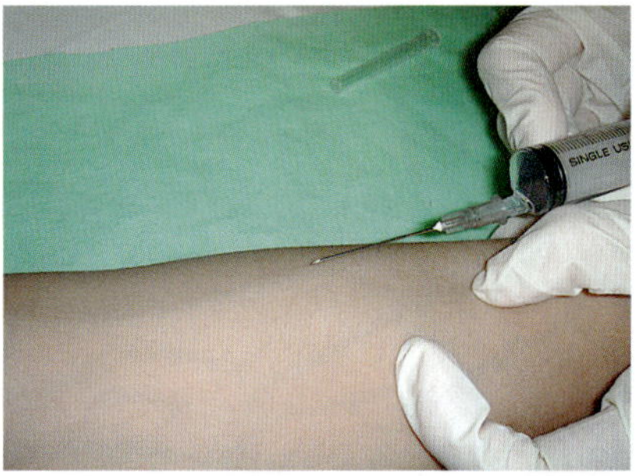

**그림 8-2-9** | 환자에게 손바닥을 쥐게 한다. 오른손의 검지로 천자부 말초의 피부를 당기고, 혈관이 빠져나가지 않도록 고정하고 천자한다. 고정하는 것이 중요하다! 너무 강하게 당기면 되려 천자하기가 어렵다.

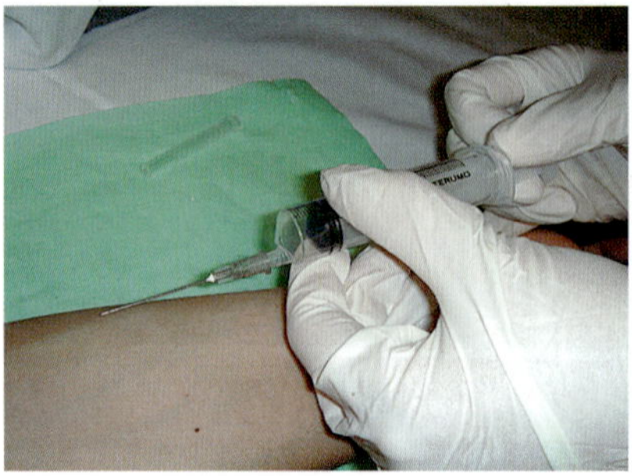

**그림 8-2-10** | 바늘 끝을 정확하게 고정하고, 주사기를 바꿔 들어 채혈한다. 천천히 흡인할 것. 바늘을 빼기 전에 구혈대 푸는 것을 잊지 않도록!

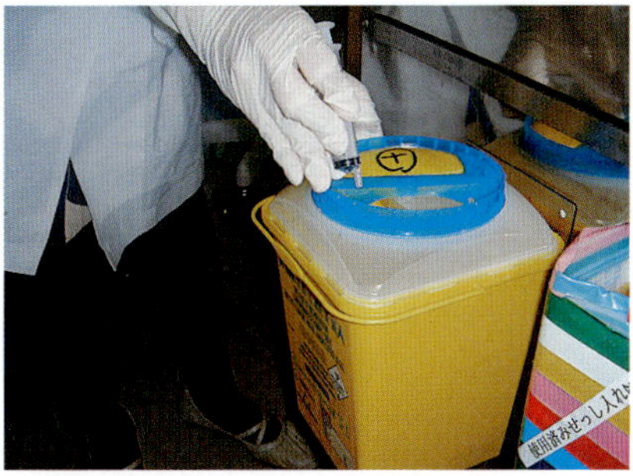

**그림 8-2-11** | 뚜껑을 다시 닫지 않고 주사 상자에 버린다.

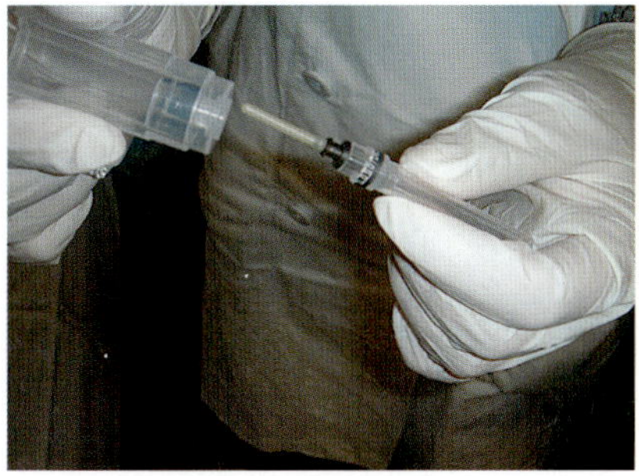

**그림 8-2-12** | 진공관에 의한 채혈

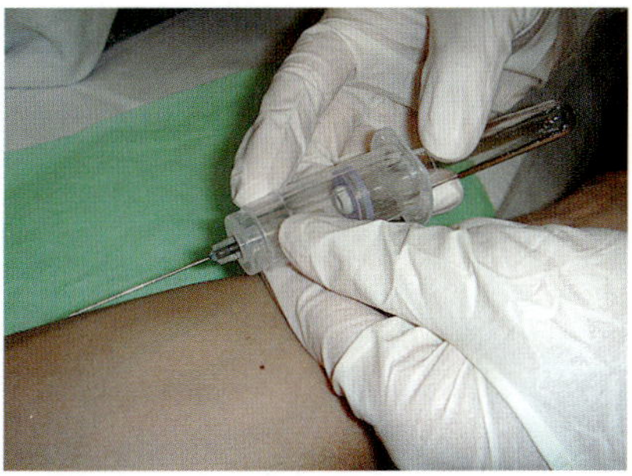

**그림 8-2-13** | 혈관에 삽입 후, 채혈관을 밀어 넣으면 혈액이 역류한다. 밀어 넣을 때 바늘 끝이 움직이지 않도록 주의한다.

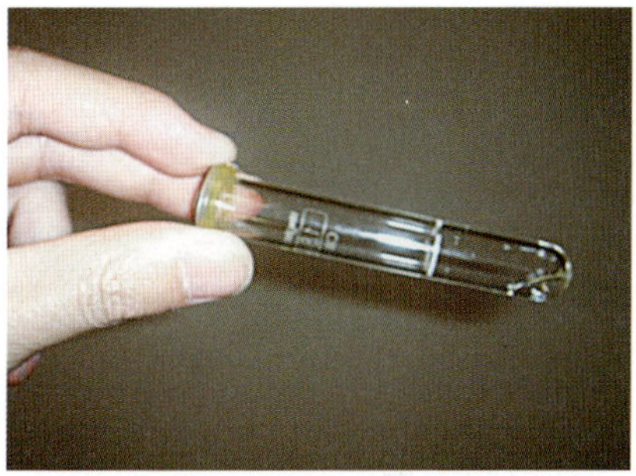

**그림 8-2-14** | 혈액이 규정량(선이 있는 경우가 많다)에 충족되는지를 확인한다.

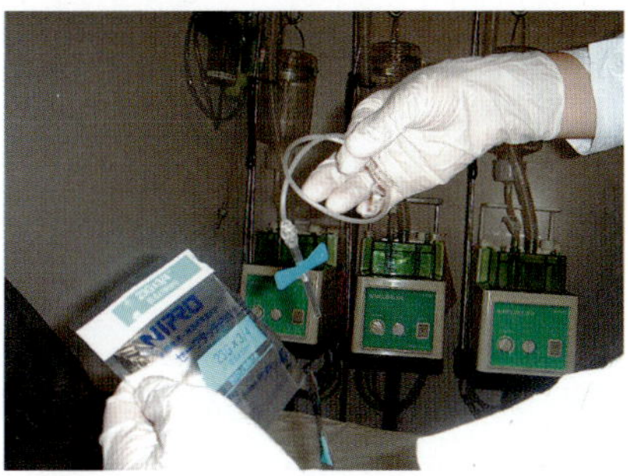


**그림 8-2-15** | 익상침을 사용해서 채혈할 수도 있다.

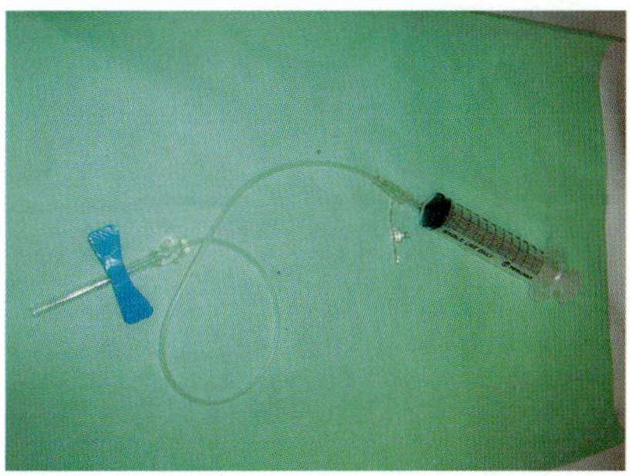

**그림 8-2-16** | 익상침과 주사기를 이용하는 방법

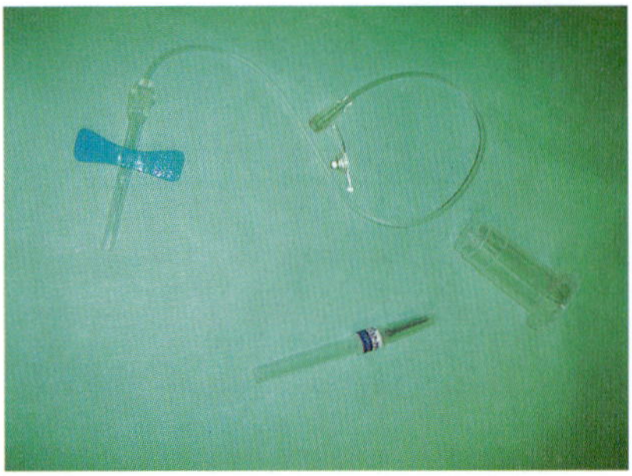

**그림 8-2-17** | 익상침과 진공관을 사용하는 방법

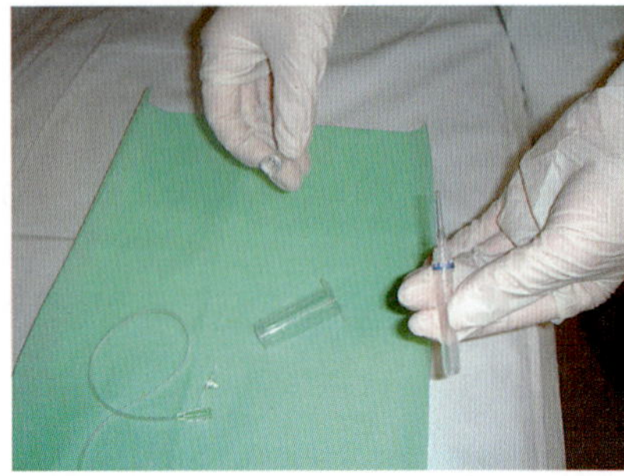

**그림 8-2-18** | 바늘용 채혈침을 채혈관에 장착한다.

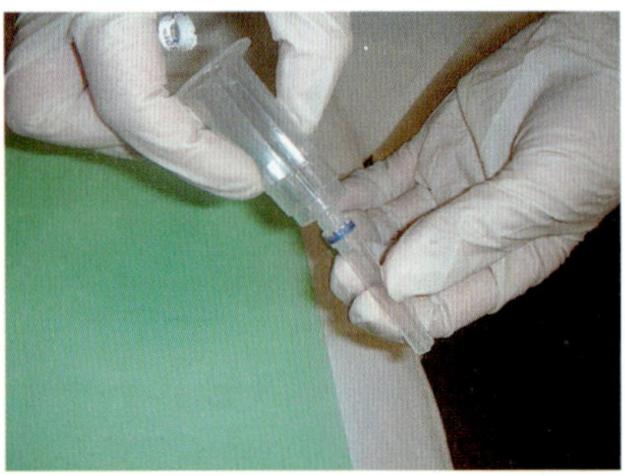

**그림 8-2-19** | 장착 완료

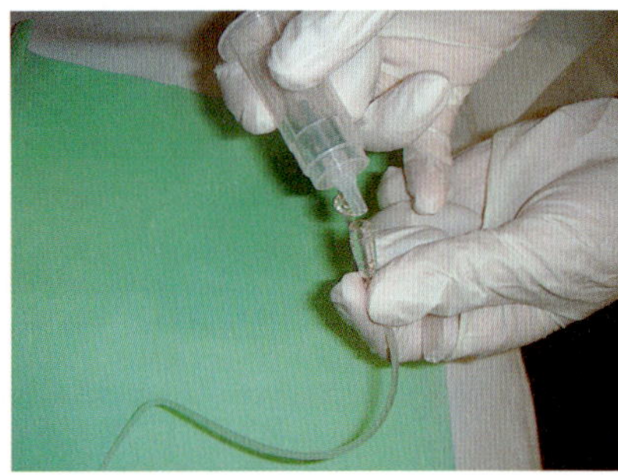

**그림 8-2-20** | 채혈관에 연결한다.

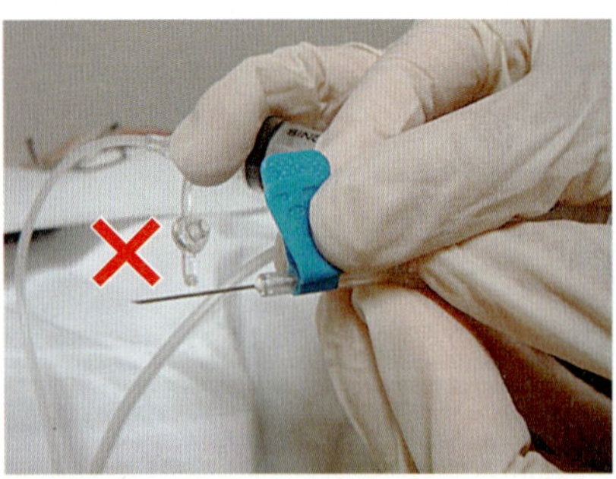

**그림 8-2-21** | 익상침의 방향에 주의한다.

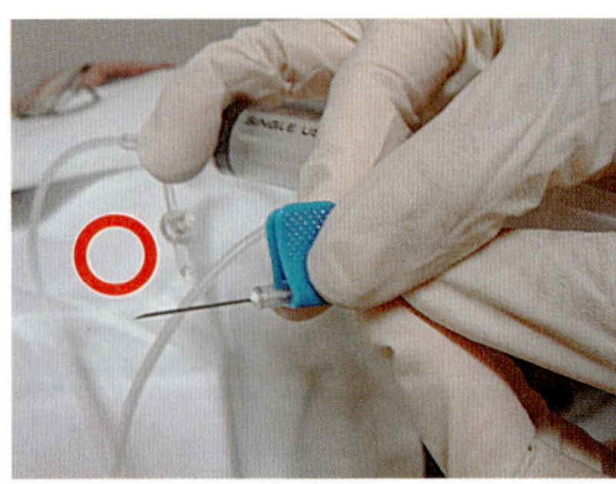

**그림 8-2-22** | 이 상태에서 OK

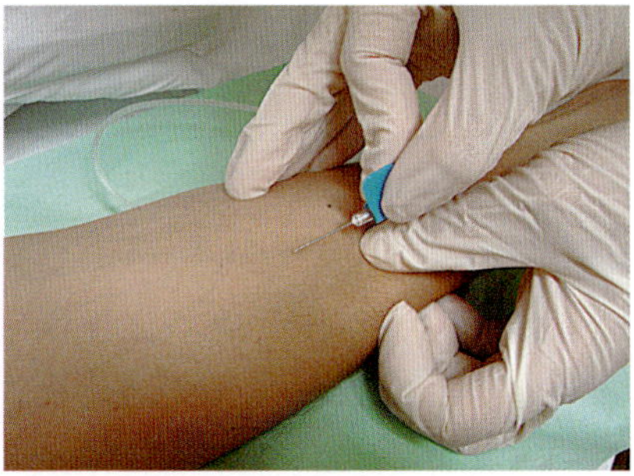

**그림 8-2-23** | 왼손에서의 혈관 고정이 중요하다. 천자 후 주사기 채혈관을 사용해서 필요량을 채혈한다. 보조자에게 주사기나 채혈관을 조작하게 해도 된다.

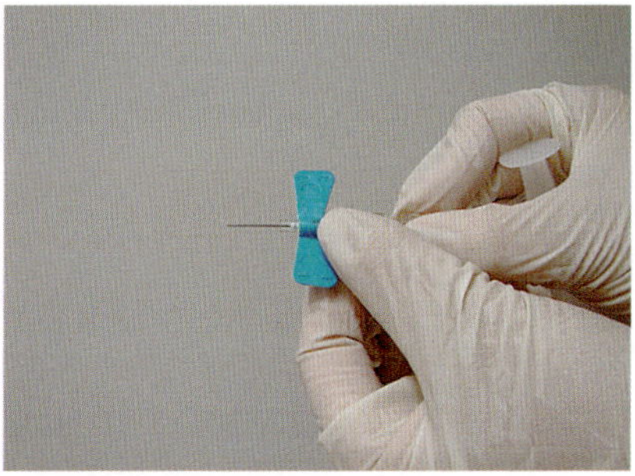

**그림 8-2-24** | 뚜껑은 다시 덮지 않고 바늘 끝 사고 방지 기능을 사용한다.

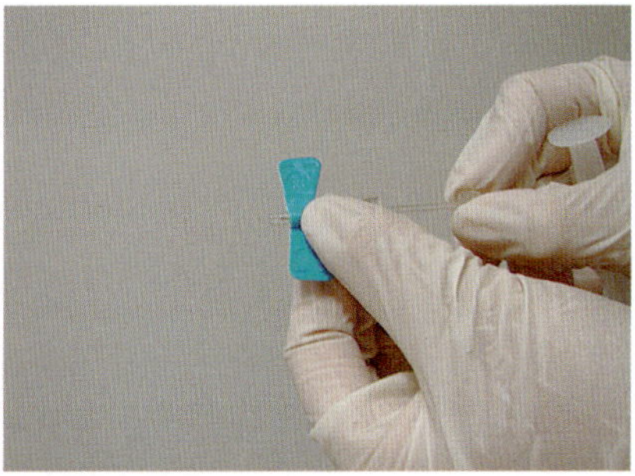

**그림 8-2-25** | 완료

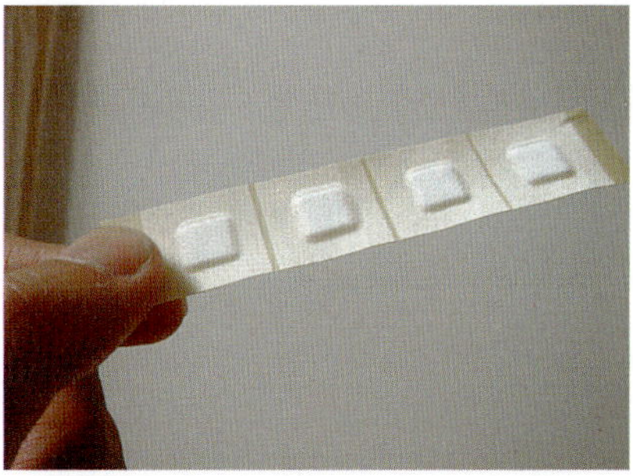

**그림 8-2-26** | 바늘을 뺀 후 알콜솜으로 1~2분 압박한 후, 반창고로 바꿔 붙인다.

바늘 끝을 확실하게 고정하고, 주시기를 바꿔 쥐고 채혈한다. 천천히 흡인해, 바늘을 빼기 전에 구혈대 푸는 것을 잊지 않도록 한다(**그림 8-2-10**).

뚜껑은 덮지 않고 주사 상자에 버린다(**그림 8-2-11**).

**그림 8-2-12**에 진공관에 의한 채혈을 나타내었다.

혈관에 천자 후, 채혈관을 밀어 넣으면 혈액이 역류한다. 밀어 넣을 때 바늘 끝이 움직이지 않도록 주의한다(**그림 8-2-13**).

혈액이 규정량(선이 있는 것이 많다)에 충족되었는지를 확인한다(**그림 8-2-14**).

익상침을 사용해서 채혈할 수도 있다(**그림 8-2-15**).

익상침과 주사기를 이용하는 방법(**그림 8-2-16**)

익상침과 진공관을 사용하는 방법(**그림 8-2-17**)

익상침용 채혈침을 채혈관에 장착한다(**그림 8-2-18~20**).

익상침의 방향에 주의한다(**그림 8-2-21, 22**).

왼손에서의 혈관의 고정이 중요하다. 천자 후 주사기나 채혈관을 사용해서 필요량을 채혈한다. 보조자에게 주사기나 채혈관을 조작하게 해도 된다(**그림 8-2-23**).

뚜껑을 다시 씌우지 않고 바늘 끝의 사고 방지 기능을 사용한다(**그림 8-2-24, 25**).

바늘을 뺀 후에는 알콜솜으로 1~2분간 압박한 후, 반창고로 바꿔 붙인다(**그림 8-2-26**).

## 중심 정맥 확보

### 방법 · 수기

쇄골하정맥천자가 제1선택이다. 특정 기간에 바꿔 실시할 필요는 없다. 어쩔 수 없는 이유로 대퇴정맥부터 천자한 경우, 2주 안에 바꾸어서 실시한다.

실시 전에 환자 · 가족에게 설명하고 동의를 구하고 사인을 받는다. 병원 내의 체크 리스트 (**그림 8-2-27**)에 맞춰 수기를 실시한다.

네임 밴드로 본인 확인을 한다(**그림 8-2-28**).

흉관의 손상을 피하기 위함과 좌폐 쪽이 폐첨부의 위치가 높기 때문에, 우측을 제1선택으로 하다. 견배부에 수 cm의 베개를 넣는다. Trendelenburg 위로 하면 정맥 환류가 증가해 천자하기 쉬워진다(**그림 8-2-29**).

그린 시트를 깐다(**그림 8-2-30**).

얼굴은 천자의 반대측으로 향한다. 포비돈 요오드로 피부를 소독한다. 쇄골 중선부터 외측 1/3의 사이에서, 쇄골의 하1횡지(橫指)의 위치부터 흉골상와의 방향으로 자극한다(**그림 8-2-31**).

모자, 마스크를 착용한다(**그림 8-2-32**).

알콜젤 등으로 손가락 위생을 실시한다(**그림 8-2-33**).

멸균 장갑을 착용한다(**그림 8-2-34**).

가운을 착용한다(**그림 8-2-35**).

멸균한 그린 시트를 펼쳐, 구멍 뚫린 그린 시트를 덮는다(**그림 8-2-36, 37**).

멸균한 그린 시트 위에서 도구를 확인한다(비닐 씌운 유치 카테터, 국소 마취용 주사기, 천자 바늘, 거즈 등). 카테터와 천자침에는 헤파린 첨가 생리식염수를 채워 둔다(**그림 8-2-38**).

봉합용 세트가 있으면 편리하다(**그림 8-2-39**).

22~23G의 바늘로 충분히 국소 마취를 한 뒤, 22G의 카테란 바늘로 교환한다. 시험 천자로서 음압을 주면서 바늘을 진전시킨다. 낮은 각도로 바늘 끝을 쇄골에 대면서 천자하고, 쇄골 아래를 뚫고 나가게 하면서 정맥혈의 역류를 확인한다. 이때의 방향과 깊이를 기억해둔다(**그림 8-2-40**).

기재일: 20 년 월 일
진료과: ______________
병동: ______________

**중심정맥카테테 의료 안전 체크 리스트**

해당하는 ㅁ에 체크하십시오.

| 삽입일: 20 년 월 일 | 제거일: 20 년 월 일 |
|---|---|
| 시술자: (연차 ) | 지도 교수: |
| 처치 상황: ㅁ긴급 ㅁ예정 | |
| 삽입 부위: ㅁ쇄골하 ㅁ서혜 ㅁ내경 ㅁ팔꿈치 ㅁ 손등 | |
| 카테터: (제품명 / G/ 루멘수 개) | |
| 실시 장소: ㅁ병실 ㅁ처치실 ㅁ기타( ) | |

| 예 | 아니오 | 카테터 삽입 시의 대응에 대해 체크하십시오. |
|---|---|---|
| ㅁ | ㅁ | 1. 처치를 시작하기 전에 순서를 확인했습니까? |
| ㅁ | ㅁ | 2. 이름과 네임 밴드를 2번 확인했습니까? |
| ㅁ | ㅁ | 3. 시술자는 장갑을 착용하기 전에 손의 위생 상태를 확인했습니까? |
| ㅁ | ㅁ | 4. 처치 시 모자 · 마스크 · 멸균 가운을 착용했습니까? |
| ㅁ | ㅁ | 5. 처치 시 멸균 장갑을 착용했습니까? |
| ㅁ | ㅁ | 6. 멸균한 그린 시트로 환자의 신체 절반 이상을 덮었습니까? |
| ㅁ | ㅁ | 7. 처치 부위의 피부는 적절하게 소독했습니까?<br>* 피부는 포비돈 요오드 또는 70% 이상의 알콜을 사용하여, 삽입부보다 외측으로 동심원을 그리듯이 소독한다.<br>* 포비돈 요오드를 사용한 경우에는 2분 이상 그대로 두고, 삽입 전에 하이포 알콜을 사용하지 않는다. |
| ㅁ | ㅁ | 8. 무균 조작을 실패한 적은 없습니까? |
| ㅁ | ㅁ | 9. 삽입부를 멸균 투명 필름 혹은 멸균 거즈로 보호했습니까? |
| ㅁ | ㅁ | 10. X선 사진으로 카테터 선단의 위치를 확인했습니까? |
| ㅁ | ㅁ | 11. 자입부를 확보한 드레싱재에 날짜를 기입했습니까? |
| ㅁ | ㅁ | 12. 서혜/내경에 삽입할 때, 초음파가이드하로 시행했습니까? |

* 삽입 종료 후, **중심정맥영양 설명서 · 동의서**와 함께 진료차트에 보관하십시오.

**그림 8-2-27**

쇄골하 정맥 천자가 제1선택이 된다. 특정 기간에 바꿔서 시행할 필요는 없다. 어쩔 수 없는 이유로 대퇴 정맥부터 천자한 경우, 2주 안에 바꿔서 실시한다.
실시 전에 환자 · 가족에게 설명하고 동의서에 사인을 받는다. 병원 내의 체크 리스트에 따라 수기를 실시한다.

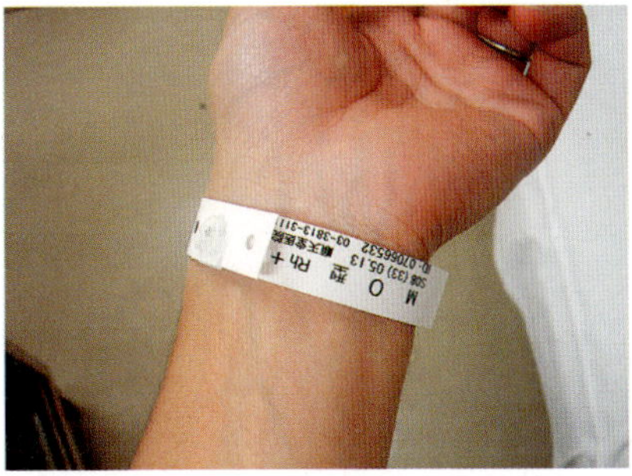

**그림 8-2-28** | 네임 밴드로 본인 확인을 한다.

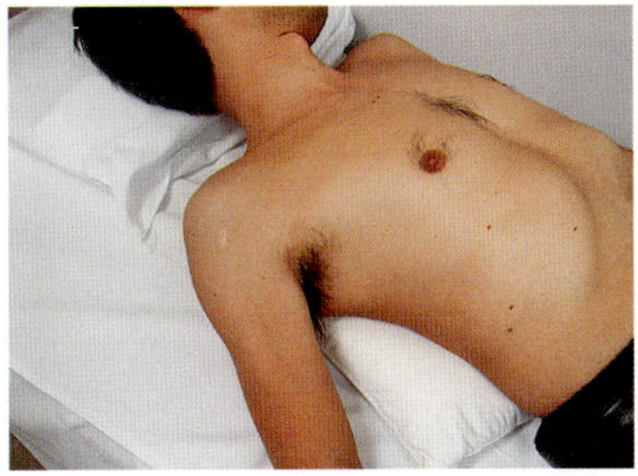

**그림 8-2-29** | ① 흉관의 손상을 피하기 위해, ② 좌폐의 방향이 폐첨부의 위치가 높기 때문에 우측을 제1선택으로 한다. 견배부에 수 cm의 베개를 넣는다. Tredelenburg위로 하면 정맥 환류가 증가해 천자하기 쉽다.

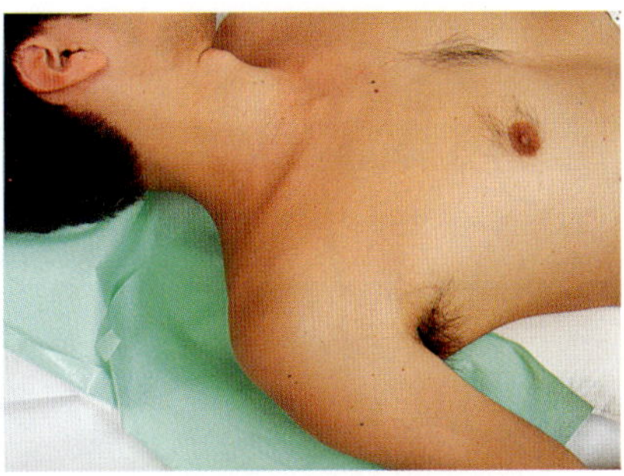

**그림 8-2-30** | 그린 시트를 깐다.

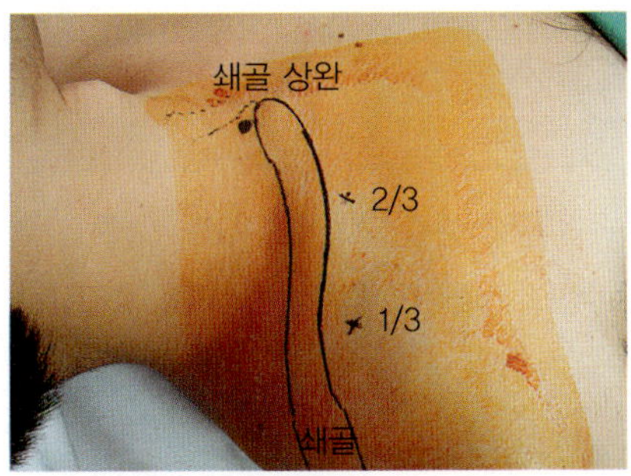


**그림 8-2-31** | 얼굴은 천자의 반대쪽으로 향하게 한다. 포비돈 요오드로 피부를 소독한다. 쇄골 중선부터 외측 1/3의 사이에서 쇄골의 하1횡지(横指)의 위치부터 흉골 상와의 방향으로 천자한다.

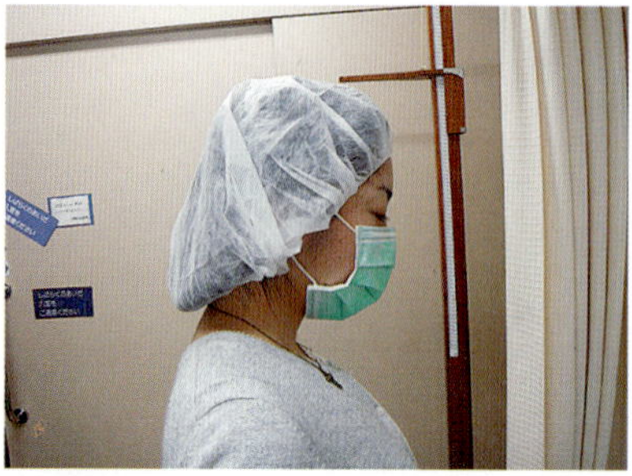

**그림 8-2-32** | 모자, 마스크를 착용한다.

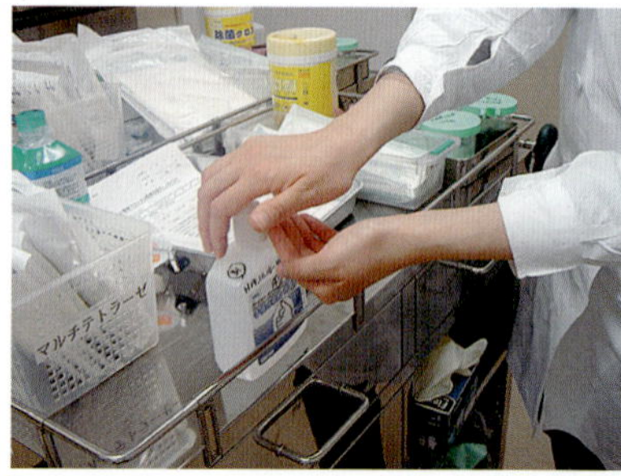

**그림 8-2-33** | 알콜젤 등으로 손가락을 소독한다.

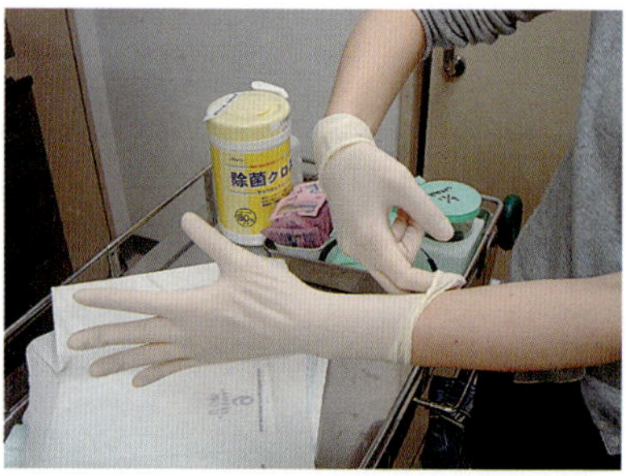

**그림 8-2-34** | 멸균 장갑을 착용한다.

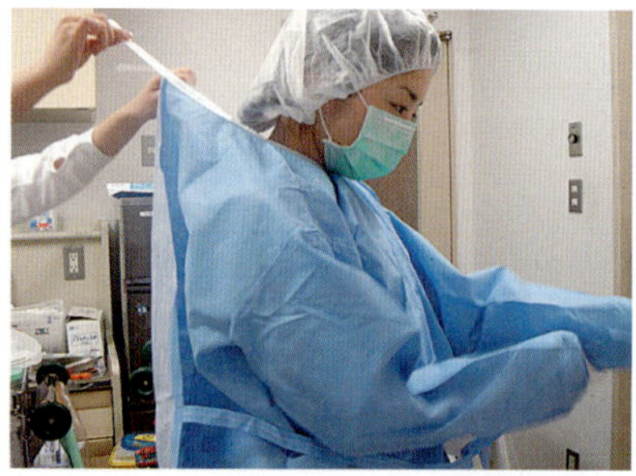

**그림 8-2-35** | 가운을 착용한다.

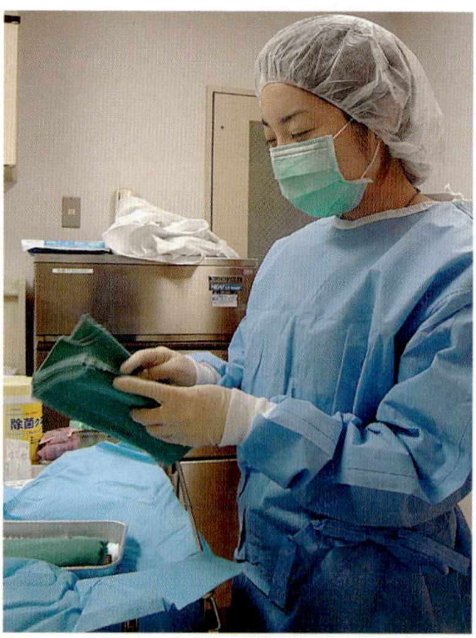

**그림 8-2-36** | 멸균한 그린 시트를 편다.

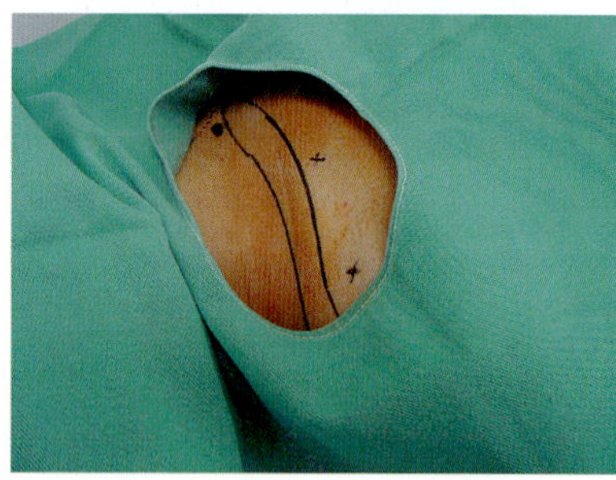

**그림 8-2-37** | 구멍 뚫린 그린 시트를 덮는다.

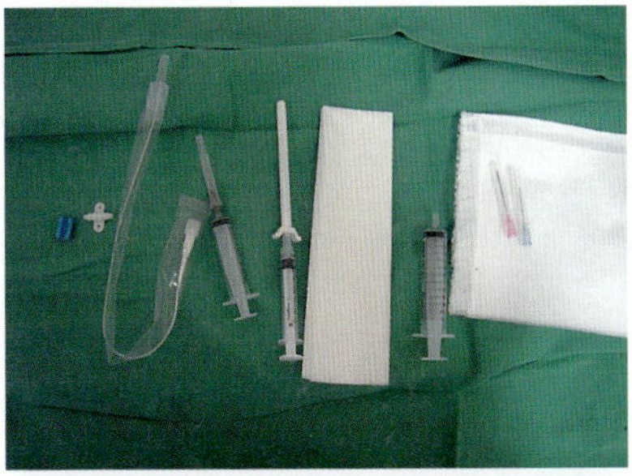

**그림 8-2-38** | 멸균한 그린 시트의 위에서 도구를 확인한다(비닐 씌운 유치 카테터, 국소 마취용 주사기, 천자침, 거즈 등). 카테터와 천자침에는 헤파린 첨가 생리식염수를 채워둔다.

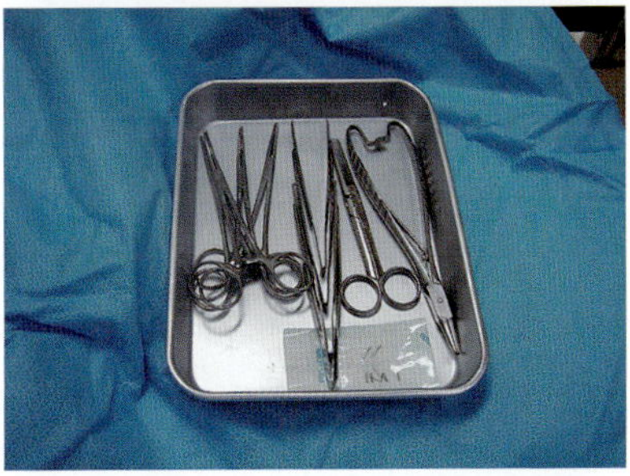

**그림 8-2-39** | 봉합용 세트가 있으면 편리하다.

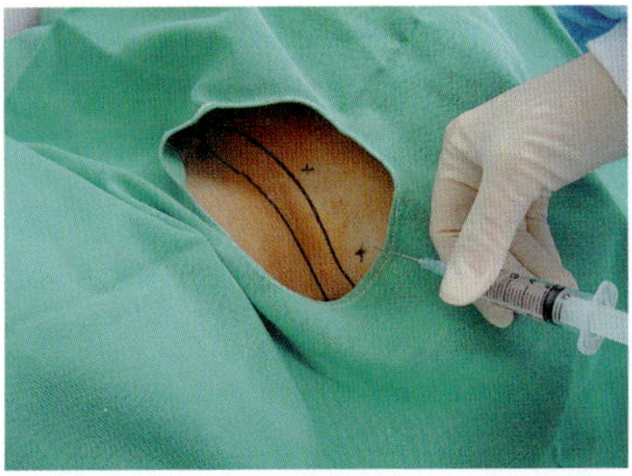

**그림 8-2-40** | 22~23G의 바늘로 충분히 국소 마취를 한 뒤, 22G의 카테란 바늘로 교환한다. 시험 천자로서 음압을 주면서 바늘을 진전시킨다. 낮은 각도로 바늘 끝을 쇄골에 대면서 천자하고, 쇄골 아래를 뚫고 나가게 하면서 정맥혈의 역류를 확인한다. 이때의 방향과 깊이를 기억해둔다.

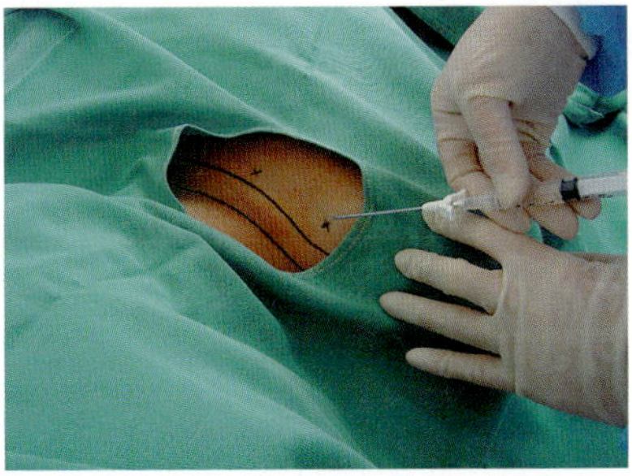

**그림 8-2-41** | 본천자 실시. 음압을 주면서 천자한다. 시험 천자와 동일하게 우선 쇄골에 대면서 전진시킨다.

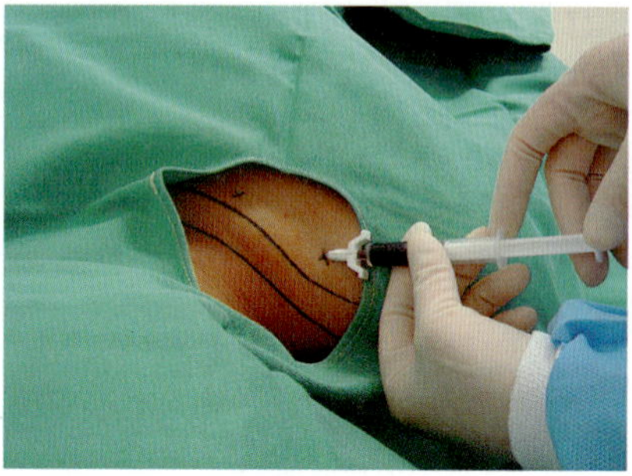

**그림 8-2-42** | 음압을 주면서 바늘을 전진, 혈액의 역류를 확인한다. 정맥혈과 동맥혈의 색의 차이를 보고 구별할 수 있어야 한다.

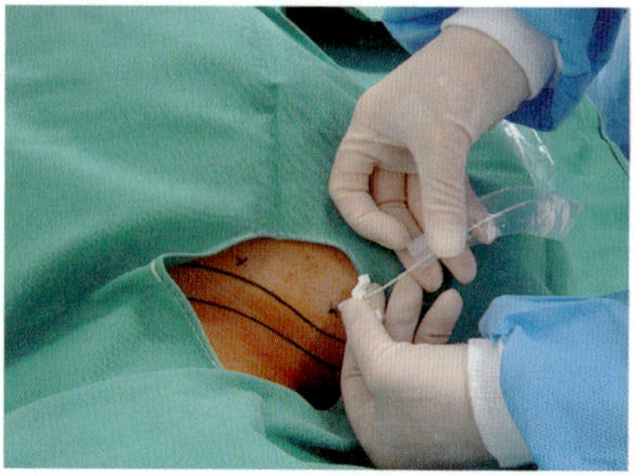

**그림 8-2-43** | 외투(外套)를 확실히 고정하고서 내투를 빼낸다. 목을 우측으로 향하게 해 카테터를 삽입해간다. 삽입 시에 저항이 적은 것을 확인한다. 저항이 강할 경우는 무리하지 않는다.



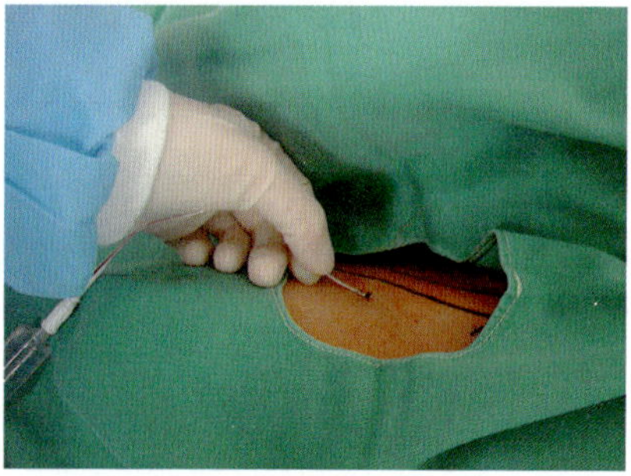

**그림 8-2-44** | 외투(外套)를 빼낸다. 생리식염수가 든 주사기를 접속하고, 부드러운 혈액의 역류를 확인한다.

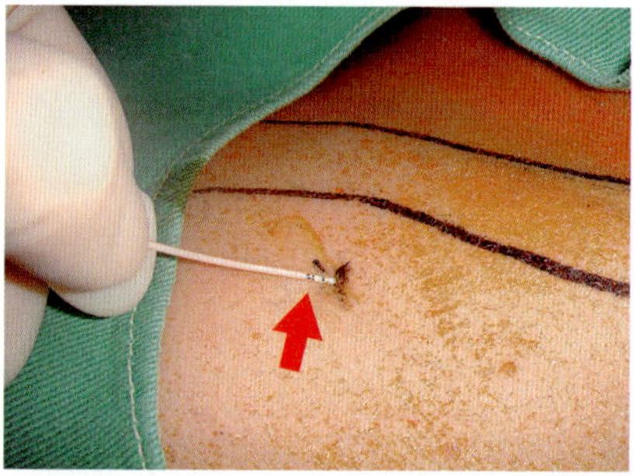

**그림 8-2-45** | 체격에 맞춰 13~15cm의 위치에서 고정한다.

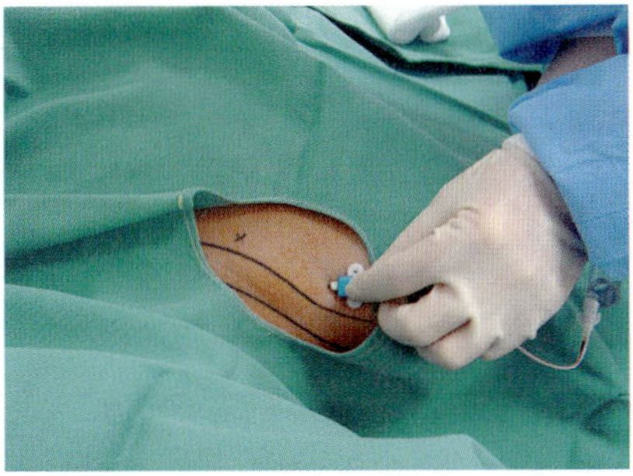

**그림 8-2-46** | 카테터를 피부에 봉합해서 고정한다. 점적 루트를 연결한다.

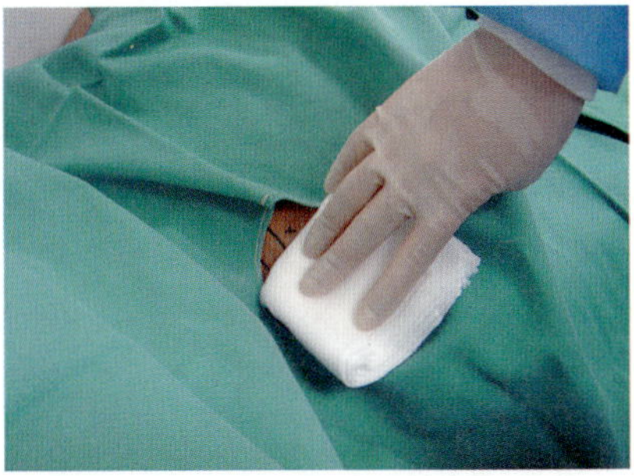

**그림 8-2-47** | 거즈로 삽입 부위를 누른다.

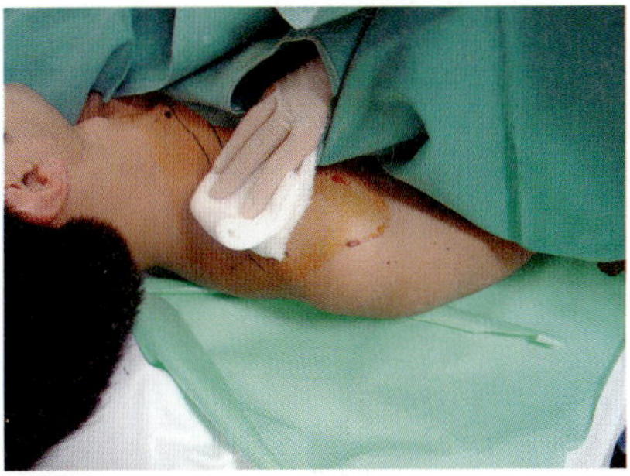

**그림 8-2-48** | 카테터가 빠지지 않도록 신중하게 그린 시트를 벗긴다. 그린 시트와 함께 카테터가 빠지지 않도록!

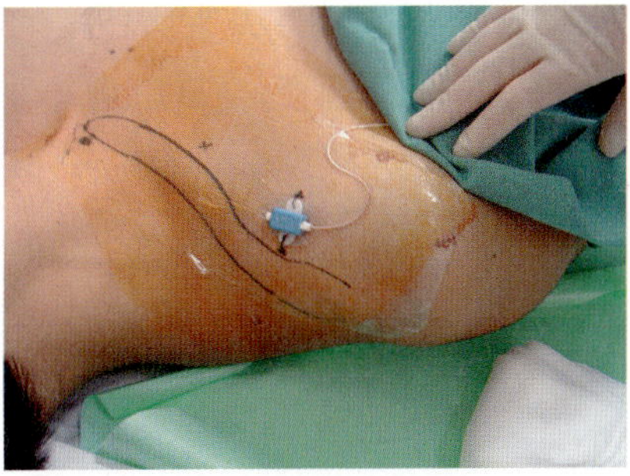

**그림 8-2-49** | 자입부를 멸균 투명 필름(테가덤 등)으로 보호한다. 필름에 삽입일을 기재한다. X선 사진으로 카테터 선단의 위치가 상대정맥 내에 있는 것을 확인한다. 삽입을 성공하지 못한 경우에도 흉부 X선으로 기흉을 확인한다. 같은 날 반대쪽으로 재천자하는 것은 양측 기흉의 가능성이 있어 금지이다. 삽입 후는 삽입부의 발적 등 감염의 징후 등을 주의 깊게 관찰한다.

본천자는 음압을 가하면서 실시한다. 시험 천자와 동일하게 우선 쇄골에 대면서 전진시킨다(**그림 8-2-41**).

음압을 주면서 바늘을 전진시키고, 혈액의 역류를 확인한다. 정맥혈과 동맥혈의 색의 차이를 보고 구별할 수 있어야 한다(**그림 8-2-42**).

외투(外套)를 확실히 고정하고 내통을 빼낸다. 목을 우측으로 돌리게 하고, 카테터를 삽입해간다. 삽입 시 저항이 적은 것을 확인한다. 저항이 큰 경우는 무리하지 않는다(**그림 8-2-43**).

외투(外套)를 빼낸다. 생리식염수를 넣은 주사기를 접속해, 부드럽게 혈액이 역류하는 것을 확인한다(**그림 8-2-44**).

체격에 맞춰, 13~15cm의 위치에서 고정한다(**그림 8-2-45**).

카테터를 피부에 봉합해 고정한다. 점적 루트를 연결한다(**그림 8-2-46**).

거즈로 자입부를 누르고, 카테터가 빠지지 않도록 신중하게 그린 시트를 빼낸다. 그린 시트와 함께 카테터가 빠지지 않도록 한다(**그림 8-2-47, 48**).

자입부를 멸균 투명 필름(테가덤 등)으로 보호한다. 필름에 삽입일을 기재한다. X선 사진으로 카테터 선단의 위치가 상대정맥 내에 있는 것을 확인한다. 삽입을 성공하지 못한 경우에도 흉부 X선으로 기흉을 확인한다. 같은 날 반대쪽으로 재천자하는 것은 양측 기흉의 가능성이 있어 금지이다. 삽입 후에는 삽입부의 발적 등 감염의 징후 등을 주의 깊게 관찰한다(**그림 8-2-49**).

# 동맥 천자

## 방법 · 수기

비멸균 장갑을 착용한다. 동맥 채혈용의 주사기를 사용한다. 통상의 주사기를 헤파린으로 적셔 사용해도 좋다. 22~25G 바늘을 사용한다(**그림 8-2-50**).

정맥 채혈보다도 강한 통증이 있다는 것을 환자에게 전한다(**그림 8-2-51**).

상완동맥에서의 천자, 바늘은 팔과 수직하게 찌른다(**그림 8-2-52**).

손가락 2개로 동맥의 박동을 촉지하고, 그 사이로 천자한다. 혈액이 역류했다면 바늘 끝을 움직이지 않고 채취한다. 천자 후는 알콜솜으로 5분 이상 압박한다. 채취한 검체는 신속하게 분석한다(**그림 8-2-53**).

천자에 실패한 경우도 뚜껑을 다시 닫지 않는다(**그림 8-2-54**).

손은 요골동맥과 척골동맥의 양쪽에서 지배된다. 요골동맥은 표재성이고 정맥을 동반하지 않는다. 그리고 천자 시 고정하기가 쉽고, 동맥 라인 유치의 연습도 되기 때문에, 동맥 천자의 제1선택으로 하면 좋다. 손목을 충분하게 진전시켜, 왼손의 검지로 박동의 위치를 확인한다(**그림 8-2-55**).

45도의 각도로 바늘을 진전시키고(**그림 8-2-56**), 테이프 등으로 손목을 고정해두면 천자하기가 쉽다(**그림 8-2-57**).

대퇴동맥의 천자에서도 손가락 2개로 박동을 느끼는 것이 중요하다(**그림 8-2-58**). 환자의 우측에 서서, 대퇴를 약간 개각외선위로 한다.

뚜껑을 다시 덮지 않고, 바늘 끝의 사고 방지 기능을 이용해 종료한다(**그림 8-2-59, 60**).

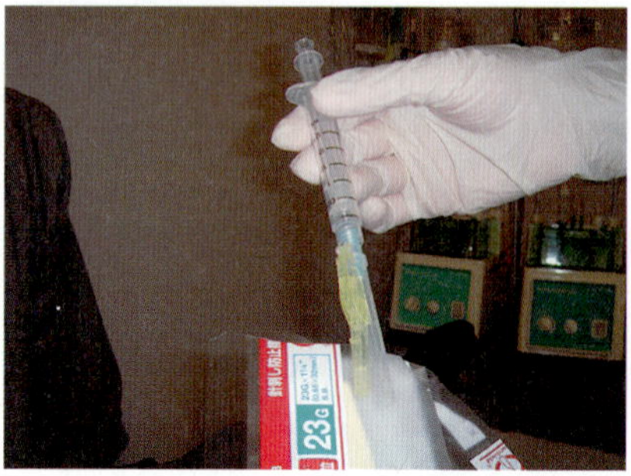


**그림 8-2-50** | 비멸균 장갑을 착용한다. 동맥 채혈용의 주사기를 사용한다. 통상의 주사기를 헤파린으로 적셔 사용해도 좋다. 22~25G 바늘을 사용한다.

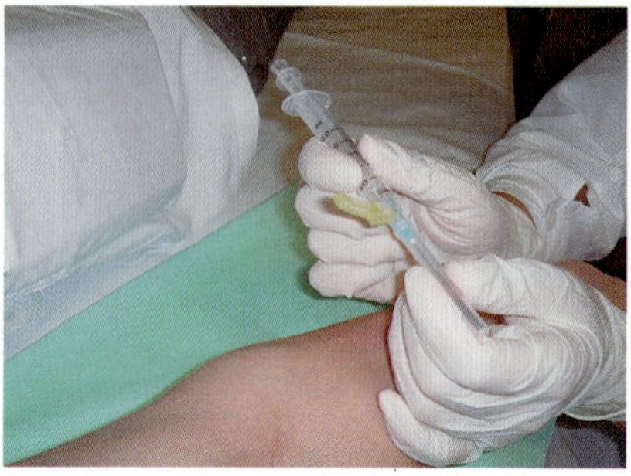

**그림 8-2-51** | 정맥 채혈보다도 강한 통증이 있다는 것을 환자에게 전한다.



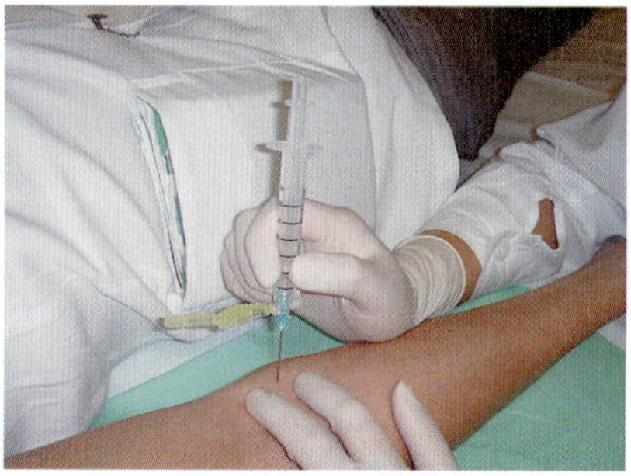

**그림 8-2-52** | 상완동맥에서 천자, 바늘은 팔과 수직하게 찌른다.

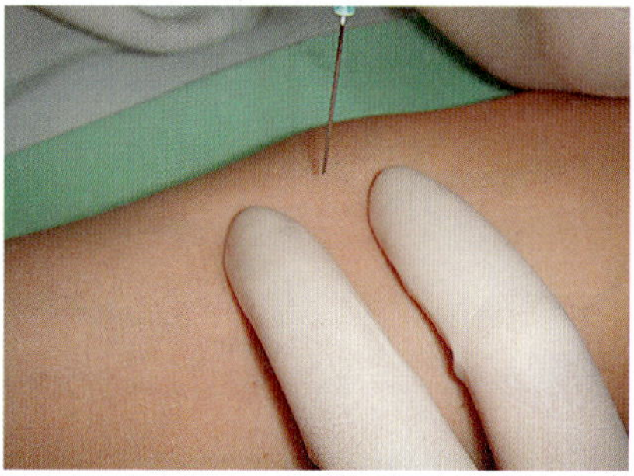

**그림 8-2-53** | 손가락 2개로 동맥의 박동을 촉지하고, 그 사이를 천자한다. 혈액이 역류한다면 바늘 끝을 움직이지 않게 채취한다. 천자 후는 알콜솜으로 5분 이상 압박한다. 채취한 검체는 신속하게 분석한다.

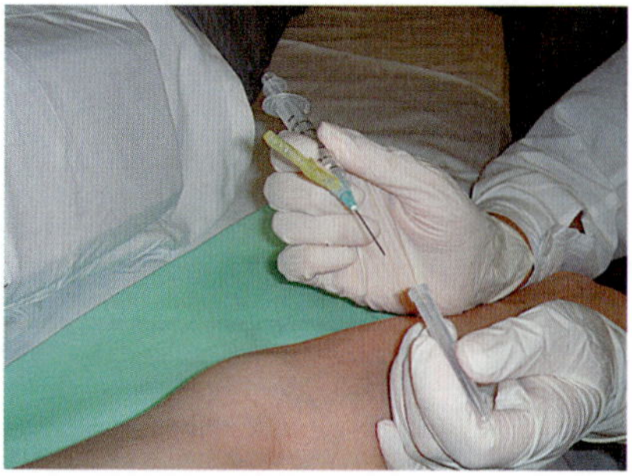

**그림 8-2-54** | 천자에 실패한 경우도 뚜껑을 다시 닫지 않는다.

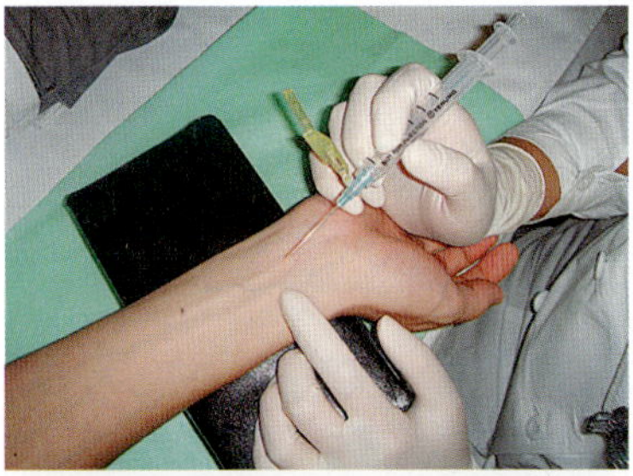

**그림 8-2-55** | 요골동맥의 천자. 손은 요골동맥과 척골동맥의 양쪽에서 지배된다. 요골동맥은 표재성이고 정맥을 동반하지 않는다. 그리고 천자 시 고정하기가 쉽고, 동맥 라인 유치의 연습도 되기 때문에, 동맥천자의 제1선택으로 하면 좋다. 손목을 충분하게 진전시켜, 왼손의 검지로 박동의 위치를 확인한다.

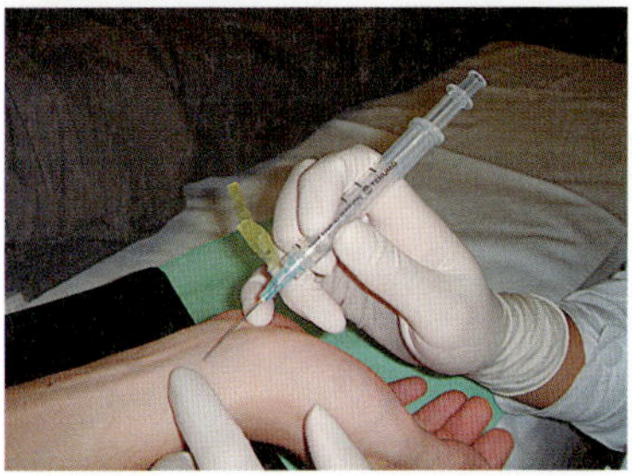

**그림 8-2-56** | 45도의 각도로 바늘을 진전시킨다.

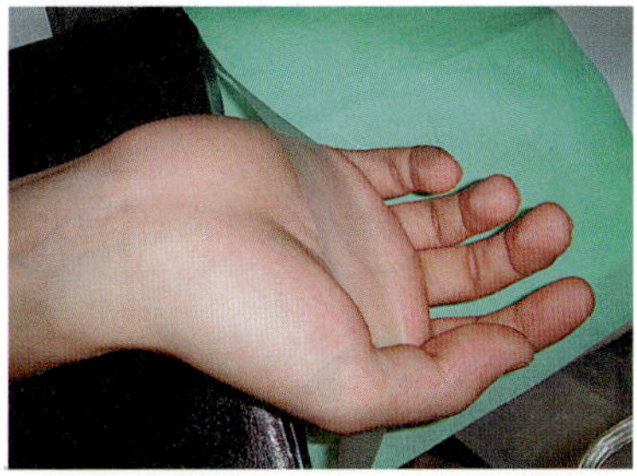

**그림 8-2-57** | 테이프 등으로 손목을 고정해두면 천자하기가 쉽다.

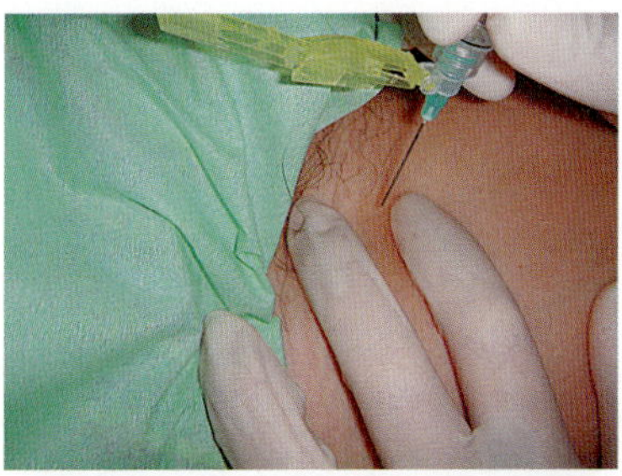

**그림 8-2-58** | 대퇴동맥의 천자에서도 손가락 2개로 박동을 느끼는 것이 중요하다. 환자의 우측에 서서, 대퇴를 약간 개각외선위로 한다.

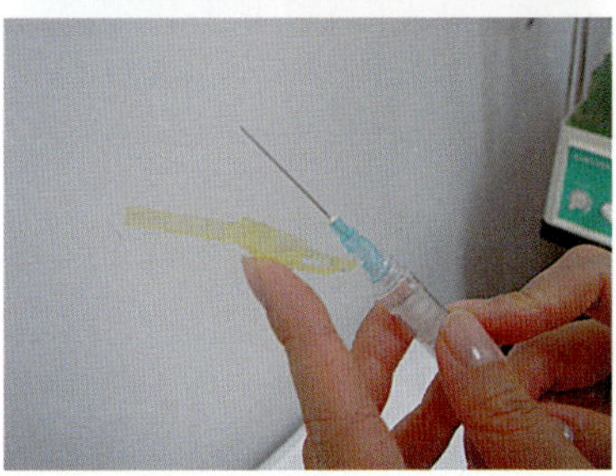

**그림 8-2-59** | 뚜껑을 다시 덮지 않고, 바늘 끝의 사고 방지 기능을 이용한다.

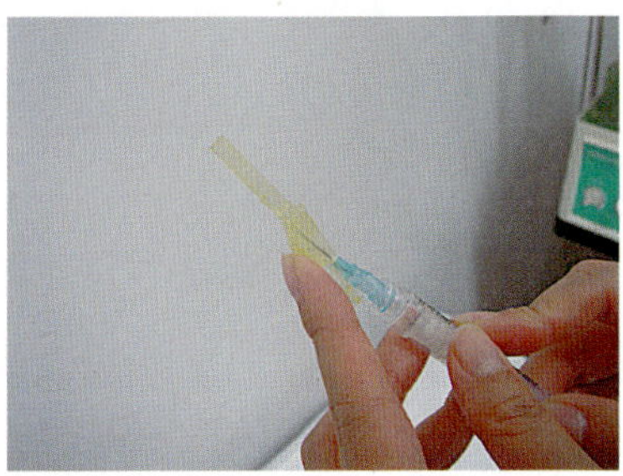

**그림 8-2-60** | 종료

# 3. 기관 내 삽관

## 목적

상기도 폐색 시 기도 확보

## 적응

상기도 폐색, 호흡 부전 등으로 호흡 관리가 필요한 경우, 소생 시, 전신 마취 시

## 종류

경구 삽관, 경비 삽관

## 방법 · 수기

환자의 두측에 서서, 암부백으로 마스크 환기를 실시한다(**그림 8-3**).

무리한 자세에서 실시하려고 하지 말고, 반드시 적절한 높이에서 환기한다.

환자의 머리 아래에 베개를 두고, 향기를 맡는 듯한 자세를 취한다(sniffing position). 이 자세가 후두경을 삽입했을 때 성대를 가장 직시하기 쉽다(**그림 8-3-2, 3**).

충분히 산소화시킨 마스크를 대고, 하악을 전방으로 아탈구시킨다. 오른손의 엄지, 검지를 교차시켜서 입을 연다(cross finger법)(**그림 8-3-4**).

개구가 불충분한 경우, 근이완제의 사용도 검토한다.

왼손에 후두경을 가지고, blade를 우구각에서 삽입한다(**그림 8-3-5**).

blade를 사용해 혀를 중앙에서 왼쪽으로 압배해가면서 선단을 후두개곡(후두개의 밑동)까지 진전시킨다(**그림 8-3-6**).

핸들 방향으로 후두경을 전방으로 들어 올리듯이 당겨서 시야를 확보한다. 필요에 따라 구강 내의 분비물의 흡인을 실시한다. 손목으로 주무르거나 치아로 지지하거나 하는 조작은 절대로 해서는 안 된다.

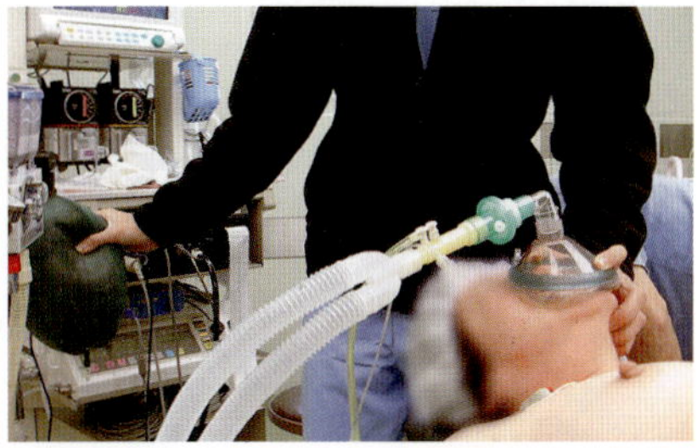

**그림 8-3-1** | 환자의 두측에 서서, 암부백으로 마스크 환기를 실시한다.

**그림 8-3-2, 3** | 왼손의 중지, 약지, 새끼 손가락으로 하악을 거상하고, 엄지, 검지로 페이스 마스크를 안면에 밀착시킨다(환기 시 손가락의 형태에서 EC법이라고 불린다).

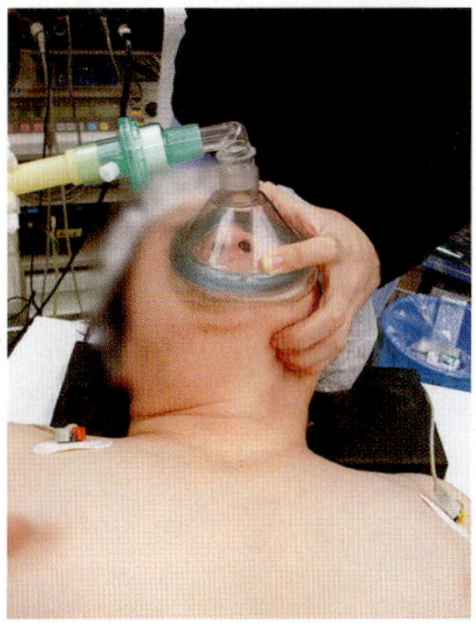

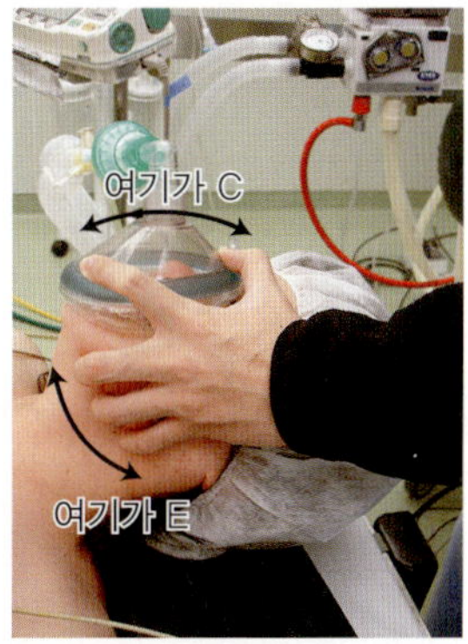


**그림 8-3-4** | 충분히 산소화시킨 마스크를 대고, 하악을 전방으로 아탈구시킨다. 오른손의 엄지, 검지를 교차시켜서 입을 연다(cross finger법).

**그림 8-3-5** | 왼손에 후두경을 가지고, blade를 우구각에서 삽입한다.

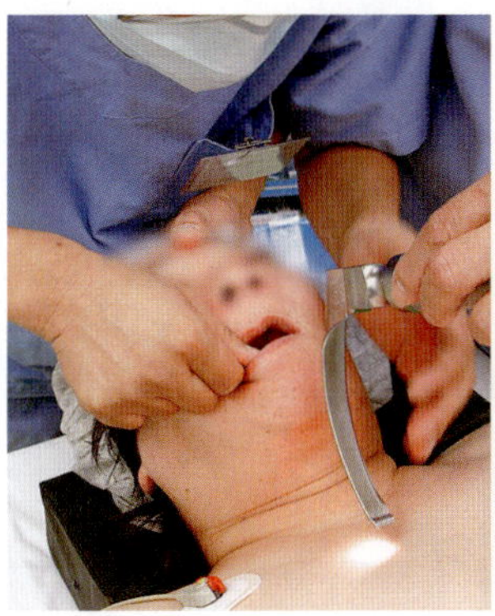

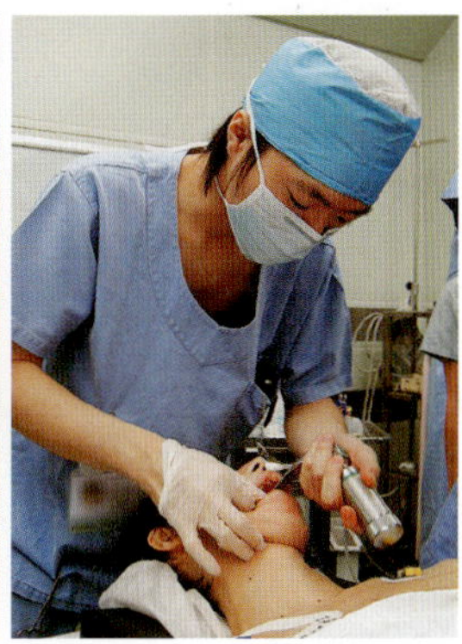

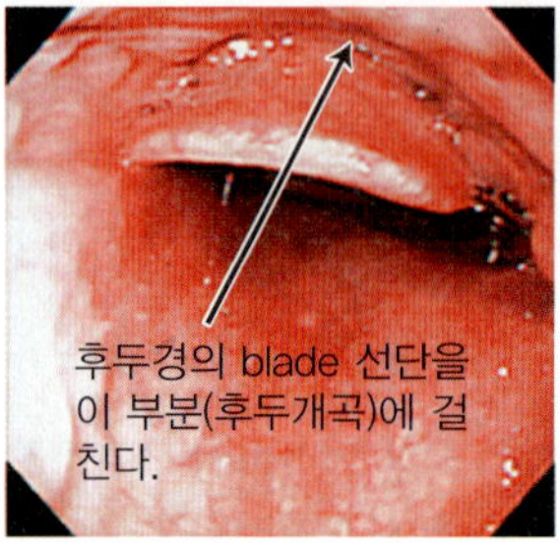


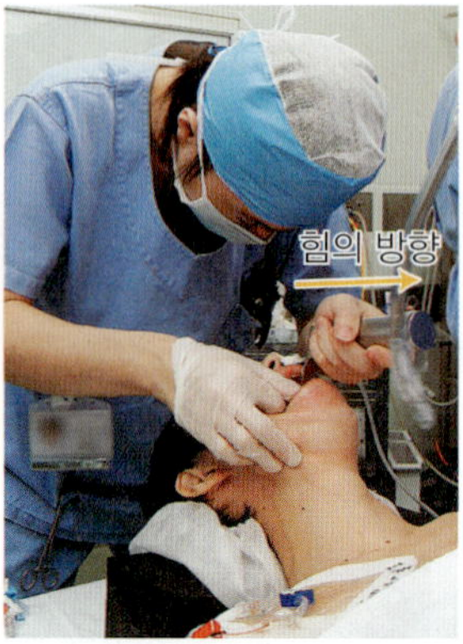


**그림 8-3-6** | 화살표 부분에 blade의 선단을 삽입해 거상한다.

**그림 8-3-7** | 설근과 후두개를 상전방으로 들어올려 후두 전개하면 성문을 직시할 수 있게 된다.

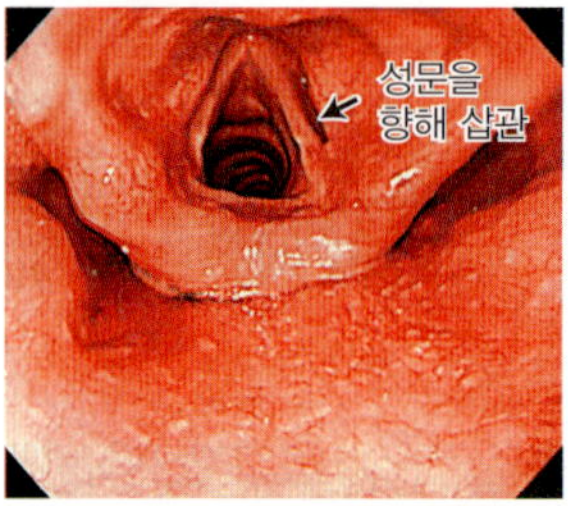


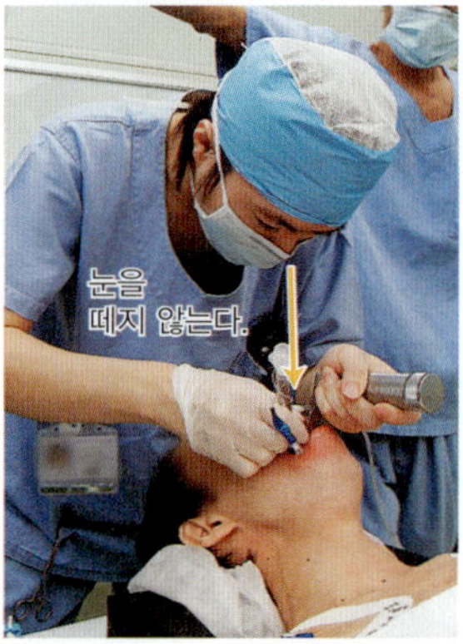


**그림 8-3-8** | 화살표 부분이 성대이다. 삽관할 때는 cuff가 이 부분을 넘을 때까지 눈을 떼지 않는다.

**그림 8-3-9** | 성문을 확인했다면 거기서부터 눈을 떼지 말고 삽관 튜브를 삽입한다.

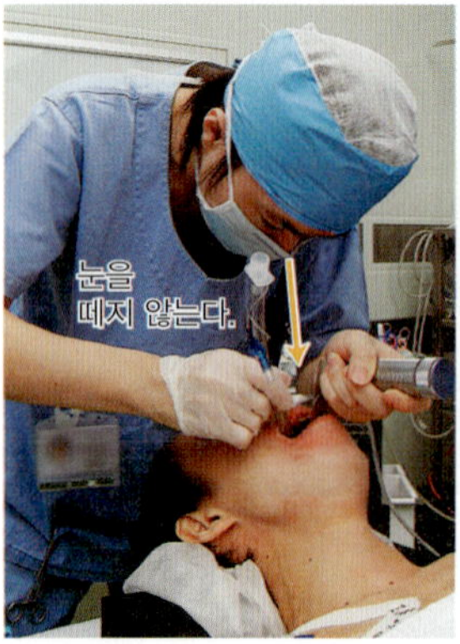


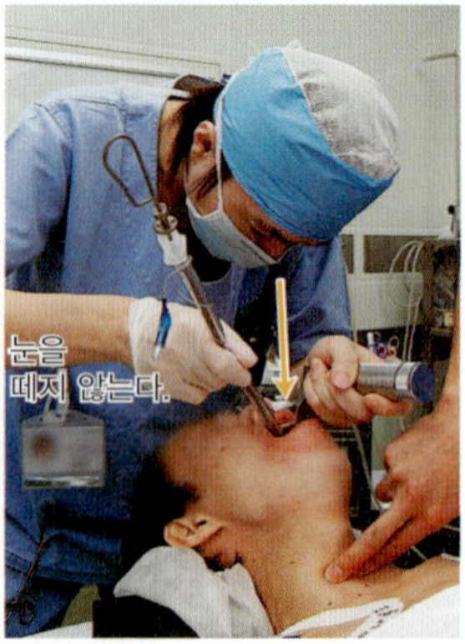


**그림 8-3-10** | 선단이 성문을 넘어 cuff가 완전히 통과할 때까지 삽입한다.

**그림 8-3-11** | 삽관 완료

8 기본수기

**그림 8-3-12** | 삽관 튜브의 위치가 바뀌지 않도록 구각에서 움직이지 않도록 잘 잡는다.

**그림 8-3-13** | 바이트 블록을 삽입한다.

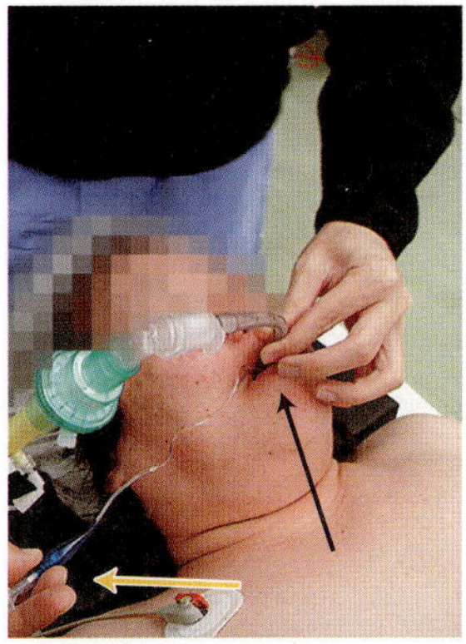

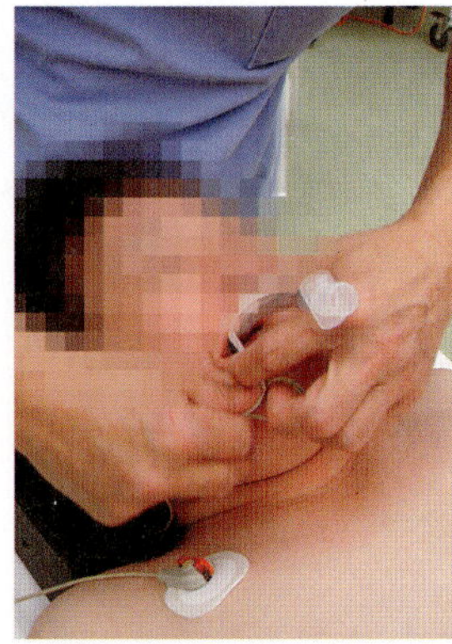

**그림 8-3-14** | 튜브 및 바이트 블록을 테이프로 고정한다.

**그림 8-3-15** | 더욱 확실하게 고정한다.

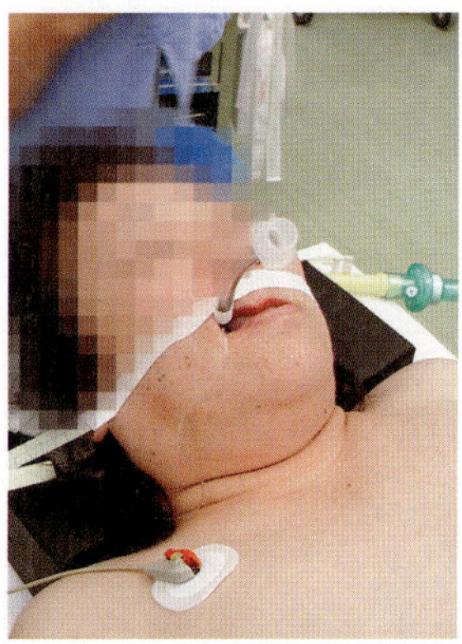

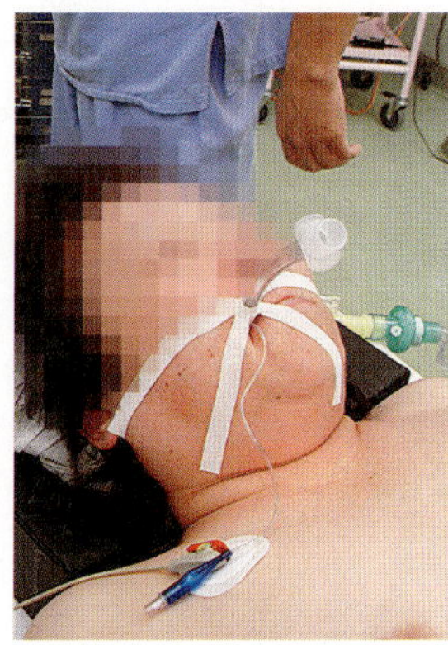



설근과 후두개를 상전방으로 들어 올려 후두 전개하면 성문을 직시할 수 있게 된다(**그림 8-3-7**).

성문을 확인했다면 거기서 눈을 떼지 않고 삽관 튜브를 삽입하고, 선단이 성문을 넘어 cuff가 완전히 통과할 때까지 삽입한다(**그림 8-3-9, 10, 11**).

stylet이 들어있는 경우는 보조자에게 뽑게 한다. 그 사이 삽관 튜브의 위치가 변하지 않도록 구각에서 움직이지 않도록 잘 잡는다(**그림 8-3-12**).

보조자에게 cuff를 부풀리게 한다. 공기누설(air leakage)하지 않을 정도의 최저량에 그친다. cuff압은 너무 높으면 기관벽의 압박 괴사 등을 일으킬 위험이 있으므로 20cm 수주(水柱)를 넘지 않을 것(**그림 8-3-12**).

좌우의 호흡음을 청진하고 확인한다. 전신 마취 시는 호기말이산화탄소 분압측정기(capnometer)로 확인할 수 있다.

오삽관하지 않았는지에 대한 확인은 호기종말$CO_2$검지기나 EDD (esophageal detector device, 식도 삽관 검지기) 등을 사용하는 경우도 있다.

이 사이에도 자신의 손으로 정확하게 삽관 튜브를 고정해간다.

바이트 블록에서 정확하게 고정한다(**그림 8-3-13, 14, 15**).

**포인트**

가장 중요한 것을 아래에 나타내었다.

- 모든 조작을 best position에서 실시할 것. 환기도, 삽관도, 고정도 모두 자신이 가장 하기 쉬운 높이와 체위를 이해해둘 것.
- 튜브를 삽입할 때는 cuff가 기관을 넘을 때까지의 일련의 동작이 끝날 때까지 절대로 눈을 떼서는 안 된다.
- 튜브가 삽입된 후, 테이프로 고정할 때까지 자신의 손으로 튜브 위치가 틀어지지 않도록 확실하게 구각에서 고정해둔다.
- 기관 내 삽입을 잘못하는 것은 환자의 기도 확보를 할 수 없게 된다는 것으로, 환자 생명의 위기와 직결한다. 가장 기본적이면서 무척 중요한 수기이므로, 확실하게 이해해두어야 한다.
- 삽관 후는 신속하게 흉부 X선 사진으로 삽관 튜브의 위치 등을 체크한다.

# 4. 기관 절개술

## 목적

상기도 폐색 시 기도 확보

## 적응

장기의 인공호흡관리 증례, 기도 분비물이 많은 증례

## 종류

경피적 기관 절개, 외과적 기관 절개

## 방법 · 수기

가능하면 기관 내 삽입을 해서 기관 확보가 된 사이에 실시하는 것이 바람직하다.

병실에서 국소 마취 하에 실시하는 경우도 많다.

어깨 아래에 베개를 넣어 경부를 신전한다(**그림 8-4-1**).

갑상연골 및 윤상연골을 확인하고, 제2, 3 기관 윤상을 절개 예정 부위로서 마킹한다(**그림 8-4-2**).

넓게 소독하고 멸균한 천으로 덮는 operative field를 만든다(**그림 8-4-3, 4**).

국소 마취를 한 후 피부를 절개한다(**그림 8-4-5, 6, 7**).

좌우로 틀어지면 그 후의 처치가 어려우므로 절대로 중앙에서 흐트러지지 않도록 할 것.

피하조직을 박리하고, 전경근군을 노출한다(**그림 8-4-8, 9, 10**).

피하의 박리, 근층의 박리와 그 수기마다 중앙에서 흐트러지지는 않았는지 촉진으로 꼼꼼하게 확인한다(**그림 8-4-11, 16**).

중앙의 백선을 확인하고 이것을 종절개해서, 좌우로 뭉툭하게 나눈다(**그림 8-4-12~19**).

갑상선이 드러나는데, 통상 갑상선은 두측에 있다(**그림 8-4-17**).

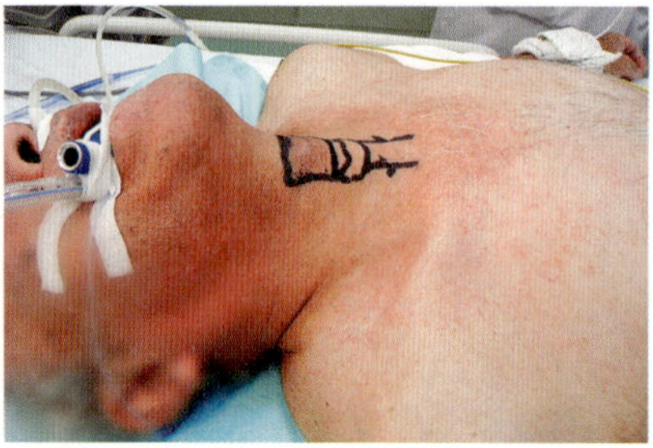

**그림 8-4-1** | 어깨 아래에 베개를 넣어 경부를 신전한다.

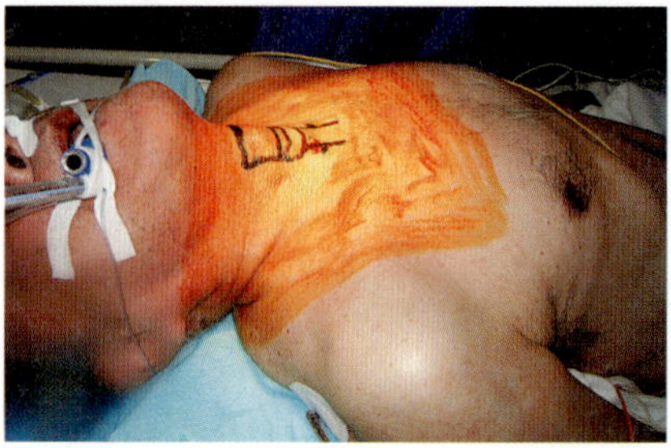

**그림 8-4-2** | 갑상연골 및 윤상연골을 확인하고, 제2, 3 기관 윤상을 절개 예정 부위로서 마킹한다.

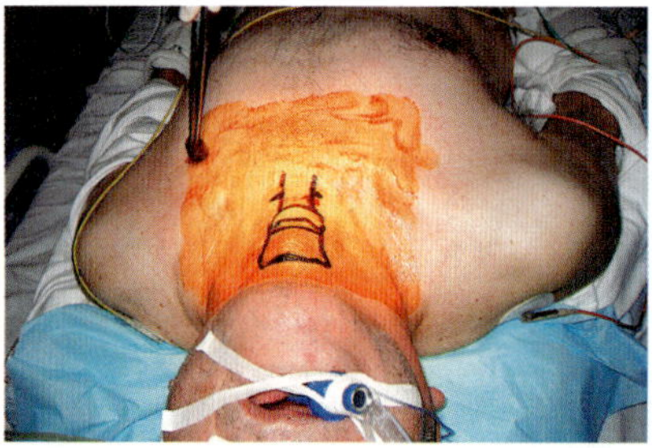

**그림 8-4-3** | 넓게 소독한다.

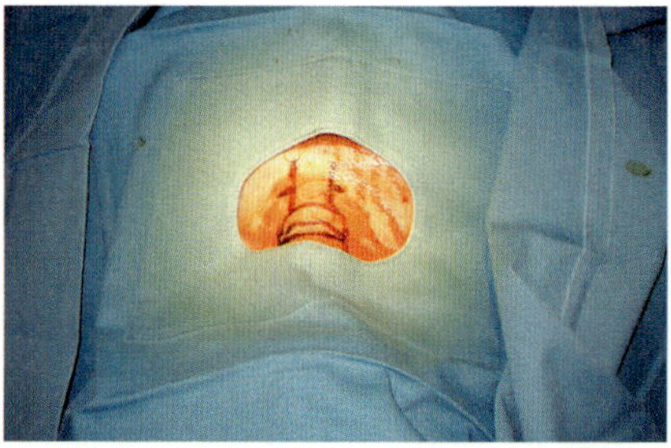

**그림 8-4-4** | 멸균한 천으로 덮는 operative field을 만든다.

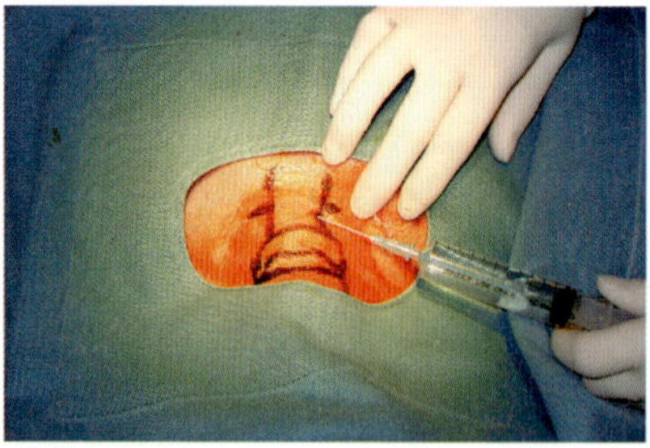

**그림 8-4-5** | 국소 마취한다.

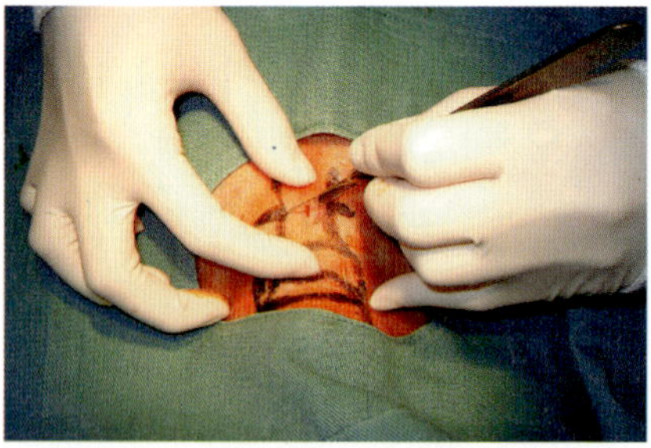

**그림 8-4-6** | 피부를 절개한다. 좌우가 어긋나면 그 후의 처치가 곤란하므로 절대로 중앙에서 흐트러지지 않도록 할 것

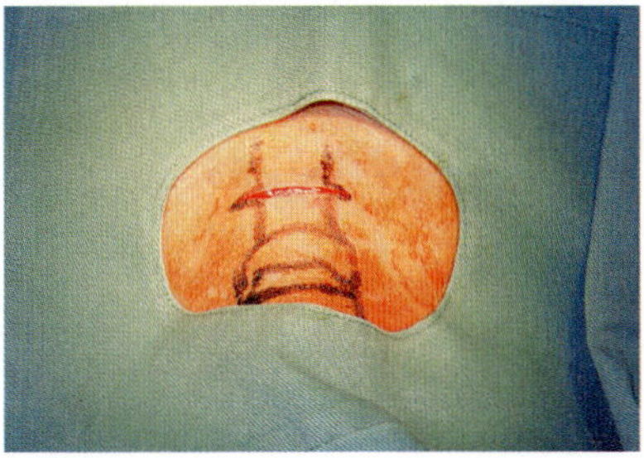

**그림 8-4-7** | 피부 절개 후

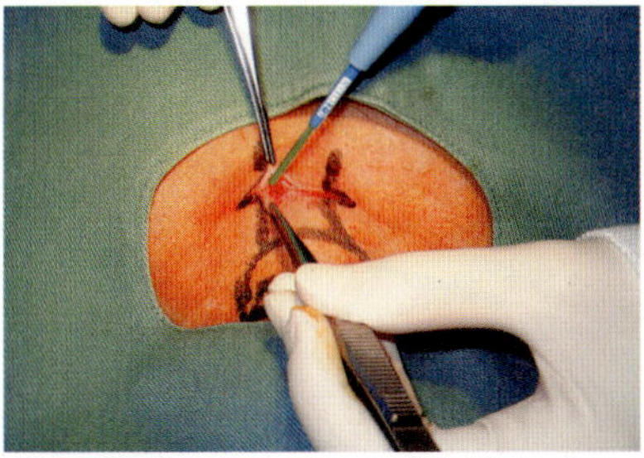

**그림 8-4-8** | 피하 조직을 박리(1)

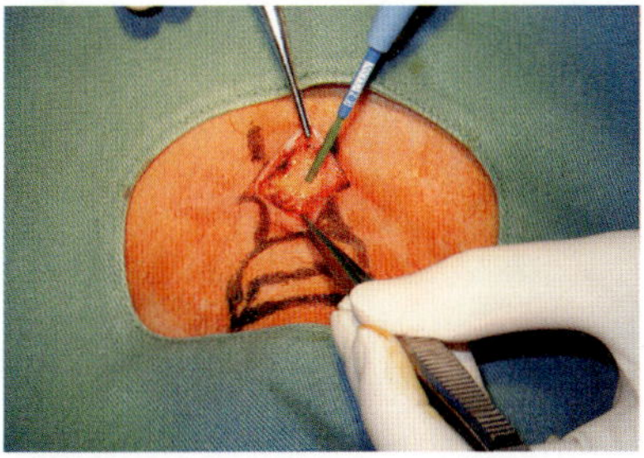

**그림 8-4-9** | 피하 조직을 박리(2)

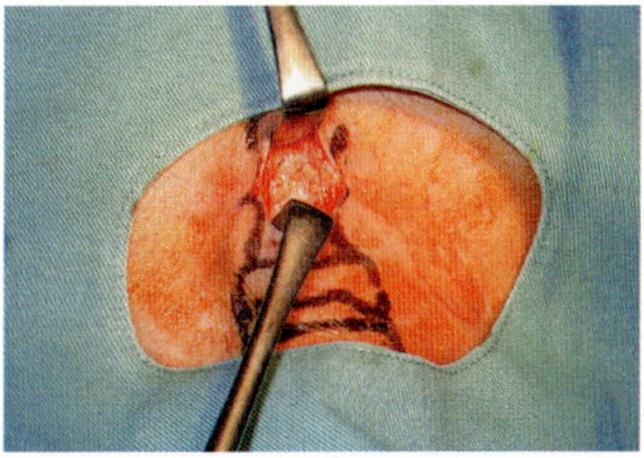

**그림 8-4-10** | 전경근군을 노출한다.

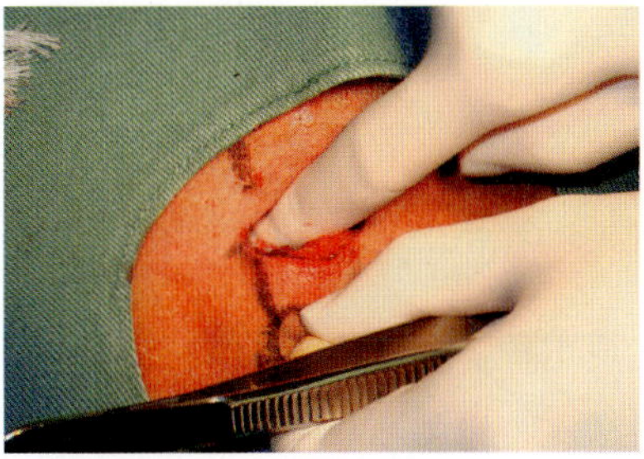

**그림 8-4-11** | 피하의 박리, 근층의 박리와 그 수기마다 중앙에서 흐트러지지 않았는지 촉진으로 꼼꼼하게 살펴본다.

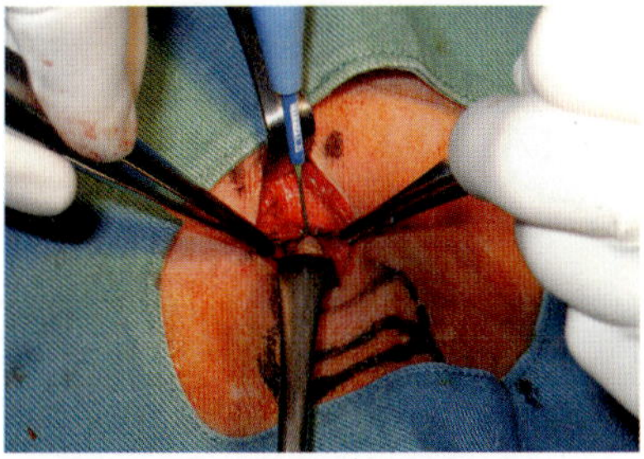

**그림 8-4-12** | 중앙의 백선을 확인하고, 이것을 종절개한다.

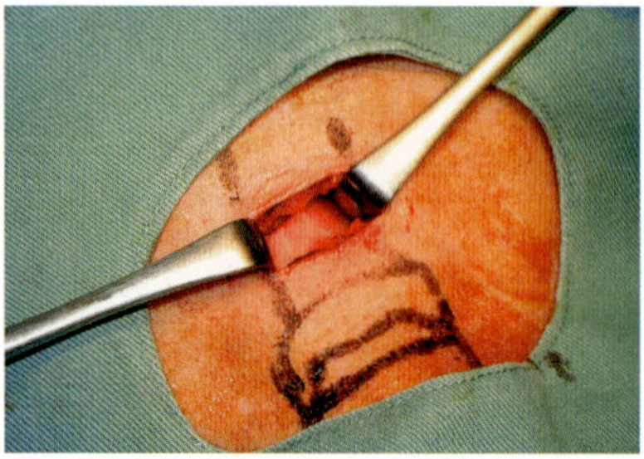

**그림 8-4-13** | 좌우로 뭉툭하게 나눈다.

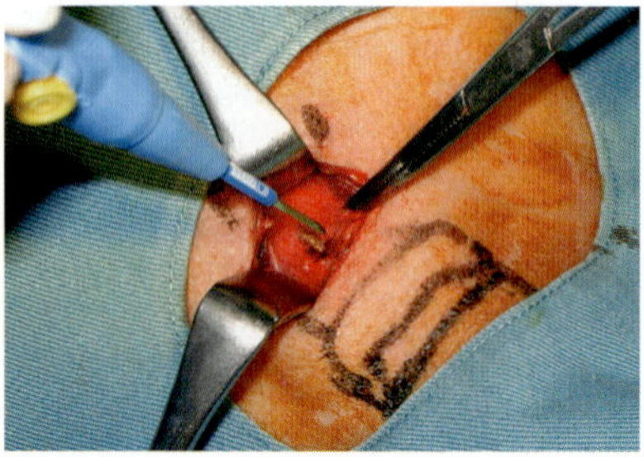

**그림 8-4-14** | 중앙에서 박리, 절개를 진행한다.

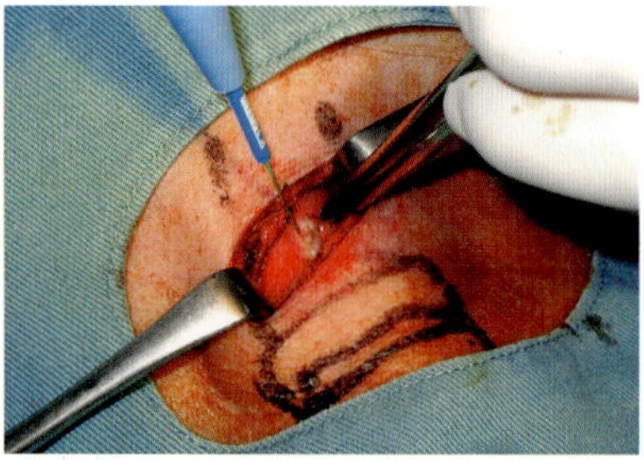

**그림 8-4-15** | 전경근군 박리한다.

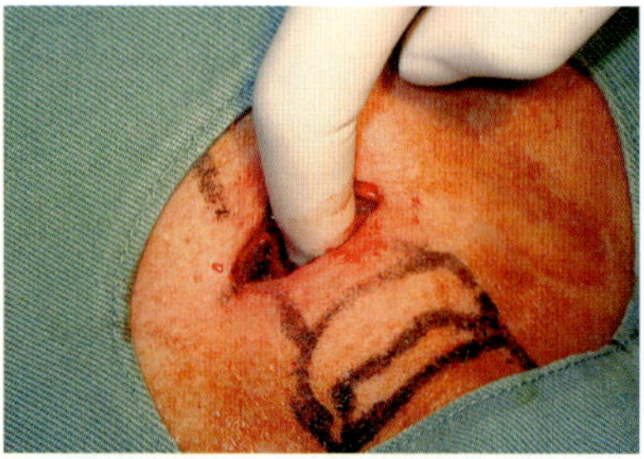

**그림 8-4-16** | 수기마다 촉진해서 확인한다.

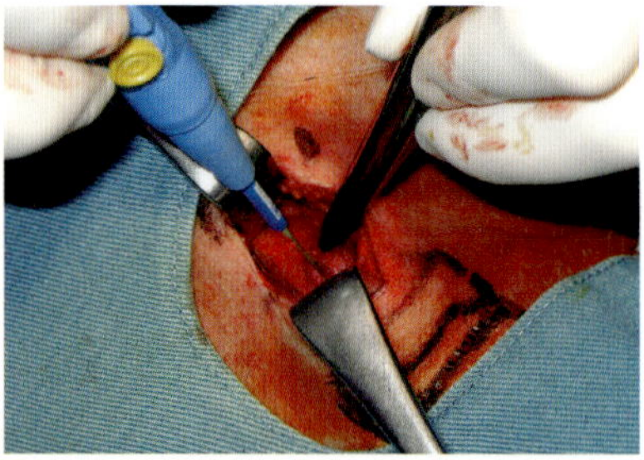

**그림 8-4-17** | 갑상선이 드러나는데 통상 갑상선은 두측에 있다.

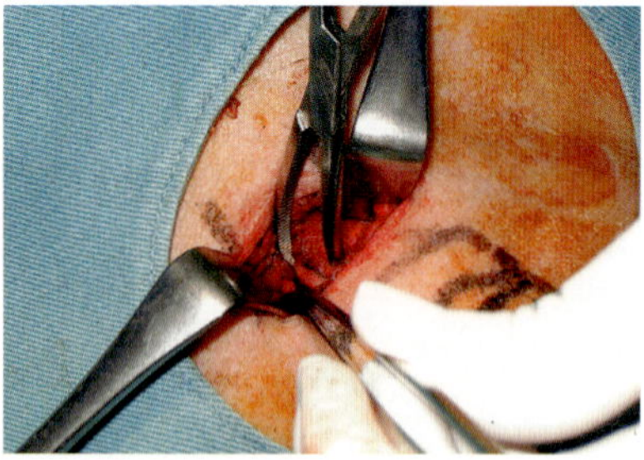

**그림 8-4-18** | operative field의 방해가 될 경우는 가급적으로 박리한다.

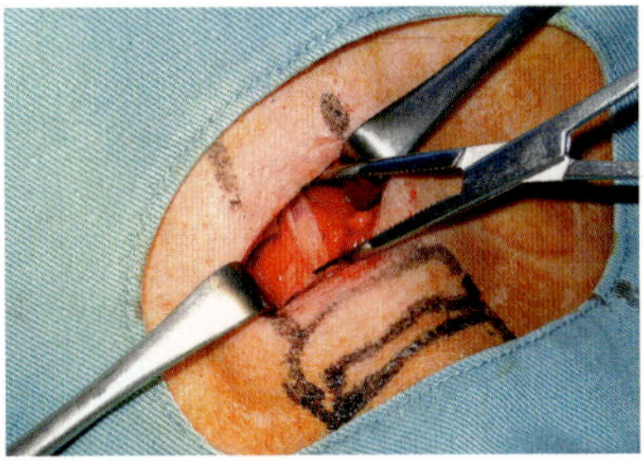

**그림 8-4-19** | 중앙에서 떨어지지 않도록 박리한다.

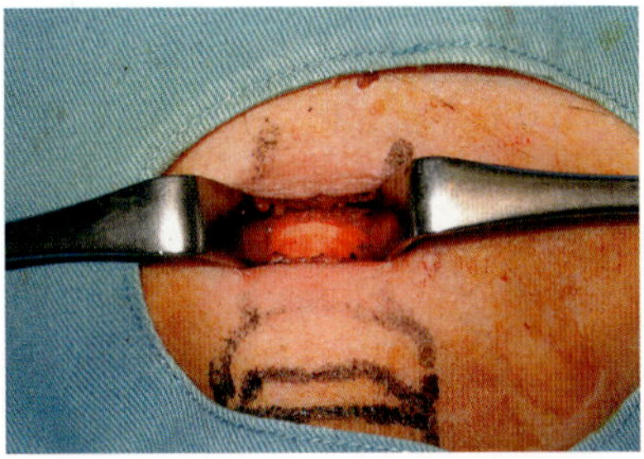

**그림 8-4-20** | 기관 전벽에 도달한다.

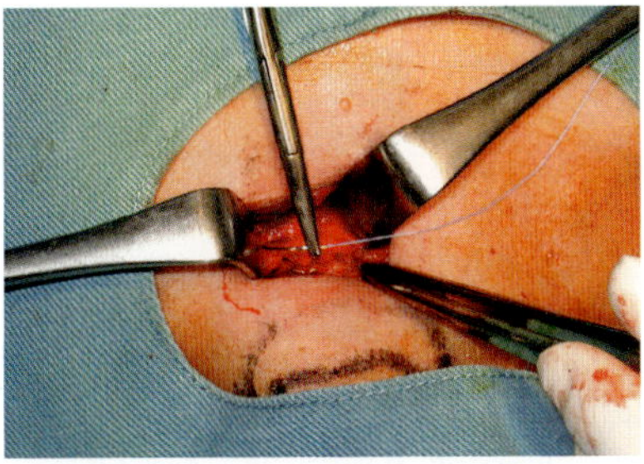

**그림 8-4-21** | 기관을 절개하기 전에 절개 예정 부위의 기관 전면에 바늘과 실을 건다.

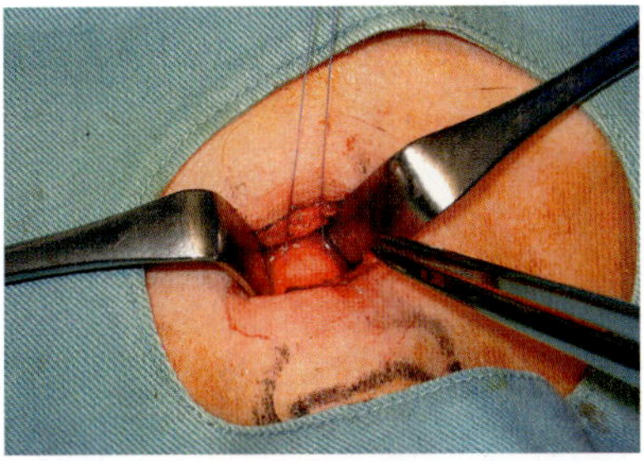

**그림 8-4-22** | 바늘과 실을 걸어서 유지한다.

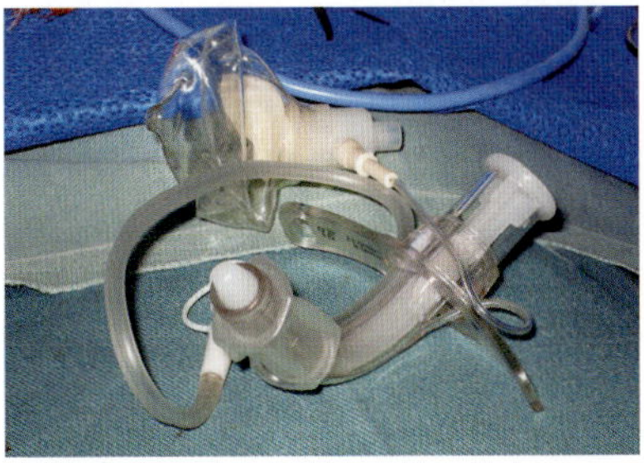

**그림 8-4-23** | 기관 캐뉼라 준비한다.

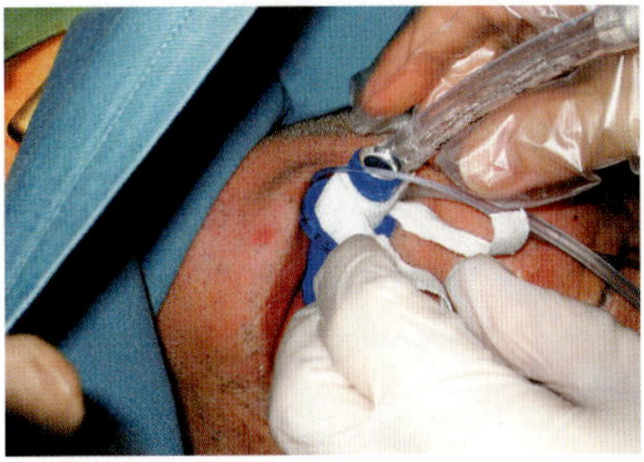

**그림 8-4-24** | 발관 준비한다.

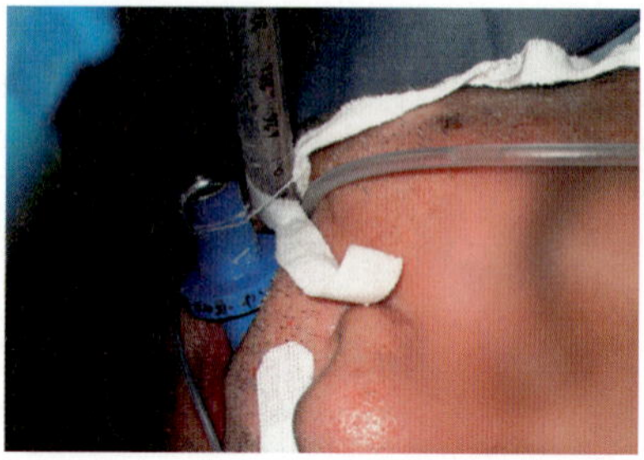

**그림 8-4-25** | 기관 캐뉼라를 삽입할 수 있는 준비를 끝냈다면 경구 삽관된 튜브를 뺀다.

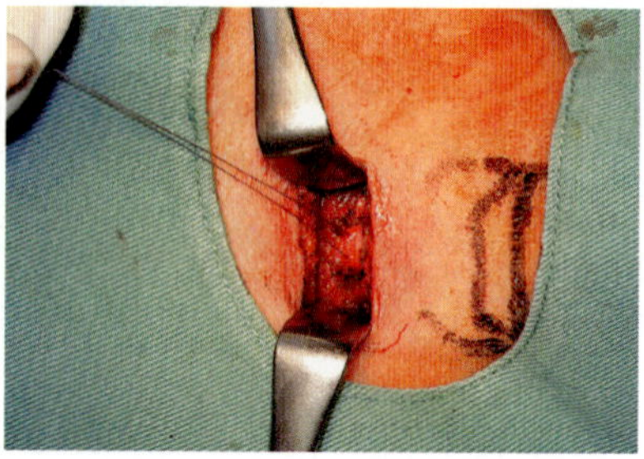

**그림 8-4-26** | 절개 전 마킹한다.

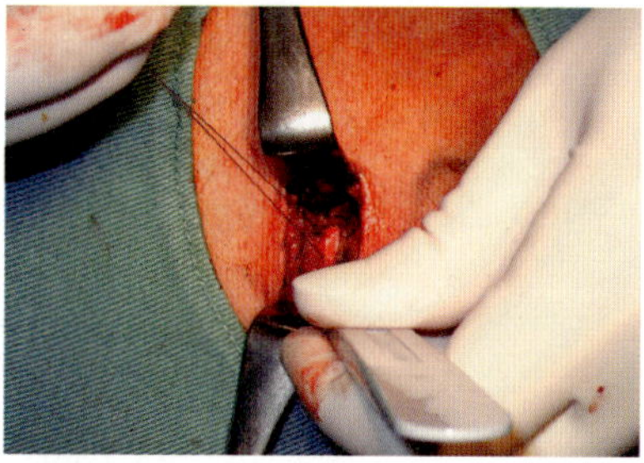

**그림 8-4-27** | 충분하게 지혈, 바늘과 실을 당긴다.

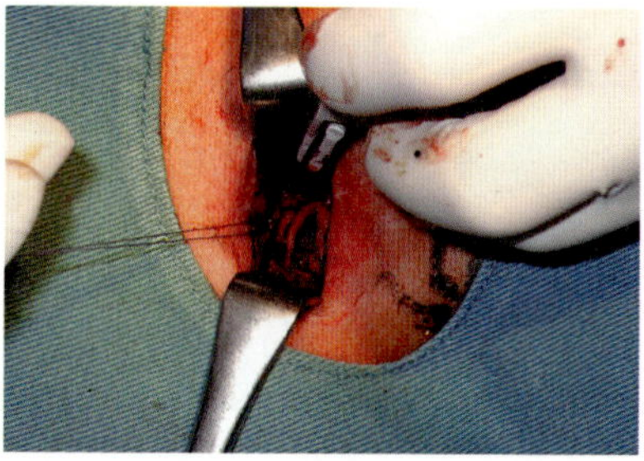

**그림 8-4-28** | No.11메스(첨인도)로 역 U자 절개를 한다.

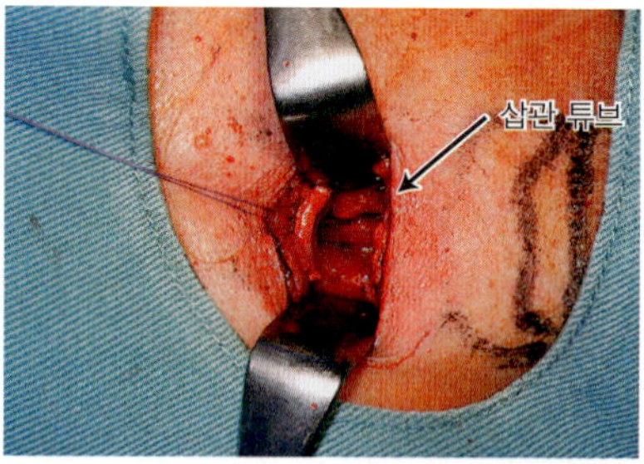


**그림 8-4-29** | 절개 시 혹여 경구 삽관된 튜브의 cuff를 잘라버려도 당황하지 말 것. 공기 누설(air leakage)이 있어도 환기는 가능하다. 직하에 삽관 튜브를 확인할 수 있다.

8 기본수기

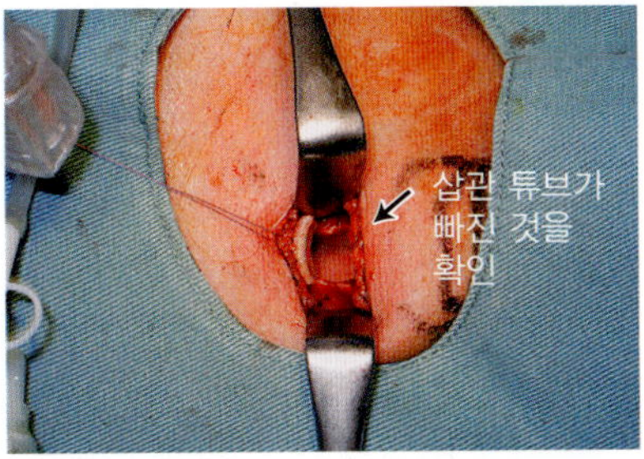


**그림 8-4-30** | 절개구에서 삽관 튜브가 빠진 것을 확인한다.

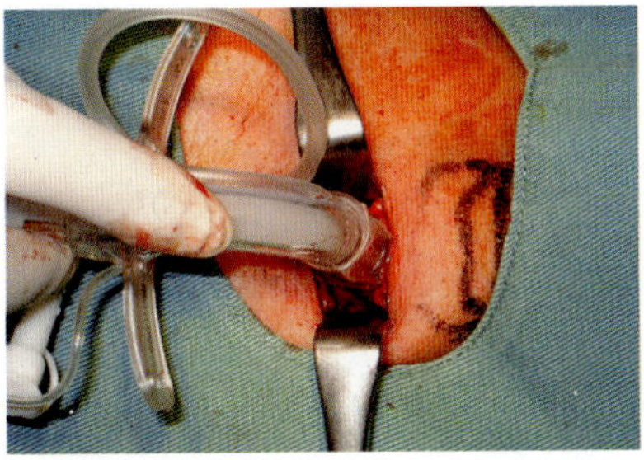

**그림 8-4-31** | 빠진 것을 확인했다면 기관 캐뉼라를 삽입한다.

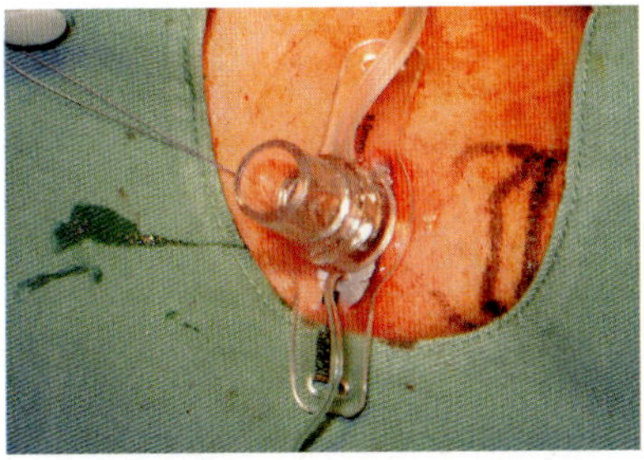

**그림 8-4-32** | 기관 캐뉼라 삽입 완료한다.

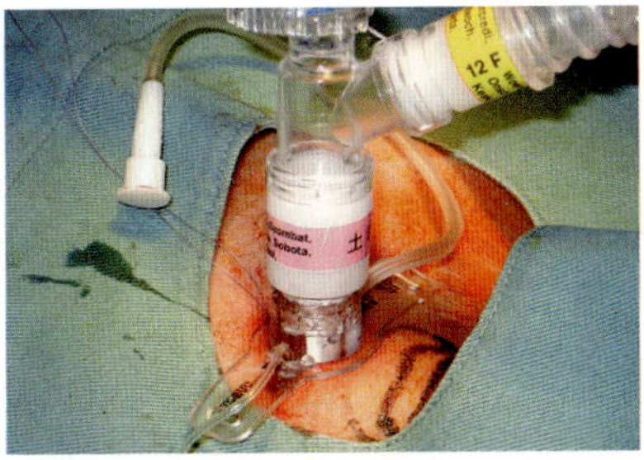

**그림 8-4-33** | 기관 캐뉼라에 인공호흡기를 접속한다.

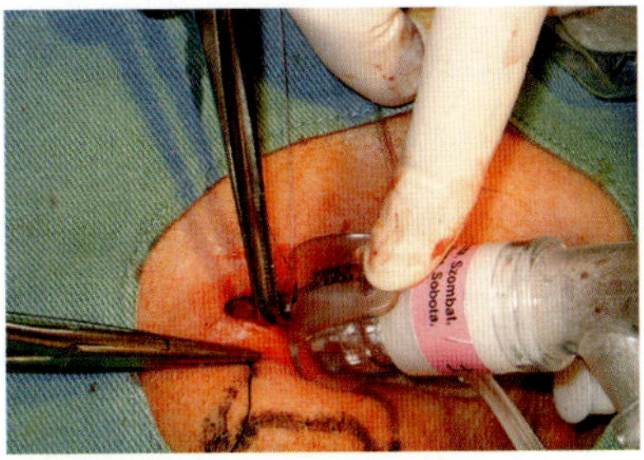

**그림 8-4-34** | 피부를 봉합한다.

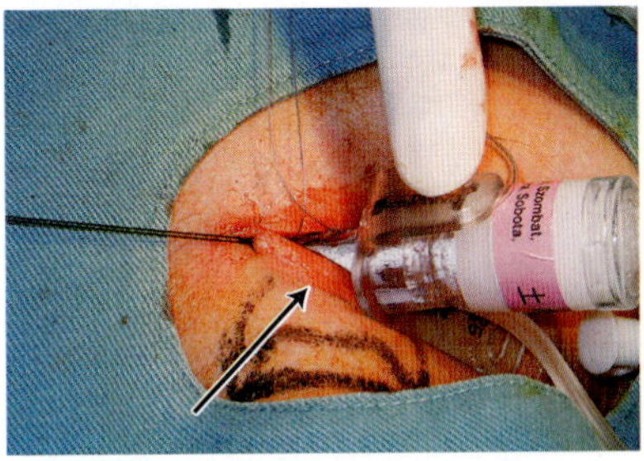

**그림 8-4-35** | 캐뉼라가 불안정하지 않을 정도의 긴장으로 봉합한다.

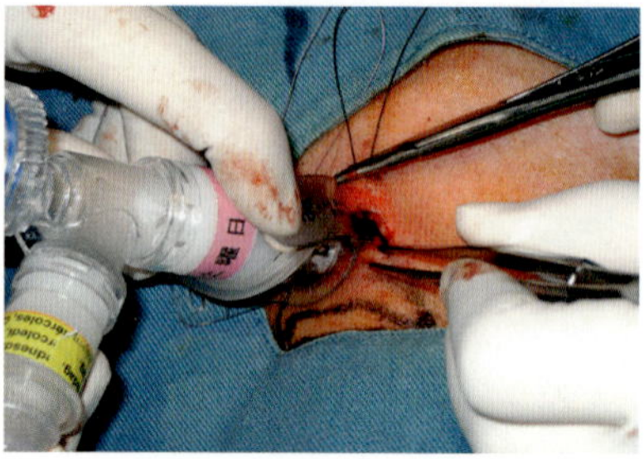

**그림 8-4-36** | 조금 느슨하게 봉합하는 것이 피하기종을 일으키지 않게 하는 요령이다.

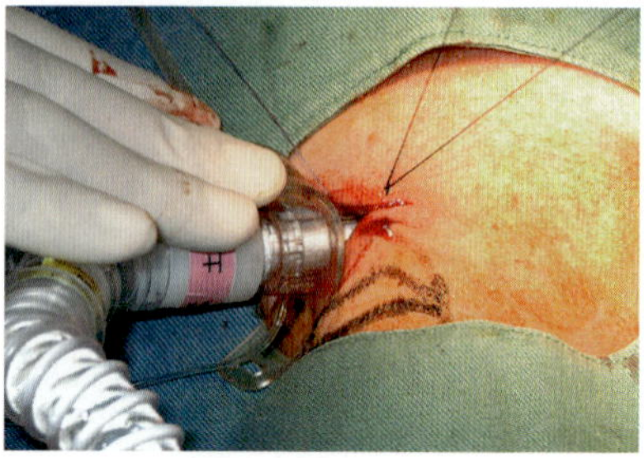

**그림 8-4-37** | 삼출액의 배수 역할(drainage)도 하게끔 봉합한다.

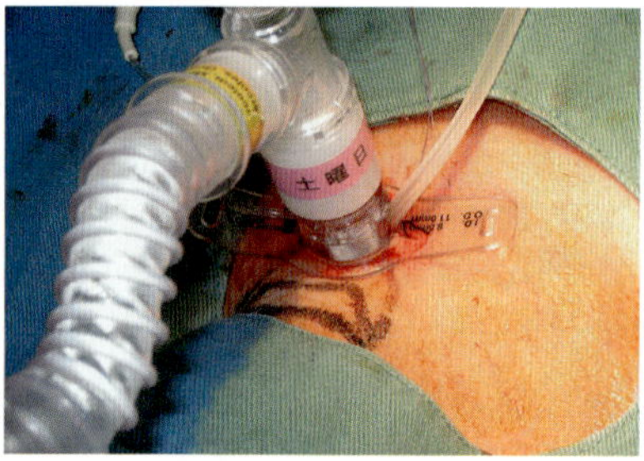

**그림 8-4-38** | 봉합 완료

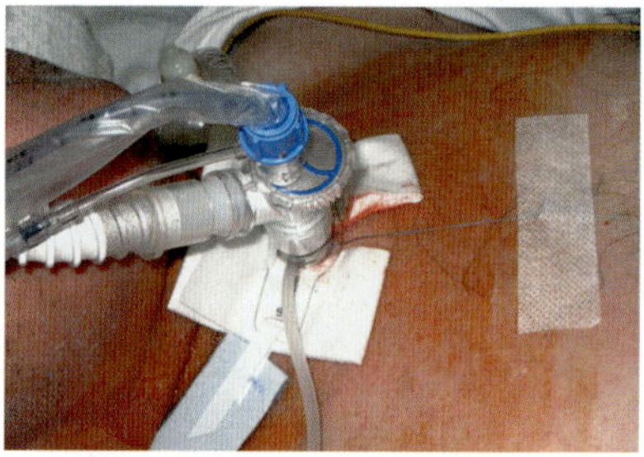

**그림 8-4-39** | 잘라둔 거즈를 피부와 기관 캐뉼라의 사이에 삽입해, 기관 캐뉼라를 고정한다. 당기는 데 사용한 실은 테이프로 고정해 두는데, 발관 시 이 실은 저절로 빠진다.



operative field의 방해가 될 경우는 가급적으로 박리하거나 기부를 péan 겸자(혹은 모스키토 겸자)로 집어서 절개하거나 한다. 남은 부분은 봉합 결찰(ligature)한다.

이것으로 기관 전벽에 도달한다(**그림 8-4-20**).

기관을 절개하기 전에 절개 예정 부위의 기관 전면에 실과 바늘을 걸고 당기듯이 해 둔다(**그림 8-4-21, 22**).

이렇게 하면 비교적 안전하게 기관 캐뉼라를 삽입할 수 있다.

기관 캐뉼라 준비를 한다. cuff가 빠지지 않았는가를 체크해 둔다(**그림 8-4-23**).

이미 삽관된 경우에는 두측에 경구 삽관을 뺄 인원을 배치하고, 기관 캐뉼라를 삽입할 준비를 끝냈다면 경구 삽관된 튜브를 빼게 한다(**그림 8-4-24, 25**).

충분히 지혈하고 No.11메스(첨인도)로 역U자 절개를 한다(**그림 8-4-26~28**).

절개 시 혹여 경구 삽관된 튜브의 cuff를 잘라버려도 당황하지 말 것. 공기 누설(air leakage)이 있어도 환기는 가능하다. 직하에 삽관 튜브를 확인할 수 있다(**그림 8-4-29**).

절개구에서도 삽관 튜브가 빠졌는가를 확인할 수 있다(**그림 8-4-30**).

빠진 것을 확인했다면 기관 캐뉼라를 삽입한다(**그림 8-4-31, 32**).

절개구가 좁아서 삽입이 불가능하다고 해도 당황하지 말고 절개구를 넓히면 된다. 삽입이 되면 cuff를 부풀려 기관 내용을 흡인한다.

흡인 카테터가 원활하게 삽입되지 않을 때는 오삽입의 가능성을 염두에 둔다. 환기가 불충분하거나 해서 올바르게 삽입되지 않았다고 판단될 때는 다시 한 번 캐뉼라를 빼고서 수기를 반복한다.

기관 캐뉼라에 인공호흡기를 연결한다(**그림 8-4-33**).

환기가 올바르게 되고 있는지 흉부의 촉진으로 확인한다.

피부를 봉합한다. 캐뉼라가 불안정하지 않을 정도의 긴장으로 봉합한다. 조금 느슨하게 봉합하면 피하기종이 일어날 확률이 낮아지고, 삼출액의 배수 역할(drainage)도 한다(**그림 8-4-34~38**).

잘라둔 거즈를 피부와 기관 캐뉼라의 사이에 삽입하고, 기관 캐뉼라를 고정한다. 당기는 데 사용한 실은 테이프로 고정해두는데, 발관 시 이 실은 빠져버린다(**그림 8-4-39**).

> **포인트**
>
> · 피부 절개는, 종절개든, 횡절개든 상관없다. 기준은 윤상연골의 약 2cm 미측에 4~5cm 정도 절개. 체격에 맞춘 절개 폭을 조절한다.
>
> · 기관 절개 시 역U자 절개는 자신의 이미지보다 크게 절개하면 기관 캐뉼라 삽입을 원활하게 진행할 수 있다.
>
> · 기관 절개 후부터 기관 캐뉼라 삽입까지는 전기 메스를 절대로 사용하지 않는다(기관 내는 순탄소로 환자의 탄소화를 진행하므로, 전기 메스를 사용하면 인화할 염려가 있다).
>
> · 피부를 봉합할 시는 잘못하여 기관 캐뉼라에 흠집을 내는 경우도 있기 때문에 주의한다.



## 경피적 기관 절개

체위 · 절개 부위는 외과적 절개와 동일하다.

절개 폭은 2~3cm 정도의 횡절개로 한다.

생식을 넣은 주사기로 절개부에서 기관을 천자한다. 중앙에서 떨어지지 않으면 2~3cm 정도의 깊이로 공기를 흡인한다. 이때 천자침을 너무 눕히지 않도록 한다. 수직으로 천자한다는 느낌으로 실시하면 수월하다.

외투(外套)만을 남기고 내통(內筒)은 벗기고 가이드 와이어를 삽입한다.

이때 외투가 기관 내에 들어있지 않으면 가이드 와이어 삽입 시 저항이 있다. 무리하게 진행시키면 오삽입으로 이어질 우려가 있기 때문에 천자를 다시 한다.

가이드 와이어를 저항 없이 삽입했다면, 외투(外套)를 빼고 확장기(dilator)를 가이드 와이어에 맞춰 삽입한다.

이때도 있는 힘껏 삽입하는 것이 아니라, 가이드 와이어에 맞추는 것에 중점을 둔다.

확장기(dilator)로 천자공이 확장되면 확장기를 빼고, 전용의 구멍 뚫린 겸자를 가이드 와이어에 맞춰 기관 내에 삽입해서 겸자를 벌린다.

기관 캐뉼라를 삽입할 수 있는 크기까지 겸자를 넓힌다.

겸자를 빼고, 기관 캐뉼라를 가이드 와이어에 맞춰 기관 내에 삽입한다. 저항 없이 삽입되었으면 가이드 와이어를 뺀다.

# 5. 주사법

## 목적 · 적응

경구 또는 경장 이외의 방법으로 약제나 수액을 투여한다.

## 종류

피내 주사, 피하 주사, 근내 주사, 정맥 주사

## 피내 주사

### 목적 · 적응

알레르기 반응을 알아볼 목적으로 실시한다. 약제의 흡수가 늦다. 약제의 지속성이 높다.

### 방법 · 수기

통상 전완 내측에서 실시한다(**그림 8-5-1**).

다종류의 알레르겐 테스트 시에는 흉부나 배부를 사용하기도 한다.

가능한 주사 바늘을 눕혀서 피부의 극히 얕은 부분에 바늘을 넣어 전진시킨다(**그림 8-5-2**).

피부를 주사 바늘로 떠내듯이 진전시키는 것이 요령이다(**그림 8-5-3**).

피 내에 약액을 주입할 때는 가벼운 저항이 느껴진다.

5mm 정도의 돔형의 팽진이 생기면 올바르게 피하 주사되었다는 뜻이다(**그림 8-5-4, 5**).

주사 부위는 압박하거나 주물러서는 안 된다(**그림 8-5-6**).

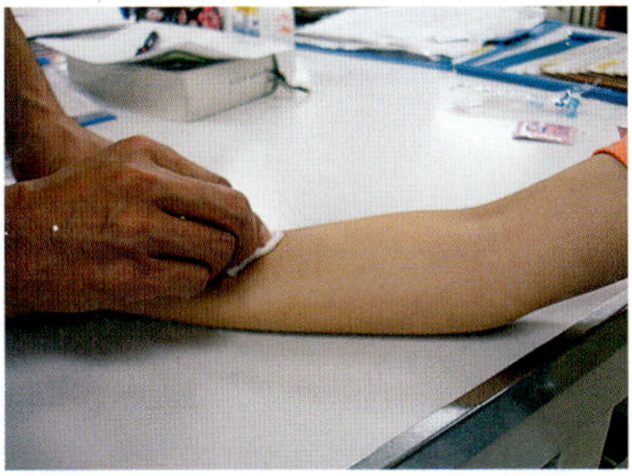

**그림 8-5-1** | 통상, 전완 내측에서 실시한다.

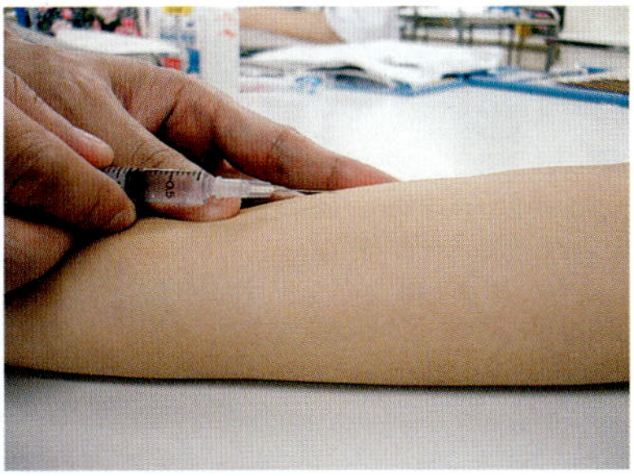

**그림 8-5-2** | 가능한 주사 바늘을 눕혀서 피부의 극히 얕은 부분에 바늘을 넣어 전진시킨다.

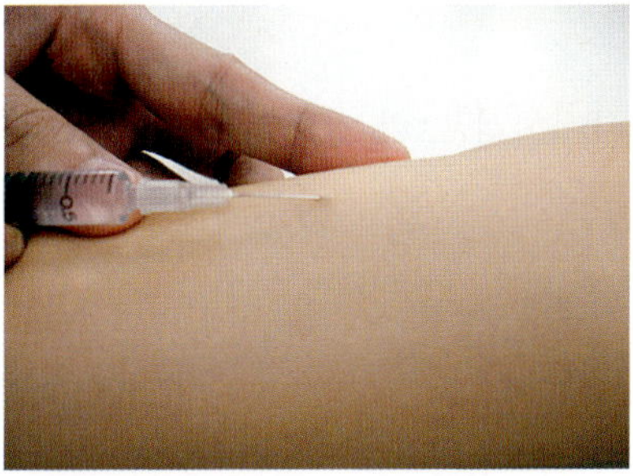

**그림 8-5-3** | 피부를 주사 바늘로 떠내듯이 진전시키는 것이 요령이다.

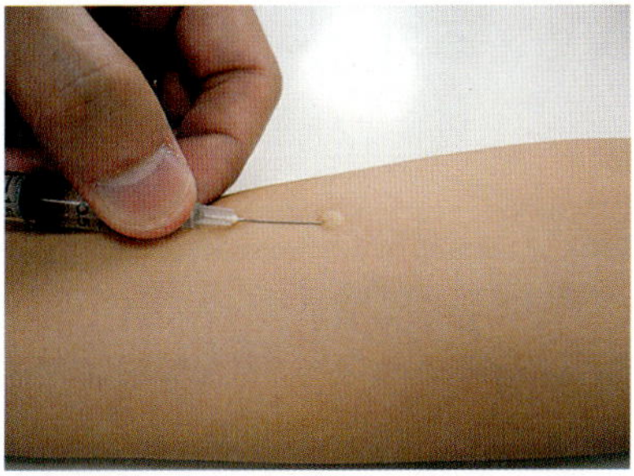

**그림 8-5-4** | 피부에 약액을 주입할 때는 가벼운 저항이 느껴진다.

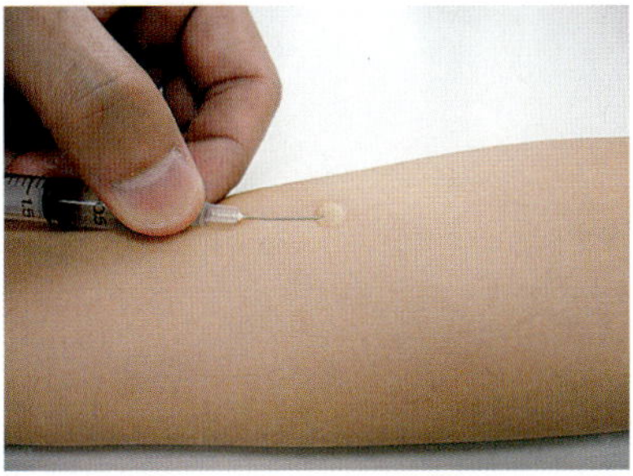

**그림 8-5-5** | 5mm 정도의 돔형의 팽진이 생기면 올바르게 피하 주사된 것이다.

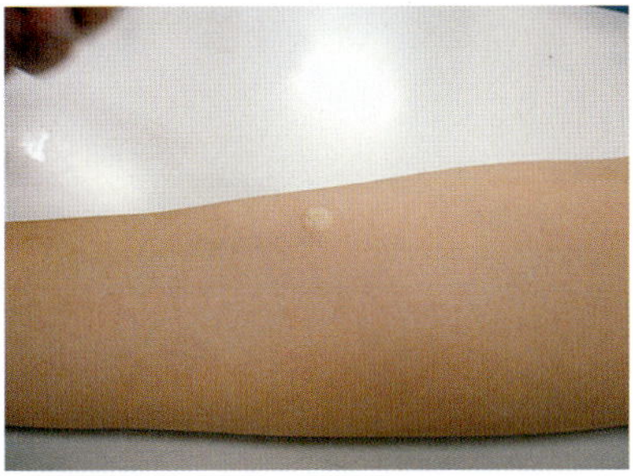

**그림 8-5-6** | 주사 부위는 압박하거나 주물러서는 안 된다.

## 피하 주사

### 목적

약제를 비교적 부드럽게 흡수시키고 싶을 경우에 사용한다.

### 적응

경구 섭취가 불가능한 환자에게 투여할 때나 소화관부터의 흡수가 적절하지 않은 약제를 투여할 때, 흡수 속도는 근주의 1/2, 정주의 1/10 정도. 주입량은 2ml까지이다.

### 방법 · 수기

상완 외측에서 말초 측 1/3의 높이로 실시한다(**그림 8-5-7**).

배꼽보다도 조금 미측의 하복부나 대퇴부 전외측에 주사하기도 한다.

피부를 크게 잡고 피부면에 대해 약 30도의 각도로 자입한다. 피하 지방이 적은 경우는 바늘을 보다 눕혀서 삽입한다(**그림 8-5-8**).

혈액의 역류가 없는지를 확인한 후에 약액을 주입한다(**그림 8-5-9, 10**).

필요하다면 주사 부위를 마사지한다. 종창 · 경결 예방과 약제의 흡수 촉진(**그림 8-5-11**).

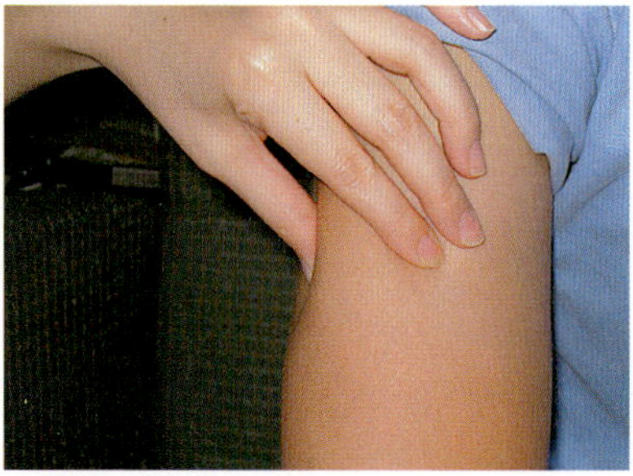

**그림 8-5-7** | 상완 외측에서 말초 측 1/3의 높이에서 실시한다.

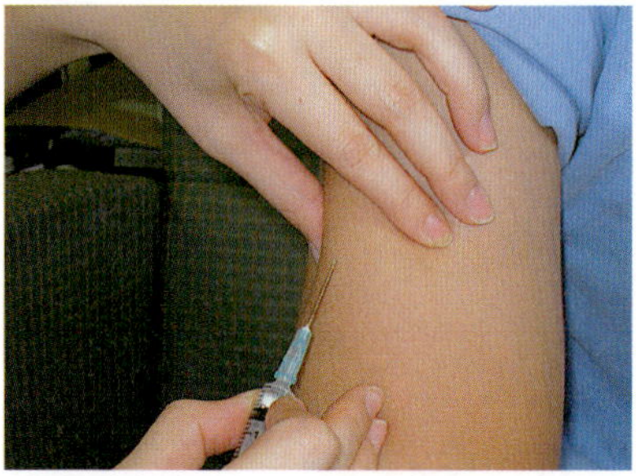

**그림 8-5-8** | 피부를 크게 잡고 피부면에 대해 약 30도의 각도로 자입한다. 피하 지방이 적은 경우는 바늘을 보다 눕혀서 삽입한다

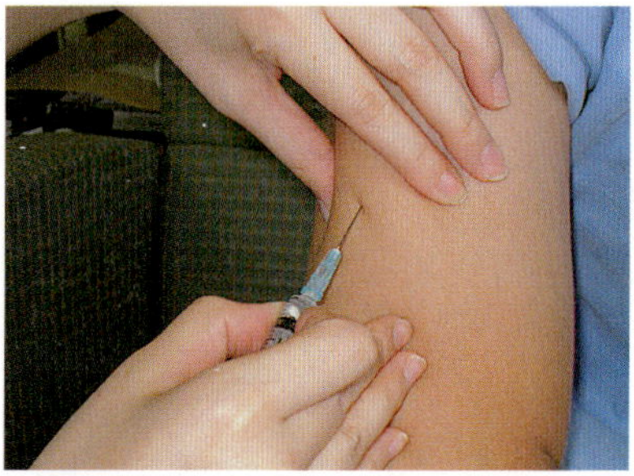

**그림 8-5-9** | 혈액의 역류가 없는지를 확인한다.

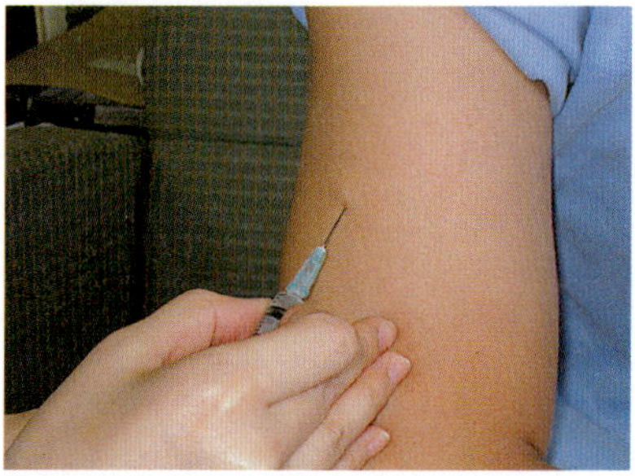

**그림 8-5-10** | 약액을 주입한다.

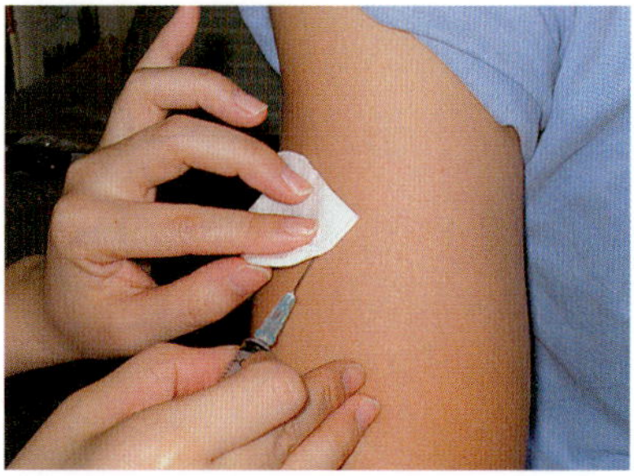

**그림 8-5-11** | 필요하다면 주사 부위를 마사지한다.

# 근육 주사

## 목적

피하에 비해 혈류가 풍부하고 신경 분포가 적다. 때문에 피하 주사보다 통증이 덜하고 약제의 흡수가 빠르다. 5ml까지 주입하는 것이 가능하다.

## 방법 · 수기

주사 부위는 근층이 두껍고, 신경 · 혈관이 적은 부위를 선택한다.

주사 부위에 맞춰 좌위 또는 와위를 취한다.

견봉부터 삼횡지(三横指)(약 5cm) 말초 측의 삼각근에 주사한다. 2~3cm 정도로 근육에 도달한다(**그림 8-5-12**).

둔부(臀部)라면 중전근의 외측 두측을 사용한다. 클라크(Clark)의 점(**그림 8-5-13**)

대퇴부라면 대퇴사두근 외측광근(**그림 8-5-14**)에 주사한다.

피부를 긴장시키고 피부면에 수직으로 자입한다(**그림 8-5-15**). 근육의 수축을 관찰할 수 있다.

피하 주사와 동일하게 혈액의 역류가 없는가를 확인한 후 약제를 주입한다(**그림 8-5-16, 17, 18**).

상완 배측에 액와신경 · 요골신경이 주행하고 있으므로 깊게 주사하지 말 것.

견부에는 견동맥과 좌골신경이 주행하고 있다.

저림 증상을 호소할 경우는 바늘을 짧게 하거나 바늘을 빼고 주사 부위를 변경한다.

주입 후는 경결(induration) 예방을 위해 마사지를 한다(**그림 8-5-19**).

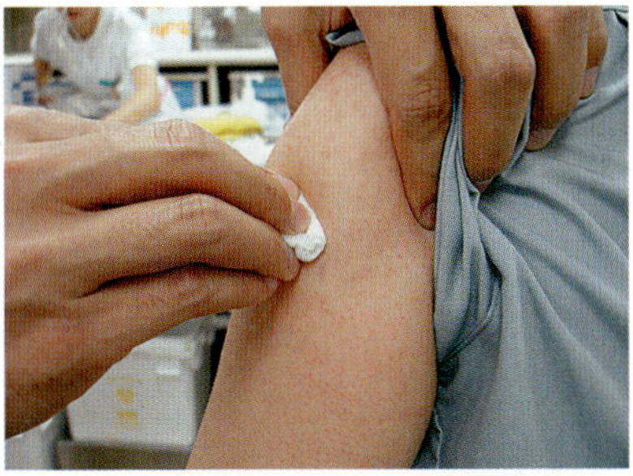

**그림 8-5-12** | 견봉에서 삼횡지(약 5cm) 말초 측의 삼각근 부위

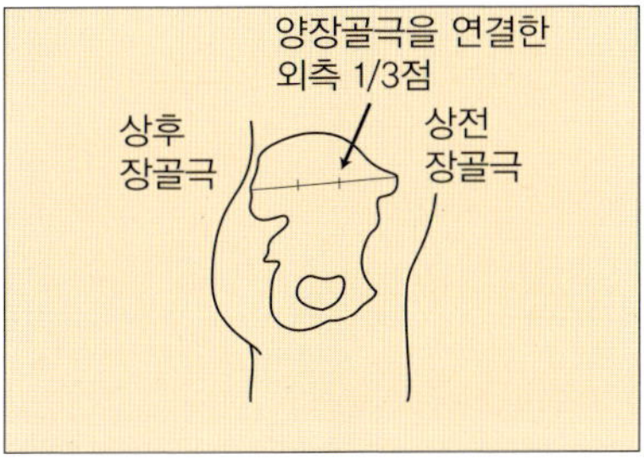


**그림 8-5-13** | 전부라면 중둔근의 외측 두측을 사용. 클라크(Clark)의 점

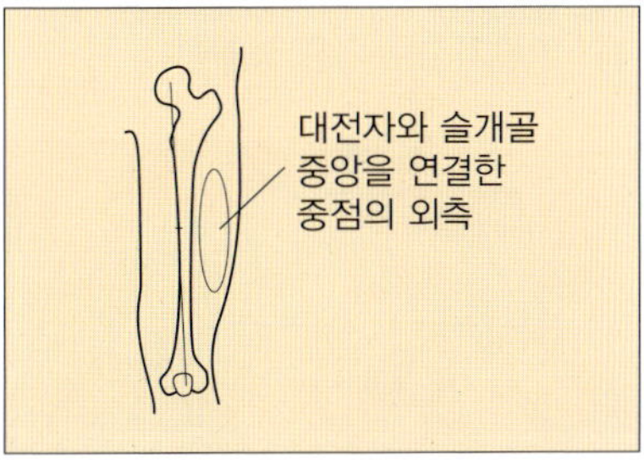


**그림 8-5-14** | 대퇴부라면 대퇴사두근 외측광근에 주사한다.

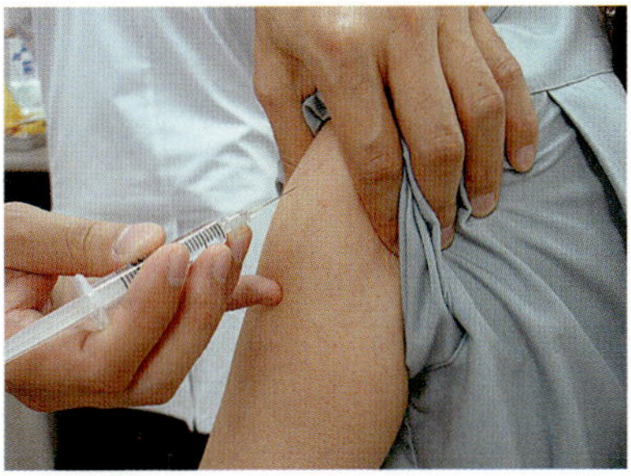

**그림 8-5-15** | 피부를 긴장시키고 피부면에 수직으로 자입한다.

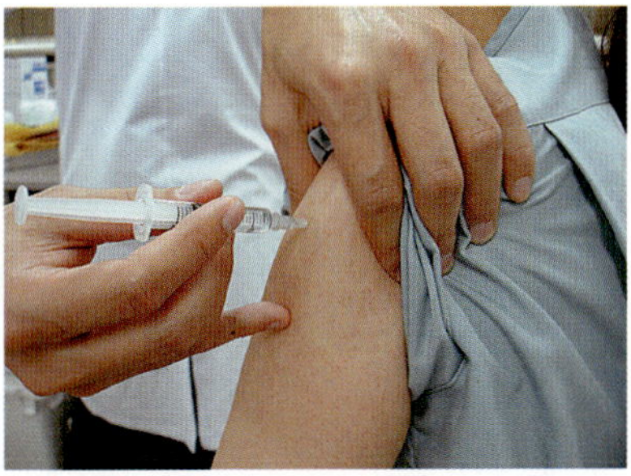

**그림 8-5-16** | 주사기는 펜 홀더식으로 쥔다.

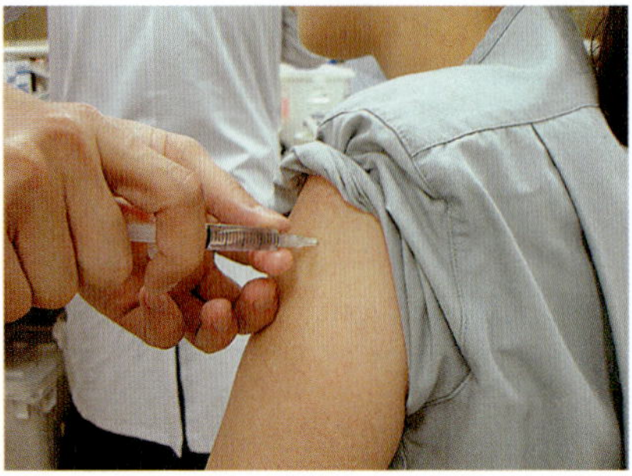

**그림 8-5-17** | 주사기에 음압을 주고 혈액의 역류가 없는가를 확인한다.

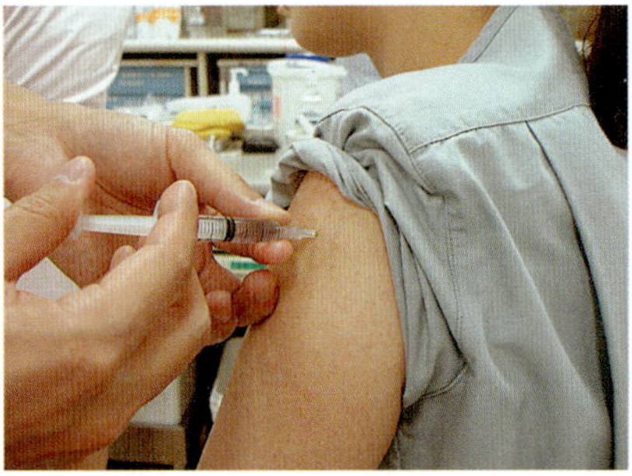

**그림 8-5-18** | 바늘 끝이 흔들리지 않도록 왼손을 고정한다.

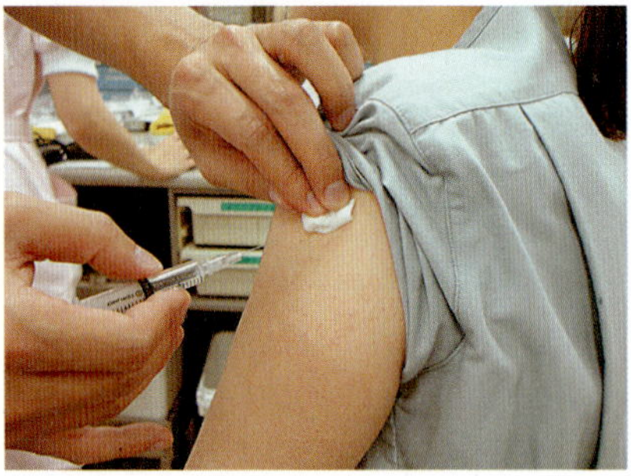

**그림 8-5-19** | 주입 후는 경결 예방을 위해 마사지한다.

# 정맥 주사

## 목적 · 적응

약제의 혈중 농도를 가장 빠르게 올릴 수 있다. 반면 부작용도 빠르고 강하게 출현하기 때문에 주의한다.

## 방법 · 수기

주사 부위는 표재 피정맥이면 어디든 상관없다.

편안한 자세(좌위 또는 와위)를 취하고, 팔꿈치를 가볍게 신전한다(**그림 8-5-20**).

구혈대를 말고 2~3번 주먹을 쥐었다 폈다 해서 혈관이 노장하기를 기다린다(**그림 8-5-21**).

주사 부위를 결정했다면 알콜솜으로 주위를 넓게 소독한다(**그림 8-5-22**).

왼손으로 피부를 긴장시켜 주사 시 정맥이 빠져나가지 않도록 고정한다(**그림 8-5-23**).

계속 긴장을 주면서 주사 바늘을 자입하고 혈액의 역류를 확인한다(**그림 8-5-24**).

구혈대를 풀고 약제를 주입한다(**그림 8-5-25, 26, 27**).

주입이 끝나면 알콜솜으로 계속 압박하고 바늘을 뺀다(**그림 8-5-29, 30**).

주사 부위는 먼저 3~5분 압박한다(**그림 8-5-31**).

출혈 시간의 기준치는 3분이므로 건강자는 그 시간에 지혈된다. 출혈 경향이 있는 환자는 보다 오랜 시간 압박할 필요가 있다.

정맥로 확보 곤란 예에서는 뜨끈하게 데운 타월로 감싸면 혈관이 보다 쉽게 확장한다.

| 포인트 | · 주사 바늘이 꽂히는 사고를 예방하기 위해 절대로 뚜껑을 다시 닫지 않는다.<br>· 자입 후, 바늘 끝이 움직이지 않도록 주사기를 확실하게 고정한다.<br>· 피하주 및 근주에서는 주사 부위마다 중요한 혈관 · 신경이 주행하고 있으므로 해부를 제대로 파악해서 처치에 힘쓴다 |
|---|---|

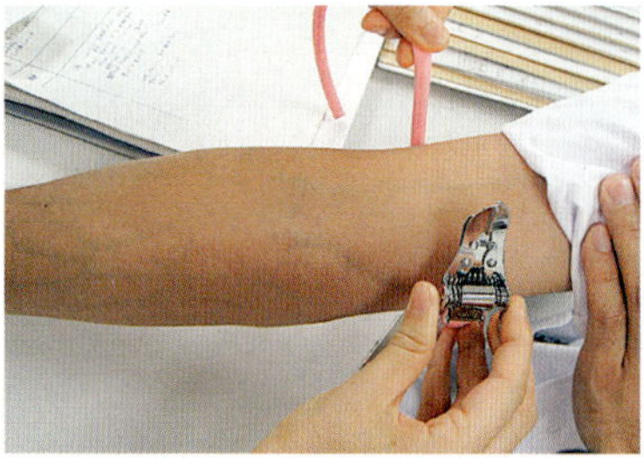

**그림 8-5-20** | 편안한 자세(좌위 또는 와위)를 취하고, 팔꿈치를 가볍게 신전한다.

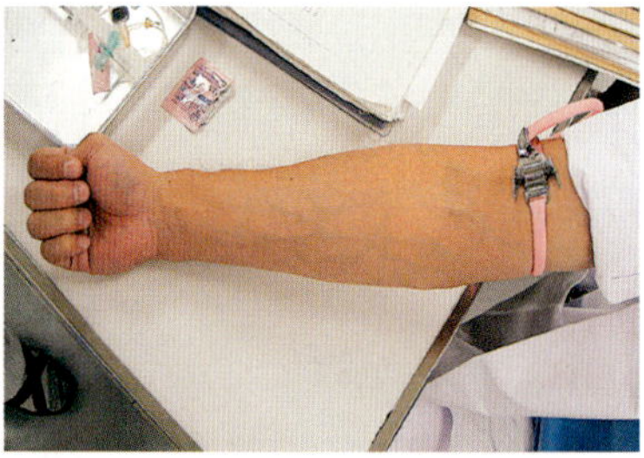

**그림 8-5-21** | 주먹을 너무 강하게 쥐면 오히려 혈관을 알기가 어려워지기도 한다. 엄지를 가볍게 마는 정도가 좋다.

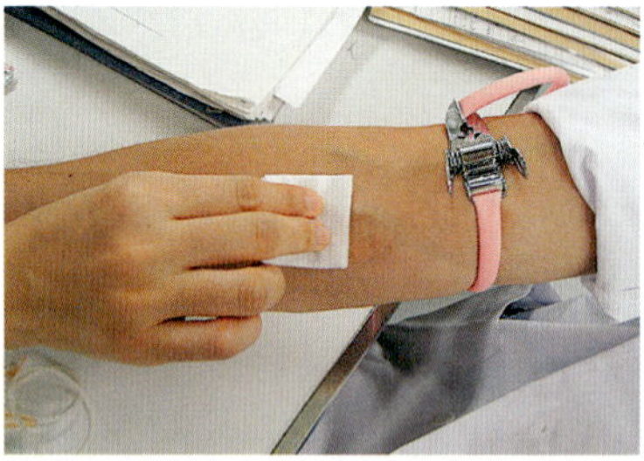

**그림 8-5-22** | 주사 부위를 결정하면 알콜솜으로 주위를 넓게 소독한다.

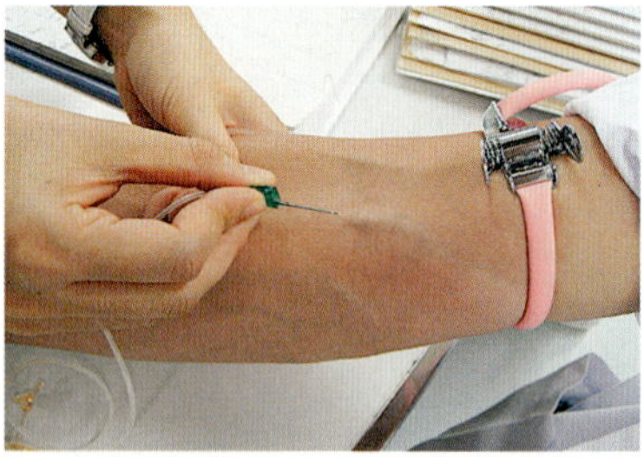

**그림 8-5-23** | 혈관이 빠져나가지 않도록 왼손으로 확실하게 고정하는 것이 중요하다.

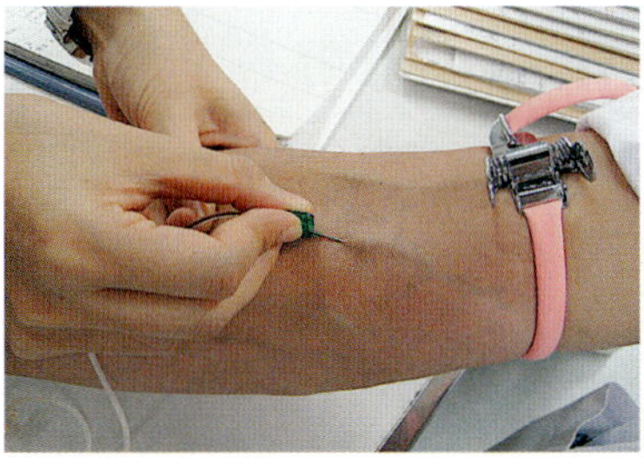

**그림 8-5-24** | 계속 긴장을 주면서 주사 바늘을 자입하고 혈액의 역류가 없는지를 확인한다.

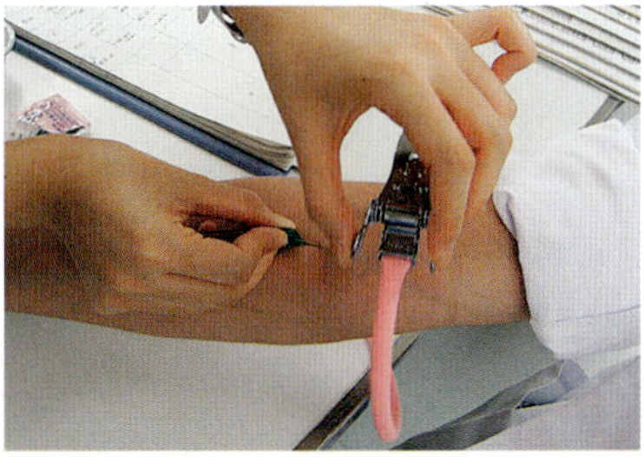

**그림 8-5-25** | 구혈대를 푼다.

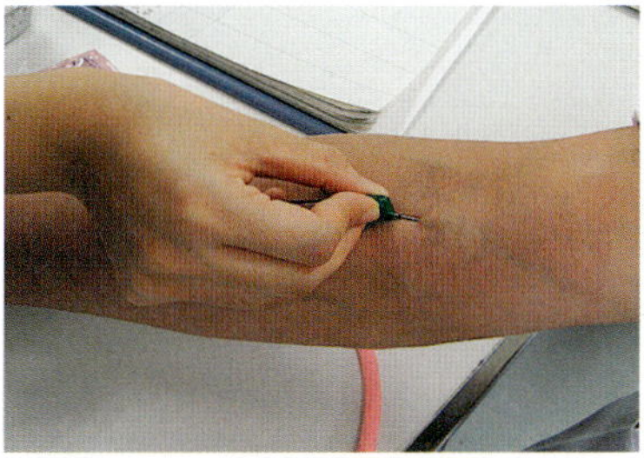

**그림 8-5-26** | 주사

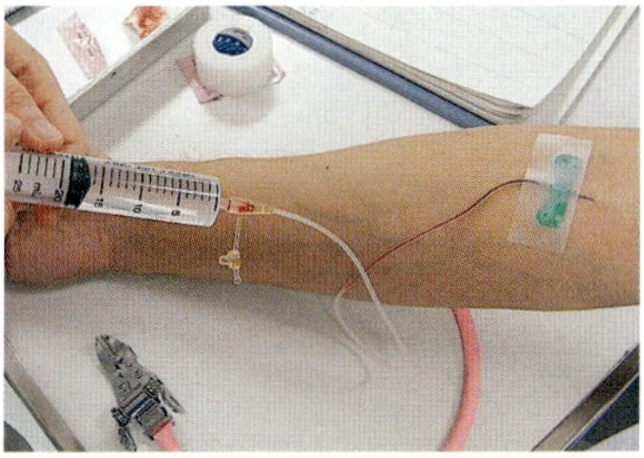

**그림 8-5-27** | 약제를 주입한다.

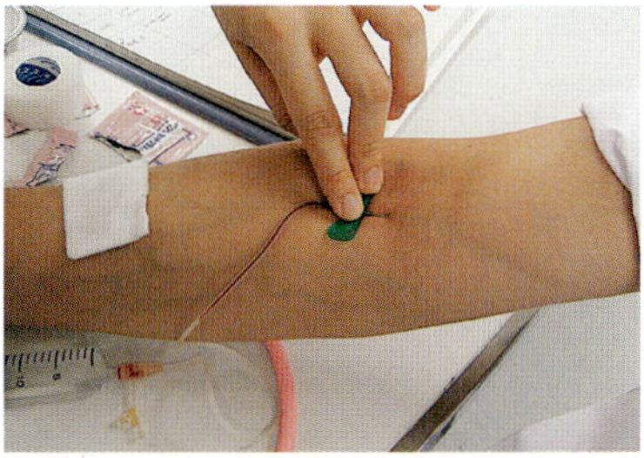

**그림 8-5-28** | 주입 후

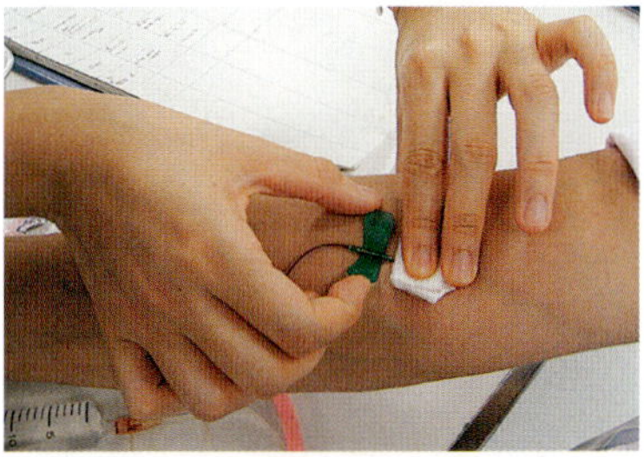

**그림 8-5-29** | 알콜솜으로 압박한다.

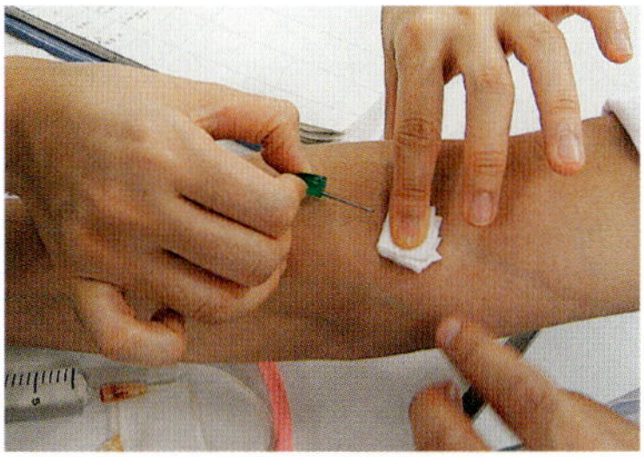

**그림 8-5-30** | 바늘을 뺀다.

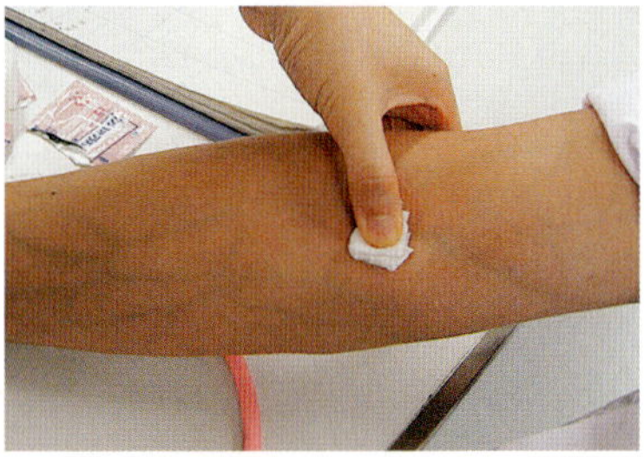

**그림 8-5-31** | 주사 부위는 우선 3~5분 압박한다.

# 6. 천자 · 배액(drainage)법

## 흉강 천자 · 흉강 drainage

### 목적

흉강 내 저류액 또는 기체의 배설

### 적응

혈흉, 기흉, 흉막염에 의한 흉수

### 종류

외투(外套) 딸린 천자침 유치, 천자 drainage kit, trocar 카테터 등

### 방법 · 수기

좌위에서 실시한다. 늑간이 넓어지도록 천자 측의 상지를 거상시킨다. 머리 위에 손을 두거나 베드 사이드 테이블로 몸을 굽혀서 체위를 취한다(**그림 8-6-2**).

초음파로 저류의 정도, 부위를 확인한다(**그림 8-6-3, 4, 5**).

천자 예정 부위를 마킹한다(**그림 8-6-6**).

기흉의 탈기 시에는 환측을 위로 한 측와위를 취한다. 앙와위여도 좋다. 상지를 거상시킨 늑간을 넓히는 것은 동일하다.

천자 예정 부위를 중심으로 넓게 소독한다(**그림 8-6-7, 8**).

멸균한 천을 덮는다(**그림 8-6-9**).

피부 및 늑골 골막에 국소 마취를 실시한다. 골막은 자극이 강하기 때문에 충분하게 마취한다(**그림 8-6-10, 11**).

늑간 동정맥 및 신경을 손상시키지 않도록 늑골 상연에서 천자한다.

늑골을 넘었다면 계속 음압을 주면서 바늘을 전진시킨다. 흉강 내에 닿으면 흉수가 빠져 오거나 공기가 빠져 온다(**그림 8-6-12, 13**).

그 지점에서 국소 마취침의 방향, 깊이를 잘 확인하고 주사 바늘을 뺀다.

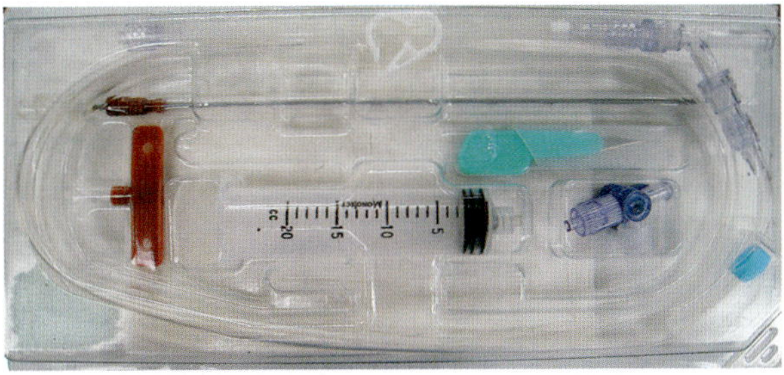

**그림 8-6-1** | 준비할 것. 천자 kit, 이소딘®, 멸균 수술포, 국소 마취제, 생리식염수, disposable 주사기, 봉합 세트, 주사 바늘(국소 마취용, 필요에 따라 카테란 바늘)

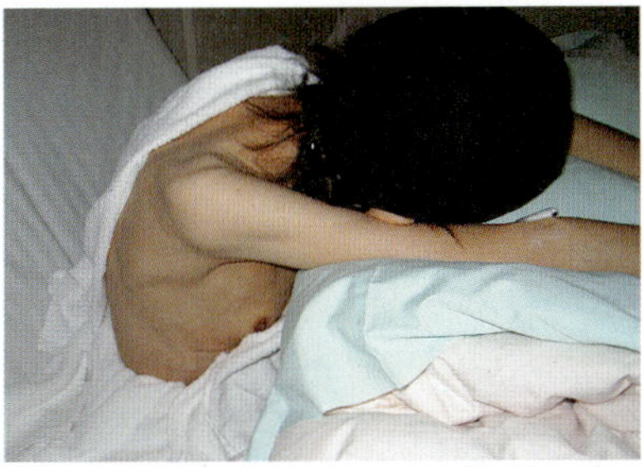

**그림 8-6-2** | 좌위에서 실시한다. 늑간이 넓어지도록 천자 측의 상지를 거상시킨다. 머리 위로 손을 올리거나 베드 사이드 테이블로 몸을 굽혀서 체위를 취한다.

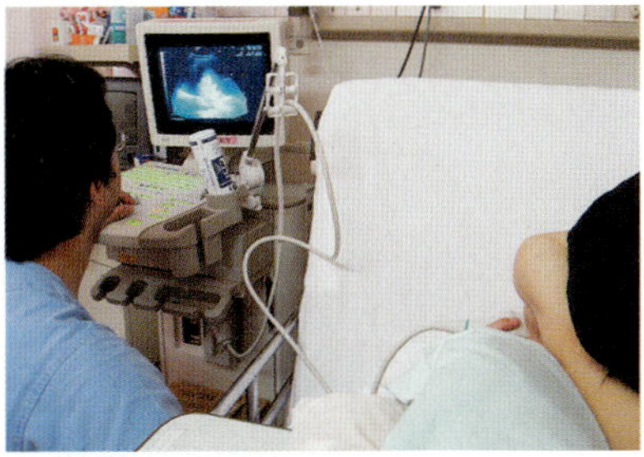

**그림 8-6-3** | 초음파로 저류의 정도, 부위를 확인한다(1).

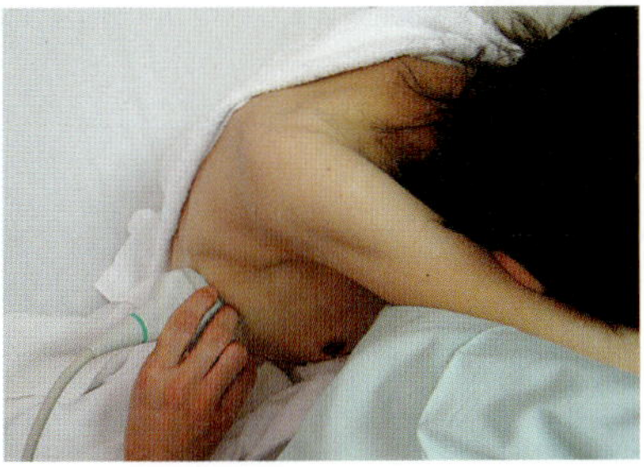

**그림 8-6-4** | 초음파로 저류의 정도, 부위를 확인한다(2).

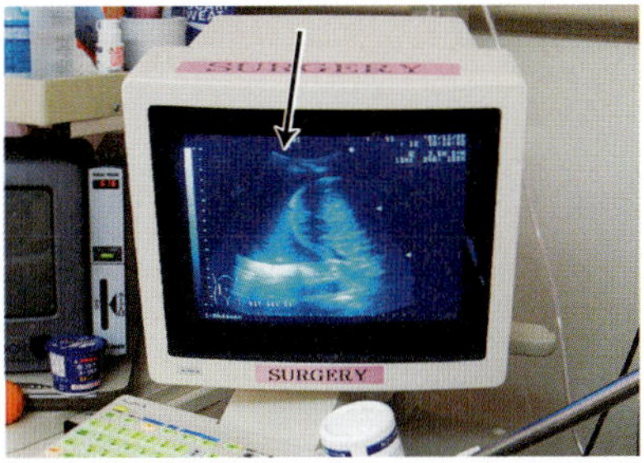


**그림 8-6-5** | 화살표 부분이 흉수 저류에 의한 echo free space이다.

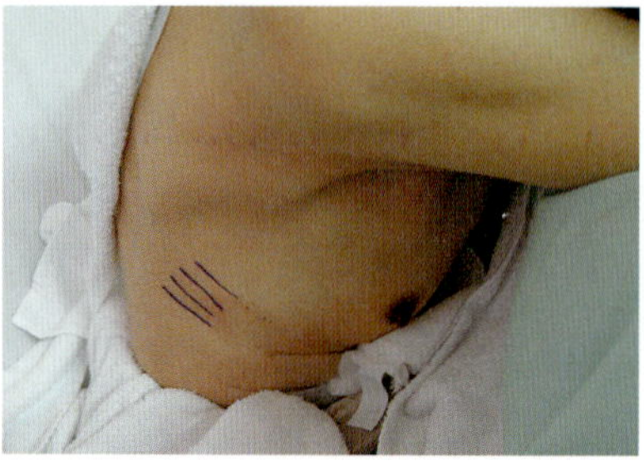

**그림 8-6-6** | 천자 예정 부위를 마킹한다.

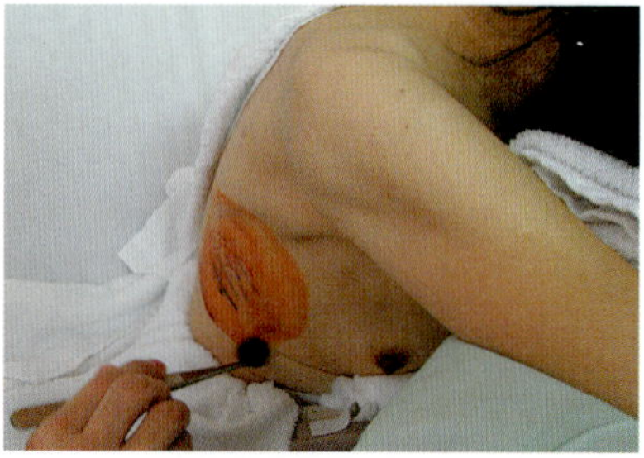

**그림 8-6-7** | 천자 예정 부위를 중심으로 소독한다.

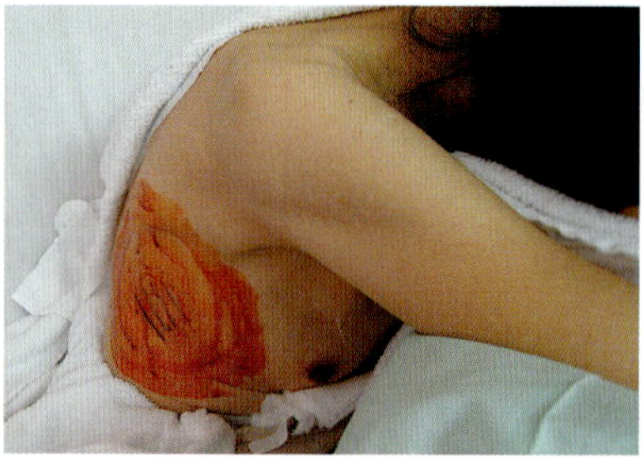

**그림 8-6-8** | 천자 예정 부위를 중심으로 더욱 넓게 소독한다.

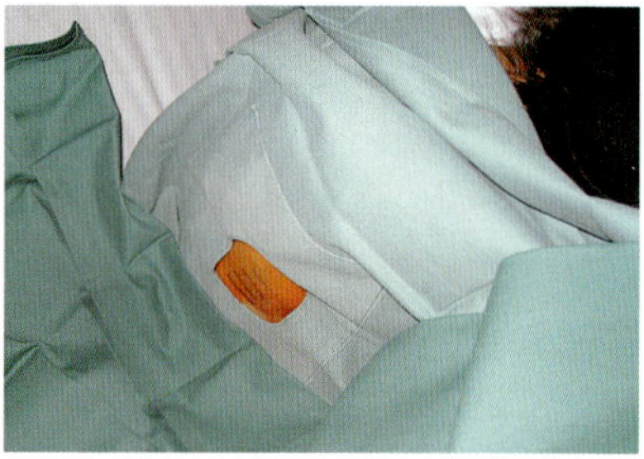

**그림 8-6-9** | 멸균한 천을 덮는다.

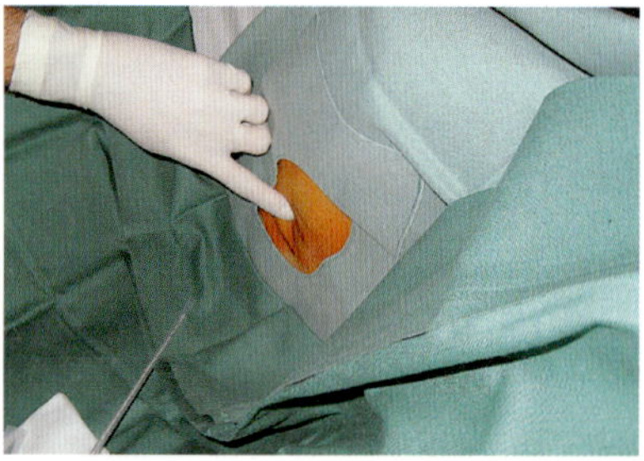

**그림 8-6-10** | 천자 예정 부위의 늑간을 촉진으로 충분히 확인한다.

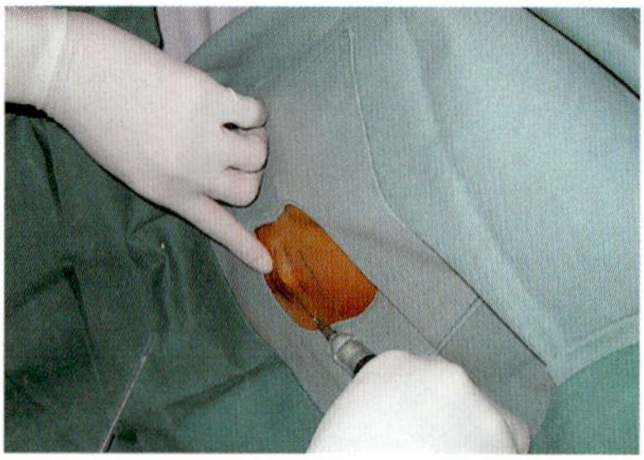

**그림 8-6-11** | 피부 및 늑골 골막에 국소 마취를 한다. 골막은 자극이 강하기 때문에 충분하게 마취한다.

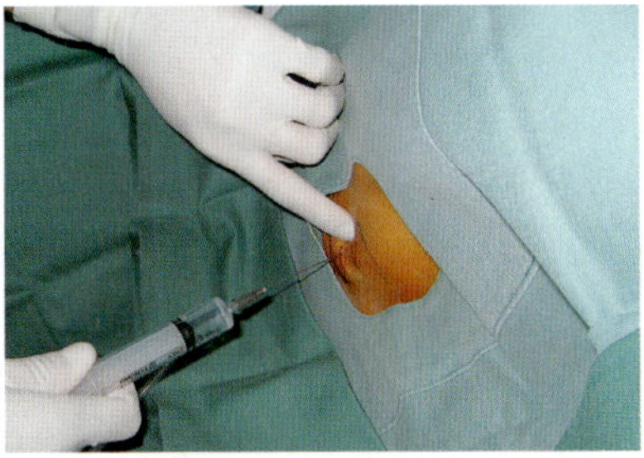

**그림 8-6-12** | 늑간 동정맥 및 신경을 손상하지 않도록 늑골 상연에서 천자한다. 늑골을 넘었으면 계속 음압을 주면서 바늘을 진행시킨다.

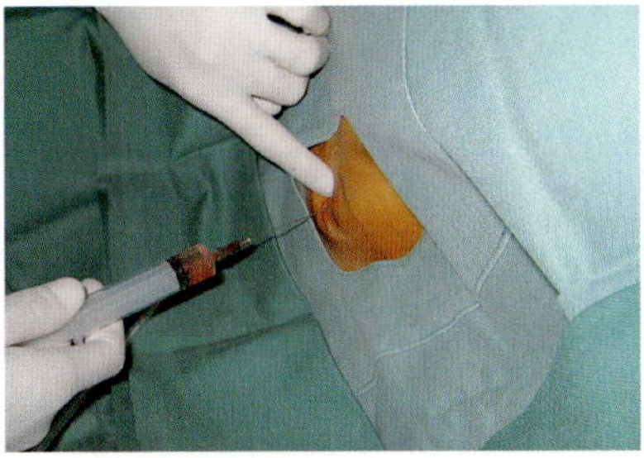

**그림 8-6-13** | 흉강 내에 닿으면 흉수가 빠지거나 공기가 빠진다.

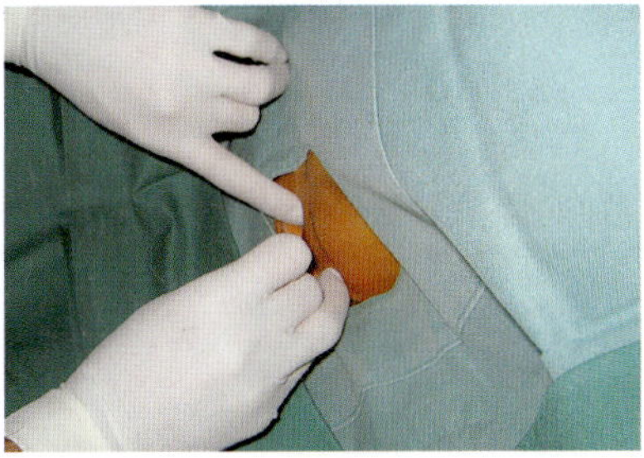

**그림 8-6-14** | No.11(첨인도)로 카테터를 삽입할 수 있을 정도로 피부 절개한다.

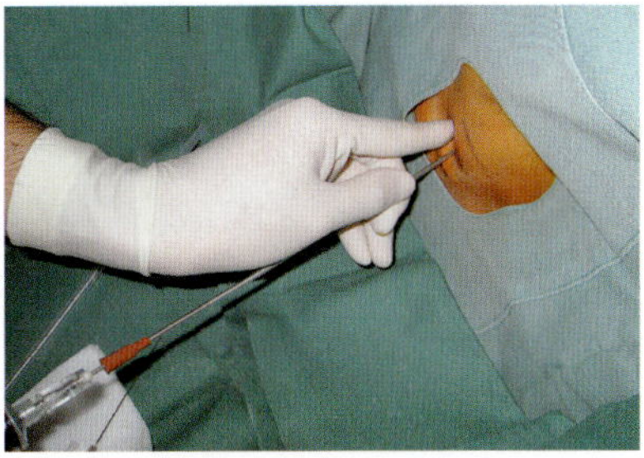

**그림 8-6-15** | 흉강 내에 힘을 과하게 주어 너무 깊이 들어가지 않도록, 왼손으로 고정해가며 천천히 진행시킨다.

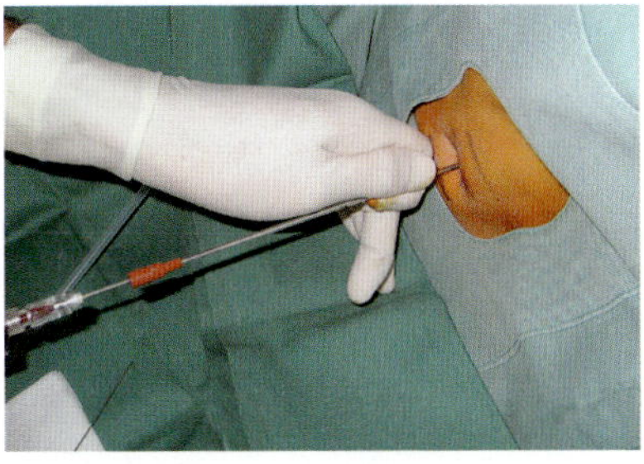

**그림 8-6-16** | 주사기를 당겨 음압을 계속 주며 천자하면, 흉강 내에 들어간 시점에서 저류액 또는 기체가 빠져 나온다.

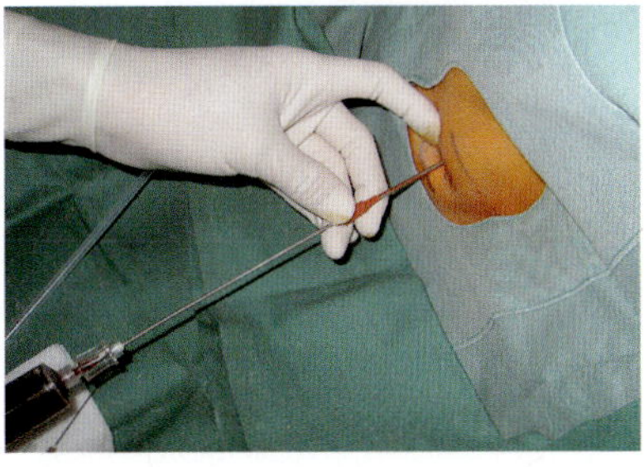

**그림 8-6-17** | 삽입되었으면 카테터를 환자 배측, 두측으로 해서 내통(内筒)은 움직이지 말고 외투(外套)만을 진전시킨다.

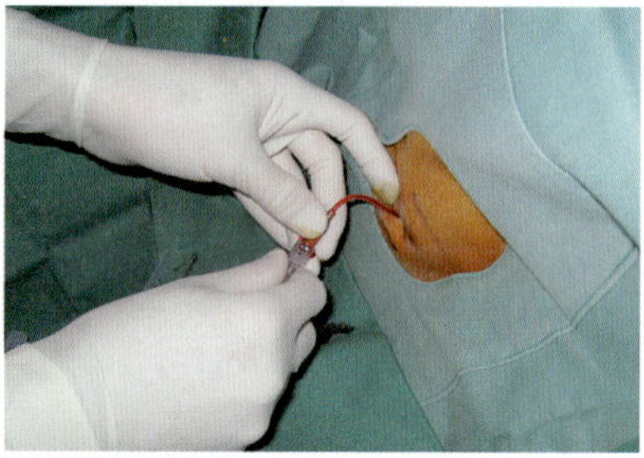

**그림 8-6-18** | 적당한 깊이에서 외투(카테터)를 유치하고 내통을 뺀다.

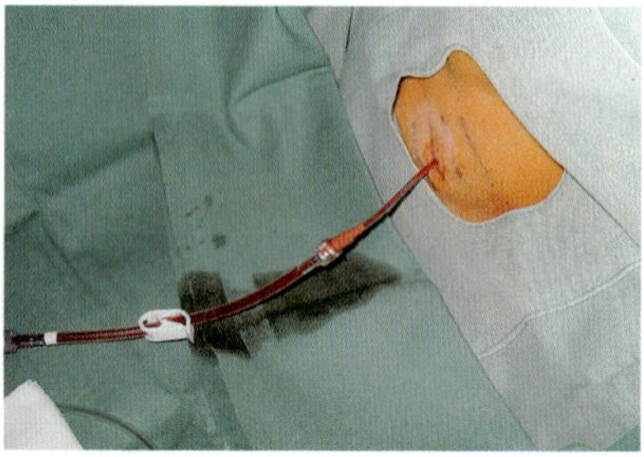

**그림 8-6-19** | 배액용의 연장 튜브와 접속한다.

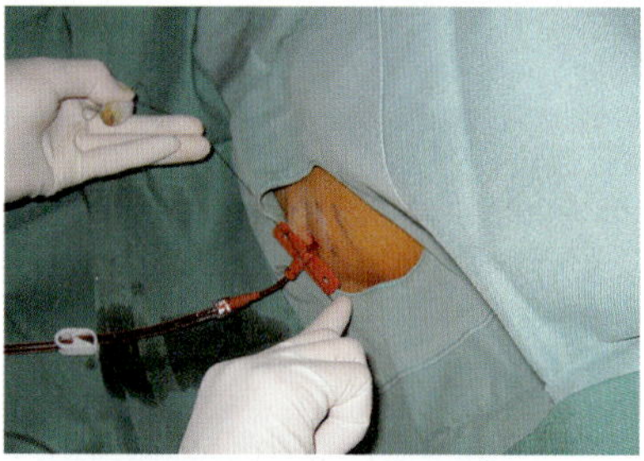

**그림 8-6-20** | 실을 끼워 봉합한다.

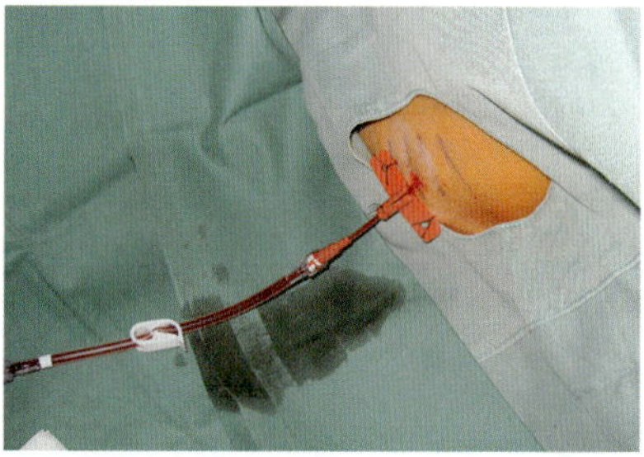

**그림 8-6-21** | 고정한다.

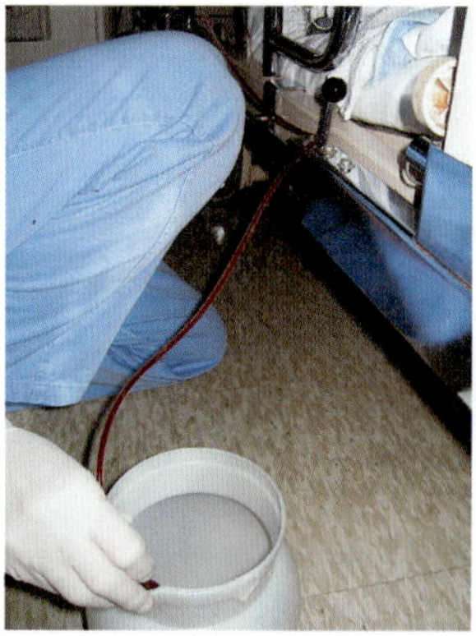

**그림 8-6-22** | 배액 병을 준비하고, 500~1,000ml/시로 배설 속도를 조절한다.

## Surflo 바늘의 경우

주사기에 16~18G surflo 바늘을 끼우고, 국소 마취 시와 동일한 부위에서 동일한 방법으로 자입한다. 흉수나 공기가 빠져 나오면 5mm 정도로 더욱 바늘을 진전시킨다.

왜냐하면 surflo의 외투와 내통에는 2mm 정도 차이가 나기 때문이다.

진전시킨 후 외투만을 남기고 내통은 뺀다. 이때 저류액이 넘쳐오거나 공기가 흉강 내로 유입하지 않도록 외투의 끝을 손으로 틀어막는다.

## 천자 kit의 경우

첨인도로 카테터를 삽입할 수 있을 정도의 피부 절개(5mm 정도면 충분)를 하고, 시험 천자한 자입부에서 카테터를 삽입한다(**그림 8-6-14**).

우선 늑골 상연에 어프로치하고, 거기에서 미끄어지듯 흉강 내로 자입한다. 힘을 과하게 준 나머지 흉강 내로 너무 들어가버리는 일이 없도록 왼손을 흉벽에 고정한다(**그림 8-6-15**).

벽측 흉막은 두껍고 단단하므로 흉강 내에 삽입되기 전에 강한 저항이 느껴진다.

주사기를 당겨 계속 음압을 주면서 천자하면, 흉강 내에 들어간 시점에서 저류액 또는 기체가 당겨져 나온다(**그림 8-6-16**).

삽입되었으면 카테터를 환자 배측, 두측으로 향해서 내통은 움직이지 않고 외투만을 진전시킨다(**그림 8-6-17**).

적절한 깊이로 외투(카테터)를 유치하고 내통을 뺀다(**그림 8-6-18**).

배액용의 연장 튜브와 연결한다(**그림 8-6-19**).

실을 끼워 봉합하고, 고정한다(**그림 8-6-20, 21**).

배액 병을 준비하고, 500~1,000ml/시로 배액 속도를 조절한다(**그림 8-6-22**).

## 흉강 배액관

두께는 다양하므로 용도에 맞는 것을 선택한다. 국소 마취 후 튜브를 삽입할 수 있을 정도 피부를 절개(약 2cm)한다.

péan 겸자로 피하를 박리하고, 1늑간 두측까지의 피하 터널을 만든다.

péan 겸자를 늑골 상연까지 진전시켜, 그대로 벽측 흉막을 천파(穿破)한다. 흉강 내에 도달하면 저류액의 유출 또는 배강 내의 탈기가 느껴진다.

튜브를 삽입할 수 있는 넓이까지 흉막을 넓혀둔다.

튜브의 선단을 péan 겸자로 꽉 쥐고, 그대로 절개부부터 흉간 내로 끈다. 내통(內筒)이 부착된 trocar 카테터를 천자 kit와 동일한 수기로 삽입해도 좋다. 흉강 내에 너무 깊숙이 들어가면 장기 손상의 우려가 있으므로 신중하게 조작해야 한다.

흉강 내에 도달하면 튜브를 환자의 배측 두측으로 진전시킨다.

튜브를 2-0도는 3-0견사 등으로 고정한다. 튜브를 발거할 때는 발거부의 봉합 폐쇄를 해야만 하기 때문에, 튜브 삽입 시에 미리 발거 시를 위해 실도 맞춰서 끼어 두면 수월해진다.

배액관은 저압 지속 흡인을 실시한다. 기준은 −5~10cm 수주.

튜브 발거 시는 환자에게 호흡을 멈추게 한다. 흉강 내를 양압으로 해두기 위해서 호기를 멈추게 한다.

**포인트**

- 어떤 천자 · drainage 후도 폐의 확장, 카테터 위치 확인을 위한 흉부 단순 X선 촬영을 실시한다.
- 급격한 drainage는 재팽창성 폐수종의 원인이 된다. drainage 중에는 경시적으로(30분부터 1시간에 한 번 정도) 바이탈 사인을 체크한다.
- 제8늑간 이하에서는 복강 내 장기 손상의 우려가 있으므로, 강한 천자를 피한다.

## 심막강 천자

### 목적 · 적응

심낭액의 성상 검사, 심장압전의 천자 배액

### 방법 · 수기

상체를 약 30도 거상한 semi fowler위를 취한다(**그림 8-6-24**).

반드시 모니터링을 하면서 조치를 취한다.

일반적으로는 좌측 검상돌기각부터의 어프로치이지만, 전흉부 늑간부터의 어프로치도 있다.

가장 안전하게 어프로치할 수 있는 부위를 선택한다(**그림 8-6-25, 26**).

안전하게 천자를 실시하기 위해서는 echo free space가 10mm 이상인 것이 바람직하다.

초음파에서 천자 부위부터 심낭까지의 방향 · 거리를 확인한 후, 천자예정 부위에 마킹한다(**그림 8-6-28, 29**).

천자예정 부위를 넓게 소독하고 멸균한 수술포를 덮는다(**그림 8-6-30, 31, 32**).

초음파로 확인한 방향, 거리를 인식해서 자입부에 국소 마취를 실시하고, 시험 천자를 한다(**그림 8-6-33, 34**).

심막에 바늘 끝이 닿으면 박동을 느낄 때가 있다. 그대로 진전하면 가벼운 저항 후 심낭 내에 도달한다.

주사기를 부착한 유치침으로 시험 천자 시와 동일한 방향으로 천자한다(**그림 8-6-35, 36**).

심낭액이 딸려 나오면 5mm 정도 더 진전하고, 외투를 남기고 내통을 뺀다(**그림 8-6-37, 38**).

심낭액이 흘러나오지 않도록 손가락으로 누른다.

심낭액을 채취하고 발거한다.

drainage할 경우 외투에서 가이드 와이어를 삽입한 후 외투를 뺀다(**그림 8-6-39, 40**).

drainage 카테터를 삽입할 수 있을 정도로 피부를 절개한다.

카테터를 가이드 와이어를 통해서 심낭 내에 유치한다(**그림 8-6-41, 42**).

연장 튜브에 접속해서 자입부를 테이프 등으로 고정한다(**그림 8-6-43, 44, 45**).

조치 후, 흉부 단순 X선 촬영을 실시하고 카테터 위치를 확인한다.

## 합병증

심근, 관동맥의 오천자. 기흉, 종격 혈종, 간 손상 등



> **포인트**
>
> · 검상돌기하 접근법은 간 외측 구역이 방해가 되는 경우가 있고, 전흉부 접근법은 경우는 좌폐가 방해가 되기도 한다. 상황에 따라 천자 부위를 선택한다.
>
> · 천자가 성공하지 못할 경우는 무리하지 말고 반드시 초음파로 확인한다.

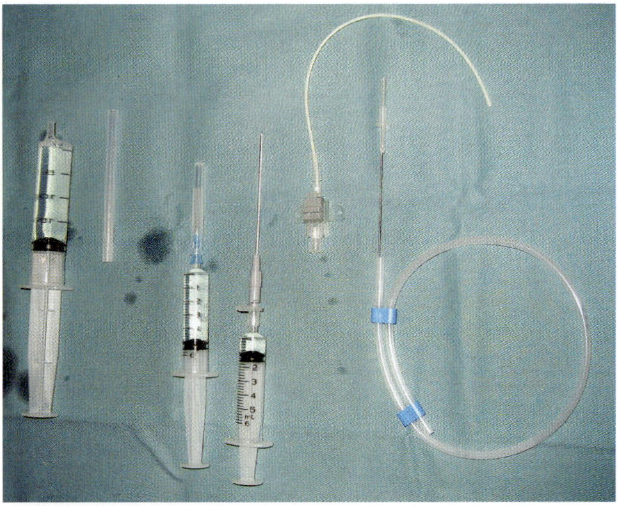

**그림 8-6-23** | 준비할 것. 천자 kit, 이소딘®, 멸균 수술포, 국소 마취제, 생리식염수, disposable 주사기, 주사 바늘(국소 마취용, 필요에 따라 카테란 바늘)

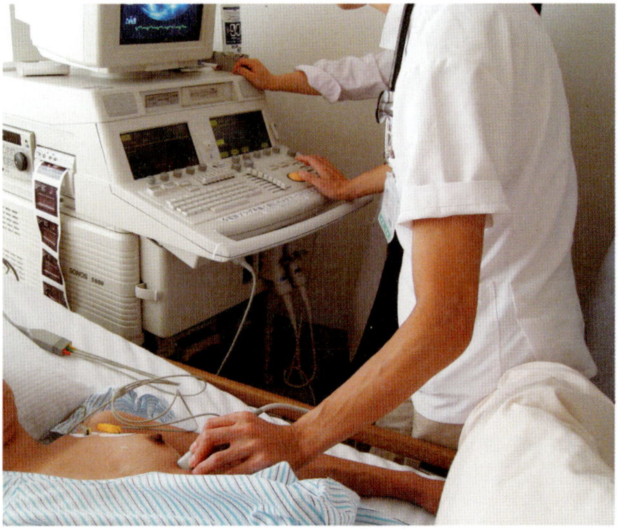

**그림 8-6-24** | 상체를 약 30도 거상한 semi fowler위를 취한다.

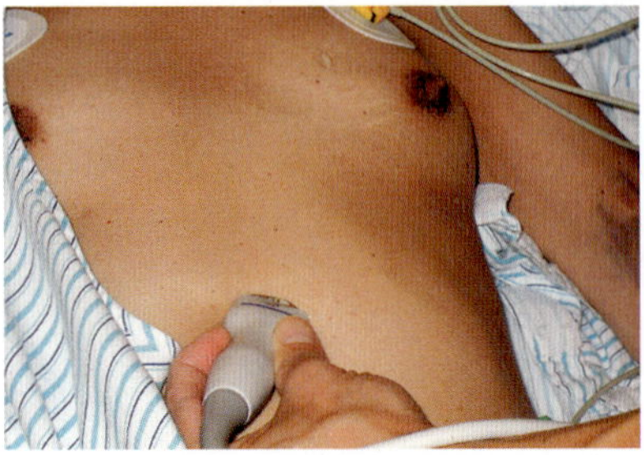

**그림 8-6-25** | 가장 안전하게 어프로치 할 수 있는 부위를 찾는다.

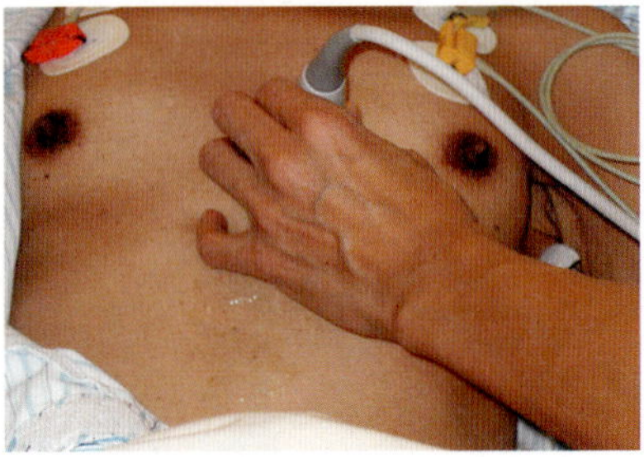

**그림 8-6-26** | 안전하게 어프로치할 수 있는 부위를 선택한다.

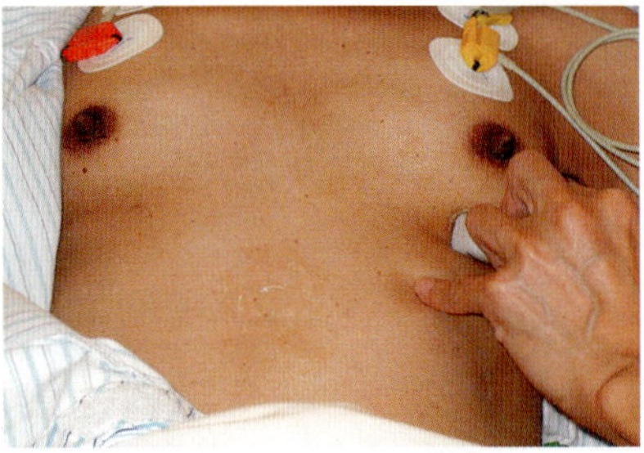

**그림 8-6-27** | 본 증례에서는 심첨부 어프로치가 가장 안정성이 높다고 판단된다.

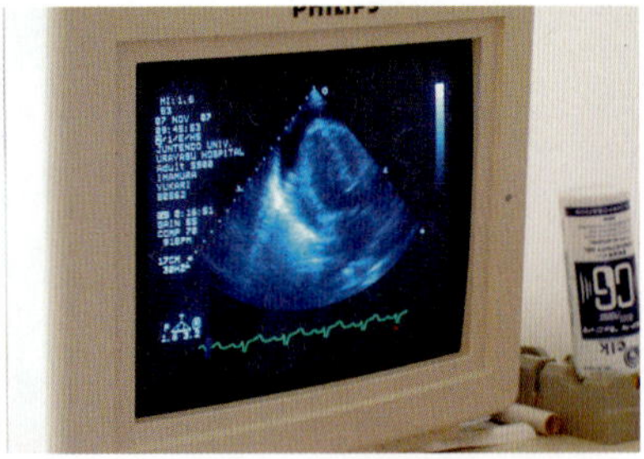

**그림 8-6-28** | 초음파에서 천자 부위부터 심낭까지의 방향 · 거리를 확인한다.

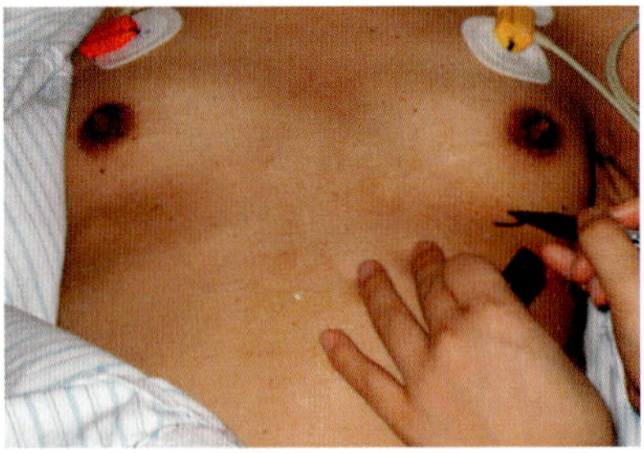

**그림 8-6-29** | 천자 예정 부위에 마킹한다.

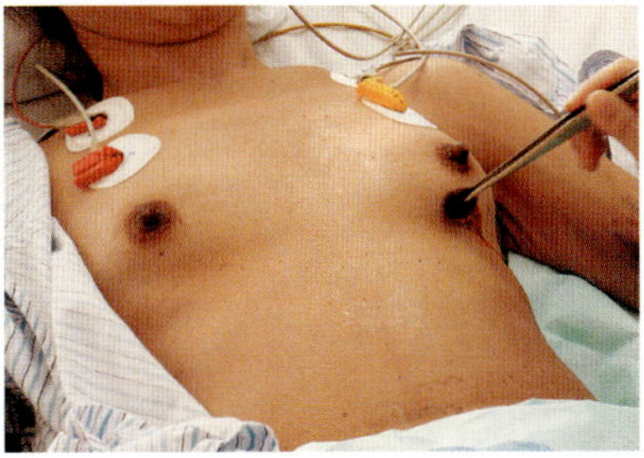

**그림 8-6-30** | 천자 예정 부위를 중심으로 동심원상으로 소독한다.

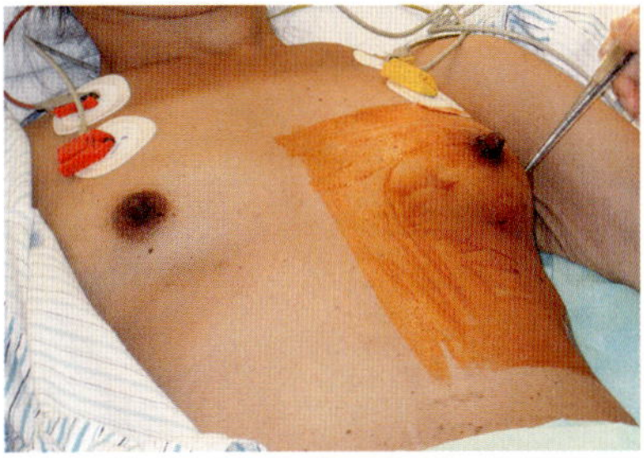

**그림 8-6-31** | 넓은 범위를 소독한다.

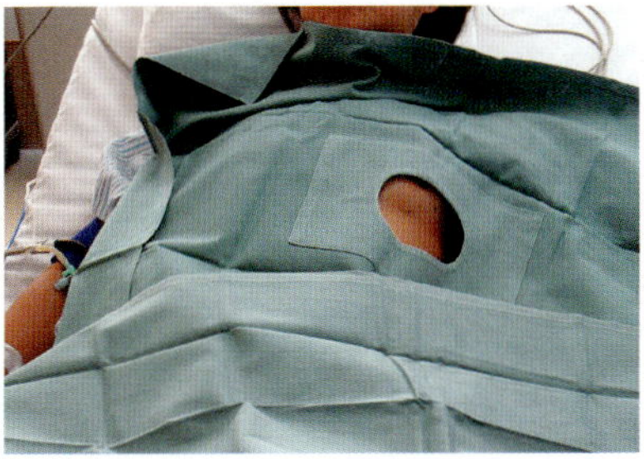

**그림 8-6-32** | 멸균 수술포를 덮는다.

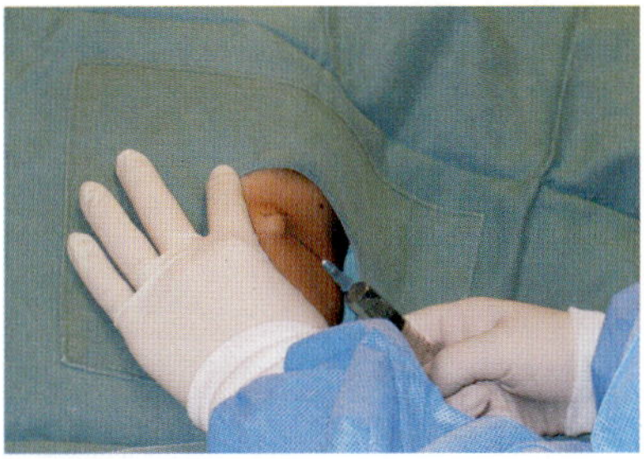

**그림 8-6-33** | 초음파로 확인한 방향, 거리를 확인하고 자입부에 국소 마취를 실시한다.

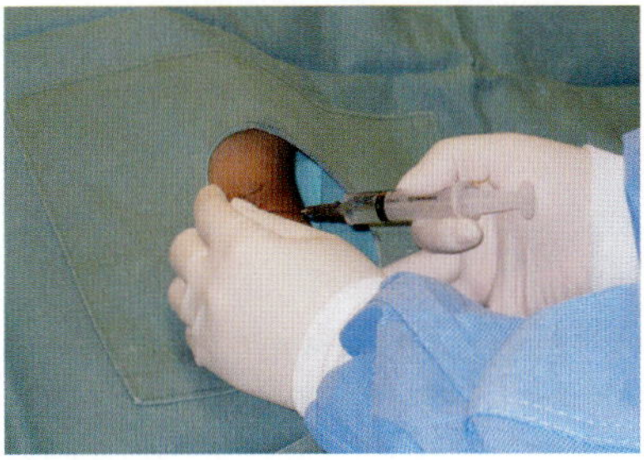

**그림 8-6-34** | 시험 천자를 실시한다

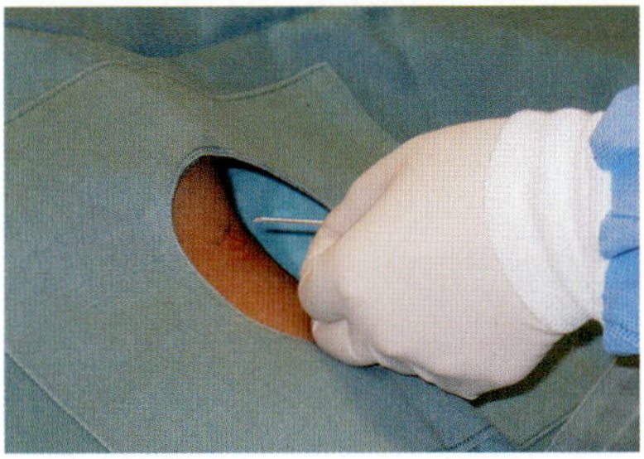

**그림 8-6-35** | 주사기를 부착한 유치침으로 시험 천자 시와 동일한 방향으로 천자한다. 미측부터 본 모습이다.

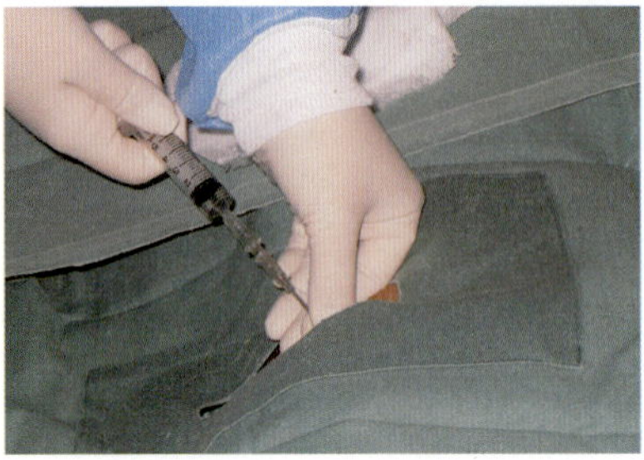

**그림 8-6-36** | 천자. 그림 8-6-34, 35의 수기를 두측부터 본 모습이다.

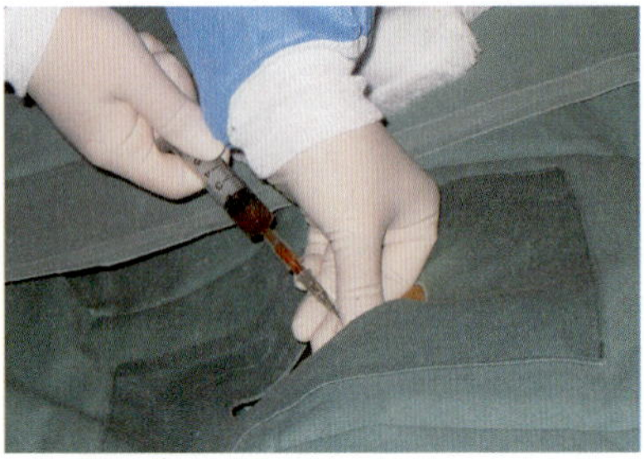

**그림 8-6-37** | 심낭액이 당겨져 나오면 5mm 정도 더욱 진전시킨다.

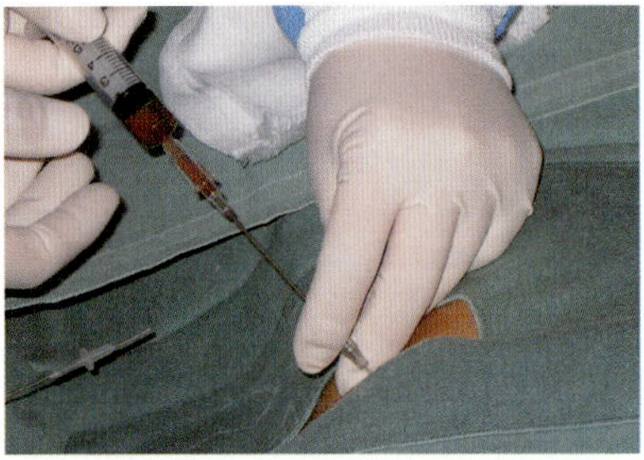

**그림 8-6-38** | 외투를 남기고 내통을 뺀다.

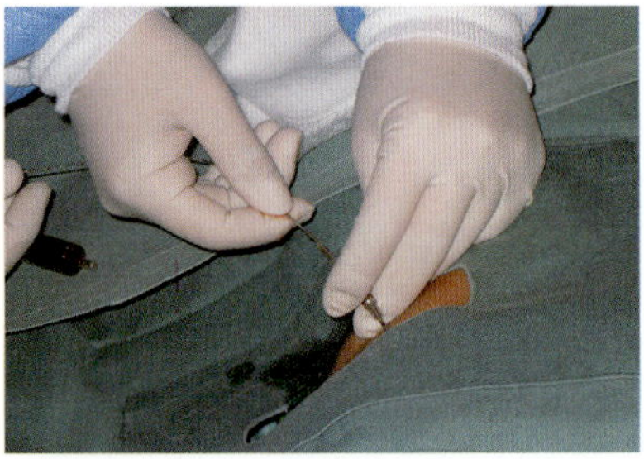

**그림 8-6-39** | drainage할 경우, 외투부터 가이드 와이어를 삽입한다.

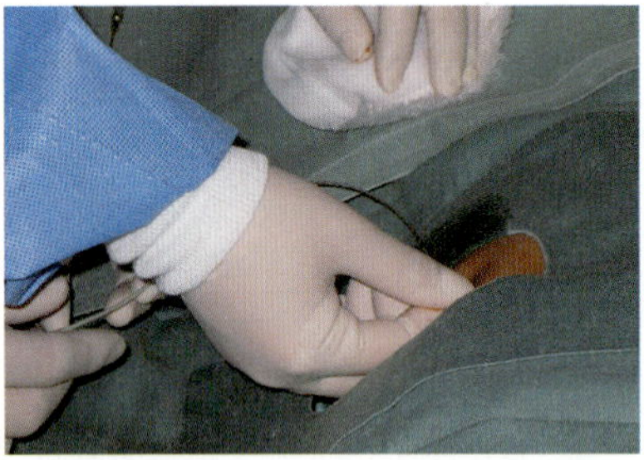

**그림 8-6-40** | 가이드 와이어를 삽입 후, 외투를 뺀다.

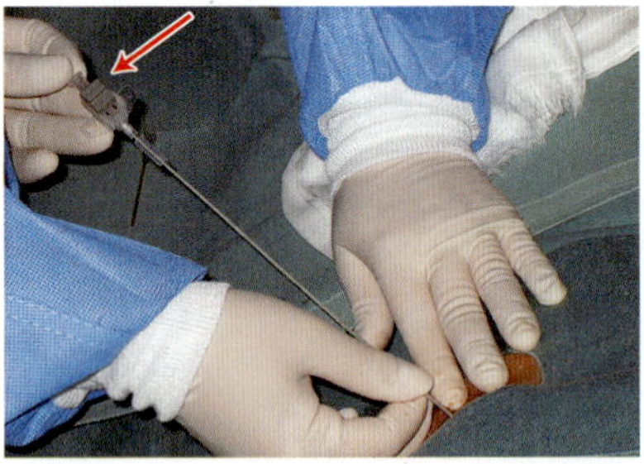

**그림 8-6-41** | 기관 캐뉼라를 삽입할 때는 가이드 와이어의 끝을 단단히 쥐고서(화살표) 카테터를 진전시킨다.

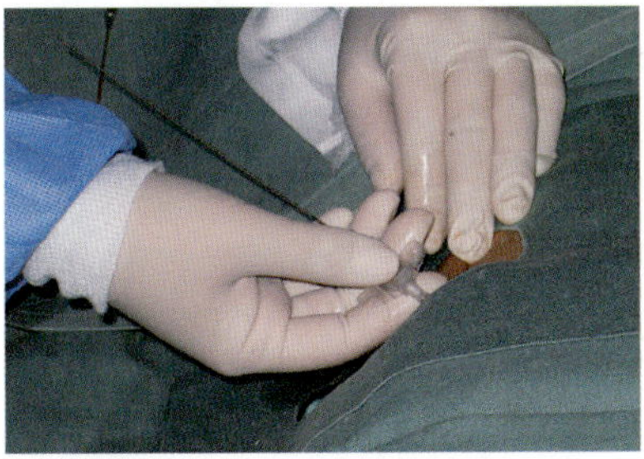

**그림 8-6-42** | 카테터를 가이드 와이어를 통해서 심낭 내에 유치한다.

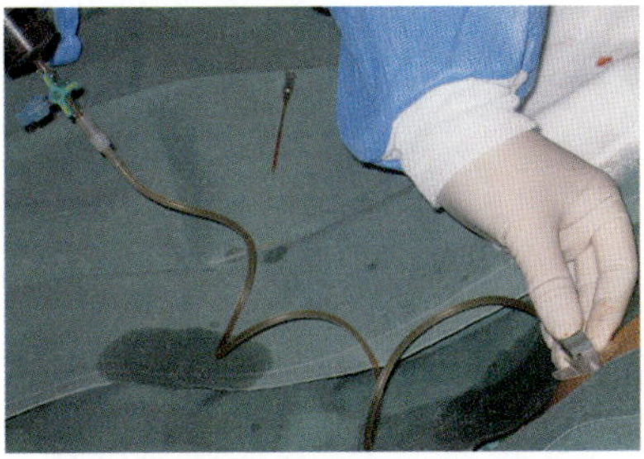

**그림 8-6-43** | 연장 튜브 준비한다.

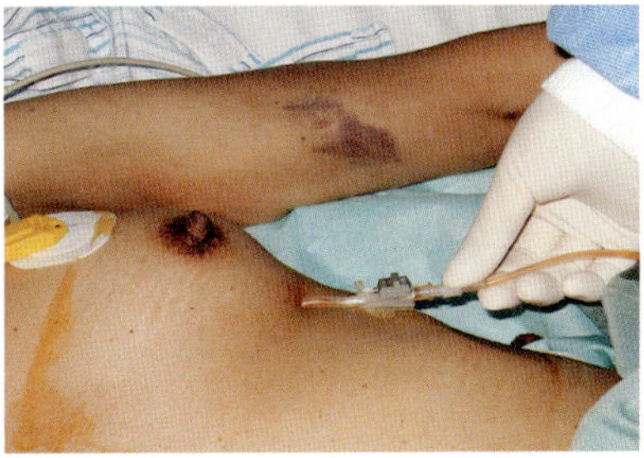

**그림 8-6-44** | 연장 튜브 접속한다.

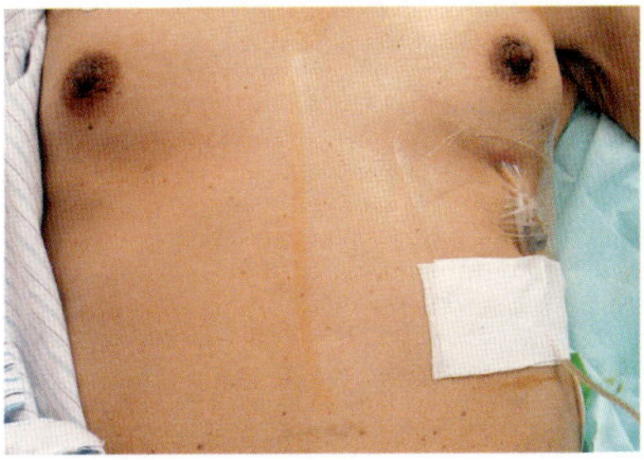

**그림 8-6-45** | 자입부를 테이프 등으로 고정한다.

# 복강 천자 · 복강 drainage

## 목적

복강 내용의 정사 또는 배액, 약제의 투여 등

## 적응

복강 내 출혈, 복막염(감염성 또는 암성)에 의한 복수 저류

## 종류

외투가 부착된 천자침 유치, 천자 drainage kit 등

## 방법 · 수기

앙와위 또 반좌위

흔치는 않지만 측와위에서 실시하기도 한다.

복부 천자 부위는 복부 4분획 또는 양측 측복부의 천자하기 쉬운 부위를 선택한다(**그림 8-6-46**).

제1선택은 배꼽과 상전 장골극을 연결한 선(Monro-Richter선)의 외측 1/3, 좌우는 상관없다.

복부 초음파에서 echo free space가 넓은 부위를 선택해 마킹한다(**그림 8-6-47**).

천자 예정 부위에 국소 마취를 한다(**그림 8-6-50**).

피내에 팽진을 만든 후 복벽에 수직으로 주사 바늘을 진전시킨다(**그림 8-6-51**).

저항이 소실된 부분은 복강 내이다. 주사기를 조금 얕게, 벽측 복막으로 충분히 마취한다(벽측 복막은 통증이 강하다). 복강 내까지의 거리 · 방향을 확인해 둔다.

주사기에 16~18G surflo 바늘을 부착, 국소 마취 시와 동일한 부위부터 동일한 방향을 향해 자입한다(**그림 8-6-52**).

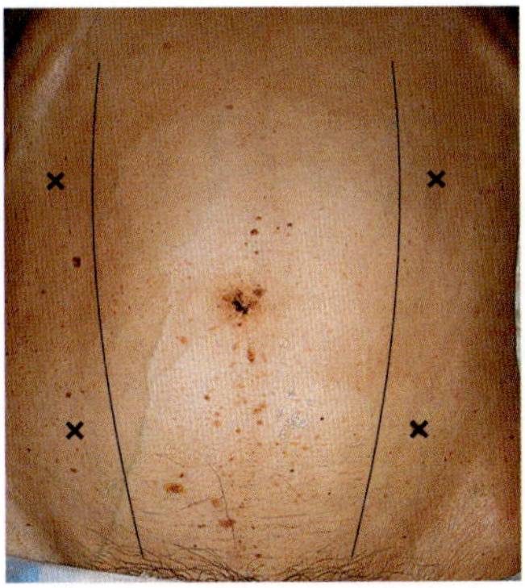
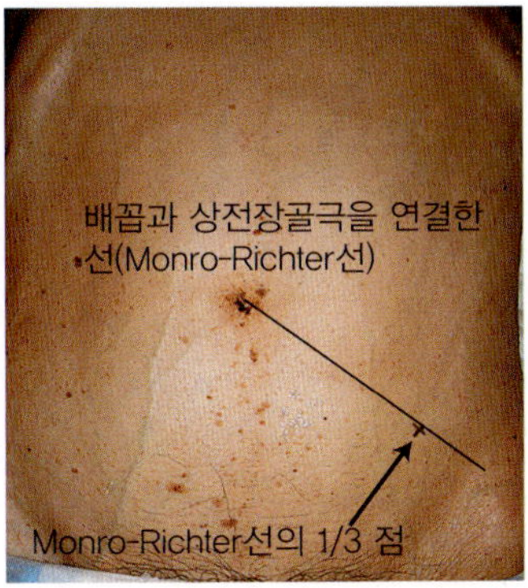


**그림 8-6-46** | 복부 천자 부위는 4분획 또는 양측 측복부의 천자하기 쉬운 부위를 선택한다.

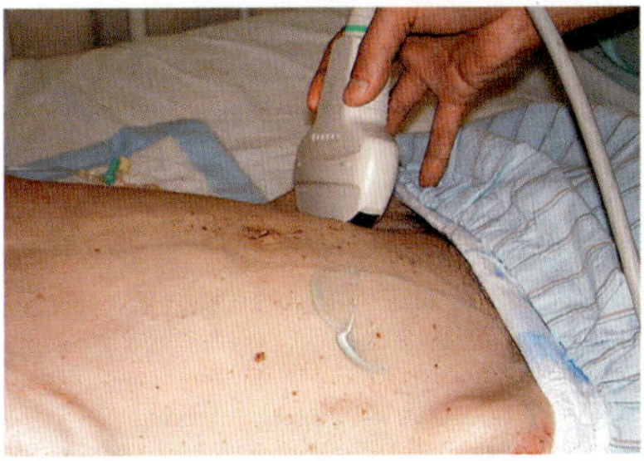

**그림 8-6-47** | 복부 초음파로 echo free space의 넓은 부위를 선택해 마킹한다.

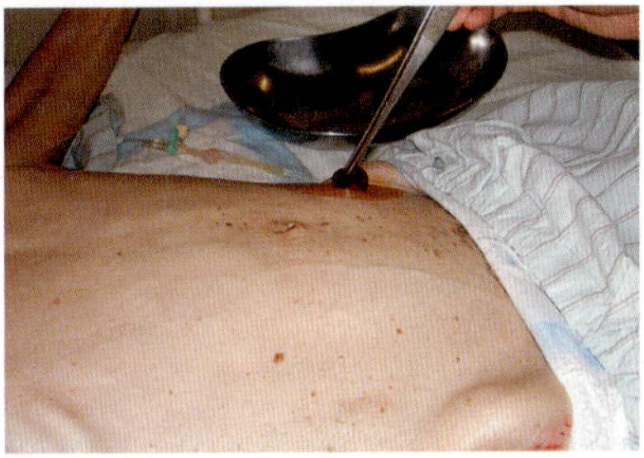

**그림 8-6-48** | 천자 예정 부위를 중심으로 넓게 소독한다.

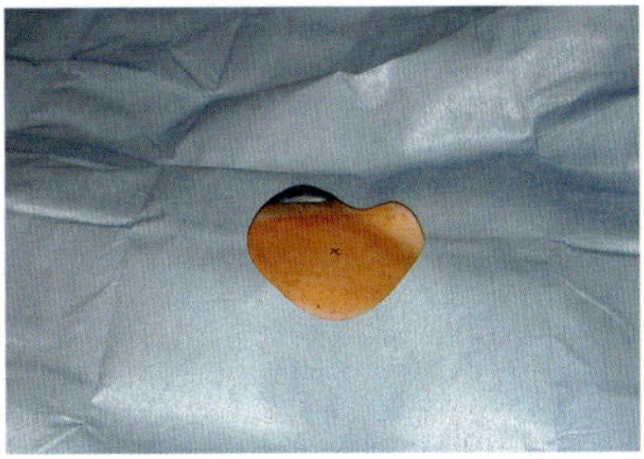

**그림 8-6-49** | 멸균 수술포를 덮는다.

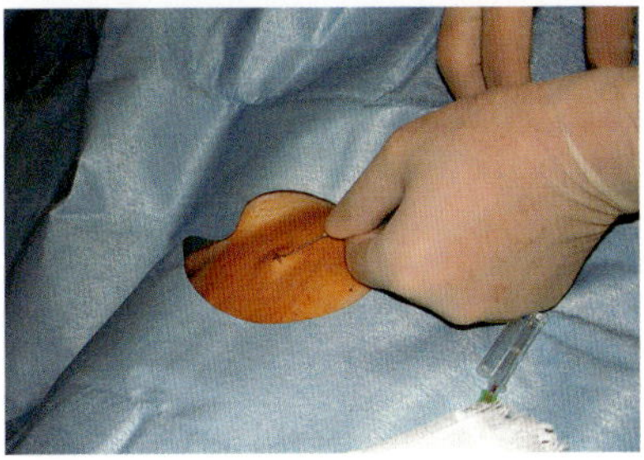

**그림 8-6-50** | 천자 예정 부위에 국소마취를 한다.

8
기본수기

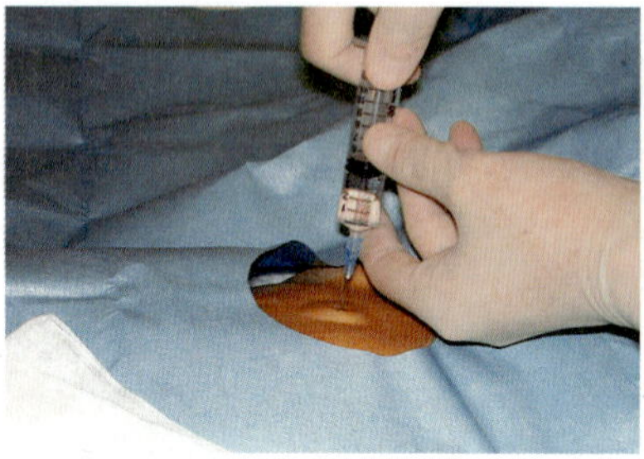

**그림 8-6-51** | 피부 내에 팽진을 만든 후 복벽에 수직하게 주사 바늘을 전진시킨다.

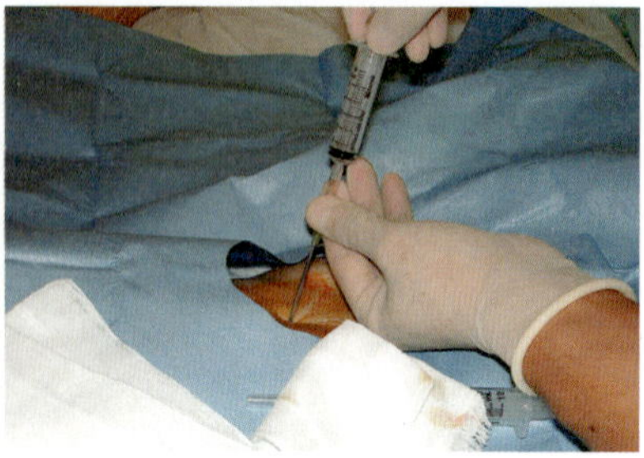

**그림 8-6-52** | 주사기에 16~18G surflo 바늘을 부착, 국소 마취 시와 동일한 부위에서 동일한 방향을 향해 자입한다.

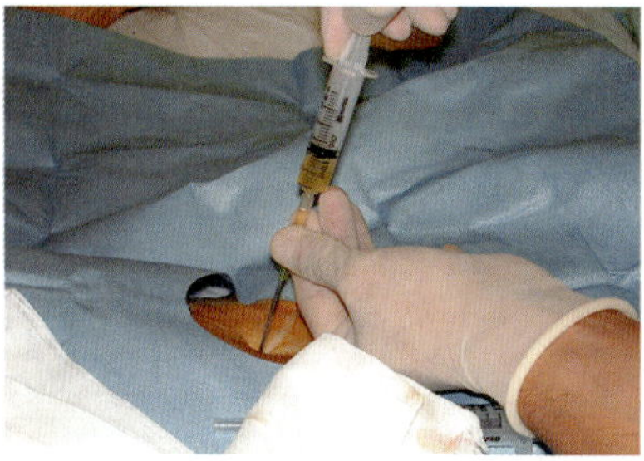

**그림 8-6-53** | 과도하게 힘을 준 나머지 바늘이 복강 내에 너무 깊이 들어가지 않도록, 왼손으로 단단하게 고정해가며 천천히 진전시킨다.

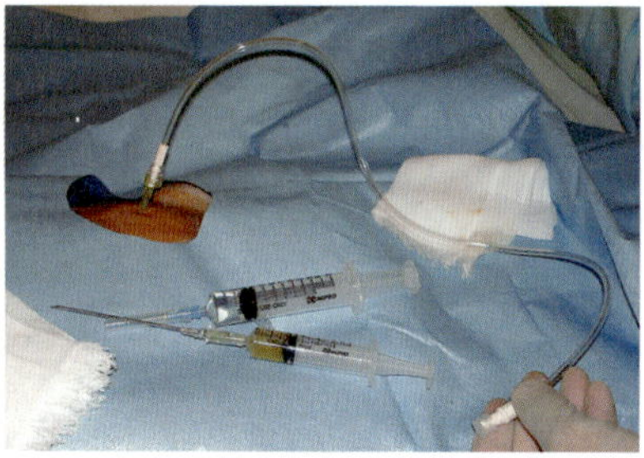

**그림 8-6-54** | drainage bag을 연결해 사고 발거가 없도록 확실하게 고정한다.

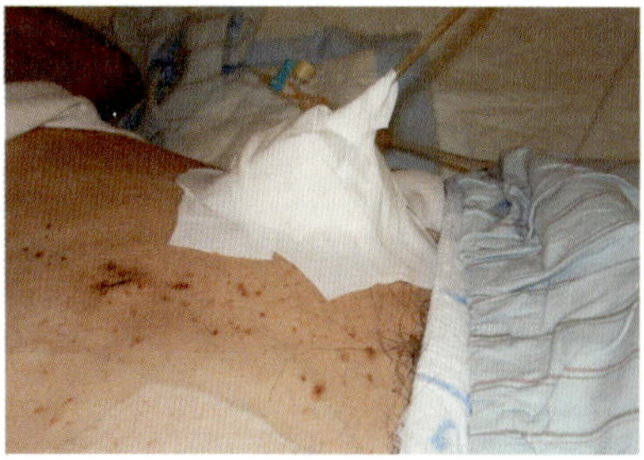

**그림 8-6-55** | 본 증례에서는 외투가 구부러지지 않도록 고정했지만, drainage 할 수 있는 방법이라면 어떠한 고정 방법이라도 상관없다.

흉수나 공기가 당겨져 오면 5mm 정도 바늘을 더욱 진전시킨다(**그림 8-6-53**).

surflo 바늘의 외투와 내통에는 2mm 정도 차이가 나므로 진전시킨 후 외투만을 남기고 내통을 뺀다.

이때 저류액이 흘러나오지 않도록 외투의 끝을 손가락을 막는다.

drainage bag을 연결해 사고 발거가 없도록 단단히 고정한다(**그림 8-6-54**).

장기 유치의 가능성이 있을 경우에는 봉합하고, 그렇지 않은 경우는 유치침의 주위에 거즈를 말아 구부러지거나 빠지지 않도록 고정한다(**그림 8-6-55**).

약제 투여의 경우는 복강 내에 어느 정도의 복수를 남긴 상태에서 (500ml~1,000ml 정도) 투여하는 것이 약제의 확산이 좋다.

예상 drainage량보다도 배액이 매우 적은 경우는 외투의 끝이 장기와 접촉해서 drainage 불량 상태가 되는 경우가 있다. 조금 얕게 해보든지 경우에 따라서는 재천자를 하기도 한다.



**포인트**

- 천자 부위의 근방에는 하복벽 동정맥이 주행하므로 주의한다.
- 출혈 경향 증례는 상대적 금기이다.
- 단기간에 대량으로 배액하면 압배되어 있던 하대정맥이 확장해서 혈압 저하를 초래하기도 한다. 때문에 조치 중 · 조치 후는 자주 바이털 사인을 체크한다.
- 상기의 이유 등에 의해 배액 속도는 1,000ml/시 정도로 정해둔다.

# 척수강 천자

## 목적 · 적응

수강내압 측정, 척수액의 성상 심사, 수강 내로의 약제 투여 등

금기: 천자 부위 · 부근의 감염, 출혈 경향, 두개내압 항진 또는 그러한 의심이 듦, 이분 척주 등

## 방법 · 수기

측와위에서 자신의 배꼽을 보듯이 두부를 전굴시킨다. 무릎은 가슴에 닿도록 굴곡시킨다(**그림 8-6-56**).

체위가 무척 중요하다.

좌우의 장골능의 최상단을 잇는 선(Jacoby선)상에 만져지는 돌기가 보통 L4 극돌기이다.

3/4 또는 4/5의 극간을 자입점으로 한다.

천자 예정 부위를 넓게 소독하고 멸균 수술포를 덮는다. 본 증례에서는 환자에게 동의를 구해 Jacoby선을 잘 알 수 있도록 수술포를 덮지 않는다(**그림 8-6-57**).

자입부에 국소 마취를 실시한다(**그림 8-6-58**).

천자침을 양손으로 쥐고, 피부에 수직하게 천자한다(**그림 8-6-59, 60**).

극상, 극간, 황인대를 넘어 경막 · 지주막하강에 도달한다.

내침을 빼면 투명한 수액이 방울져 흘러나온다(**그림 8-6-61**).

바늘을 360도 회전시켜 다양한 각도에서 유출이 보이면 올바르게 천자된 것이다.

필요에 따라 약제를 주입한다(**그림 8-6-62**).

수강내압 측정의 경우, 천자침에 압력계(manometer)를 연결해 압을 측정한다.

발침하고 거즈 등으로 보호한다(**그림 8-6-63**).

천자 후에는 입위를 피하고, 베개를 빼고 2시간 정도는 앙와위로 안정을 취한다.

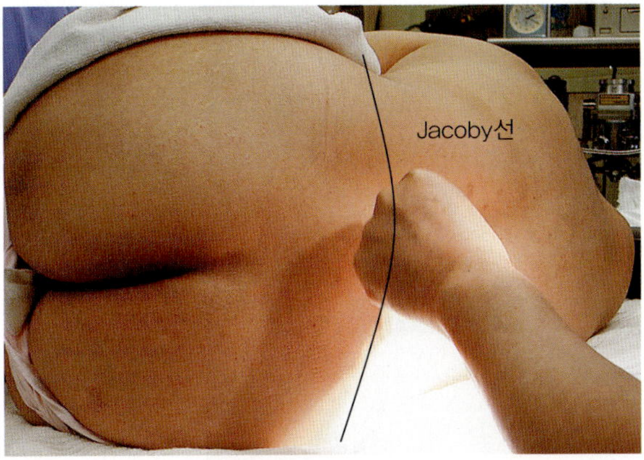


**그림 8-6-56** | 측와위에서 자신의 배꼽을 보듯이 두부를 전굴시킨다. 무릎은 가슴에 붙이듯이 굴곡시킨다.

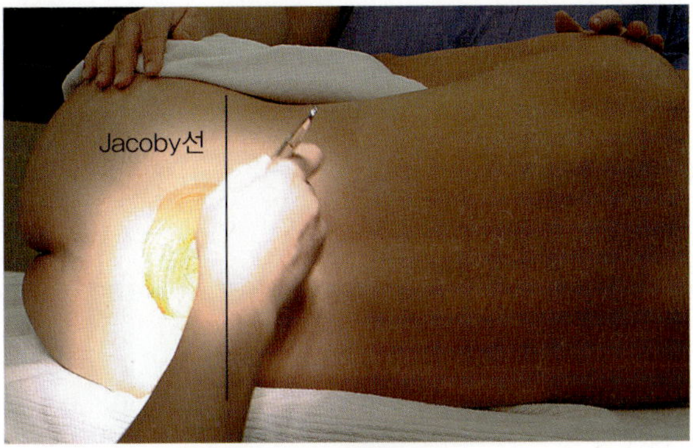


**그림 8-6-57** | 천자 예정 부위를 넓게 소독하고 멸균 수술포를 덮는다(본 증례에서는 환자의 동의를 얻어, Jacoby선이 잘 보이도록 수술포를 덮지 않았다).

**포인트**

- 바늘 끝이 움직이지 않도록 왼손을 몸에 고정한다.
- 불필요하게 수액을 유출시키지 말 것. 저수액 압성 두통의 원인이 된다.

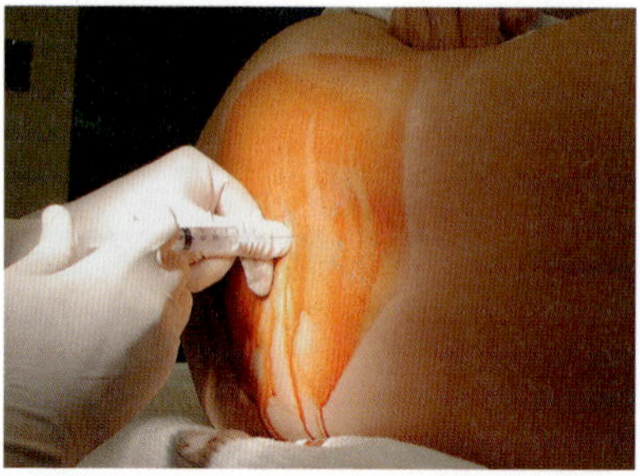

**그림 8-6-58** | 자입부에 국소 마취를 실시한다.

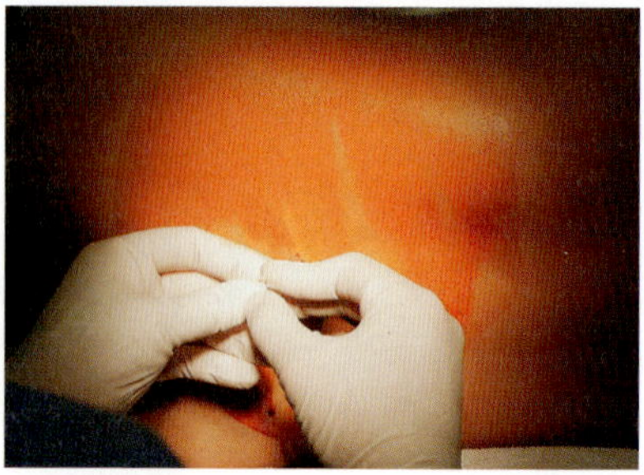

**그림 8-6-59** | 천자침을 양손에 쥔다.

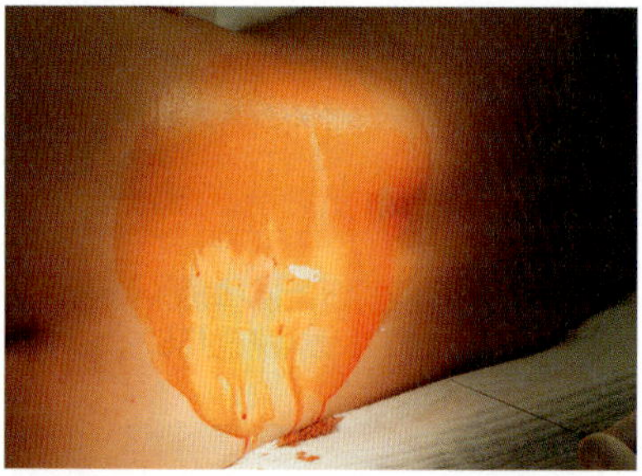

**그림 8-6-60** | 피부에 수직하게 천자한다.

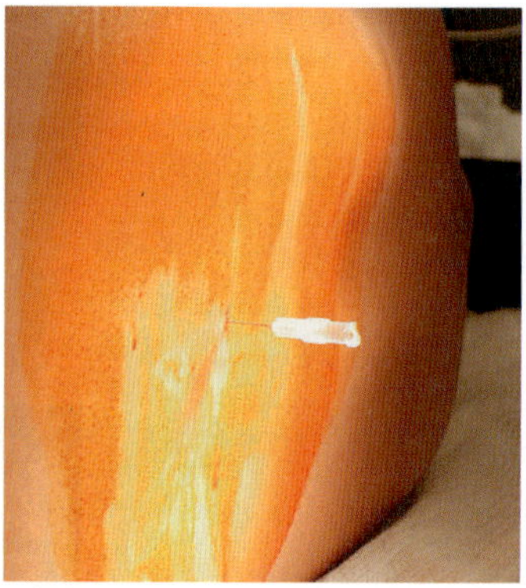

**그림 8-6-61** | 내침을 빼고 투명한 수액이 방울져 흘러나온다.

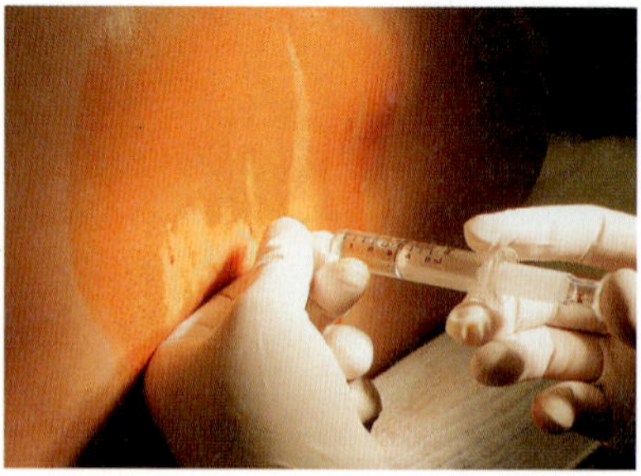

**그림 8-6-62** | 필요에 따라 약제를 주입한다.

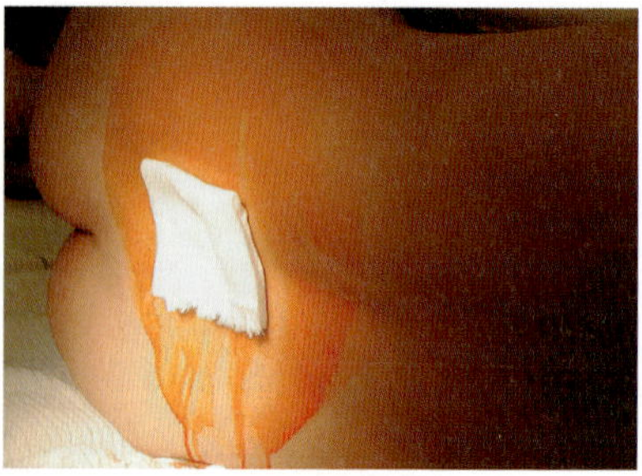

**그림 8-6-63** | 발침하고 거즈 등으로 보호한다.

# 관절 천자

## 목적

치료를 위한 약제 투여, 관절 조영 시의 조영제 주입. 관절 혈종의 경우는 천자 배액에 쓰인다.

## 적응

관절내액 저류 예, 변형성 관절증 등

천자부나 그 부근에 감염이 있거나 출혈 경향, 인공관절 치환 수술은 금기

## 종류

어깨, 팔꿈치, 손, 허벅지, 무릎, 족관절 등

## 방법 · 수기

견관절 주사

좌위에서 실시한다(**그림 8-6-64**).

천자 부위를 중심으로 넓게 소독한다(**그림 8-6-65**).

왼손(또는 자주 쓰는 손의 반대편 손)의 검지로 오구돌기를 누르고, 1횡지 외측의 조금 미측(caudal)에서 자입한다(**그림 8-6-66**).

필요에 따라 국소 마취를 한다.

천자침이 관절강 내에 들어가면, 바늘 끝이 움직이지 않도록 주사기를 고정한다(**그림 8-6-67, 68**).

천천히 약제를 주입한 뒤 발침하고, 거즈 등으로 보호한다(**그림 8-6-69, 70, 71**).

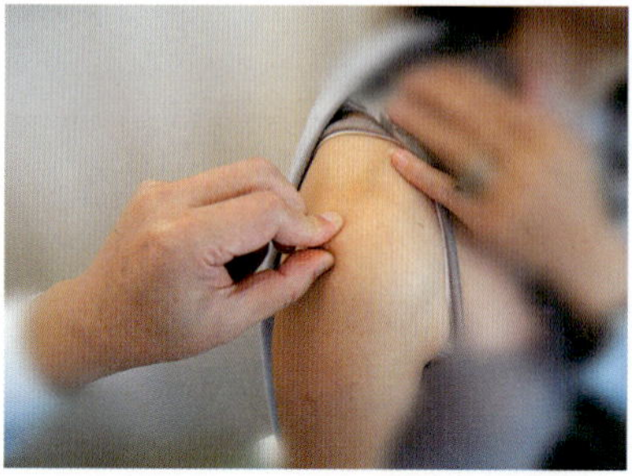

**그림 8-6-64** | 좌위에서 실시한다.

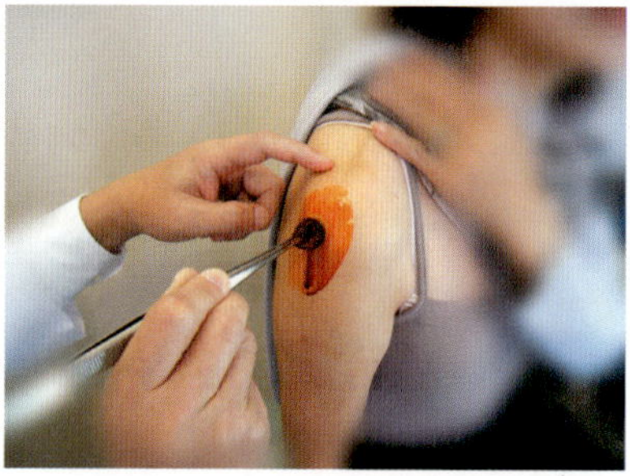

**그림 8-6-65** | 천자 부위를 중심으로 넓게 소독한다.

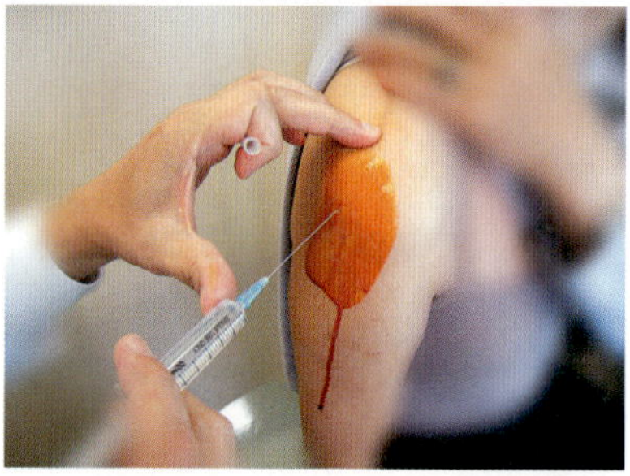

**그림 8-6-66** | 왼손(또는 자주 사용하는 손의 반대쪽 손)의 검지로 오구돌기(coronoid process)를 누르고, 1횡지 외측의 조금 미측에서 자입한다.

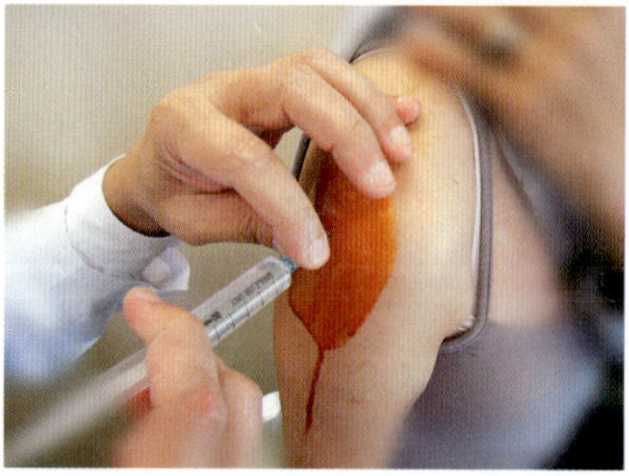

**그림 8-6-67** | 천자침을 관절강 내에 넣는다.

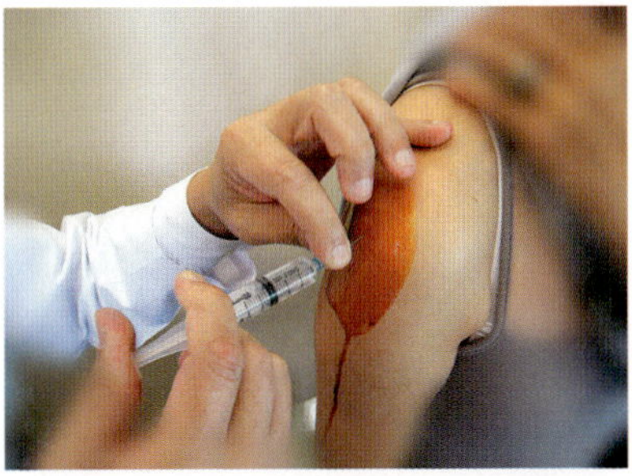

**그림 8-6-68** | 바늘 끝이 움직이지 않도록 주사기를 고정한다.

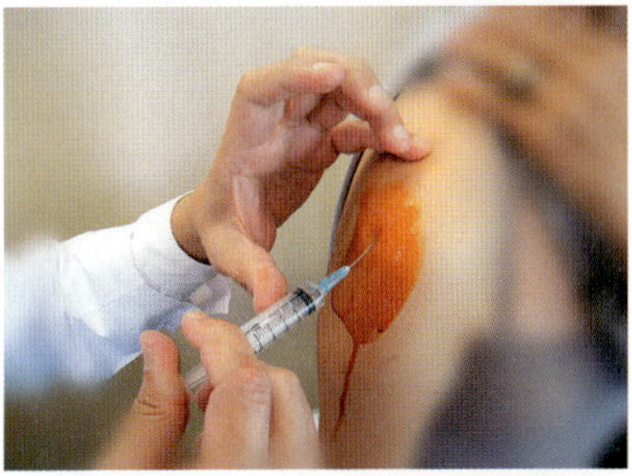

**그림 8-6-69** | 천천히 약제를 주입한다.

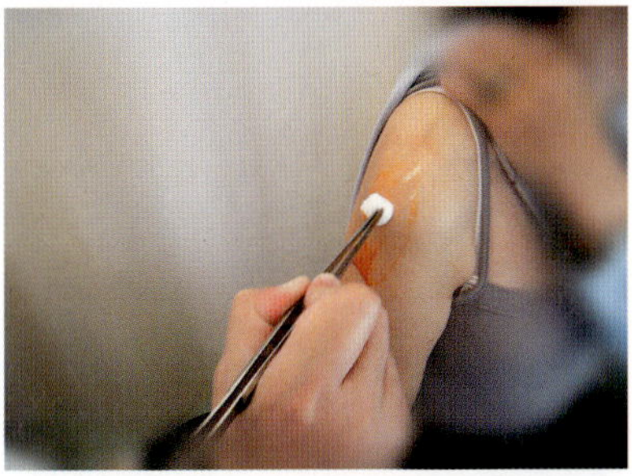

**그림 8-6-70** | 발침하고서 약액을 닦아낸다.

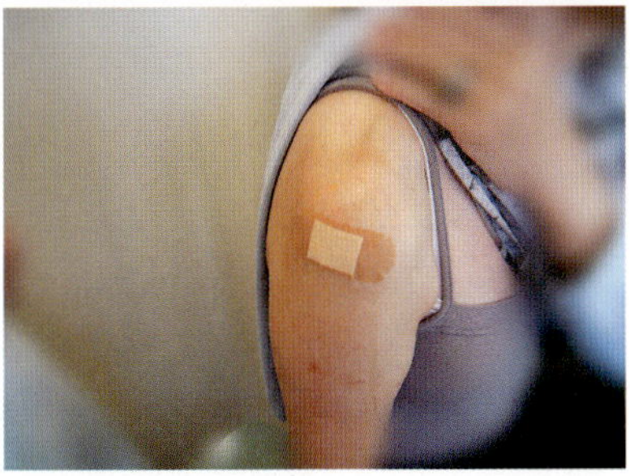

**그림 8-6-71** | 거즈 등으로 보호한다.

## 슬관절 주사

좌위에서도 와위에서도 가능. 무릎이 신전한 상태를 취하게 한다(**그림 8-6-72**).

천자 부위의 관절 열극을 촉진으로 확인하고, 동 부위를 중심으로 넓게 소독한다(**그림 8-6-73, 74**).

필요에 따라 국소 마취를 한다.

슬관절 내측을 왼손으로 쥐고 외측으로 밀어내면(화살표), 천자측의 관절 열극이 개대하므로 보다 확실하게 천자할 수 있다(**그림 8-6-75**).

약제의 투여 또는 저류액의 배액을 실시한다(**그림 8-6-76**).

종료 후에는 신속하게 발침하고 거즈 등으로 보호한다(**그림 8-6-77, 78**).



**포인트**

- 관절강 내는 무균 영역이다. 엄격하게 청결 조작할 것을 늘 염두에 둔다.
- 혈관 · 신경 등의 해부학적 관계를 충분하게 이해하는 것이 안전하게 수기를 수행하기 위한 요령이다.

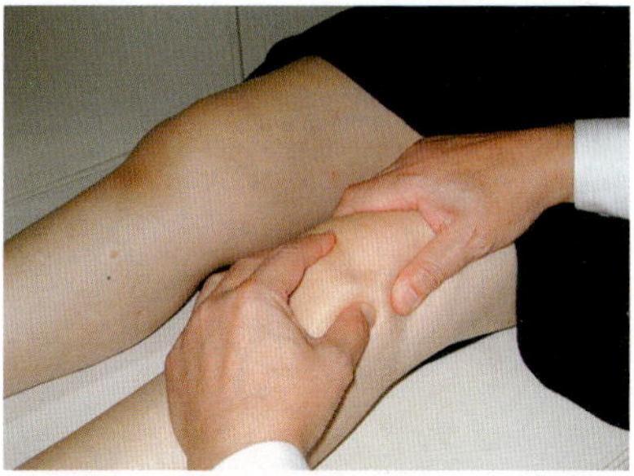

**그림 8-6-72** | 좌위에서도 와위에서도 가능. 무릎이 신전한 상태를 취하게 한다.

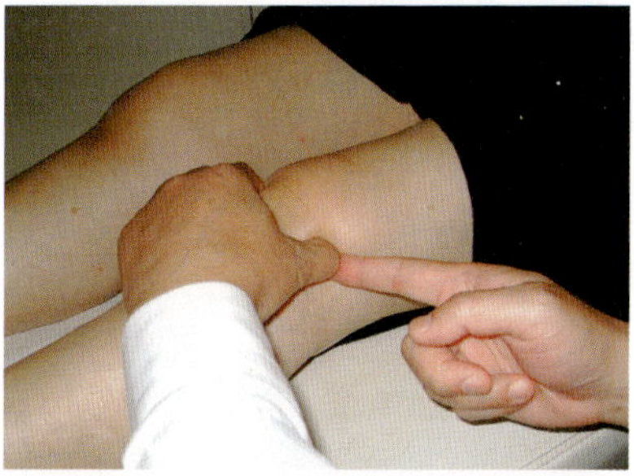

**그림 8-6-73** | 천자 부위의 관절 열극을 촉진으로 확인한다.

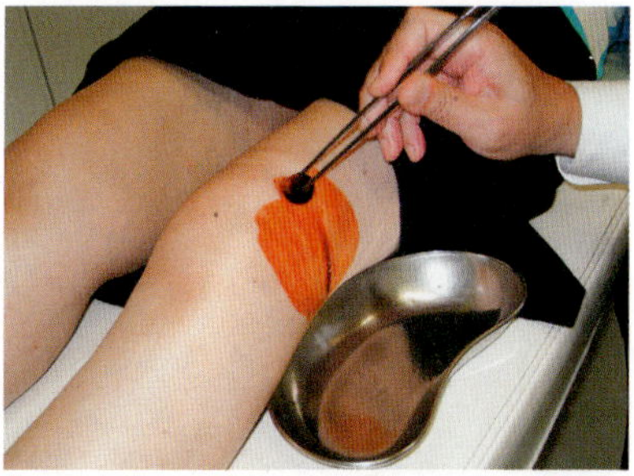

**그림 8-6-74** | 같은 부위를 중심으로 넓게 소독한다.

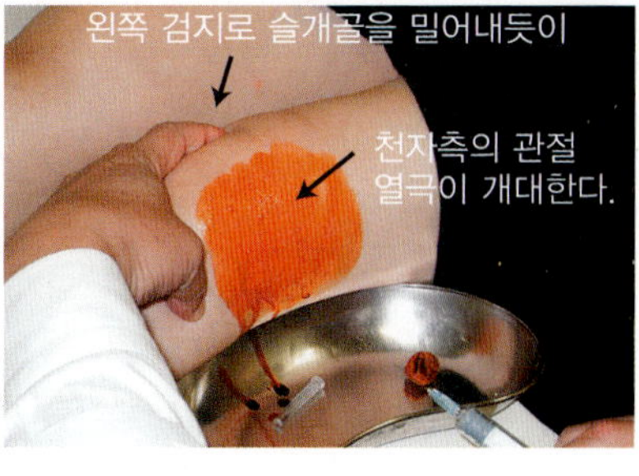


**그림 8-6-75** | 슬관절 내측을 왼손으로 쥐고 외측으로 밀어내면(화살표), 천자측의 관절 열극이 개대하므로 보다 확실하게 천자할 수 있다.

8

기본수기

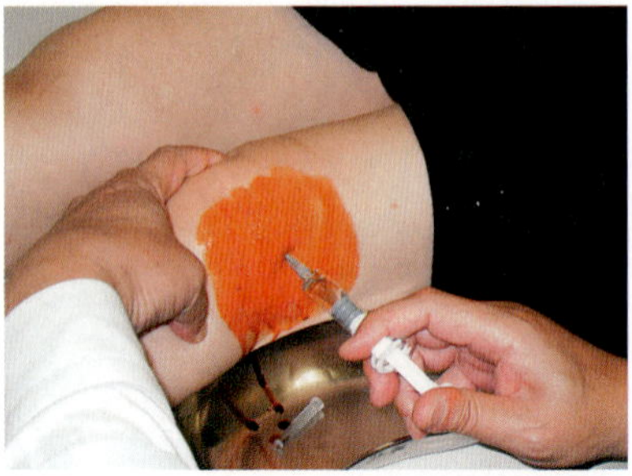

**그림 8-6-76** | 약제 투여 또는 저류액의 배액을 실시한다.

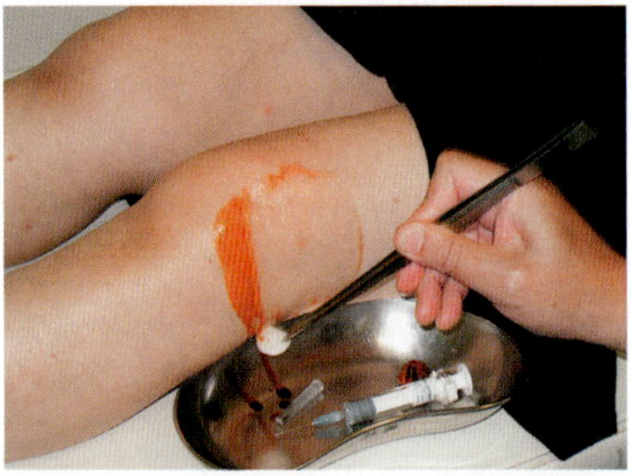

**그림 8-6-77** | 종료 후는 신속하게 발침, 약액을 닦아낸다.

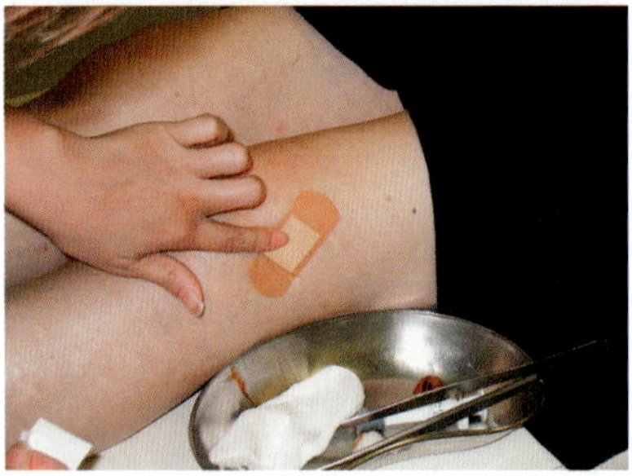

**그림 8-6-78** | 거즈 등으로 보호한다.

# 7. 수액 · 수혈

## 몸의 조성

### 세포외액

세포외액=조직간액+혈장 성분으로, 유 · 소아일수록 그 비율이 높다. 세포 내액량은 그다지 변하지 않는다.

조직간액이 연령과 함께 천천히 감소해간다.

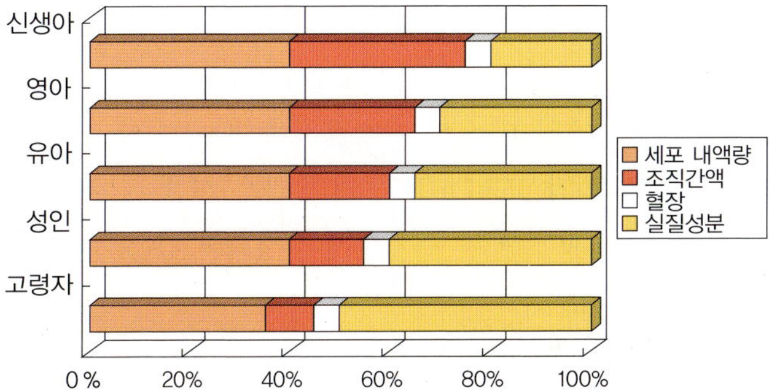


### 순환혈액량

성인 남성: 80ml×체중kg 체중65kg의 남성이면 약 5,200ml

성인 여성: 70ml×체중kg 체중50kg의 여성이면 약 3,500ml

간편하게 체중의 1/13(1)인 경우도 체중 65kg으로 약 51이다.

### 수액 제제의 종류

#### 1) 세포외액 보충액(정질액)

생리식염수, 유산(수산) 링거액 등

생리식염수: Na 154mEq/l, Cl 154mEq/l

유산(수산) 링거액: Na 약 130mEq/l, K 4mEq/l, Cl 약 109mEq/l

유산(수산) 이온이 대사되어 $HCO_3^-$가 되고, 아시도시스(acidosis)를 예방한다.

세포외액은 60분 후에는 75%가 조직간액으로 분포해간다. 바꿔말하면 1분 후에는 혈관 내에 25%밖에 남지 않게 된다.

### 2) 유지 수액

solita®, soldem®, physiosol® 등

① 1호액: 세포외액을 희석한 듯한 조성(Na 약 90mEq/l, Cl 약 70mEq/l). 단 K를 함유하지 않는다.
K를 함유하지 않으므로 병태 불명의 탈수 개선에 최초로 사용한다.

② 2호액: 1호액과 거의 동질이지만 K 20mEq/l 함유.

③ 3호액: 유지 수액의 대표격. 전해질 농도가 낮다(Na 약 35mEq/l, K 약 20mEq/l, Cl 약 35mEq/l). 초기의 탈수 개선 후, 전해질 밸런스를 보정하기 쉽다. 포도당 농도가 높게 설정되어 있는 것도 있다(최고로 10%, 400kcal/l).

④ 4호액: 3호액과 거의 동질이지만 K를 함유하지 않는다.

### 3) 혈장 증량제(교질액)

대용혈장이라고도 불린다.

#### (1) hydroxyethyl starch(salinhes®, hespander® 등)

분자량 약 70,000. 혈관 내에서 약 3시간 정도 체류한다.

#### (2) dextran

고분자(분자량 약 70,000)와 저분자(분자량 약 40,000)가 있다.

저분자 쪽이 혈장 증량 효과는 높고, 말초 순환 개선 작용이 있어 수 시간 안에 배설된다.

어느 쪽의 혈장 증량제도 대량 투여하면 응고 억제 작용이나 신기능 장애를 초래한다.

단, 투여량은 1회 1,000ml로 제한되어 있다.

## 필요한 수액량의 계산

수액량=예측 요량+불감 증설량−대사수(代謝水)

### 1) 예측 요량

원래 건강자(신기능이 정상인 상태)가 하루에 배설하는 요량을 나타낸다. 예측 요량≠전일 요량이므로 주의할 것

예측 요량: 1ml/kg/시. 체중 60kg인 사람일 경우 1시간당 60ml의 요량, 1일량은 60ml×24시=1,440ml

불감증설량: 체중kg×15ml가 기준, 약 900ml

### 2) 대사수

체내의 대사(에너지−산생 시)에 의해 생성되는 물. 약 200~300ml

심부전이나 신부전 증례를 dry side로 관리할 때는 0.5ml/kg/시로 이뇨를 느끼도록 조절한다.

## 요량 저하의 경우

아래의 항목에 대해 조사한다.

① 순환 혈액량이 줄었는가?

② 혈압이 낮기 때문은 아닌가(도파민을 개시해야만 하는가)?

③ 신기능의 자동 조절능력은 80mmHg · 밑돌면 요량은 준다.

④ 신장 자체로 문제가 일어나지 않는가?

Na배설률(FENa)은 신부전의 감별로서 유용하다.

FENa=Na clearance/ Cr clearance×100

=(UNa/PNa)/(UCr/PCr)×100

UNa: 요중 나트륨 농도, PNa: 혈중 나트륨 농도

UCr: 요중 크레아티닌 농도, OCr: 혈중 크레아티닌 농도

**표 8-7-1**

| | 혈중 침투압 (mOsm/l) | 요중 Na 농도 (mEq/l) | FENa (%) |
|---|---|---|---|
| **신전성** | >500 | <20 | <1 |
| **신성** | <400 | >40 | >4 |
| **신후성 조기** | >500 | <20 | <1 |
| **신후성 후기** | <400 | >40 | >1 |

## 탈수

### 1) 수결핍성 탈수

세포외액의 침투압 상승, 수분 소실에 의한 고나트륨 혈증을 나타낸다.

구갈, 정신 신경 증상(흥분, 혼수) 등

### 2) 나트륨 결핍성 탈수

세포외액의 침투압 저하, 조기부터 순환 부전을 일으킨다.

빈맥, 혈압 저하, 현기증, 피부 탄력성(turgor)의 저하 등

### 3) 혼합성 탈수

1)과 2)의 혼합. 임상적으로는 이들이 가장 자주 보인다.



**기립경사검사(tilt test)**: 환자를 앙와위에서 기좌위로 했을 때의 혈압 · 맥박의 변화를 본다.

① 상체를 일으켰을 때, 맥박이 20/분 이상 증가한다.

② 앙와위에서 맥박이 100/분 이상이다.

③ 상체를 일으켰을 때에 압력이 20mmHg 떨어진다.
탈수의 정도를 평가해서 1호 개시액 또는 세포외보충액을 100~500ml/시의 속도로 적하(dropping)한다.

과잉 수액은 심부전 등을 일으킬 수 있으므로, 특히 고령자의 탈수 보액

에는 충분한 주의를 기울인다. 단기간에 개선시키려고 생각하지 않는다.

세포외액량 증가를 시사하는 증상 · 소견: 부종, 체중 증가, 표재정맥의 노장 등

## 연구의가 조우하는 관리 곤란 사례

### 장폐색(ileus)과 수액—이른바 단순성 장폐색에 대해서

ileus는 물리적인 폐색만이 아니다.

장액 분비와 재흡수의 순환이 정지하기 때문에 장 내에 장액이 정체한다.

결과적으로 순환 혈액량이 감소해서 탈수가 일어난다.

통상의 유지 수액만으로는 탈수는 개선되지 않는다. 결핍 또는 무뇨가 된다.

유지 수액+탈수의 정도에 맞춘 보액이 필요(보액은 세포외보충액으로 실시한다)

요량으로 관리할 경우는 1ml/kg/시를 유지한다.

ileus관의 배액량을 보고 보액하기도 한다.

## 영양 수액

### 1) 중심 정맥 영양의 적응

수술 후의 조기 경구 섭취가 계속 되어, 예전만큼 필요하지 않을 경우

일반적으로 경구 섭취 불가능 상태가 10일 넘겨 지체될 경우에 검토한다.

### 2) 적응례

① 소화관부터의 영양 섭취를 기대할 수 없는 경우: 소장 대량 절제 후, 중증 설사 · 구토 · 췌장염, ileus, 상부 소화관 수술(식도, 췌두십이지장 절제 등)

② 혈관 확보 목적: 화학 요법 중, 말초 혈관 확보가 곤란한 증례

말초정맥 투여를 견딜 수 있는 포도당 농도는 12.5%가 한계라고 알려져 있다.

### 3) 필요한 영양량

영양소의 열량: 당질 4kcal/g, 지방 9kcal/g, 단백질 4kcal/g

일반적으로 30~60kcal/kg(당질 : 단백 : 지질 : 80 : 10 : 10의 밸런스)

성인의 표준적인 1일 투여량

수분: 1,500~300ml

당질: 300~500g

아미노산: 50~90g

총 칼로리: 1,500~3,000kcal

① 케토시스(ketosis) 예방을 위해서는 최저 100g 정도의 포도당(400kcal)이 필요하다.

② 지방 제제는 0.5~1g/kg/일을 투여 기준으로 한다.
20% 100ml를 2개를 사용하면 180kcal를 지방 제제만으로 보충할 수 있다.

③ 전해질은 Na 50~100mEq/일, K 50~70mEq/일

④ 내당능(glucose tolerance) 이상이 있을 경우는 인슐린을 섞어서 관리한다.
평상시 인슐린 1단위에 30mg/dl의 혈당 강하가 있는 것으로 보인다.
수술 침습이나 당뇨병에 있어서는 당연한 이야기지만, 반응이 가장 나빠진다.

# 수혈

## 혈구의 수명

적혈구(약 120일), 림프구(수 일부터 수년), 호중구(약 10일), 혈소판(7~10일) 등이다.

## 혈액 제제의 종류

### 1) 혈액 제제

전혈: 신선혈. 혈액 채취 후 72시간 이내의 것

보존혈: 그 이후의 것

항응고제로서 CPD(citrate phosphate dextrose)액이 첨가되어 있다.

헤모글로빈(Hb) 개선 목적에만 효과적이다. 감염과 GVHD를 일으킬 우려가 있다.

## 2) 혈액 성분 제제

### (1) 농축 적혈구액

전혈부터 혈장 부분을 가능한 만큼 제거한 것. hematocrit(Ht)는 70% 정도이다.

200ml의 전혈분이 130ml 정도의 농후 적혈구액에 된다. 21일간 유효하다.

### (2) 신선 동결 혈장(FFP)

채혈 분리 후에 곧 동결해서 혈장 성분을 가능한 만큼 보존해, 사용 직전에 해동해서 투여한다.

열처리 등의 과정을 거치지 않으므로, 감염에 대해서는 반드시 안전하다고는 할 수 없다. 1년간 유효

Na 174mEq/l 함유하고 있어서 수혈하는 것으로 Na 부하가 커진다. 알부민은 4g/dl 함유하고 있다.

AB형의 판정은 필요하지만, Rh의 판정은 필요하지 않다.

### (3) 혈소판

24~72시간 유효. 사용 전에 교반(agitation)해야만 한다. 혈소판 수혈을 반복하면 혈소판 항체를 산생(産生)한다. 림프구를 많이 포함하고 있어 GVHD를 일으킨다.

## 3) 알부민 제제

가열 처리하기 때문에 간염의 발생이나 항체는 산생하지 않는다.

알부민 1g에 평균 17.4ml의 간질액을 혈관 내로 빨아들인다. 48시간 지속, 반감기 20일(25g 알부민은 약 450ml의 순환 혈장량의 증가를 기대할 수 있다)

알부민 제제는 건강 보험이 적용되고 사용 가능한 양이 제한되어 있으므로, 너무 많이 사용하지 않도록 주의한다.

① PPF(plasma protein fraction): 알부민 88%, 글로불린 12%, 간혹 혈압 저하를 일으키기도 한다.

② 사람 혈청 알부민: 농도가 조절되어 있어 사용하기 편하다.

## 수혈의 적응

### 1) 농축 적혈구액(또는 전혈) 수혈

수술 전 준비로는 Hb 10g/dl, Ht 30%를 목표로 한다.

수술 후에 관계 없이 Hb 8g/dl 미만의 경우는 수혈을 고려한다.

만성적인 빈혈이 있을 경우는 증상이 약할 수도 있다.

순환 혈액량이 10% 감소 → Hb가 1g/dl, Ht가 3% 떨어지는 것으로 보인다.

20% 이상 감소하면 수혈을 고려한다.

출혈 등이 원인으로 단기간에 30% 이상 감소하면 치사적일 수 있다.

### 2) FFP의 사용 기준

어디까지나 응고 인자 보충의 목적으로 사용한다.

응고 인자 결핍을 일으키는 병태로서는 DIC와 간장애가 있다.

프로트롬빈 시간(PT)이 30% 미만, 활성화 부분 트롬보플라스틴 시간(aPTT)이, 기준의 1.5배 이상이라면 FFP 투여를 검토한다.

### 3) 혈소판 수혈

혈소판수<5만/μl로 사용을 검토한다. 농후 혈소판 1단위에 4,000/μl의 증가를 기대할 수 있다.

수혈 후에는 반드시 혈액 검사를 실시해 데이터의 추이를 관찰, 평가한다.

## 우발증 · 부작용

담마진, 가려움증, 발열: 빈도는 0.5~2% 정도. 기초에 항원 · 항체 반응이 있다고 여겨진다.

### 1) 구연산 중독

CPD액 내의 구연산이 혈중 Ca와 결합해, 저칼슘 혈증(경직, 의식장애 등)이나 대사성 아시도시스(acidosis)를 일으킨다.

고칼륨 혈증: 수혈 후에는 혈구 파괴가 진행되고, 세포 내의 K이 유출해 고칼륨 혈증이 된다.

이형(heteromorphy) 수혈: 혈액형 검사 실수보다도 환자나 혈액 제제의 오해 등의 사고적 실수로 일어나는 경우가 많다. major mismatch로 인한 사망률은 10% 정도. 조기에 발견해 조치를 취하면 생명을 구할 수 있다. 때문에 수혈 개시 후 5분간은 베드 사이드에서 관찰할 필요가 있다.

### 2) 수혈 후 간염

빈도는 지극히 적지만(1만~10만에 1건), 매년 발생하고 있다.

적혈자의 혈액 중 B형 간염 바이러스나 C형 간염 바이러스가 스크리닝을 빠져나가 수혈자에 감염한다.

### 3) 응고장애

농후 적혈구액의 대량 수주로, 상대적으로 혈소판이나 응고 인자가 저하하고, 응고장애를 일으킨다. 1일 10단위 이상의 수주로 발생하기 쉬워진다.

### 4) GVHD (graft versus host disease: 이식편대숙주병)

수혈 후 10~20일에 발증(crisis)한다. 증상은 발열, 발진, 간기능장애, 과립구 감소, 혈소판 감소 등. 수혈자 혈액 중에서 잔존하던 공혈자 림프구가 수혈자 조직을 공격해서 발생하는 병태이다. 통상 림프구는 곧 사멸하지만 어떤 이유로 인해 생존하면, 이 림프구가 환자를 공격한다.

일단 발증하면 치사율이 무척 높아, 거의 전례상 치사 상태에 이른다. 림프구가 생존해 있는 혈액의 수혈에서 발생하기 쉽기 때문에 신선혈에서 자주 발생한다.

농후 적혈구에서는 림프구가 거의 없으므로 잘 발생하지 않는다.

가족간 수혈에서는 이물성이 낮아서 림프구가 살아남기 쉬워 발생하기도 쉽기 때문에, 공혈자측과 수혈자측의 혈연 관계가 가까우면 발생률이 높은 것으로 보인다. 혈액 제제의 방사선 조사(照射)로 방지할 수 있다.

## 자가혈 수혈

산부인과 · 정형외과 · 비뇨기과 등에서 자주 쓰인다.

## 적응

전신 상태가 양호할 것

① 예정 수술로 600ml 이상의 출혈이 예상되는 경우

② 희귀한 혈액형, 면역 항체 양성의 경우

수술 예정일 1개월 전부터 개시

상한 400ml/회로 1회/주 실시, 3회까지 실시한다. 전혈에서 21일 간 유효(MAP 농후 적혈구에서 42일간)

채혈 후 <Hb 1g/dl의 경우, 에리스로포에틴을 사용한다.

epogin® 6,000단위, 천천히 정주, 3회/주, 격일 투여

espo® 24,000단위, 피하주, 1회/주

## 수혈의 대조—당원에서의 실제

전용의 혈액 제제 대조용 바코드 리더를 이용한다(**그림 8-7-1**).

준비한 제제에는 용지가 붙어 있다(**그림 8-7-2**).

대조할 의사, 간호사를 등록한다. 반드시 복수명으로 확인한다(**그림 8-7-3**).

수혈된 제제를 바코드 리더로 읽는다(**그림 8-7-4**).

간호사가 바코드 리더를 읽고, 의사가 검색된 제제 리스트에서 제제 번호를 확인한다(**그림 8-7-5**).

적합하다면 이와 같은 마크가 표시된다(**그림 8-7-6**).

대조자는 날인 또는 사인을 한다(**그림 8-7-7**).

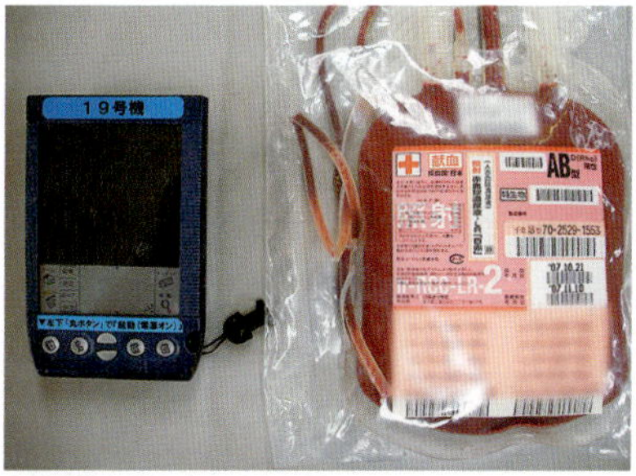

**그림 8-7-1** | 전용의 혈액 제제 대조용 바코드 리더를 사용한다.

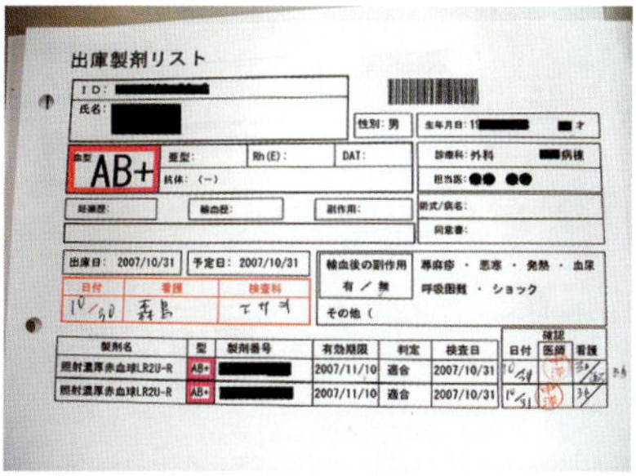


**그림 8-7-2** | 준비된 제제에는 용지가 부착되어 있다.

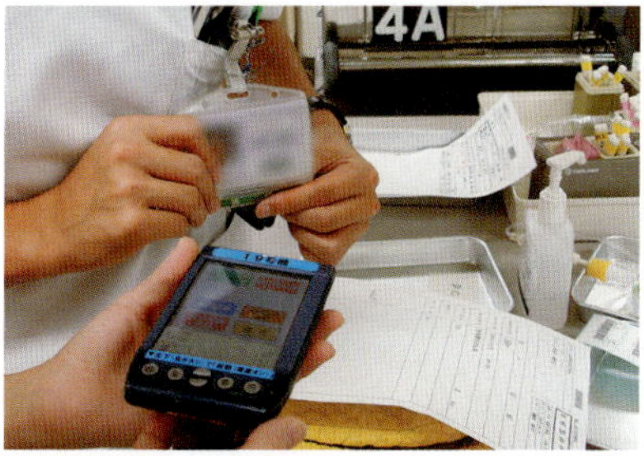

**그림 8-7-3** | 대조할 의사, 간호사를 등록한다. 반드시 복수명으로 확인

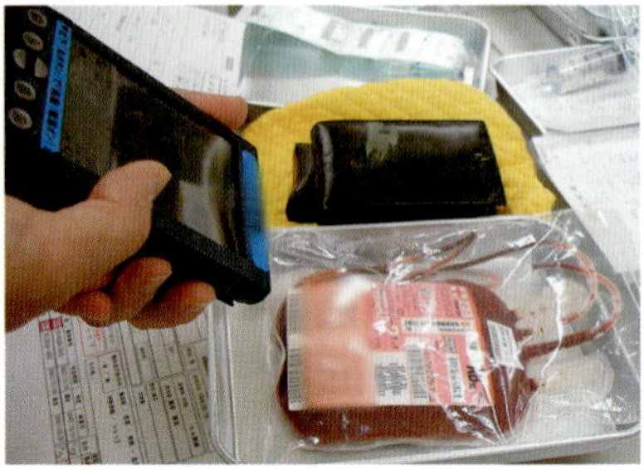

**그림 8-7-4** | 수혈된 제제를 바코드 리더로 읽는다.

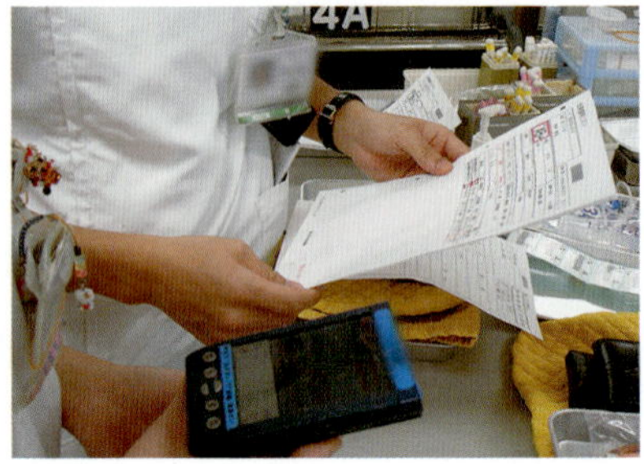

**그림 8-7-5** | 간호사가 바코드 리더를 읽고, 의사가 검색된 제제 리스트로 제제 번호를 확인

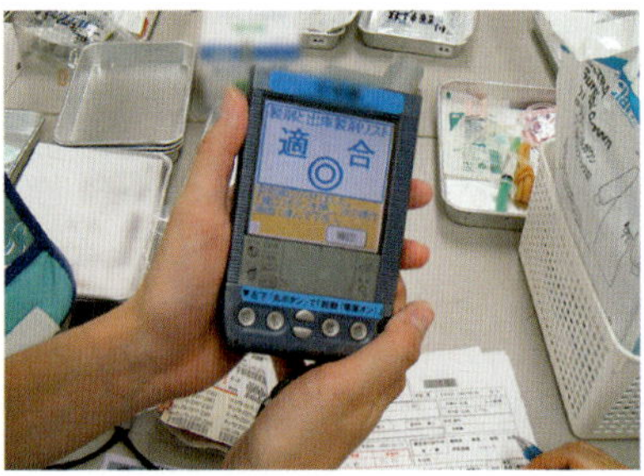


**그림 8-7-6** | 적합하다면 그림과 같은 마크가 표시된다.

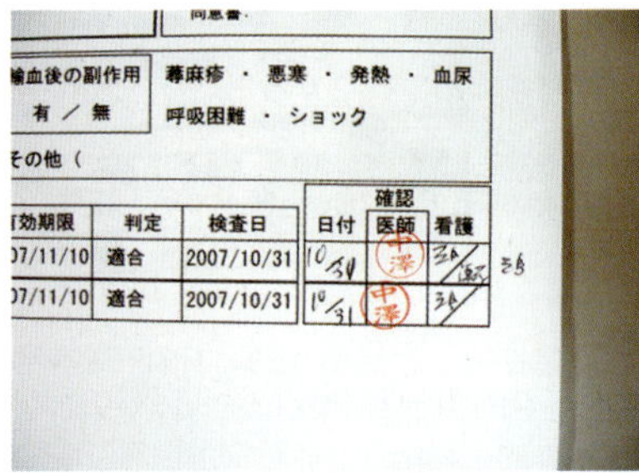


**그림 8-7-7** | 조합자는 날인 또는 사인을 한다.

8 기본수기

# 8. 위세척

## 목적

위 내용물의 제거. 상부 소화관 출혈 등의 진단. 위액의 샘플링(결핵의 진단 등). 위 내의 감압

## 적응

상부 소화관 출혈, 급성 약물 중독, 급성 위 확장 등

## 방법 · 수기

위관 삽입하는 것으로 상부 소화관 내용의 체크나 감압을 도모할 수 있다.

## 위관 삽입

의식이 있다면 앙와위 또는 좌위에서, 의식장애가 있을 경우는 흡인을 막기 위해 측와위를 취하는 것이 좋다(**그림 8-8-2**).

비공(nostril)부터 리도카인 젤리를 주입하고, 위관에도 동일하게 리도카인 젤리를 도포한다(**그림 8-8-3**).

안면에 대해 거의 수직하거나 조금 위로 향해 삽입한다. 너무 위로 향하면 삽입이 곤란하다(**그림 8-8-4**).

약물 중독 등으로 대량의 위세척을 실시할 경우는 두꺼운 튜브를 경구적으로 삽입한다.

인두에 접어들면 환자에게 연하시키게 하는 것이 부드럽게 삽입할 수 있다(**그림 8-8-5, 6**).

체격에 의해서도 차이는 있고, 문치(foretold)부터 식도 위 접합부까지는 약 40cm 정도이므로 50~60cm에서 거의 위내에 도달한다.

위 내에 삽입된 위 내용물이 흡인되어오기 때문에, 이것으로 위 내에 들어있다고 판단한다(**그림 8-8-7**).

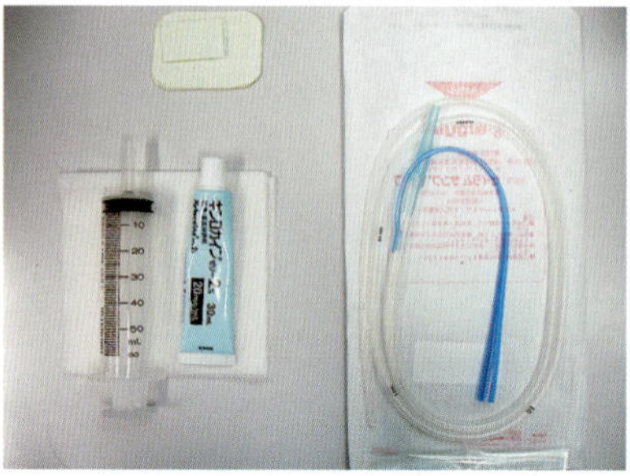

**그림 8-8-1** | 준비할 것. 14~18Fr의 경비 위관, 리도카인 젤리, 고정용 테이프, 확인을 위한 카테터 칩(catheter chip), 청진기

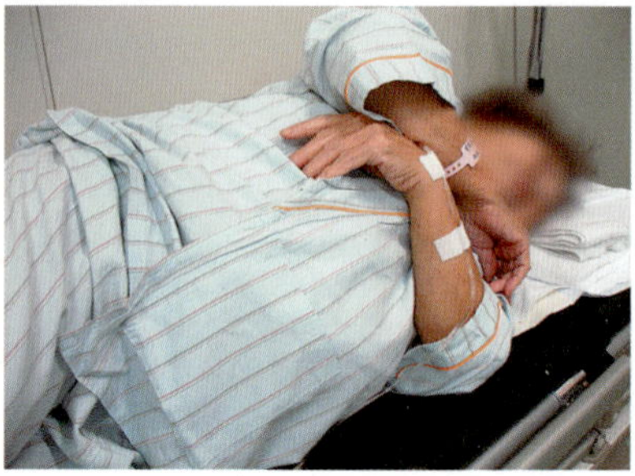

**그림 8-8-2** | 의식이 있다면 앙와위 또는 좌위에서, 의식장애가 있을 경우는 흡인을 막기 위해 측와위를 취하는 것이 좋다.

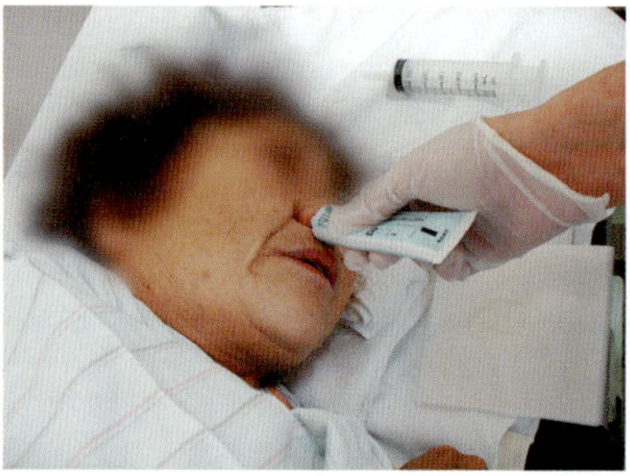

**그림 8-8-3** | 비공부터 리도카인 젤리를 주입하고, 위관에도 동일하게 리도카인 젤리를 도포한다.

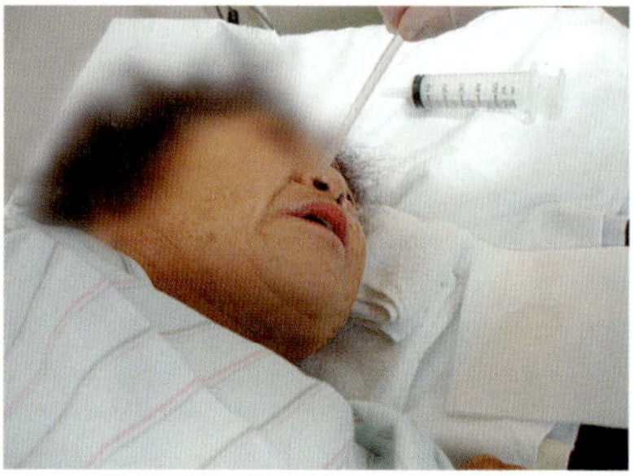

**그림 8-8-4** | 안면에 대해 거의 수직하거나 조금 위로 향해 삽입한다. 너무 위로 향하면 삽입이 곤란하다.

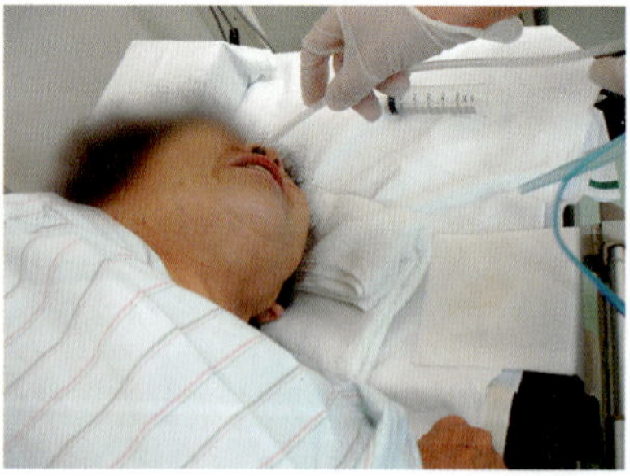

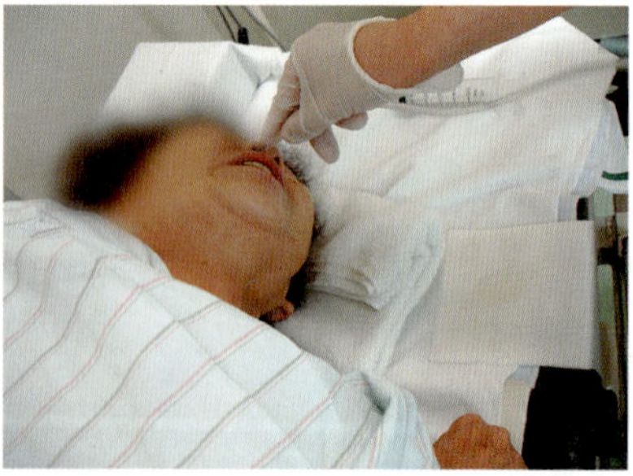

**그림 8-8-5, 6** | 인두에 접어들면 환자에게 연하시키게 하는 것이 부드럽게 삽입할 수 있다.

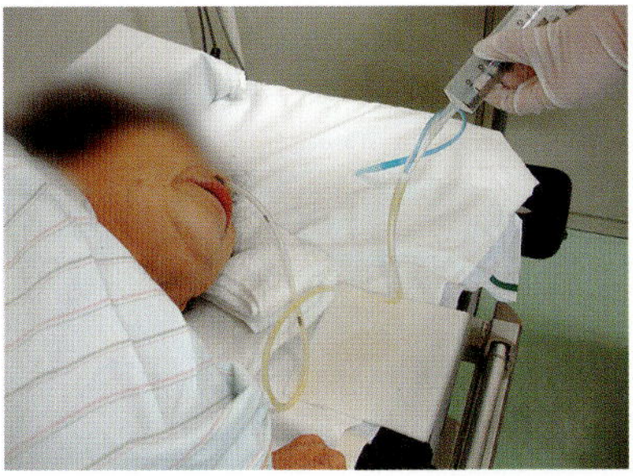

**그림 8-8-7** | 위 내에 삽입된 위 내용물이 흡인되어오기 때문에, 이것으로 위 내에 들어있다고 판단한다.

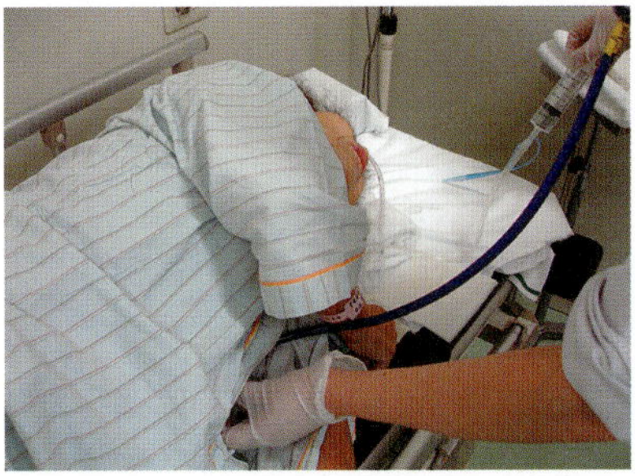

**그림 8-8-8** | 상복부에 청진기를 대고, 주사기에서 공기를 있는 힘껏 위관으로 주입한다. 똑똑거리는 소리가 들리면 바르게 위 내로 삽입된 것이다.

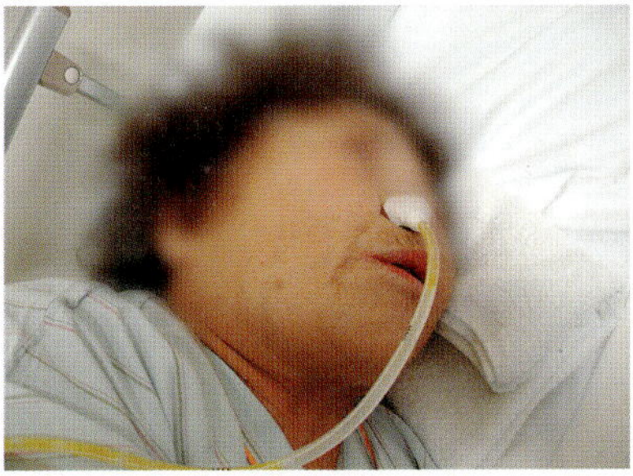

**그림 8-8-9** | 테이프로 고정하는데, 비익에 닿으면 압박 괴사를 일으킬 수 있으므로 주의한다.

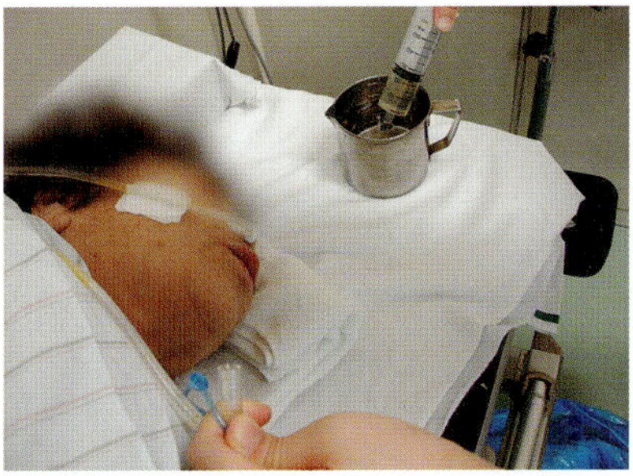

**그림 8-8-10** | 50~200ml/회의 생리식염수 또는 수돗물을 이용한다.

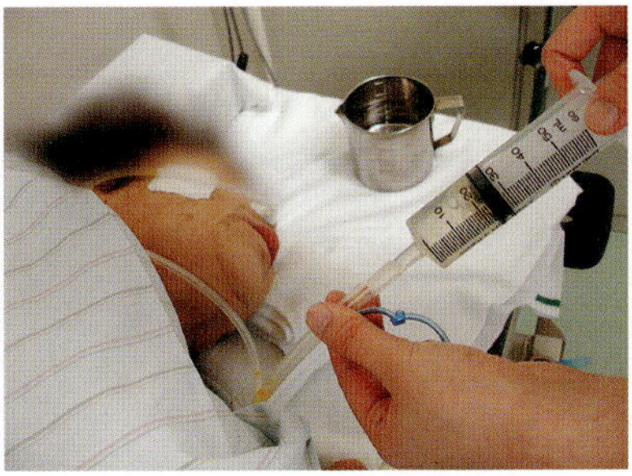

**그림 8-8-11** | 주입, 흡인한다.

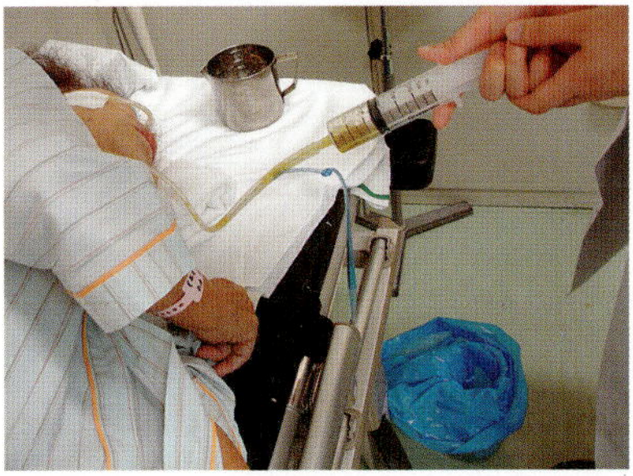

**그림 8-8-12** | 세척된 내용물의 성상으로 1,000~3,000ml 정도 실시한다.

8 기본수기

또 상복부에 청진기를 대고, 청진기로 공기를 있는 힘껏 위관에 주입한다. 똑똑거리는 음을 들을 수 있으면 바르게 위내로 삽입된 것이다(**그림 8-8-8**).

테이프로 고정하는데, 이때 비익(alanosi)에 닿으면 압박 괴사를 일으킬 수 있으므로 주의할 것(**그림 8-8-9**).

환자를 좌측 와위로 한다. 흡인을 막기 위함과 위의 유문(pylorus)을 분문(cardia)보다 높은 위치에 두는 것으로 위 내용물의 십이지장으로의 유출을 막기 위함이다.

우선 위 내용물의 흡인을 가급적 실시한다.

50~200ml/회의 생리식염수 또는 수돗물을 주입해 흡인한다(**그림 8-8-10, 11**).

토혈의 경우는 냉수를 사용하는 것으로 위 내의 혈관 수축을 일으켜 지혈 보조로 한다.

세척된 내용물의 성상에 의해 1,000~3,000ml 정도 실시한다(**그림 8-8-12**).



**포인트**

- 위관 삽입 시 구강 내에서 칭칭 감거나, 식도 위 접합부에서 위관이 구부러져 반회(recurrent)하는 경우가 있다. 너무 힘을 주어서 삽입하지 말고, 적당한 속도로 천천히 삽입하도록 신경 쓴다.
- 약물 중독 시 위세척은 그 효과의 시비에 대해 논의되고 있는데, 약제에 따라서는 비교적 장기간 위 내에 머무르는 경우도 있으므로, 복용 후 시간이 너무 경과하지 않은 증례에서는 실시할만하다.

# 9. 세장 · 주장

## 세장

### 목적 · 적응

완장(浣腸)의 일종, 숙변 제거를 목적으로 한다.

### 방법 · 수기

고압 완장의 요령으로, 약 500~1,000ml의 미지근한 온수를 항문부터 주입한다.

이것으로 장관 연동이 항진해서 배변을 유발한다.

이리게이터(irrigator)를 사용해 100ml/분의 속도로 주입한다.

10분 정도 배변을 참게 한다.

장관의 확장에 의해 미주신경 반사가 일어나기도 한다. 기분이 나빠지거나 혈압이 저하되는 등

복통이나 소화관 천공(중독) 등도 일어날 수 있다. 궤양성 대장염에서는 금기.

인공 항문부터 1~2회/일, 역행성으로 실시하면 숙면을 배설할 수 있어, 보장구(orthotics)가 필요하지 않게 되는 경우도 있다(세장용의 작은 보장구는 필요하다).

현재는 인공항문 보장구의 개량에 의해, 외부로 냄새가 빠지는 점 등이 없기 때문에 실시하는 경우가 극히 줄어들었다.

## 주장

### 목적 · 적응

검사 또는 치료 목적으로 항문 내에 약제를 주입한다.

종류: 주장조영검사, 각종 치료 약제의 직장 내 주입

궤양성 대장염–스테로이드, 메살라진

고칼륨 혈증–sodium polystyrenesulfonate, calcium polystyrene sulfonate

## 방법 · 수기: 주장 조영

전 처치: Brown 변법과 경구 장관 세척법이 있다.

Brown 변법: Brown법은 식사 내용이 번잡했기 때문에, 일본인에게 맞도록 식사와 하제의 종류를 변경한 방법이다.

① 검사 전일부터 저지방, 저섬유식 등을 섭취한다.

② 하제(구연산 마그네슘 50g+물 250ml)를 마시고 장 내를 비워둔다.

③ 물을 많이 마셔, 하제의 효과를 조장한다.

검사 당일은 금식하고, 진경제를 근주 또는 정주해서 장의 움직임을 멈춘다.

경구 장관 세척법: 주로 대장 내시경의 전 처치로서 쓰일 때가 많다. 구연산 마그네슘 영액 900ml나 polyethylene glycol 2,000ml를 음용하고, 주장 조영의 적용이 있는 것은 구연산 마그네슘만이다.

## 주장 조영의 실제

좌측와위 또는 복와위로 한다(**그림 8-9-2**).

항문 병변의 확인도 더하며 직장 시진을 실시한다(**그림 8-9-3**).

리도카인 젤리를 주장용 sonde가 항문을 통과할 때의 윤활유 역할로 쓴다(**그림 8-9-4**).

주장용 sonde를 이용해 항문에 삽입한다(**그림 8-9-5**).

60~80W/V%의 황산 바륨 200~300ml를 역행성으로 주입한 후, 공기를 800~1,200ml 주입해서 이중 조영상을 촬영한다(**그림 8-9-6**).

체위 변환을 하고, 이중 조영이 되도록 바륨을 외장 말단까지 진전시킨다(**그림 8-9-7, 8**).

골반 내의 항문 및 부직장부터 회맹부 말단까지 조영한다.

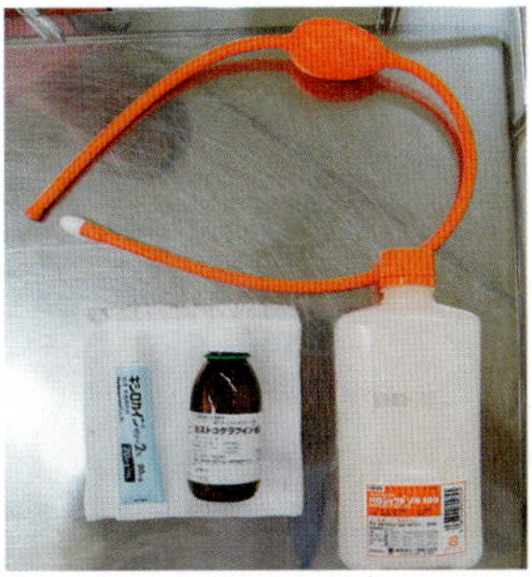

**그림 8-9-1** | 준비할 것. 주장용 sonde, 리도카인 젤리, 바륨 또는 가스트로그라핀

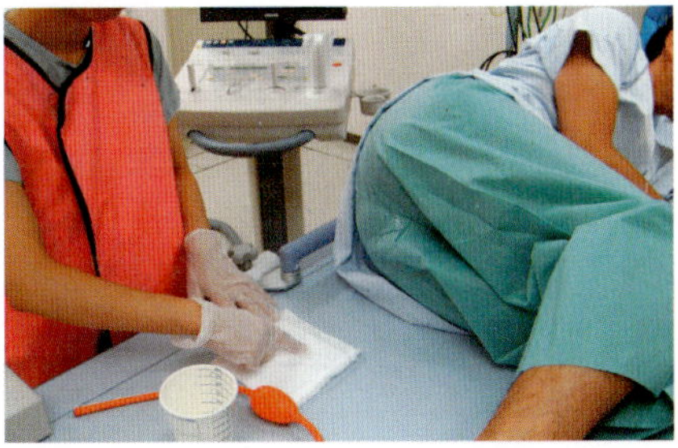

**그림 8-9-2** | 좌측위 또는 복와위로 한다.

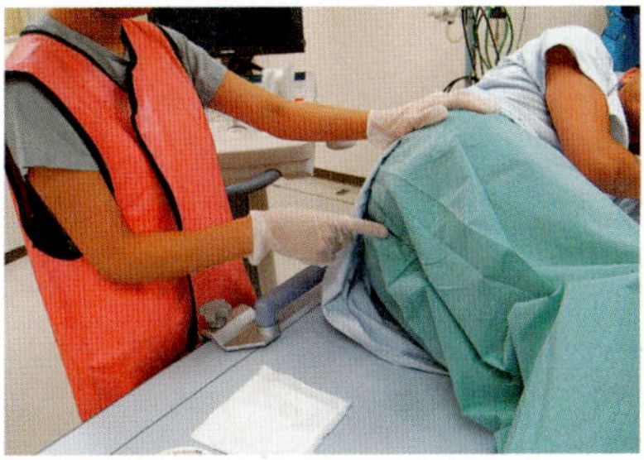

**그림 8-9-3** | 항문 병변의 확인을 해가면서 직장 시진(visual inspection)을 실시한다.

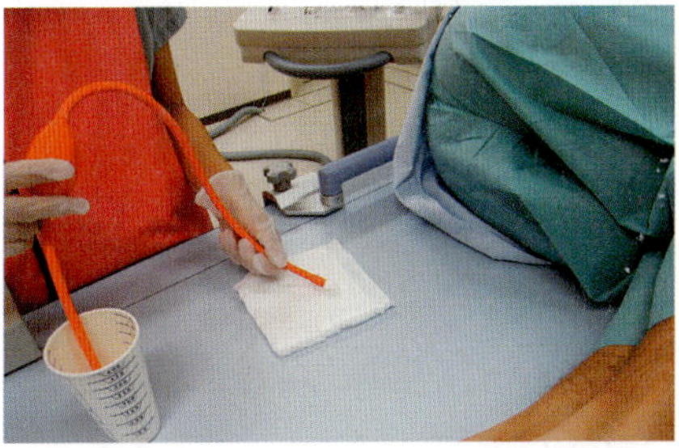

**그림 8-9-4** | 리도카인 젤리를 주장용 sonde가 항문을 통과할 때의 윤활류로서 이용한다.

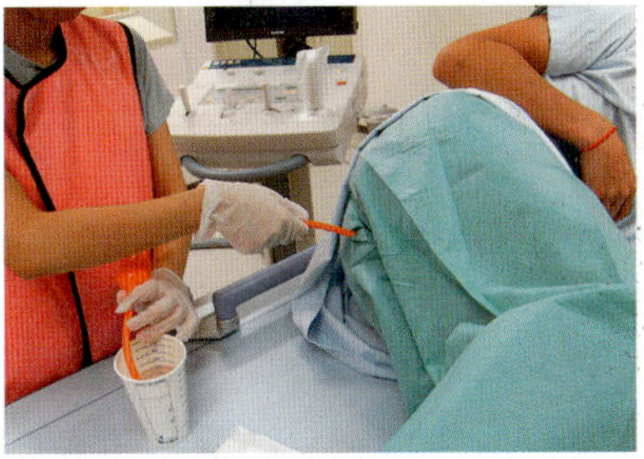

**그림 8-9-5** | 주장용 sonde를 사용해 항문에 삽입한다.

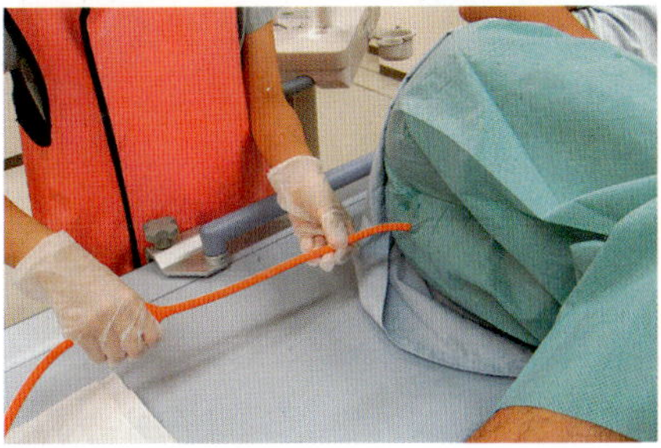

**그림 8-9-6** | 공기를 800~1,200ml 주입

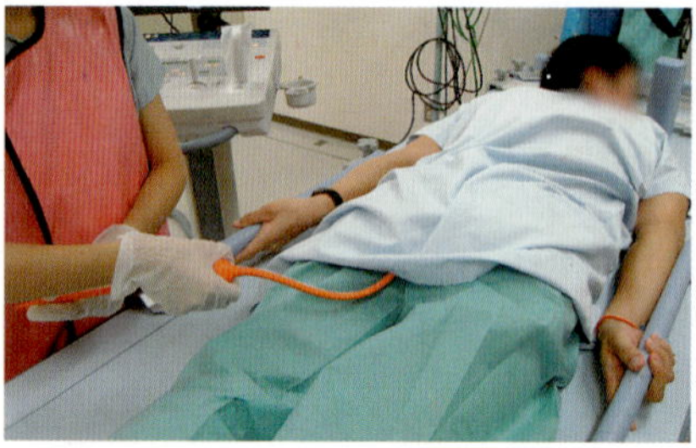

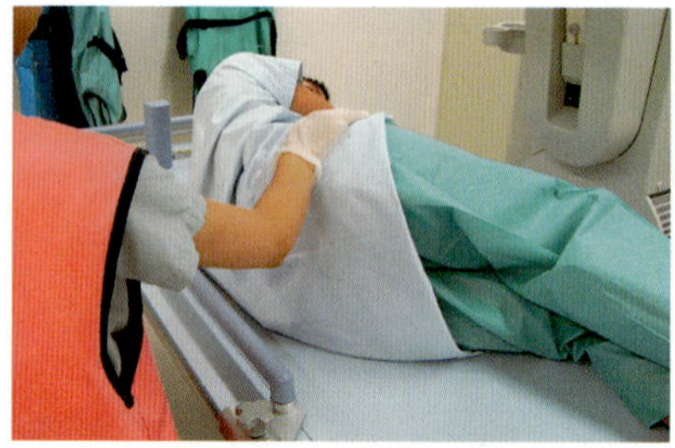

**그림 8-9-7, 8** | 투시대 위에서 복와위, 측와위, 앙와위 등 체위를 변환해가면서 장관 내의 바륨을 이동시켜 간다.



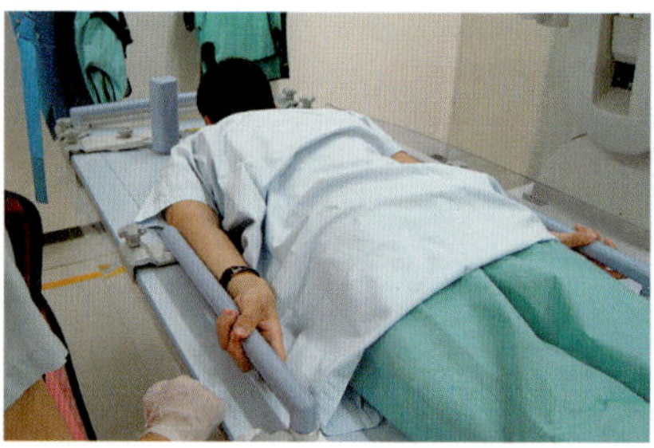

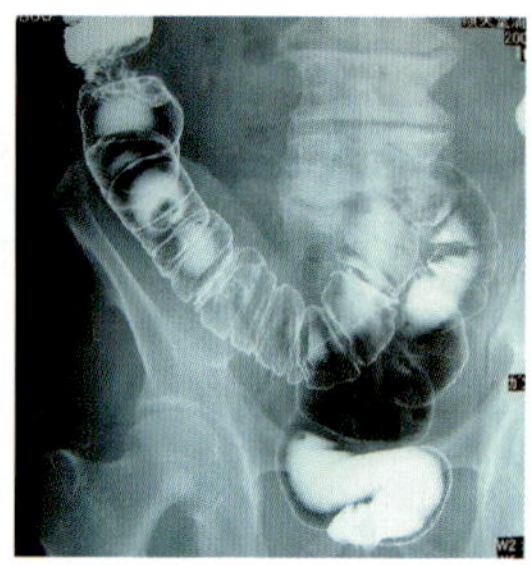

**그림 8-9-9, 10** | 복와위와 그 주장상

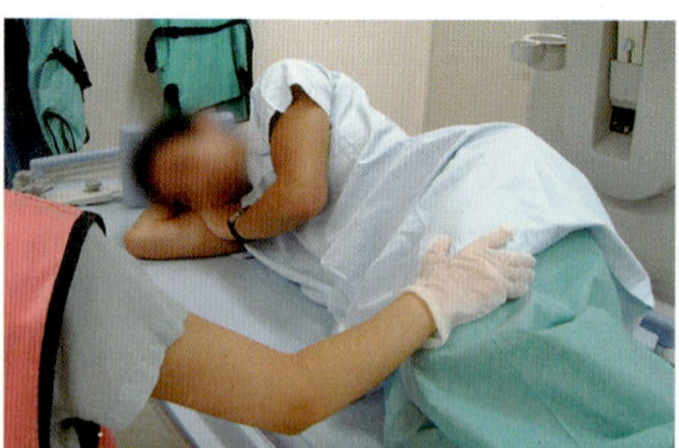

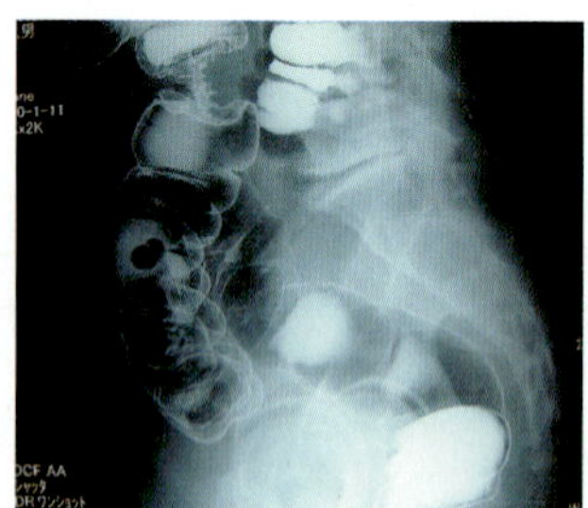

**그림 8-9-11, 12** | 우측와위와 주장에서의 측면상

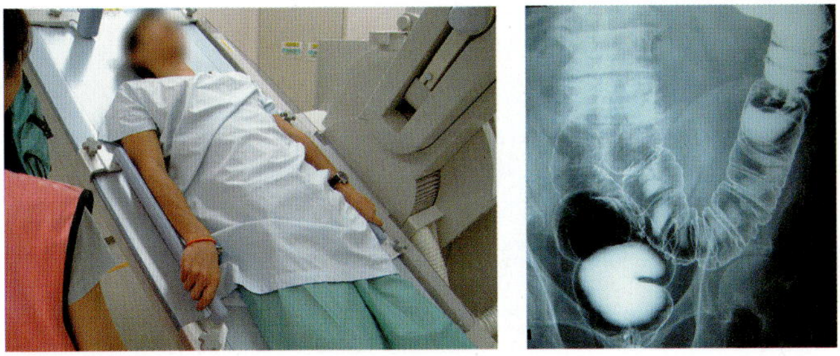

**그림 8-9-13, 14** | 앙와위와 그 주장상

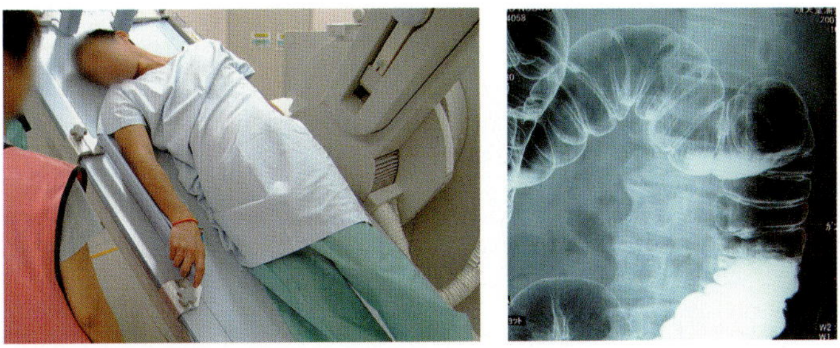

**그림 8-9-15, 16** | 입위 제2사위와 비 만곡부

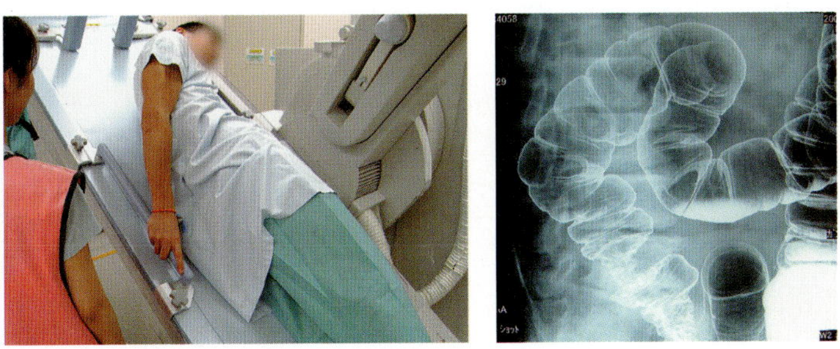

**그림 8-9-17, 18** | 입위 제1사위와 간 만곡부

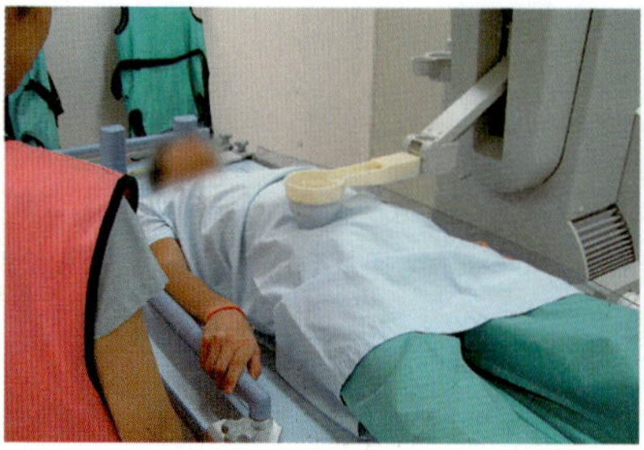

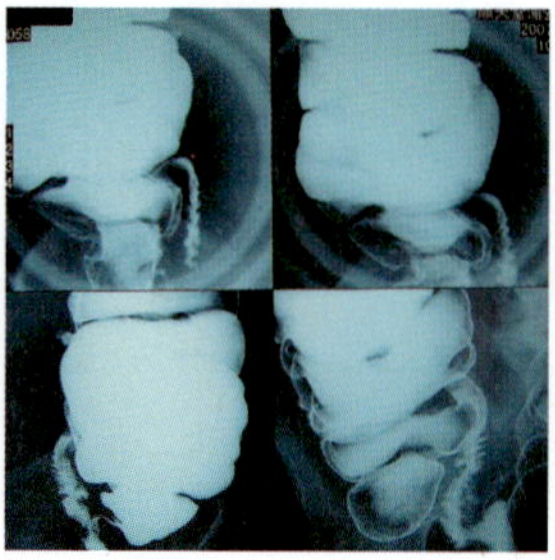

**그림 8-9-19, 20** | 회맹부는 병변이 많고, 회맹변 등이 있어 묘출이 어려우므로 압박해가면서 촬영한다.



**포인트**

- 전 처치 시, 고령자 등에서는 탈수를 일으킬 수 있다는 이유로, 수분을 충분히 촉진하든지 필요에 따라 수액의 부하를 실시한다.
- 바륨을 이동시키는 기술은 연습을 필요로 한다.

# 10. 도뇨(urethral catheterization) –남성 환자의 도뇨 방법

통상 도뇨가 필요한 경우는 요폐(anuresis)일 때가 많으므로, 사전 동의를 얻고 나서 가능한 신속하게 실시하는 것이 관건이다.

## 음경 쥐는 법(의사가 오른손일 경우)

원칙적으로는 멸균 장갑을 사용하는데, 외뇨도구(external orifie urethra)가 충분히 청결하다면 멸균 장갑을 쓰지 않아도 좋다.

① 환자의 우측에 선다.

② 왼손의 중지와 약지로 음경의 관상구를 쥔다.

③ 긴장하면 손가락이 잘 굽혀지지 않기 때문에(**그림 8-10-1**), 어느 손가락도 부드럽게 약간 굴곡시켜서 쥔다(**그림 8-10-2, 3**).

④ 검지와 엄지로 외뇨도구를 넓힌다(**그림 8-10-3, 4**).

> **포인트**
>
> **음경 쥐는 요령**
>
> 음경이 미끄러워 제대로 쥘 수 없을 때는 음경에 거즈를 말면 미끄럽지 않아 쥐기 쉽다. 또 검지와 엄지로 외뇨도구를 열 때는 음경 귀두부의 관상구의 바로 위를 외측으로 당기듯이 하면, 외뇨도구가 잘 열린다(**그림 8-10-4**).

## 도뇨의 실제

① 중지와 약지로 음경을 쥐고서 가능한 똑바르게 잡아 올린다.

② 외뇨도구를 충분히 열고, 소독한다.

③ 카테터(catheter)에 윤활유를 묻혀 삽입한다.

④ 카테터도 수직 방향으로 가지고 온다.

⑤ 카테터를 삽입하면 수평으로 눕혀서 요를 배출한다.

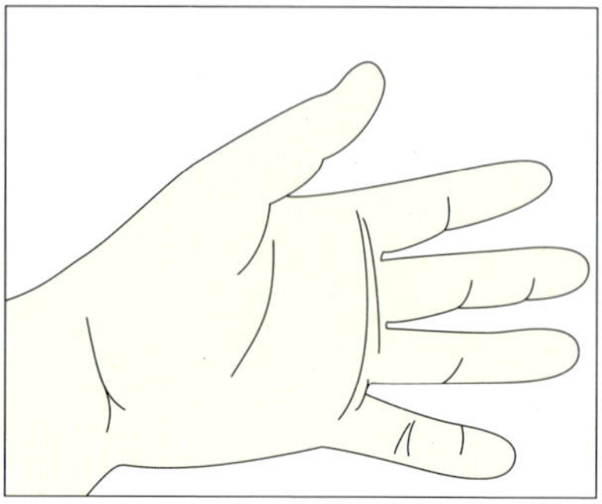

그림 8-10-1

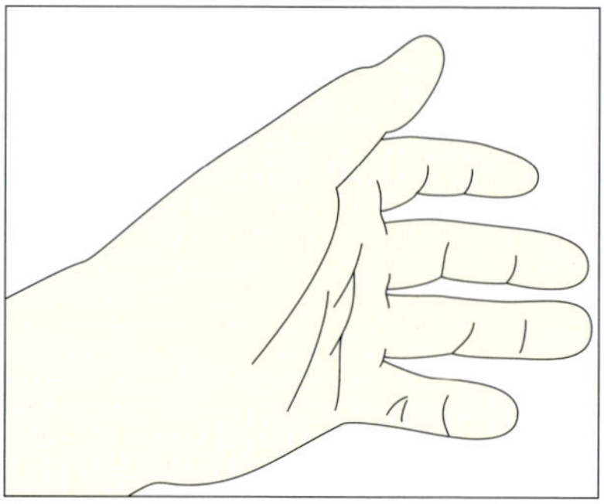

그림 8-10-2

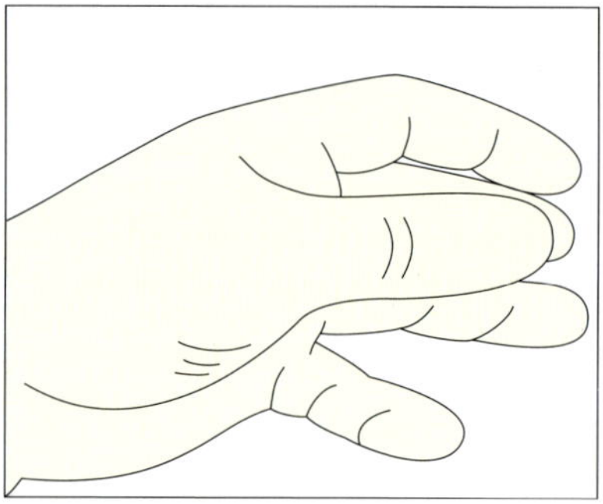

그림 8-10-3

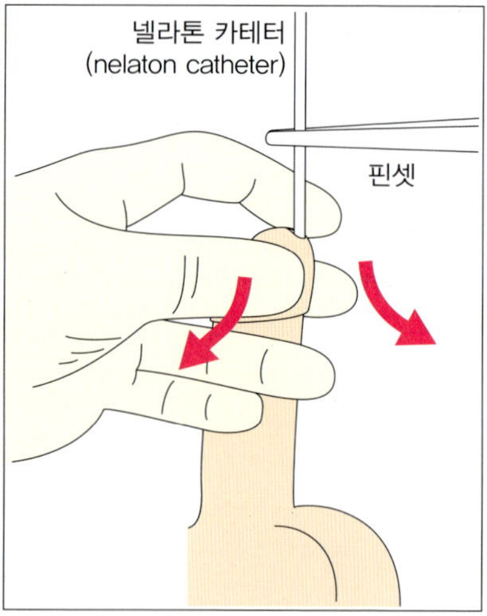


그림 8-10-4

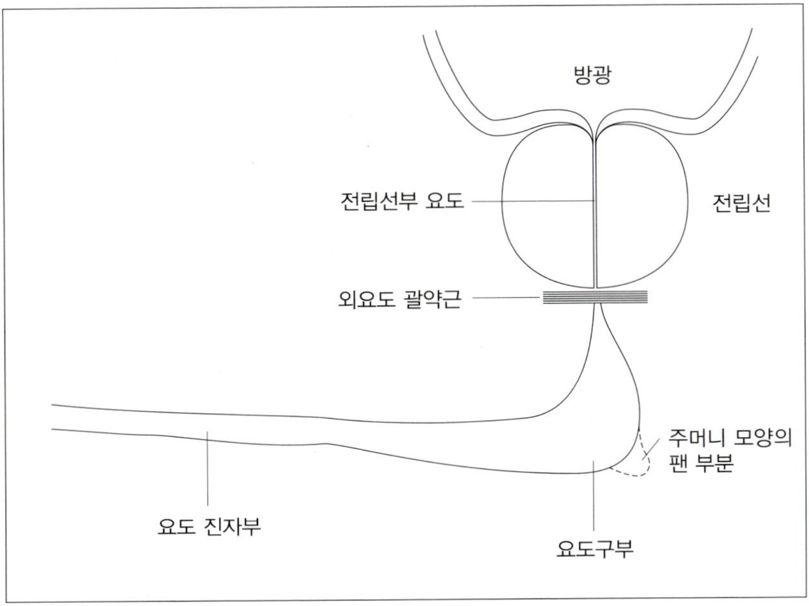


**그림 8-10-5**



**포인트**

**도뇨 시 요령**

① 윤활유는 충분하게 사용한다. 키시로카인® 젤리를 사용하면 통증 대책으로는 유용하나, 키시로카인® 알레르기가 있는 환자도 있기 때문에 사용할 경우에는 문진(발치 등에서 국소 마취를 해도 문제가 없었는가 등)을 실시한다.

② 원활하게 삽입할 수 없는 경우에는 요도구에 주머니 모양으로 팬 부분이 있을 수 있어, 그 이상 삽입하기는 어려우므로 무리해서 삽입하지 않는다(그림 8-10-5).

③ 카테터의 끝이 요도구부까지 닿으면, 심호흡(크게 코로 들이마시고 천천히 입으로 내쉰다)하게 해, 환자의 긴장을 푼다. 때에 따라 환자에게 이야기를 하게 해, 긴장이 풀렸을 때 삽입하기도 한다.

## 원활하게 도뇨를 할 수 없는 경우의 처치

① 요도구부에 주머니 모양으로 팬 부분이 생겼을 경우에는 넬라톤 카테터가 아닌, 끝이 약간 굴곡된 tiemann 카테터를 사용하는 것으로 삽입할 수도 있다.

② 요도구부 근방에서 삽입할 수 없을 경우는 10~20ml의 생리식염수를 천천히 카테터에서 주입해가며 삽입하면 요도가 넓어져 삽입할 수 있다.

③ 요도협착에 의해 카테터를 삽입할 수 없는 경우는 요도부터의 어프로치는 어려우므로, 비뇨기과 의사에게 상담한다.

응급 처치로는 초음파로 방광을 확인하고, 치골상 2횡지 위부터 카테란 바늘로 방광을 천자하고, 요를 배출시킨다.

# 09 기본수기 실천

- 장갑 착용
- 가운 테크닉
- 봉합
- 실 묶기(결찰)
- 소독 · 붕대
- 말초 정맥 확보
- 요카테터(balloon) 삽입
- 성인 상병자에 대한 심폐소생술(cardiopulmonary resuscitation, CPR)
- 자동 체외식 제세동기(AED)

# 장갑 착용

## 장갑

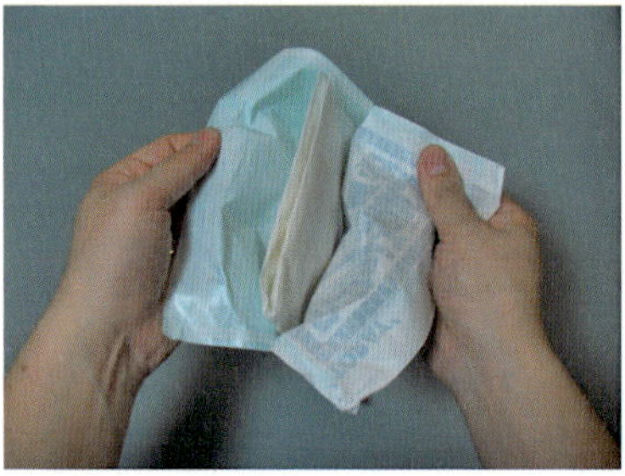

❶ 바깥 봉지를 뜯는다.

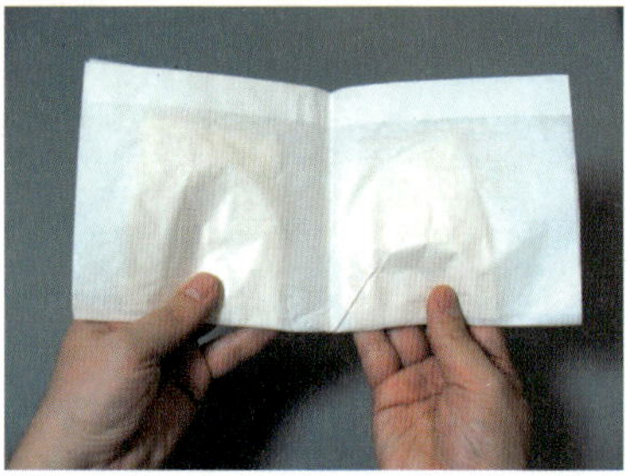

❷ 안쪽 봉지를 꺼낸다.

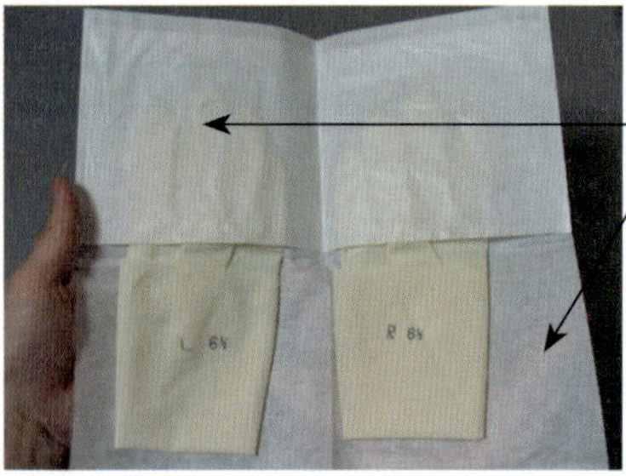

개봉하면 화살표 주변은
만지지 말 것!

❸ 안쪽 봉지를 편다.

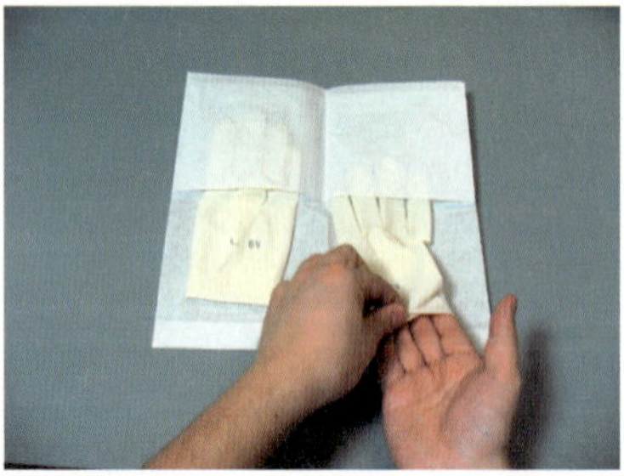

❹ 오른손을 삽입

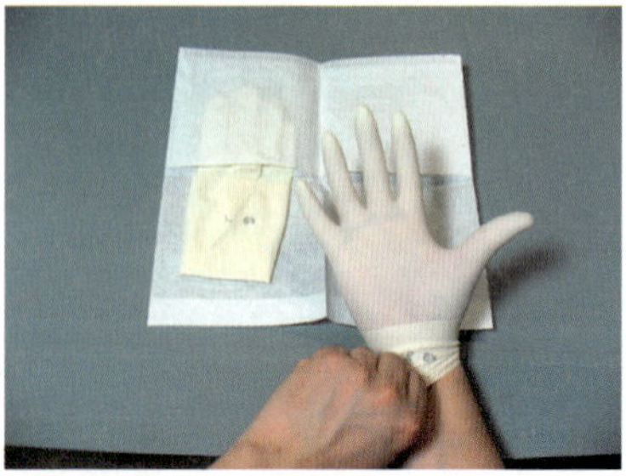

❺ 오른손에 꽉 맞게 당긴다.

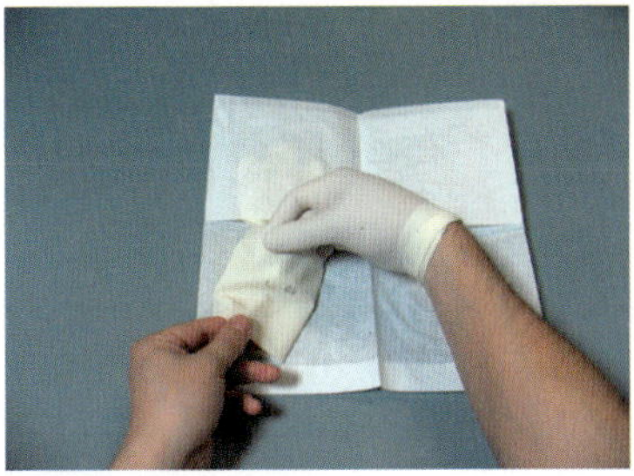

❻ 접힌 부분을 쥔다.

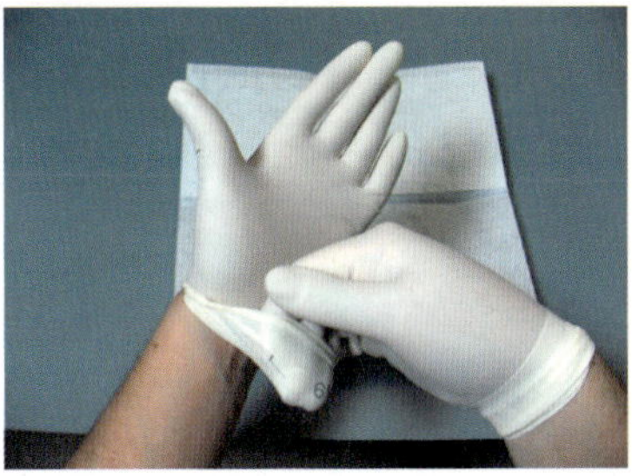

❼ 접힌 부분을 잡아당긴다.

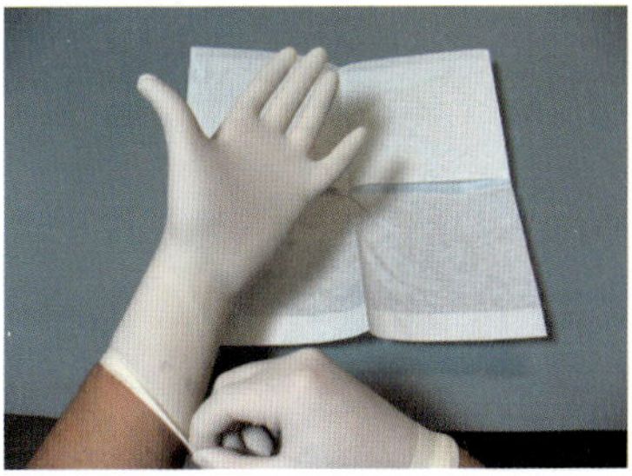

❽ 왼손에 꽉 맞게 당긴다.

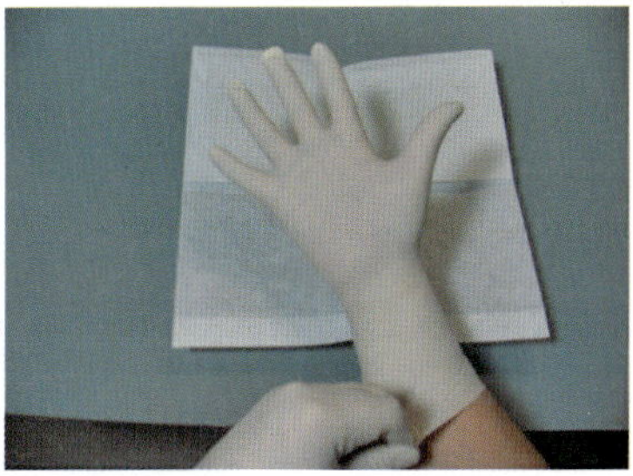

❾ 더러워지지 않도록 장갑을 더욱 손에 맞게 잡아당긴다. 화살표 방향으로 너무 당기면, 손끝이 더러워지기 때문에 주의할 것!



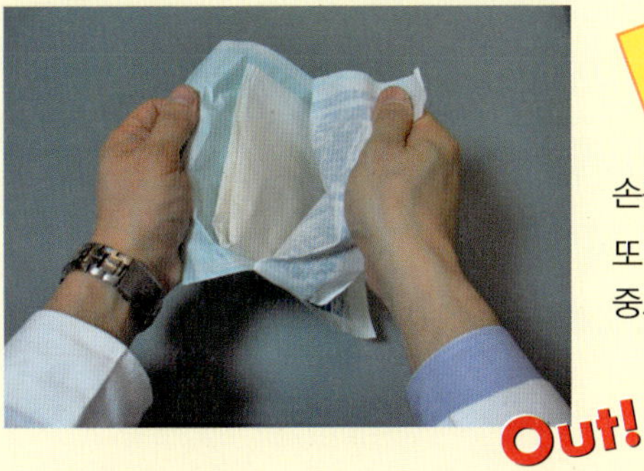

**Check!**

손목시계는 풀어둘 것

또 소매는 접어 올리는 것이 중요하다.

## 장갑 착용의 비법

장갑에 따라서는 포장을 뜯어도 금방 접혀버리는 것이 있다.

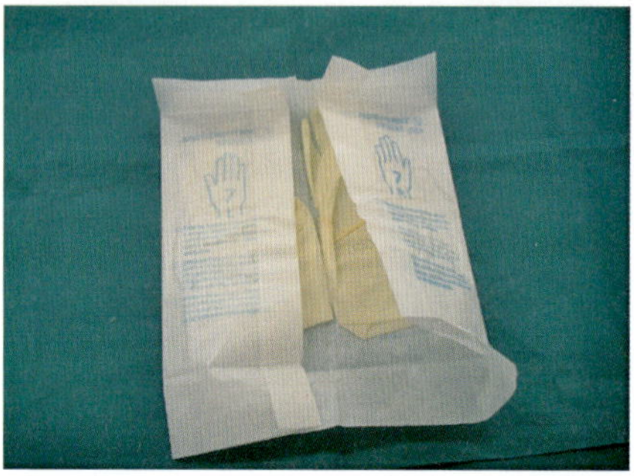

### 그럴 때는

포장의 아래 부분을 '바깥쪽으로 접으면' 된다!

단, 포장의 안쪽을 맨손으로 마구 만지는 것은 청결하지 못한 행위로 보이기 때문에 주의할 것

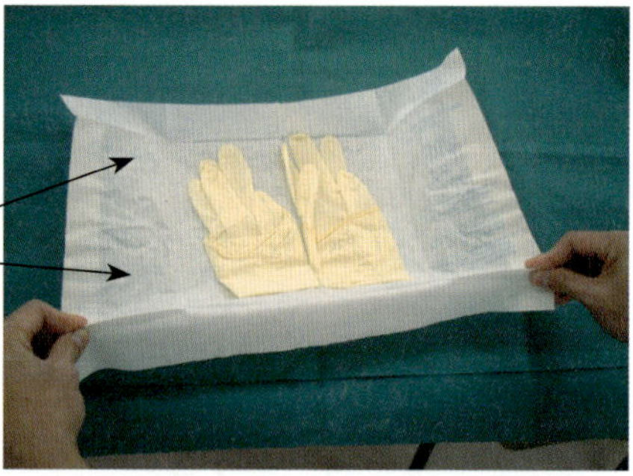

'접힌 부분을 이용해 착용하세요.'라는 말을 들었는데, 접힌 부분으로 손이 제대로 들어가지 않는다.

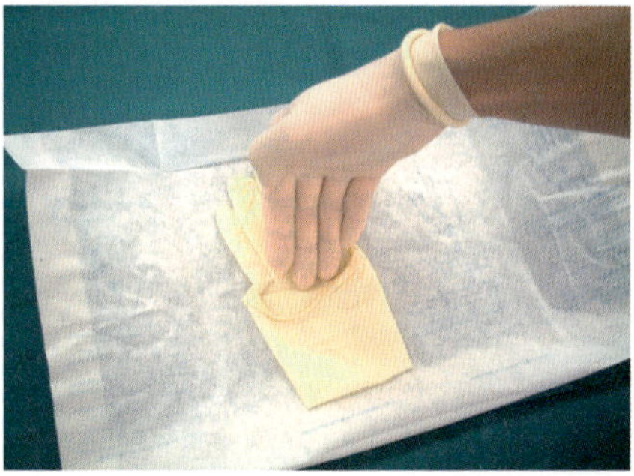

이 상태로는 제대로 들어가지 않는다.

## 그럴 때는

▶ 방법 1

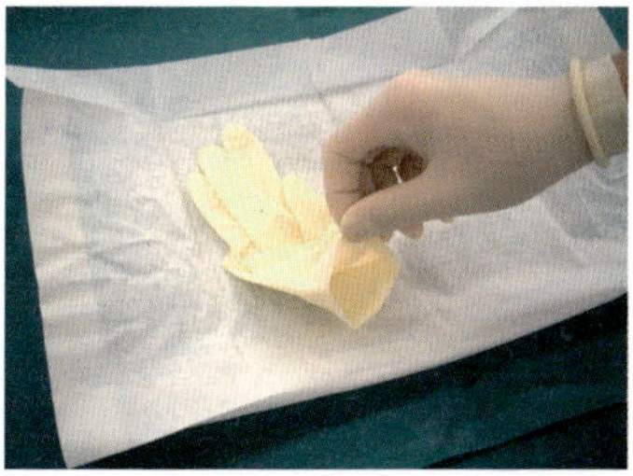

장갑의 한쪽 끝을 쥐고 왼손이 들어갈 공간을 만든다.

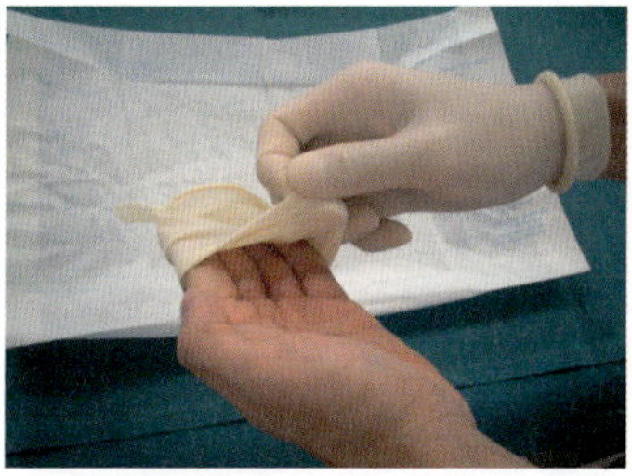

오른손으로 만지지 않도록 왼손 끝부분만을 삽입

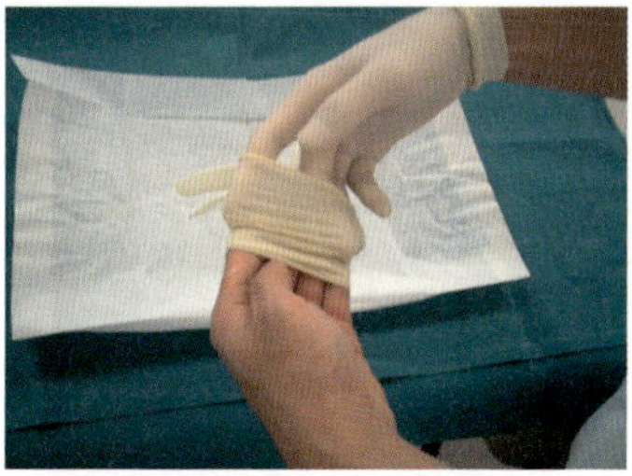

접힌 부분에 손을 넣는다.

※ 주의: 여기에서는 알기 쉽게 하기 위해서 녹색 수술포 위에서 실시했으나, 실제로는 수술포 위에 펼치면 안 된다.

## 그럴 때는

### ▶ 방법 1

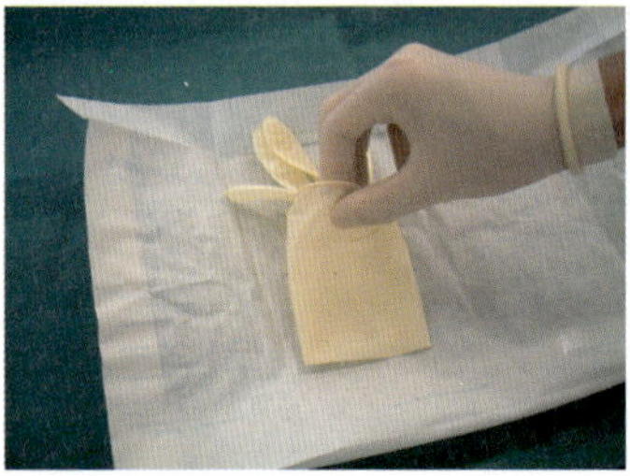

접힌 부분을 집어 올려, 오른손이 들어갈 공간을 만든다.

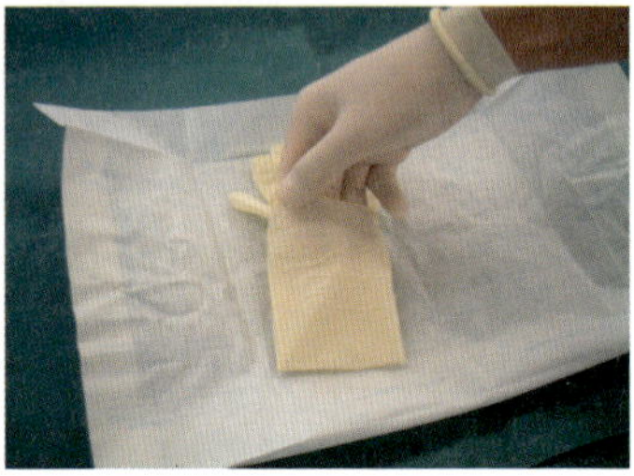

접힌 부분에 손을 넣는다.

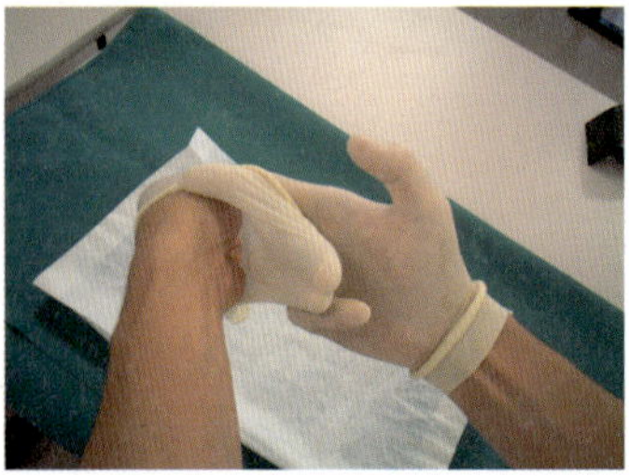

다음은 한 번에 당겨 착용!

그 외에도 방법은 여러 가지.
자신이 하기 쉬운 방법으로 착용하자!

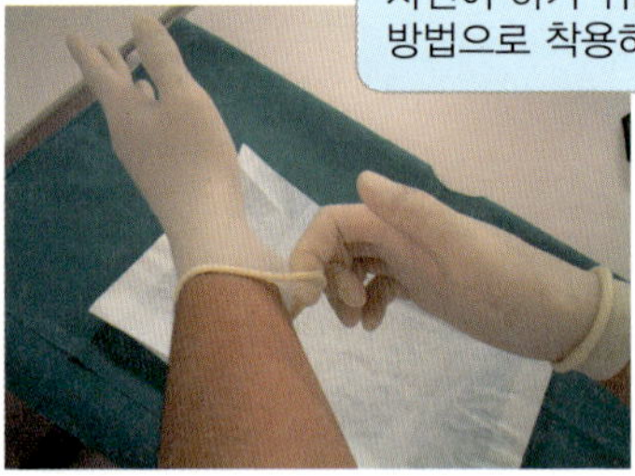

어느 정도 익숙해져야 한다.

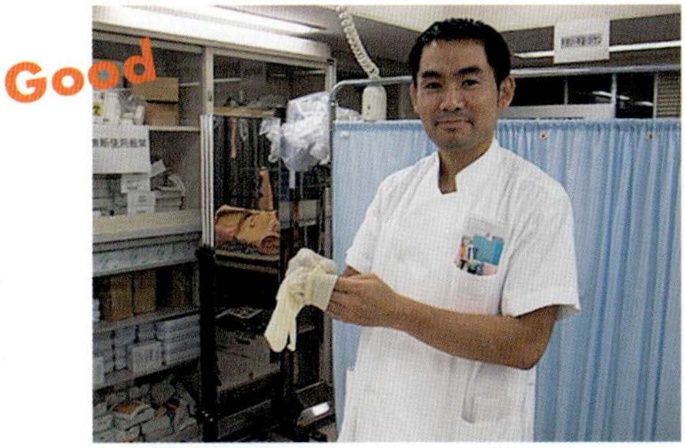


장갑의 착용은 가슴 높이에서 실시한다.

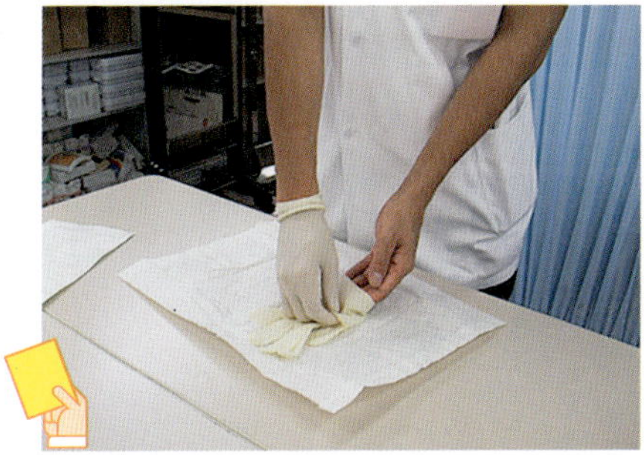

봉지 위에서 실시하지 말 것. 불결해질 수 있다.

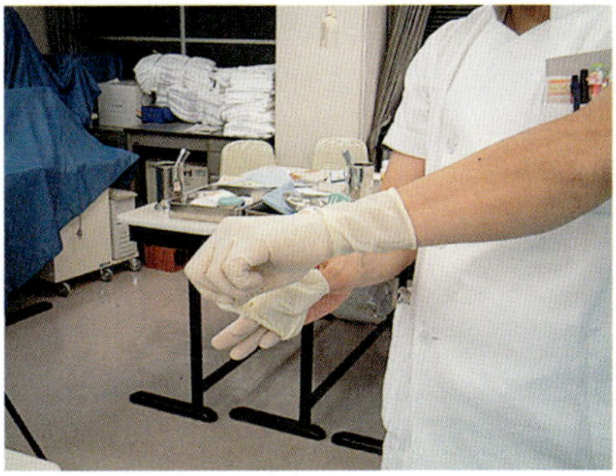

착용 중에 장갑이 찢어졌다면, 당황하지 말고 벗어서 새로운 장갑을 착용한다.

# 가운 테크닉

▶ 반팔을 입고, 장식품은 착용하지 않을 것

본인의 장갑 사이즈를 착용하고

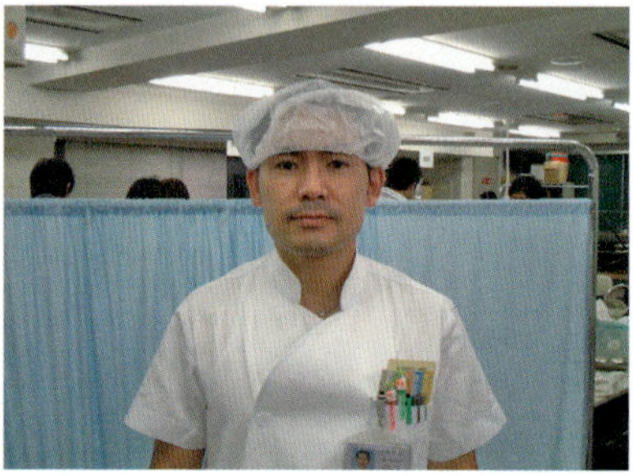

❶ 모자 착용

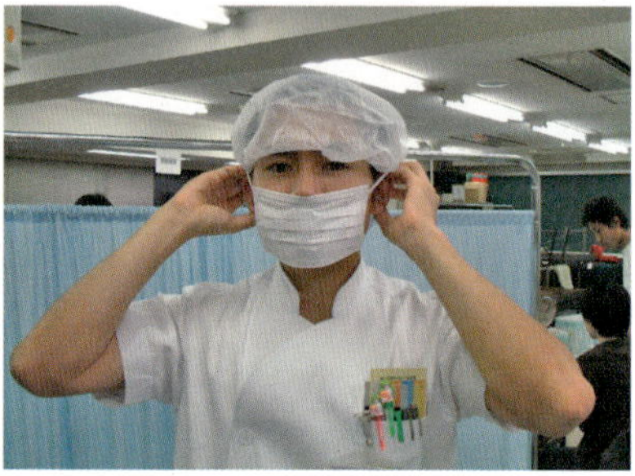

❷ 마스크 착용

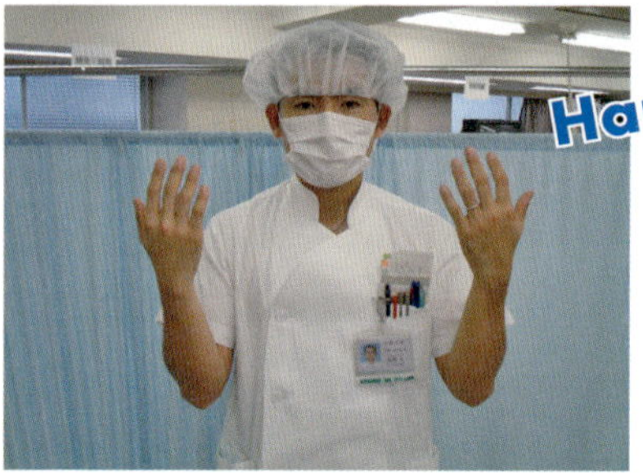

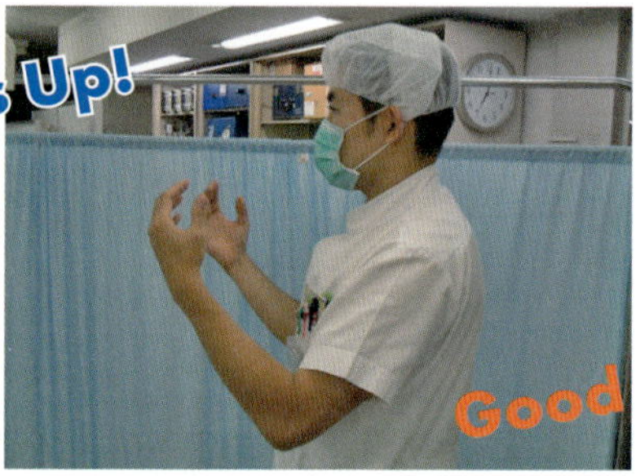


❸ 손을 가슴 높이까지 들고 수술실로

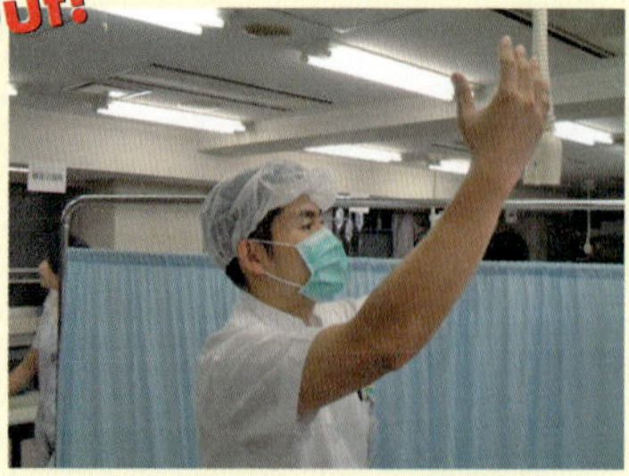


너무 높이 들었음!

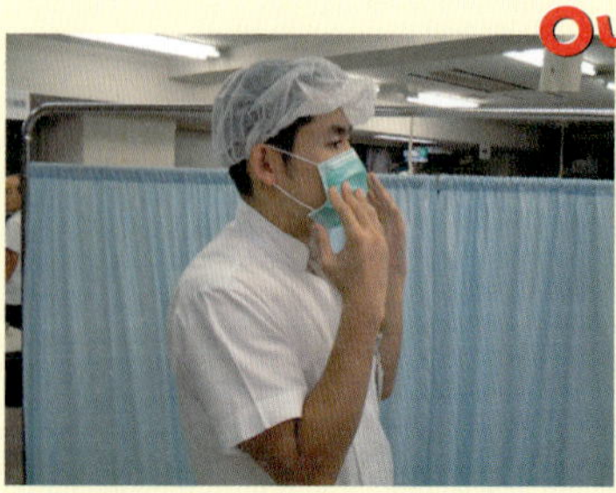


가슴에 너무 붙였음!

9

기본수기 실천

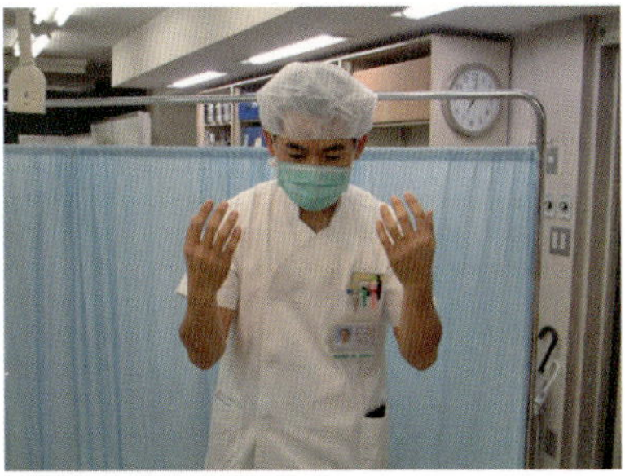

❹ 가볍게 인사하고 입실

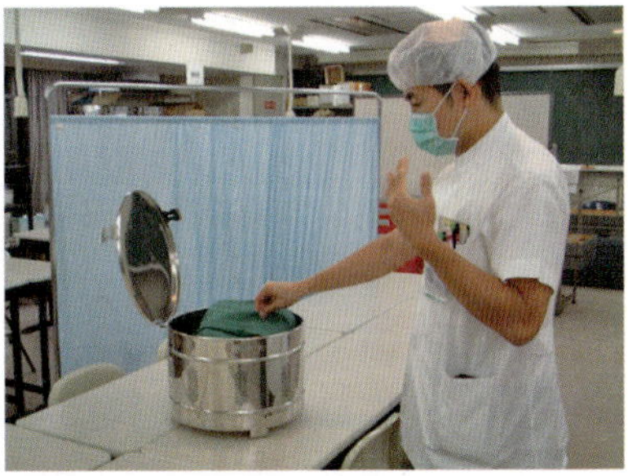

❺ 가운을 꺼낸다.

▶ **가운을 꺼낼 때는 캐스트를 손으로 열지 말 것!**

방금 씻은

'열어주세요.'라고 부탁한다.

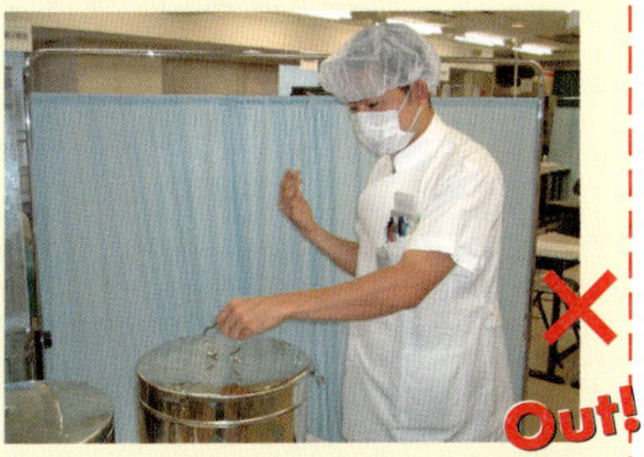


▶ **가운을 펼칠 때는 주위를 살필 것! 전후 좌우를 확인!**

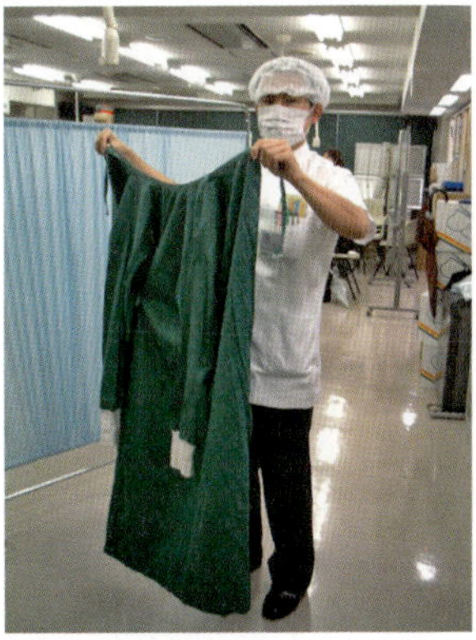

❹ 가운을 펼친다.

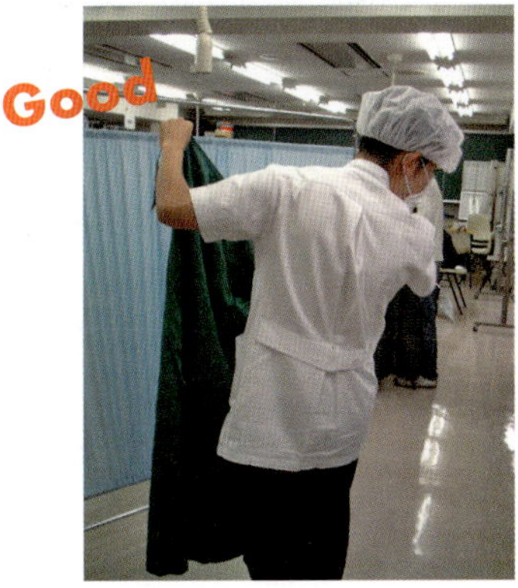


9 기본수기 실천

**보조자에게 '부탁드릴게요.'라고 한마디 건네는 배려를 잊지 않을 것!**

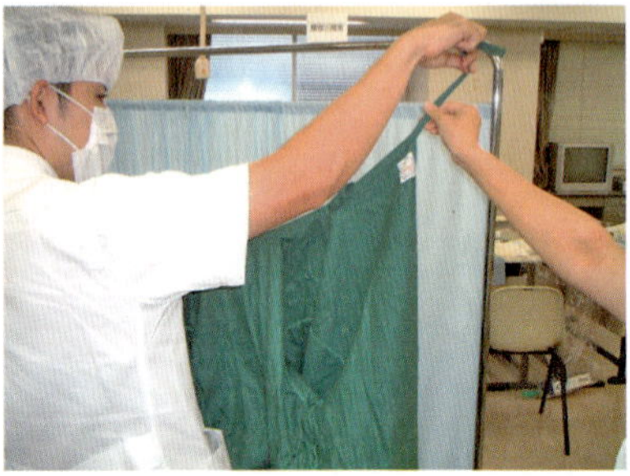

⑦ 오른쪽 어깨끈을 보조자에게 건넨다.

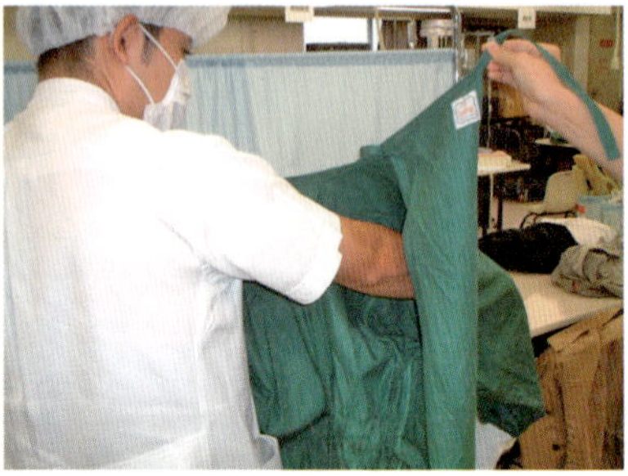

⑧ 오른손을 넣는다.

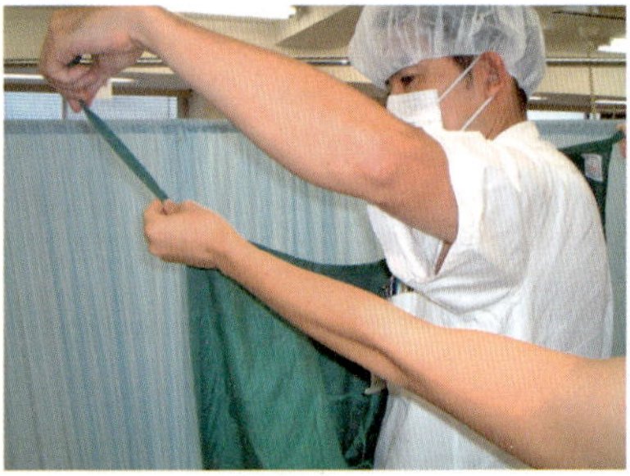

⑨ 왼쪽 어깨끈을 보조자에게 건넨다.

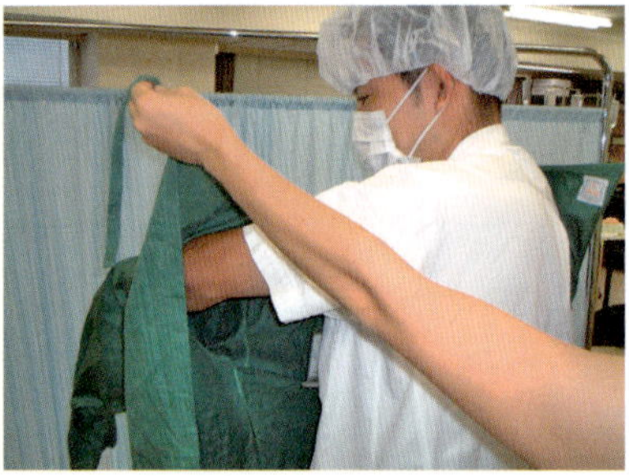

⑩ 왼손을 넣는다.

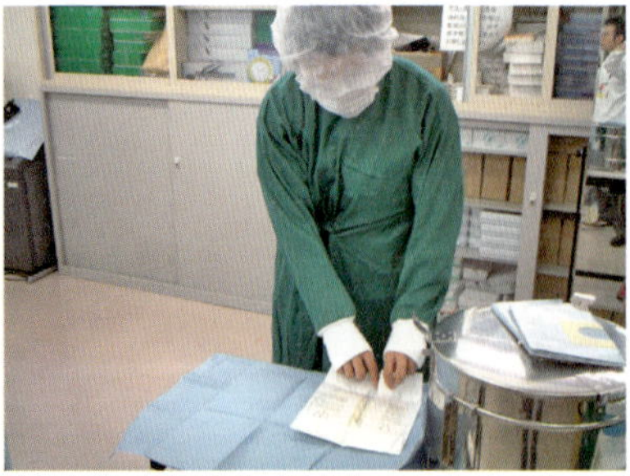

⑪ 장갑 착용

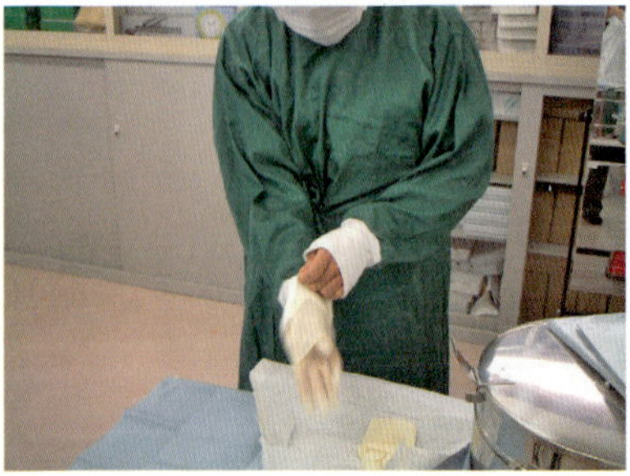

⑫ 소매를 덮게끔 착용

▶ **끈을 묶어주는 동안에도 팔은 내리지 않는다.**

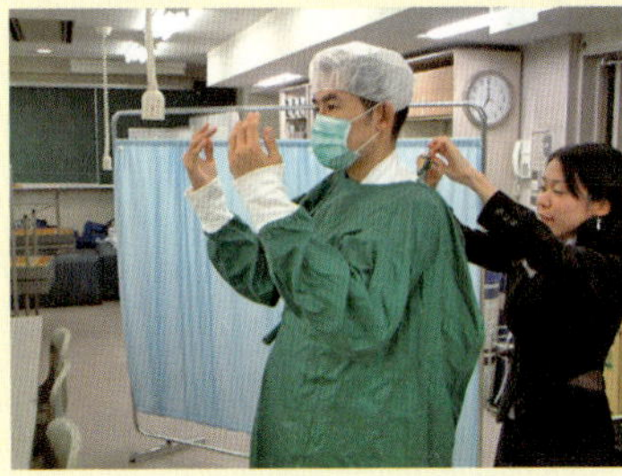

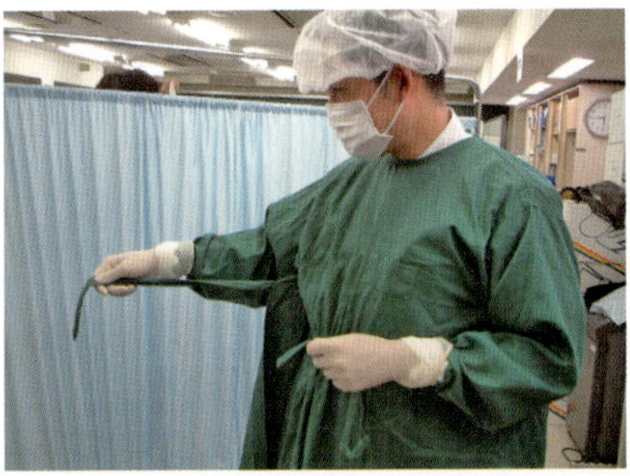

⑬ 오른쪽 몸통 끈을 보조자에게 건넨다.

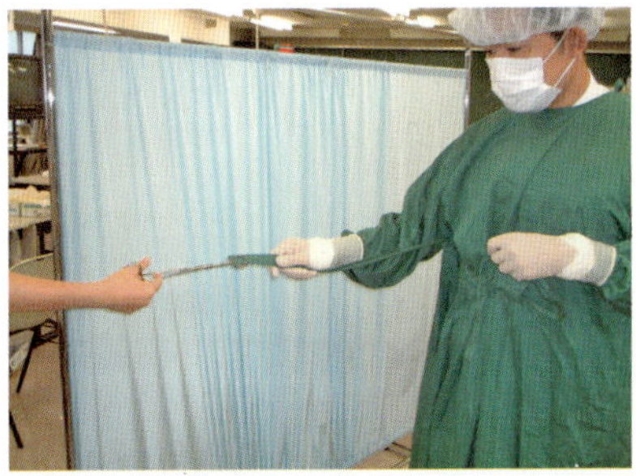

⑭ 보조자가 몸통 끈을 받는다.

▶ **몸통 끈은 장갑을 착용한 뒤 묶는다.**

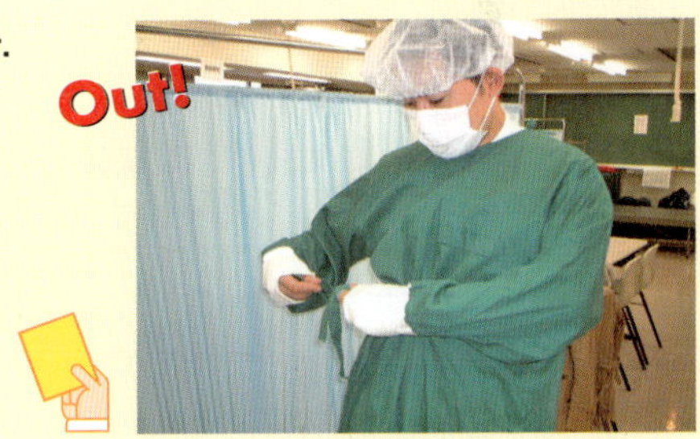

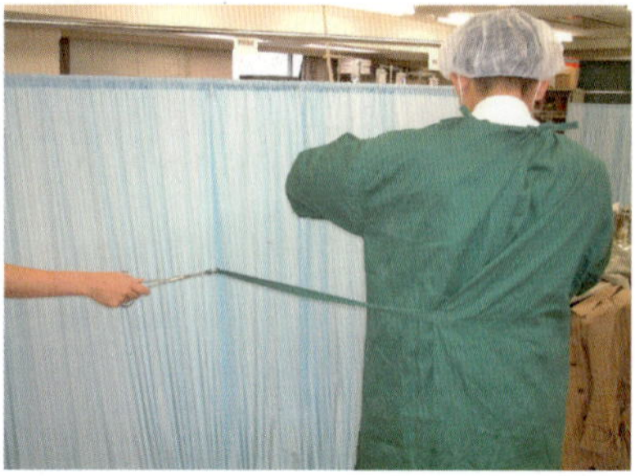

⓯ 주변을 살피며 돈다.

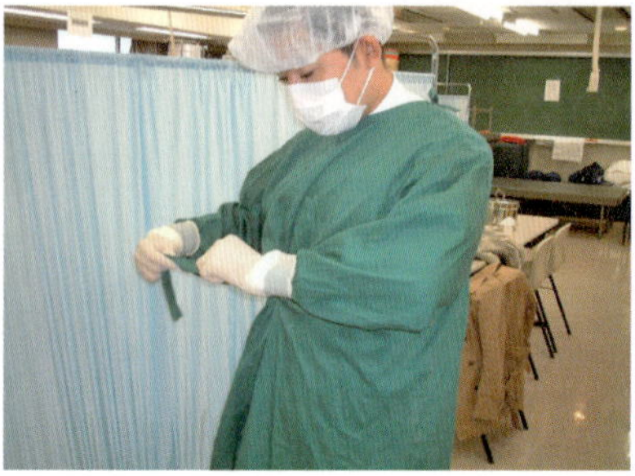

⓰ 몸통 끈을 묶는다.

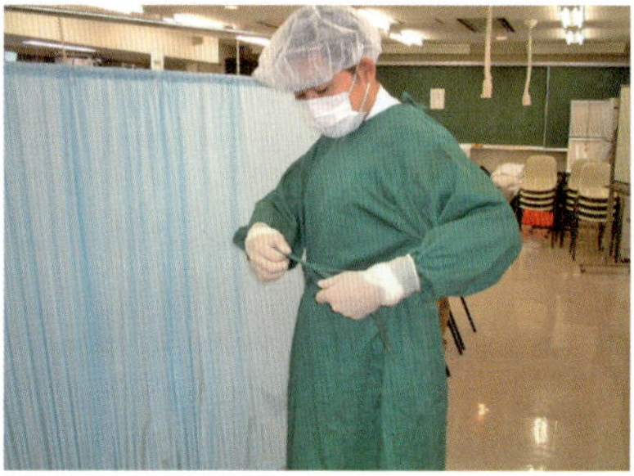

⓱ 꽉 묶는다.

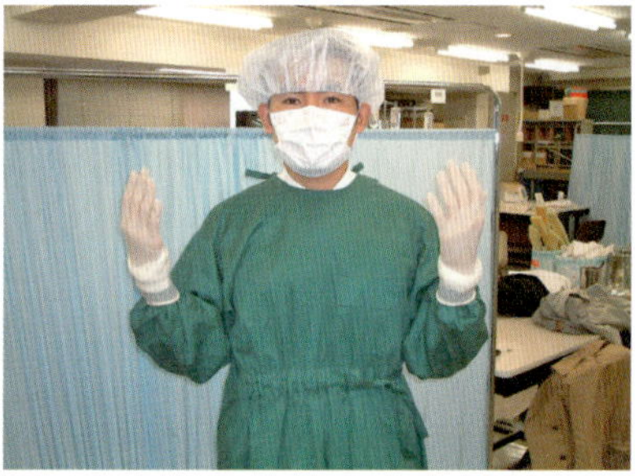

⓲ 팔은 내리지 않는다.

▶ **몸통 끈을 보조자에게 건넬 때는 약간 늘어질 정도로 여유 있게 건넨다.**

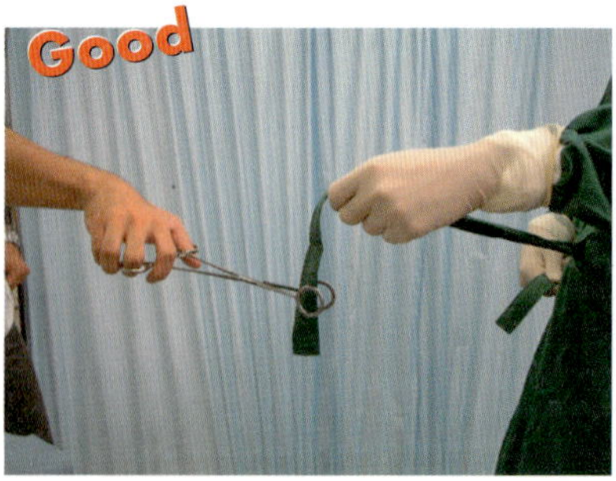

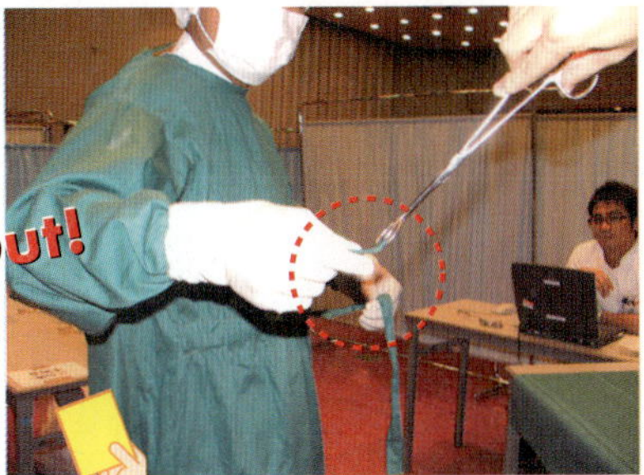


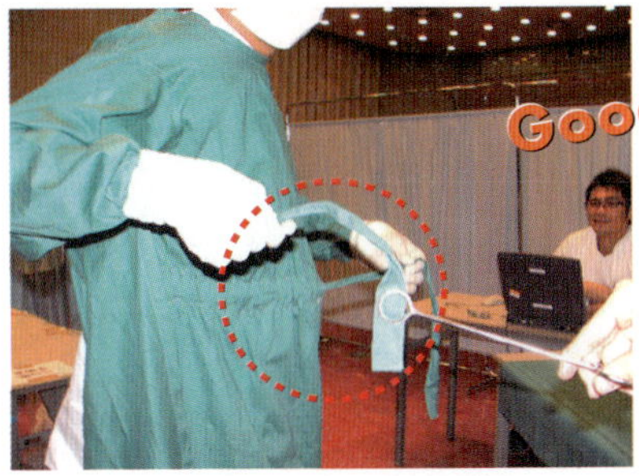


▶ **팔을 너무 높이 들었다!**

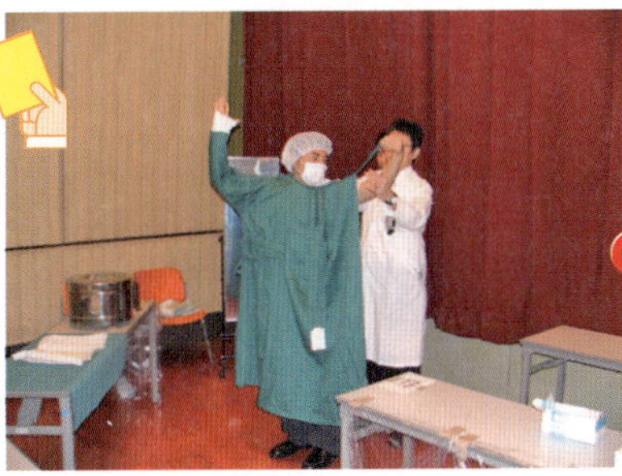

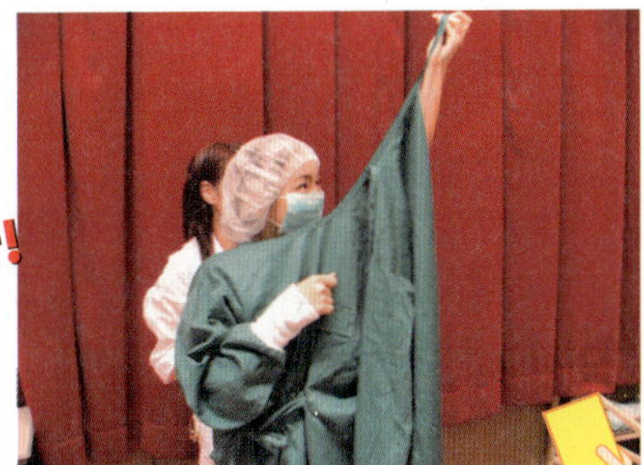


▶ **단정하게 입을 것!**

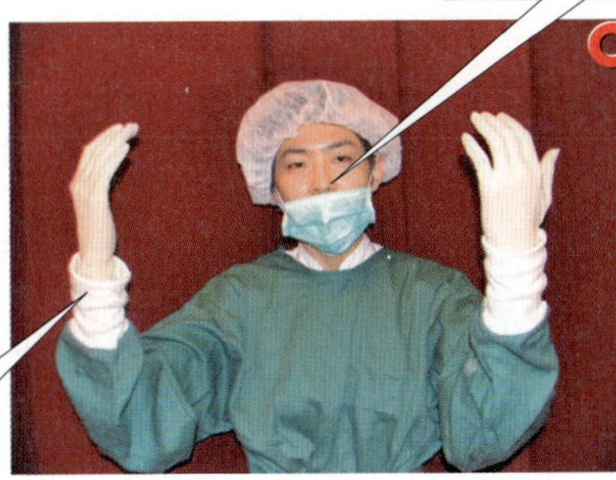

# 봉합

### 쓰레기통

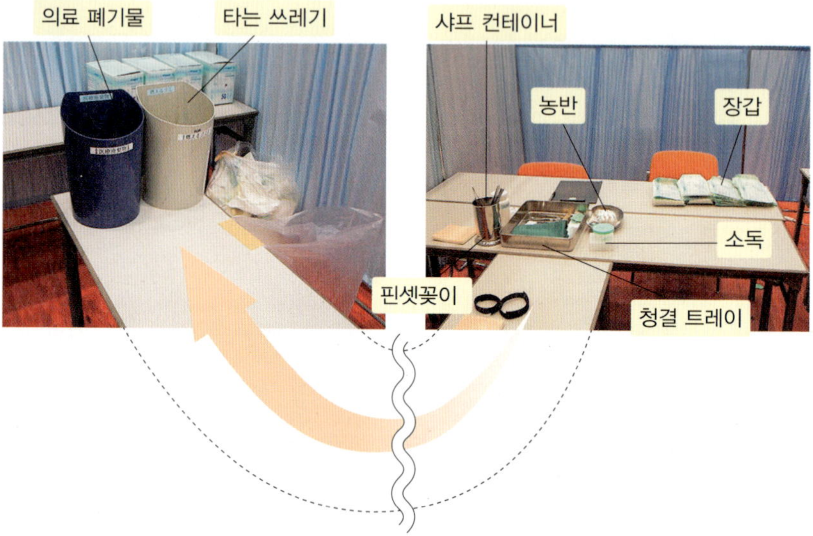
의료 폐기물
타는 쓰레기
샤프 컨테이너
농반
장갑
소독
핀셋꽂이
청결 트레이

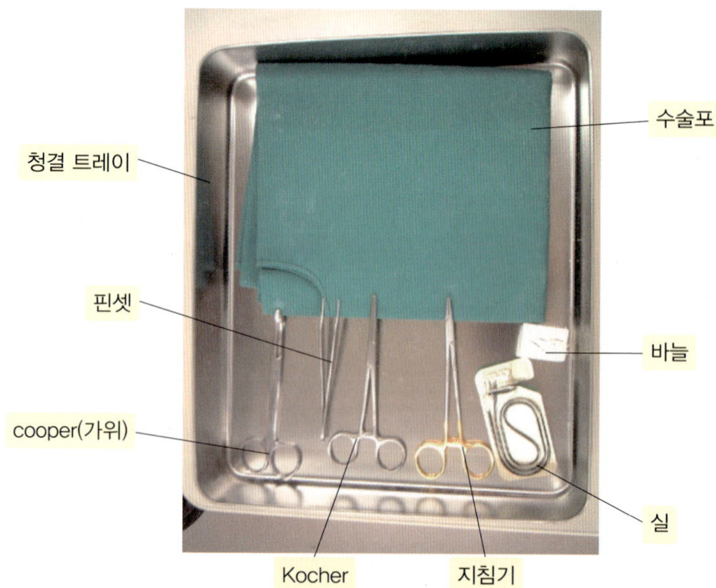
수술포
청결 트레이
핀셋
바늘
cooper(가위)
실
Kocher
지침기

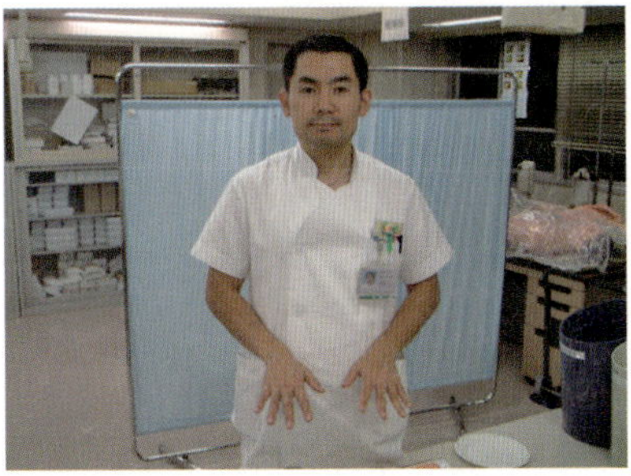

▶ **손톱, 옷매무새 등을 체크한다.**

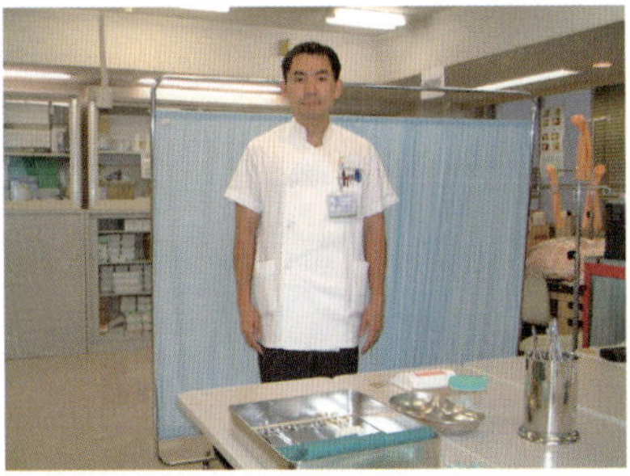

❶ 스타트

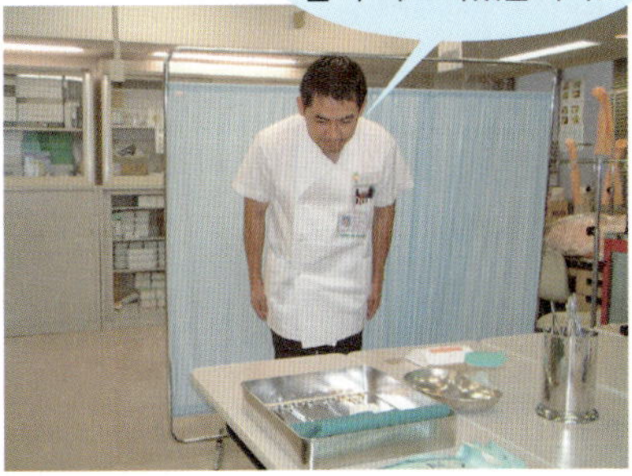


❷ 인사, 자기소개

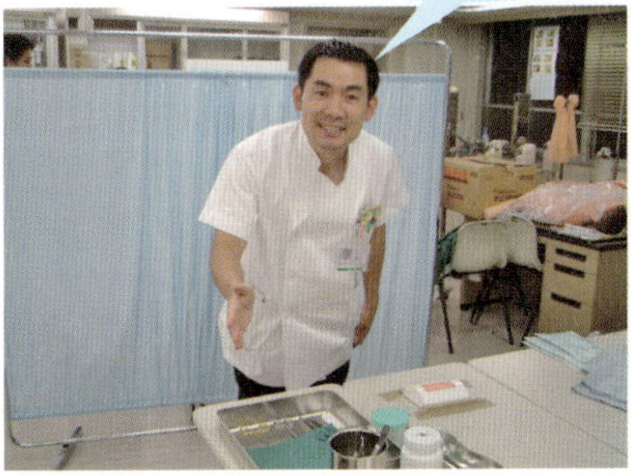


❸ 환자 확인

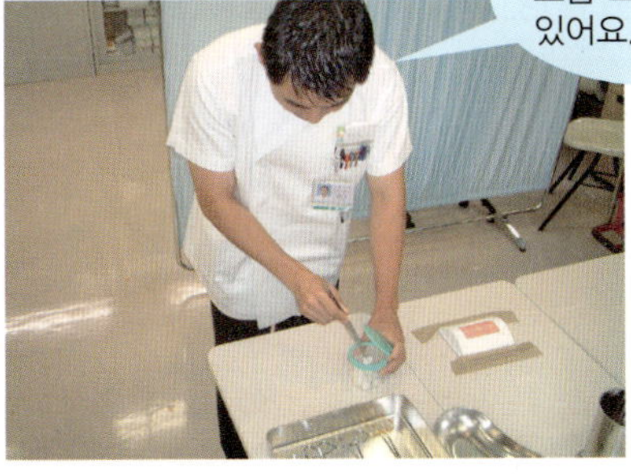


❹ 첫 번째 소독

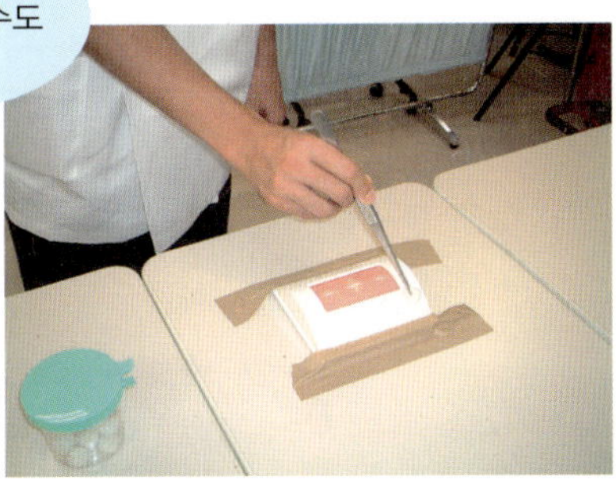

❺ 안쪽에서 바깥쪽으로, 넓게 소독

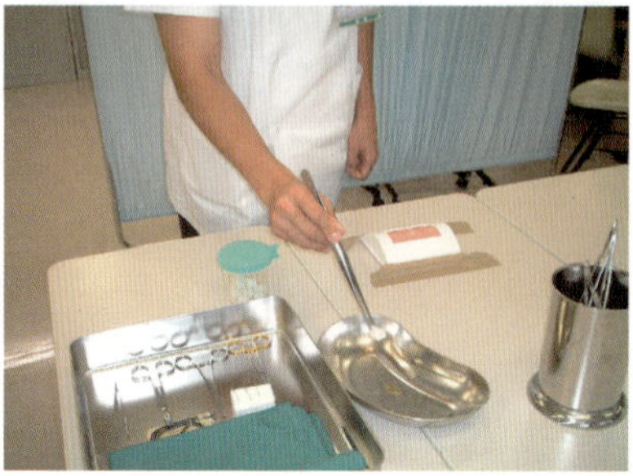

❻ 솜을 농반에 버린다.

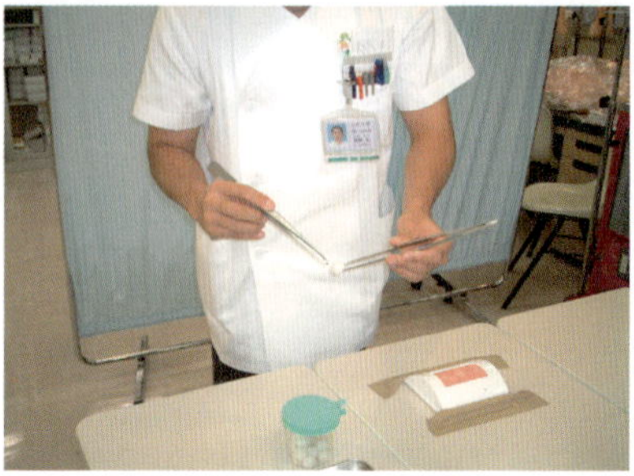

❼ 두 번째 소독

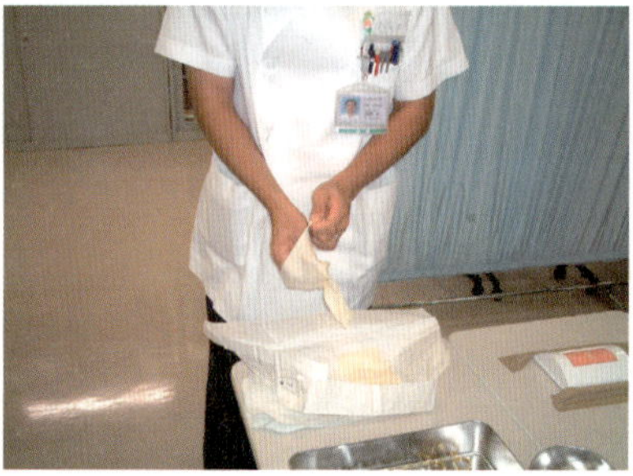

❽ 장갑 착용

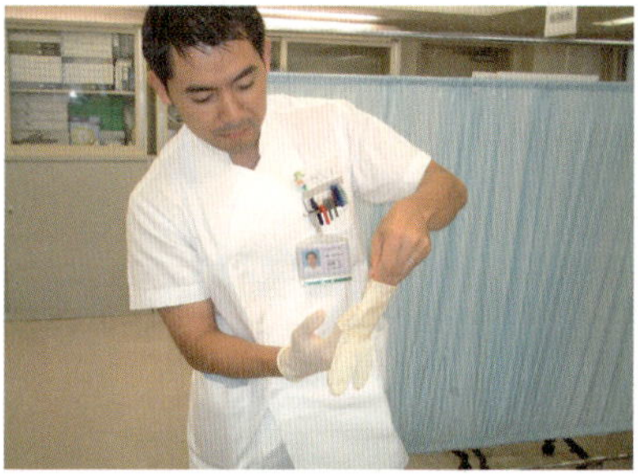

❾ 접힌 부분을 이용해서

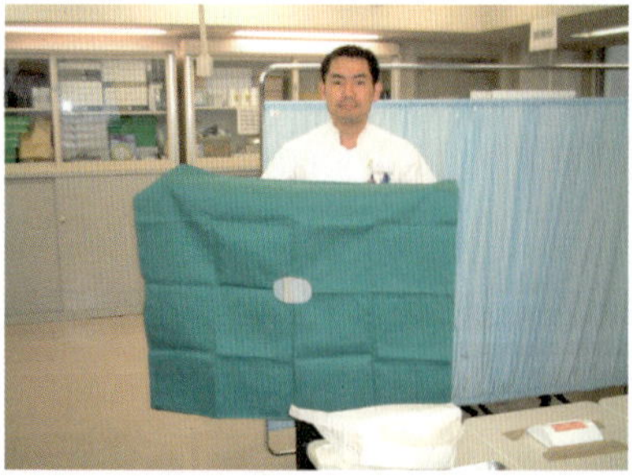

❿ 수술포를 펼친다.

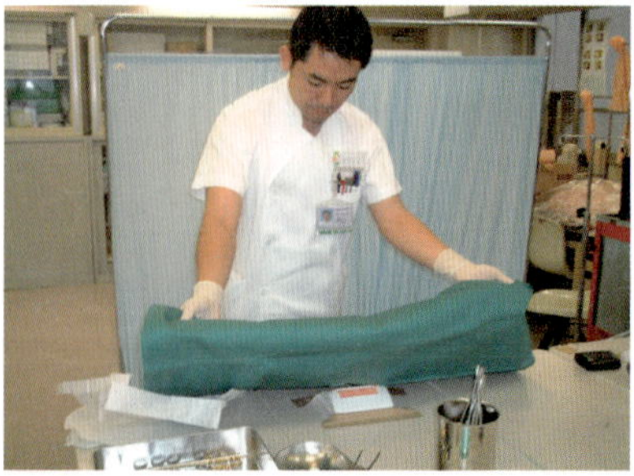

⓫ 수술포를 덮는다.

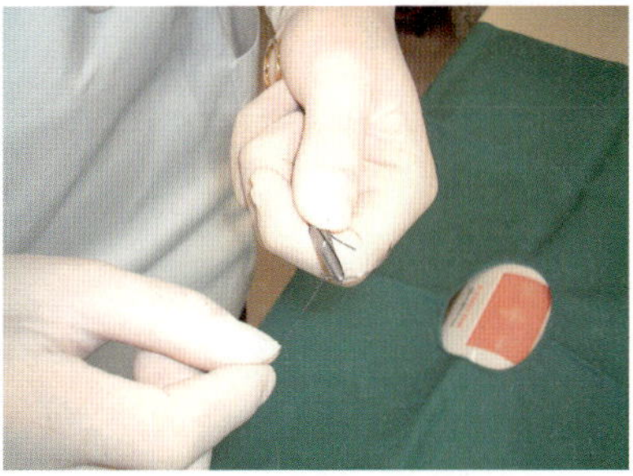

⑫ 지침기에 바늘, 실을 장착

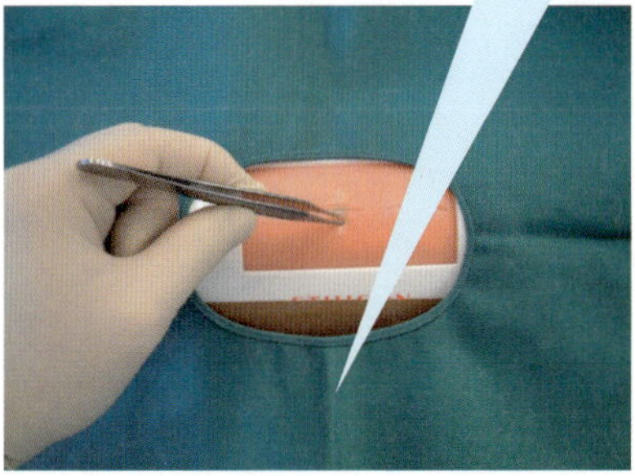


⑬ 마취 효과를 확인

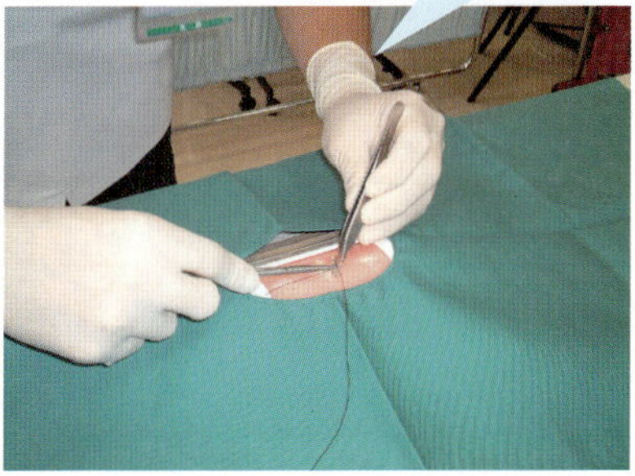


⑭ 봉합 입침

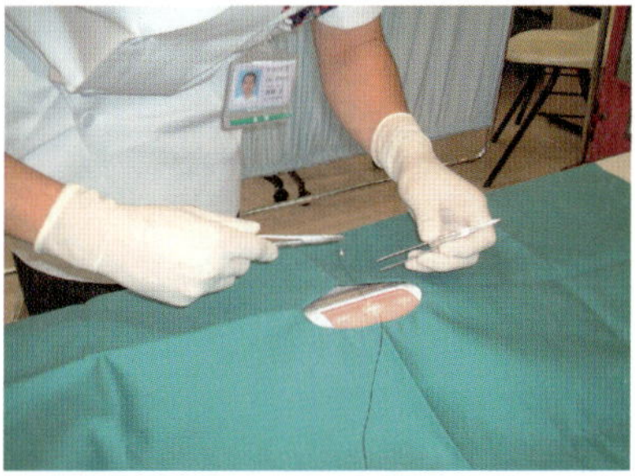

⑮ 봉합 발침

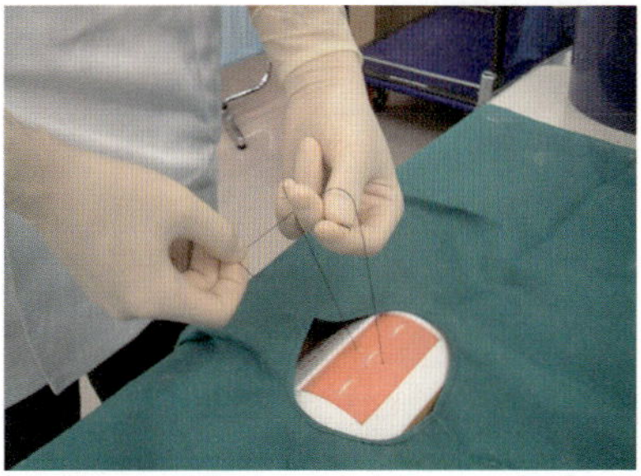

⑯ 첫 번째 실 묶기

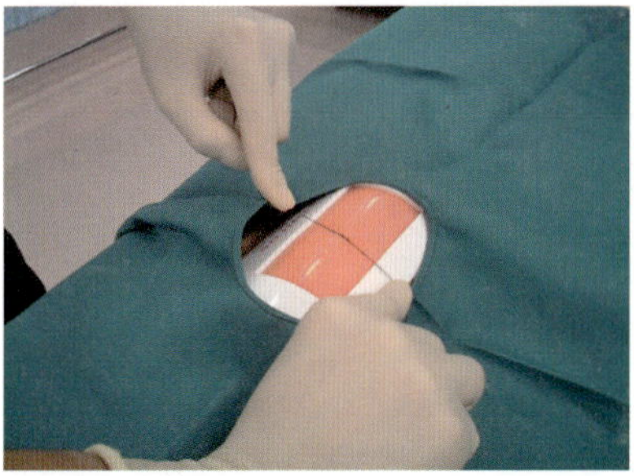

⑰ 두 번째 실 묶기

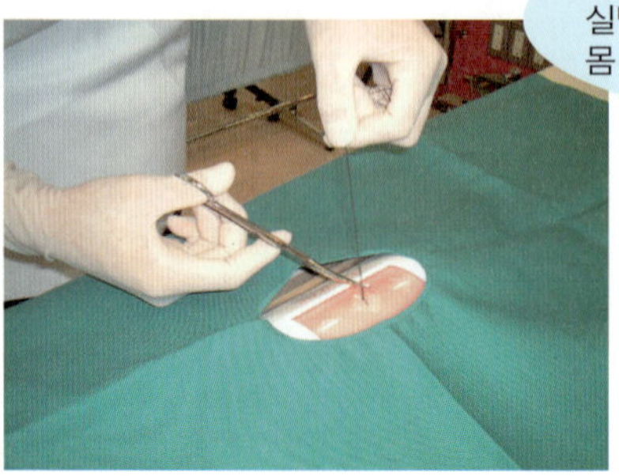

⑱ 실을 자른다.

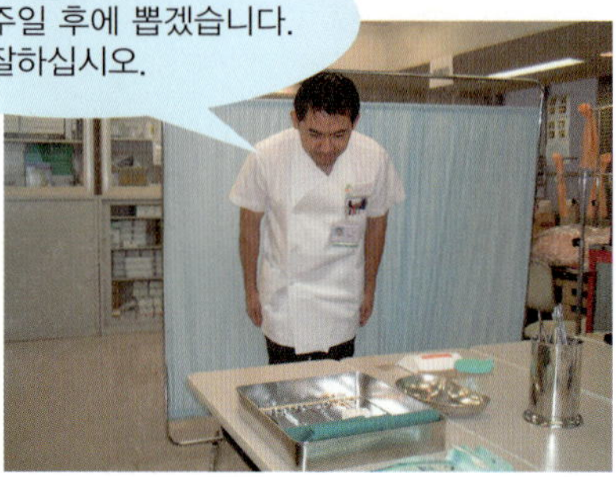


⑲ 봉합 종료 후의 인사

**▶ 1주일 경과, 실밥을 뽑습니다.**

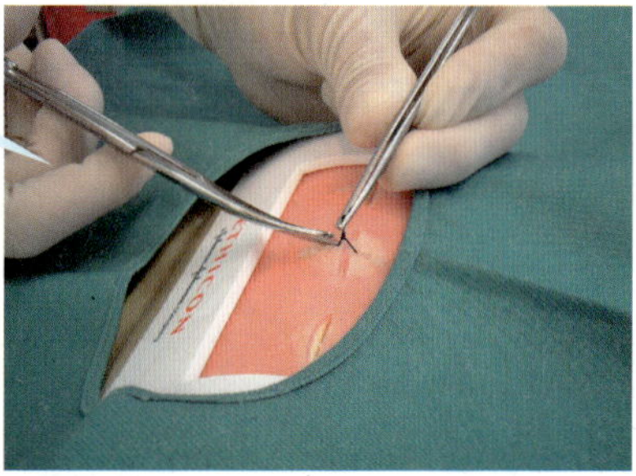


⑳ 실밥 제거

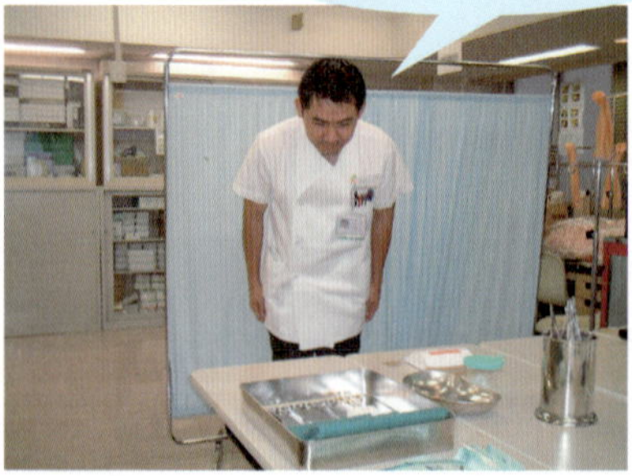


㉑ 종료 인사

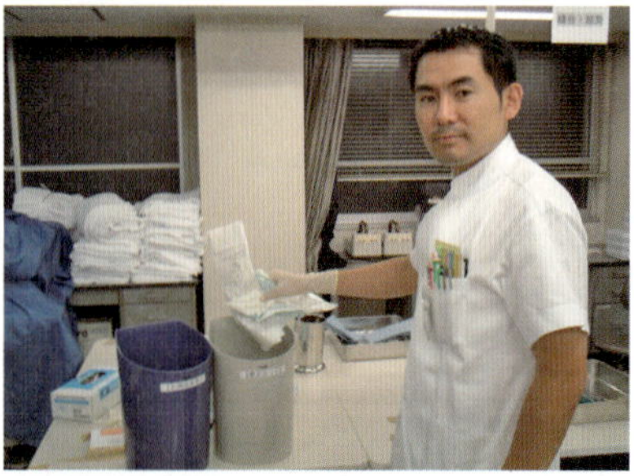

뒷정리

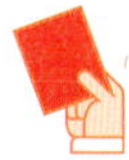

▶ **장갑을 끼지 않고 갑자기 청결 구역의 기구를 만지지 않는다.**

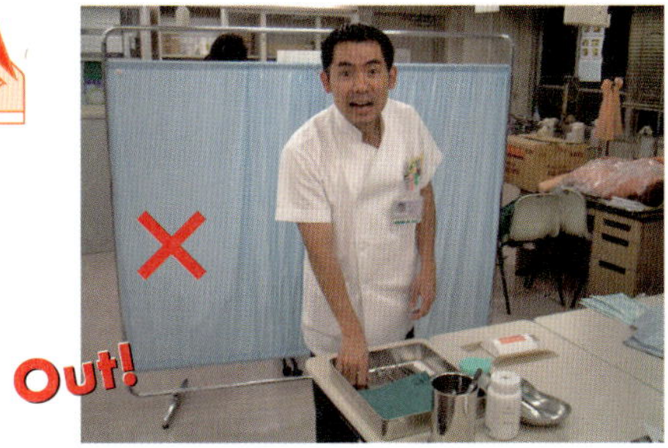
Out!

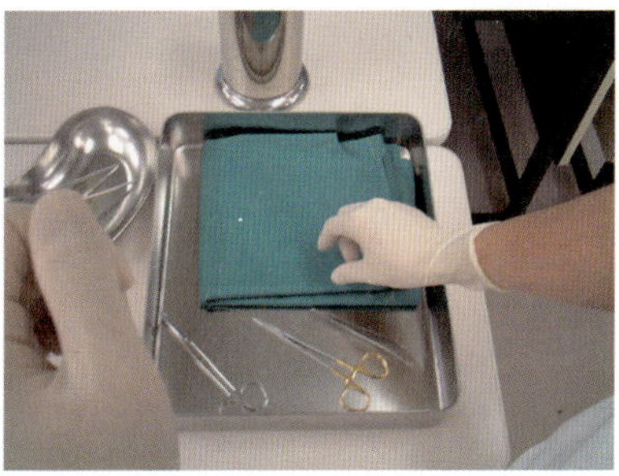

장갑을 낀 후에 청결 트레이 위의 기구를 만지도록 한다.

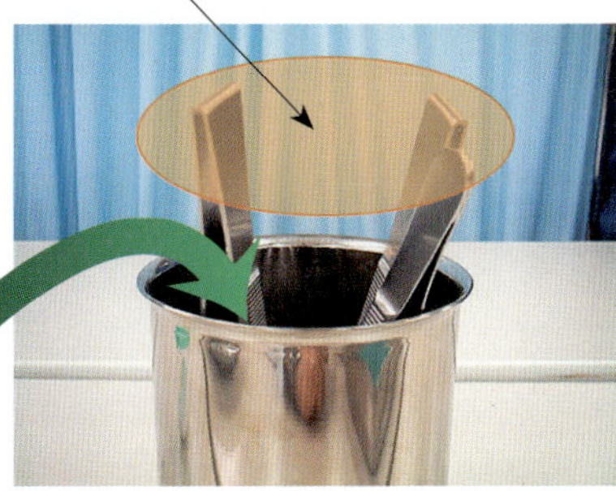
장갑을 끼지 않고
만져도 되는 것은
이 부분뿐이며
핀셋꽂이 안은
청결해야 한다.

## 무엇보다도 '청결 시술'에 힘쓴다.

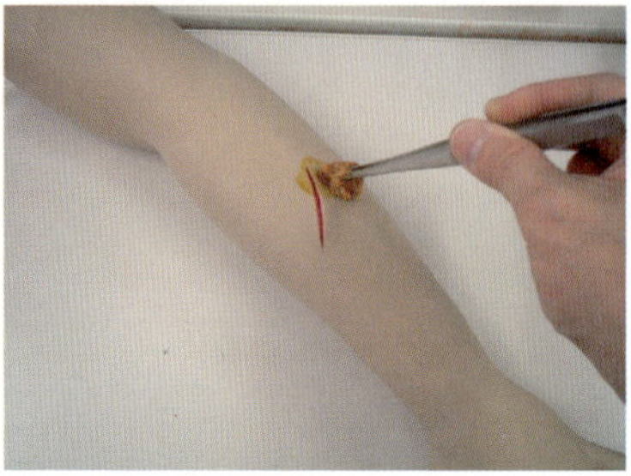

❶ 상처와 가까운 부분부터 소독 개시

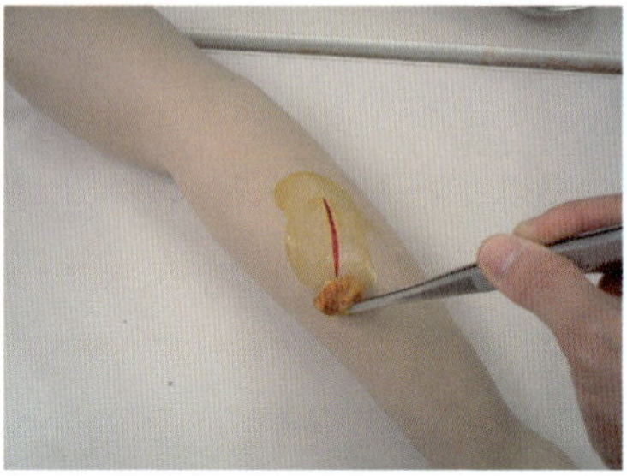

❷ 안쪽에서 바깥쪽으로

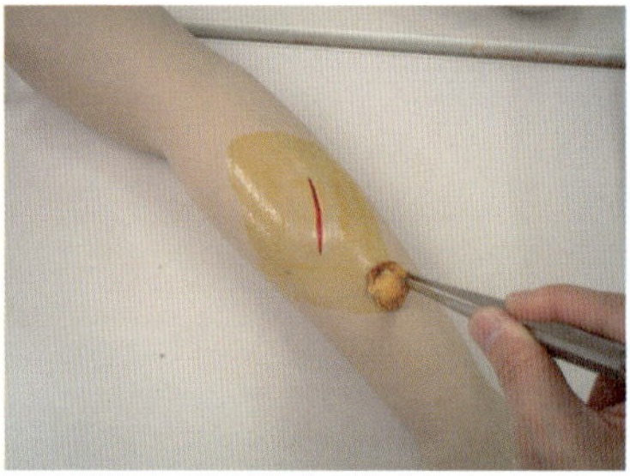

❸ 넓게 소독(1)

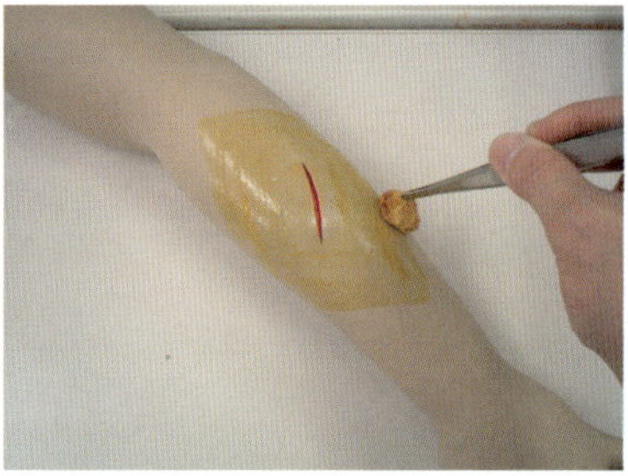

❹ 넓게 소독(2)

### 넓게 소독하라!

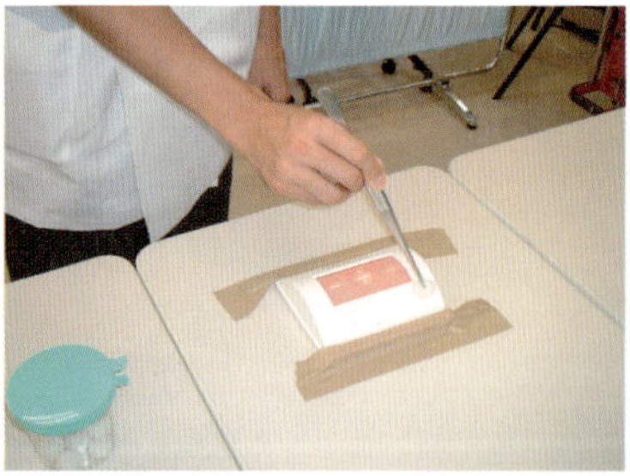

피부색 부분만 소독하면 청결한 수술포를 덮어도, 하얀 부분은 소독되지 않았기 때문에 불결하다.
즉, 구멍이 나있는 부분보다 넓게(점선 부분까지) 소독하는 것이 필요하다.

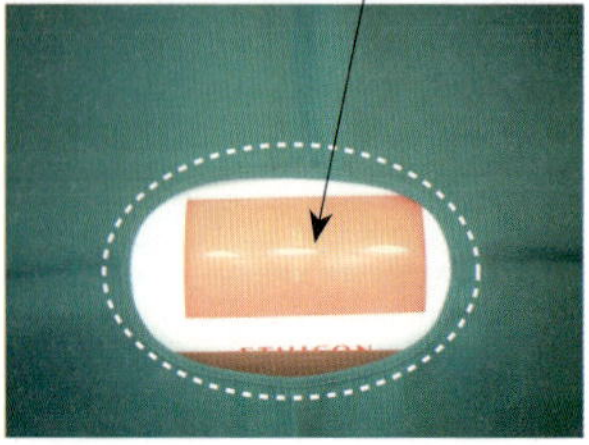

## 두 번째 소독의 포인트

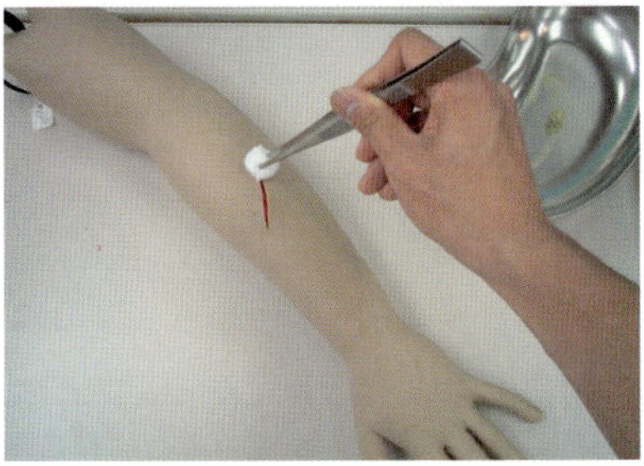

❶ 첫 번째 소독

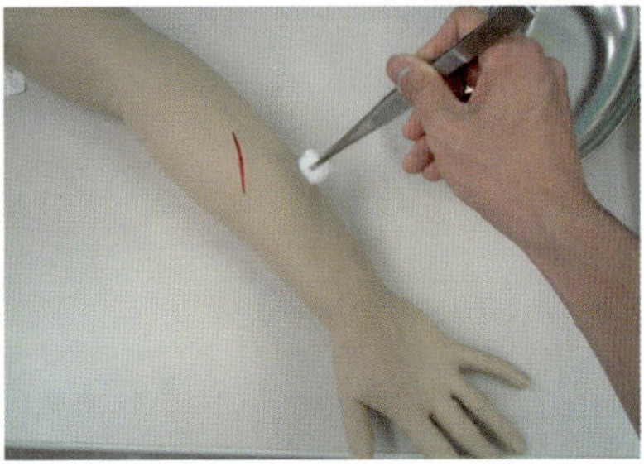

❷ 넓게 소독

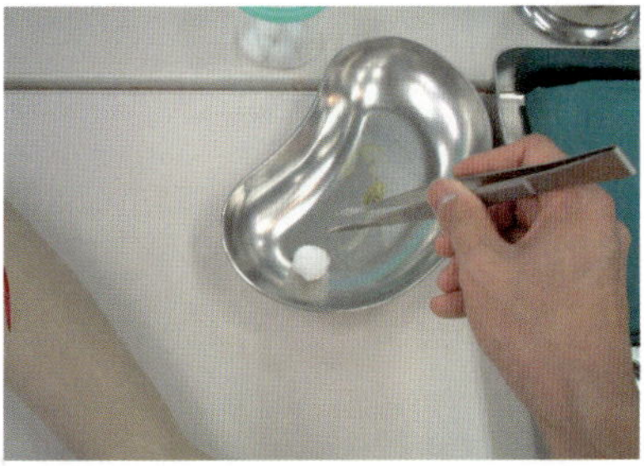

❸ 솜을 농반에 버린다.

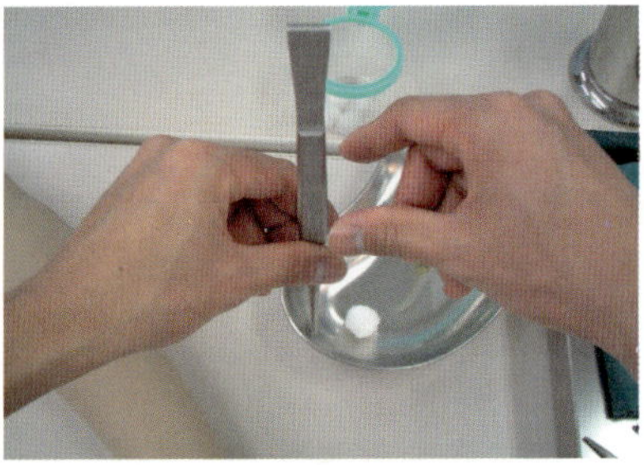

❹ 오른손의 핀셋을 왼손으로 바꿔 쥔다.

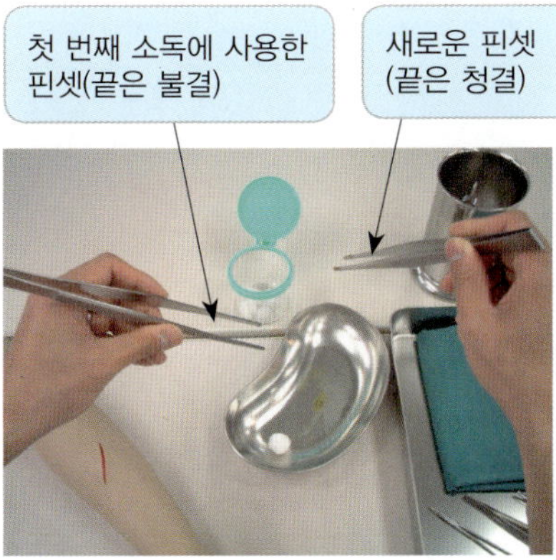


❺ 오른손으로 핀셋 하나를 더 쥔다.

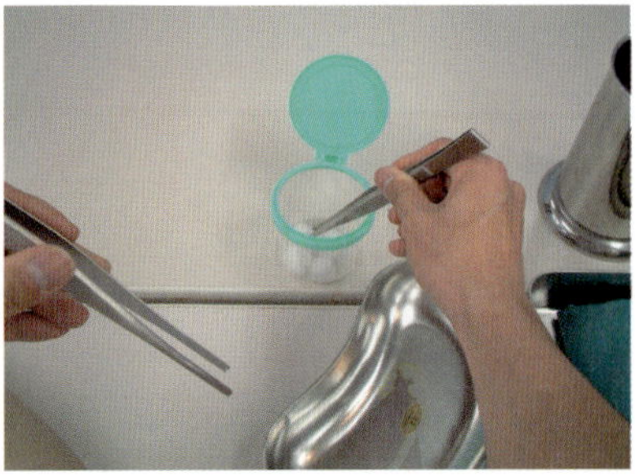

❻ 솜을 꺼낸다.

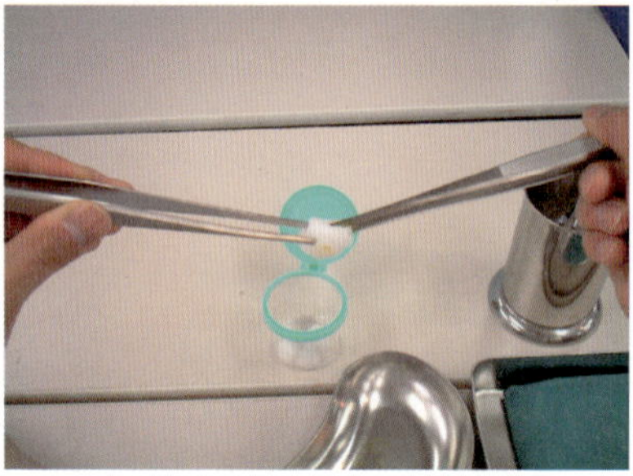

❼ 왼손에 쥔 핀셋으로 솜을 옮긴다.

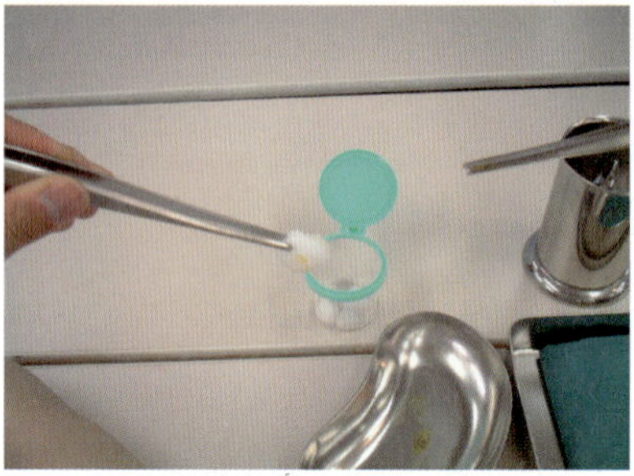

❽ 왼손에 쥔 핀셋으로 솜을 쥔다.

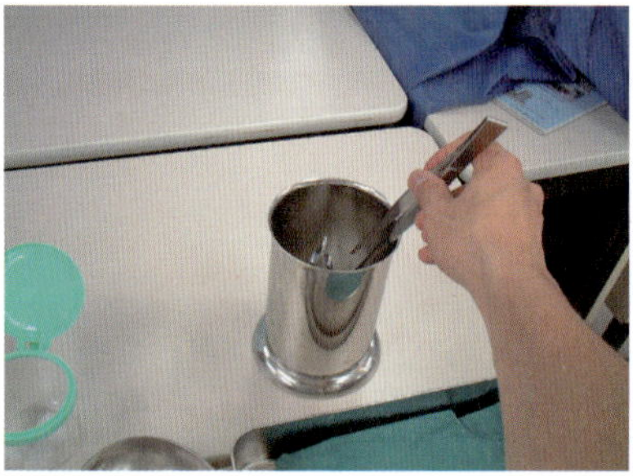

❾ 오른손에 쥔 핀셋은 핀셋꽂이에 돌려 놓는다.

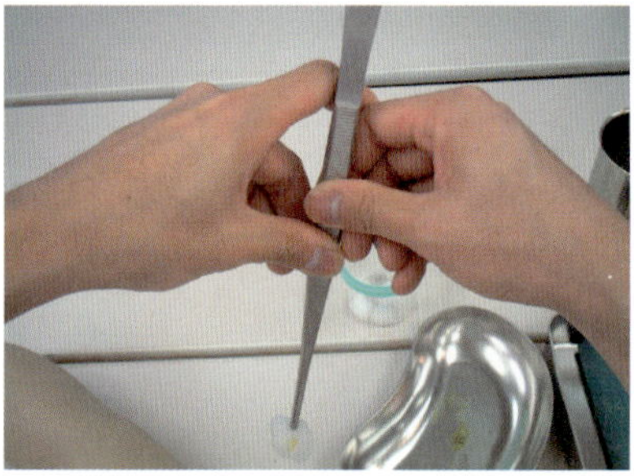

❿ 왼손에 쥔 핀셋을 오른손으로 바꿔 쥔다.

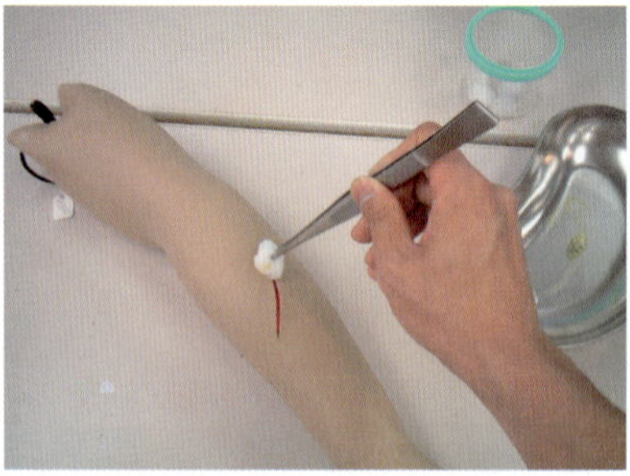

⓫ 두 번째 소독

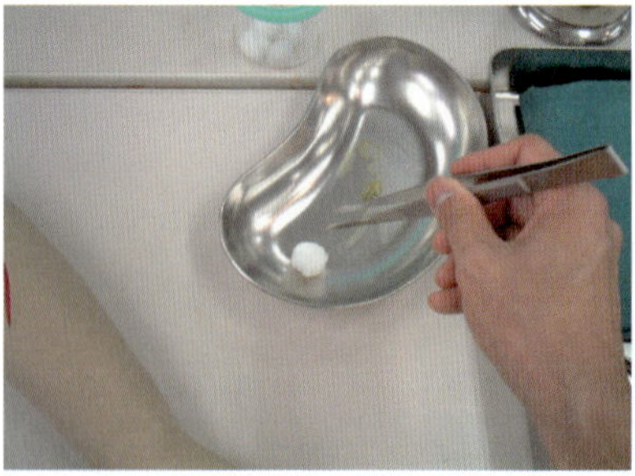

⓬ 솜을 농반에 버린다.

▶ **상처 부위를 소독한 핀셋은 농반에 둘 것!**

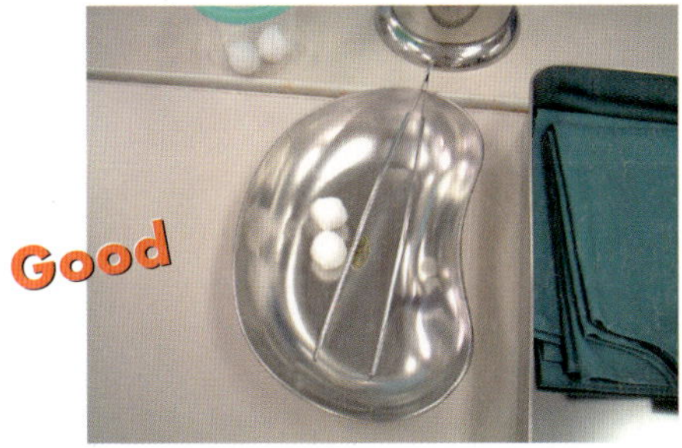


▶ **상처 부위를 소독한 핀셋을 핀셋꽂이에 꽂지 말 것!**

2개째의 솜을 꺼낼 때 사용한 핀셋은 돌려놓아도 좋다. 만약 핀셋과 핀셋이 닿았다면 불결하므로 돌려놓아서는 안 된다.

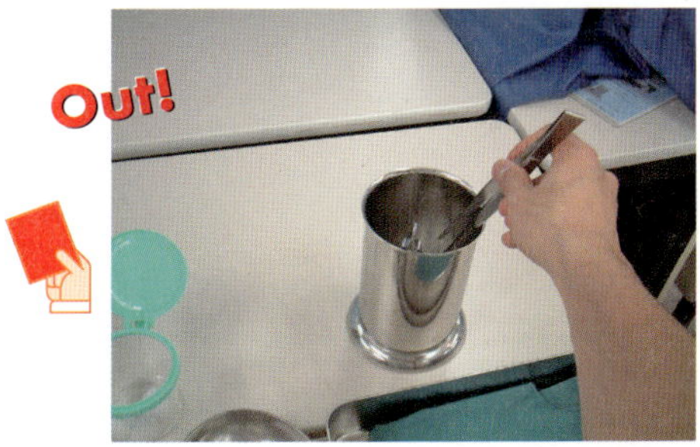


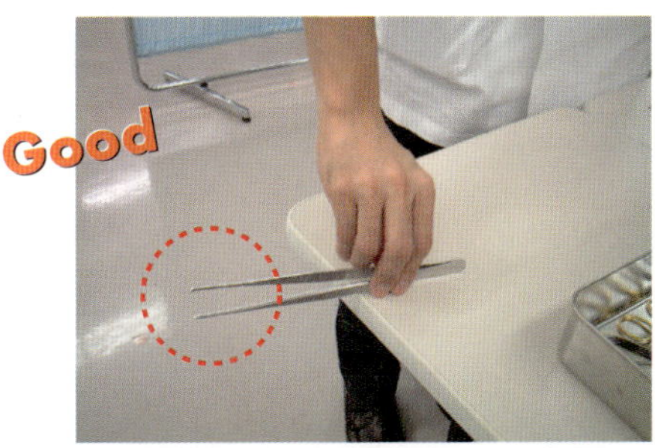


▶ **두 번째 소독 시 핀셋이 불결해지지 않도록 끝을 띄어서 일반적으로 두는 것은 'Good!'**

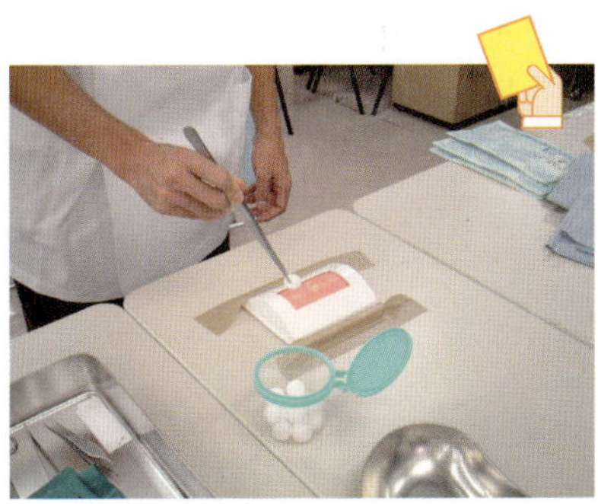

▶ **소독솜 통의 '뚜껑' 닫는 것을 잊지 말라!**

## ▶ 본인 사이즈에 맞는 장갑을 착용할 것!

너무 작아도 너무 헐렁해도 좋지 않다.

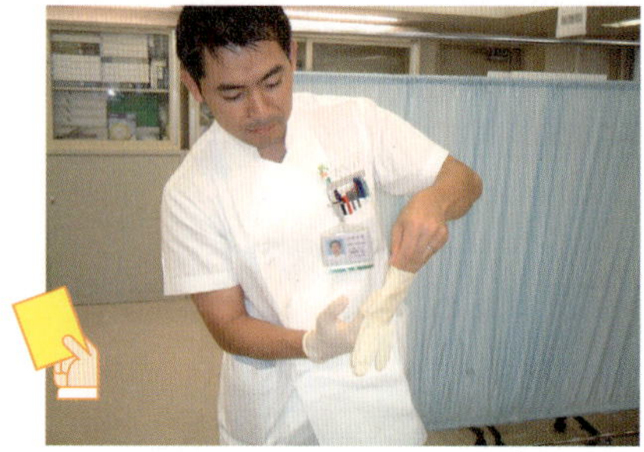

## ▶ 장갑 사이즈는 유럽 사이즈(미국 사이즈)

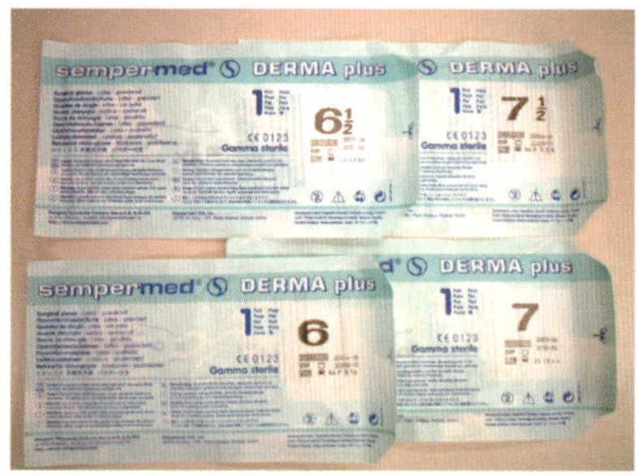


6 (XS)
6 ½ (XS)
7 (S)
7 ½ (M) 사이즈가 있다.

일본인의 표준은 여성이 6~6.5,
남성이 6.5~7.5이다.

## ▶ 장갑을 착용하고 포장지를 만지지 말 것

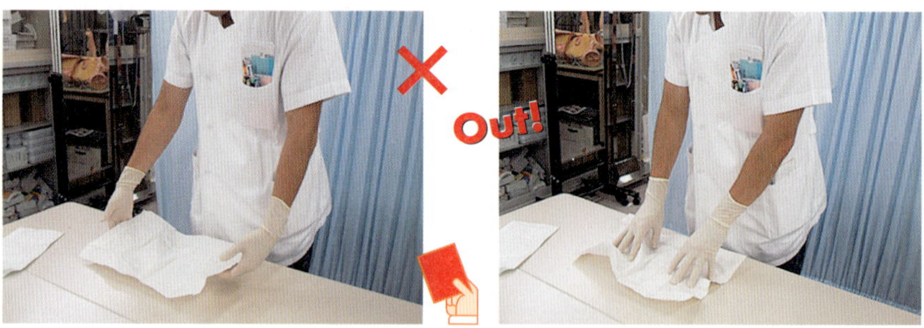


장갑 착용 전에도 내포장지를 맨손으로 만지는 것은 불결하므로,
개봉한 뒤 안쪽은 만지지 말 것

수술포를 걸칠 때는 주변을 살필 것! 전후좌우 확인하기!

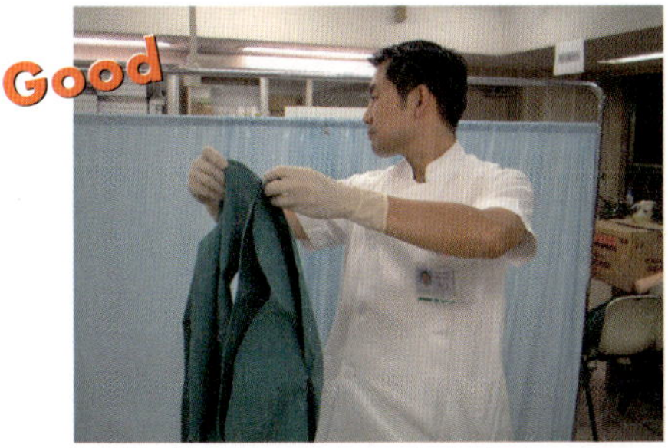


수술포를 걸칠 때는 바로 앞에서 건너편 쪽으로!

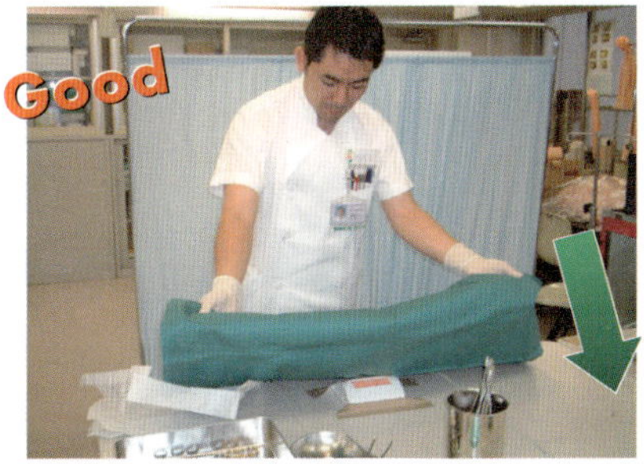


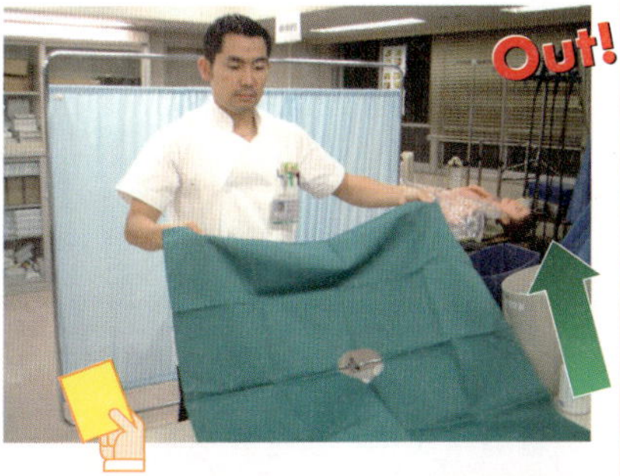


이와 같이 수술포를 쥐면 손이 나오기 때문에 주변에 닿기 쉬워 불결해질 수 있다.

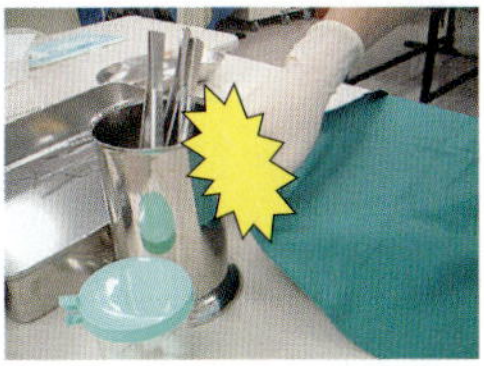

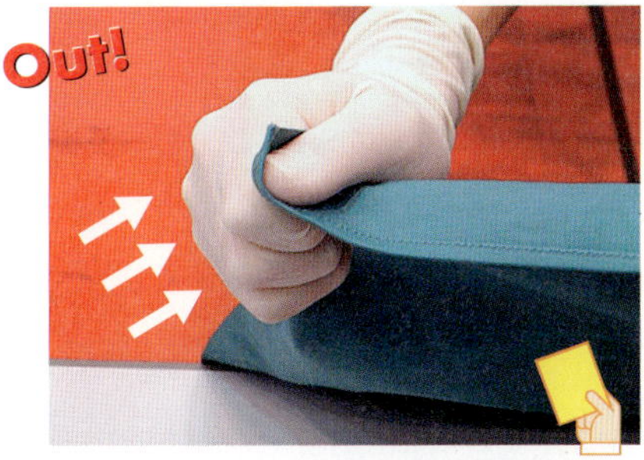


청결 장갑을 보호하듯이 수술포를 덮는 것이 적절하다.

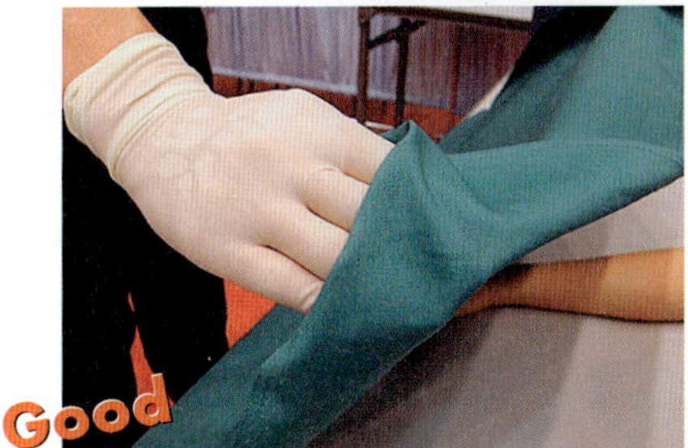

▶ **장갑을 낀 손으로 아무 곳이나 만지지 말 것!**

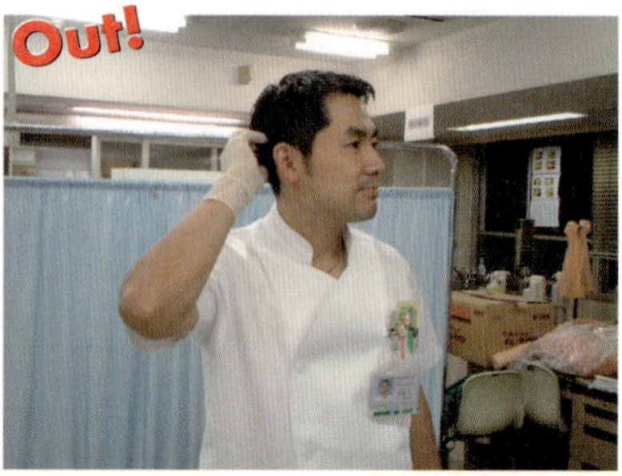


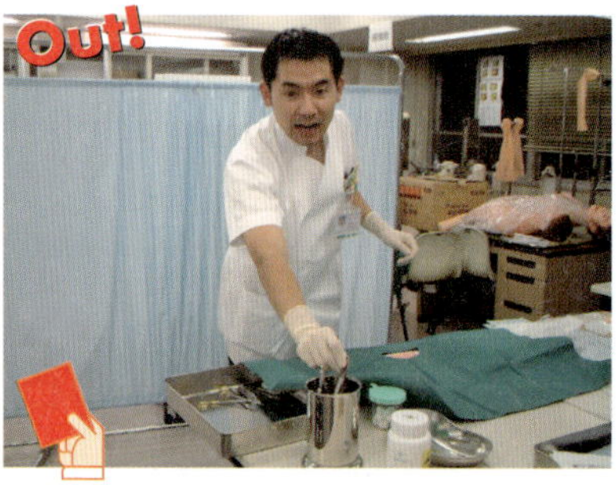


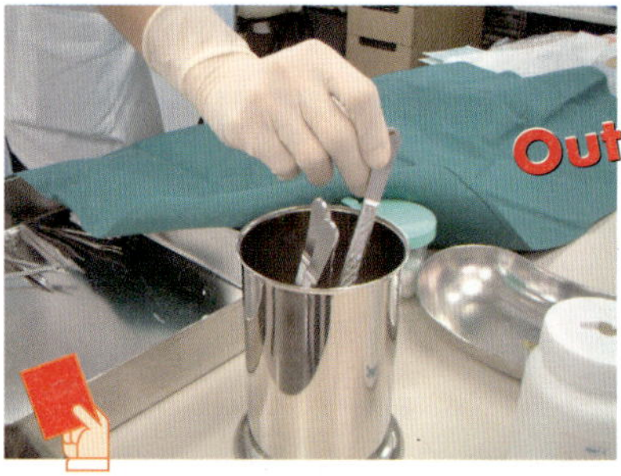


▶ **불결해졌다고 판단될 경우**

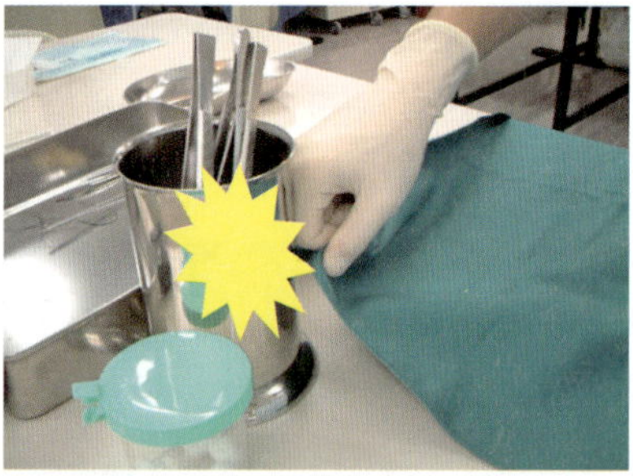

장갑을 벗고 새로운 장갑을 착용한다.

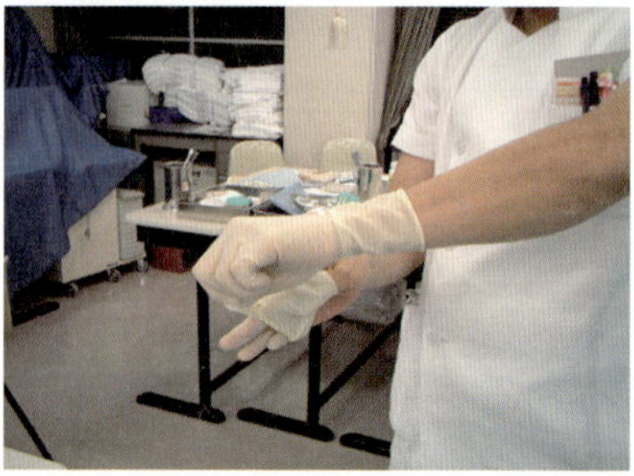

## 잘못된 기구를 사용하지 말 것!

▶ 지침기는 손잡이 부분이 '금'이다.
kocher에 바늘을 부착하지 말 것!

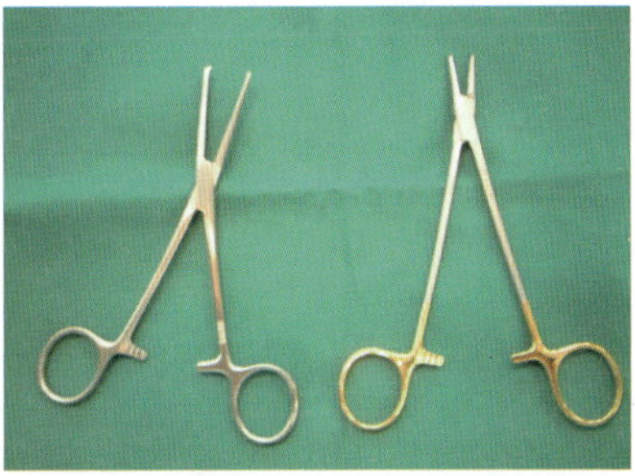

▶ 엄지와 약지를 구멍에 넣지 말 것!
cooper(가위)도 마찬가지!

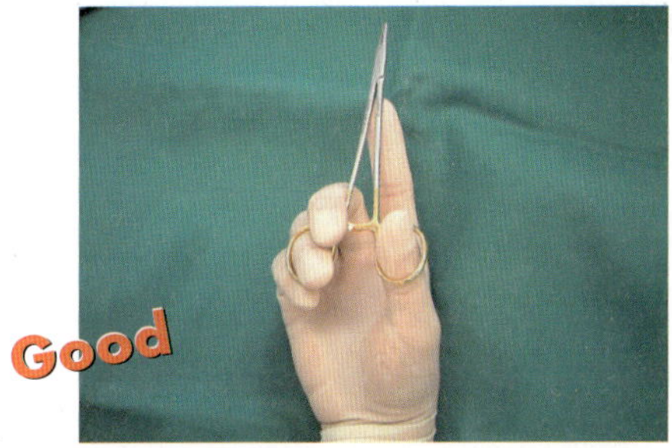


## 지침기

▶ 지침기에는 Mathew식과 Hegar식이 있다.

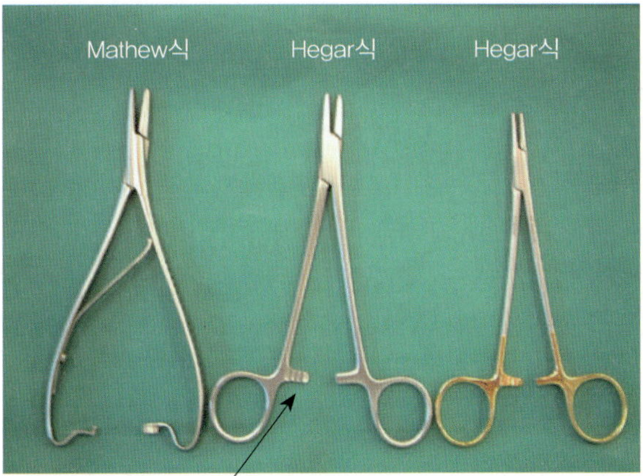


손잡이가 금이 아니라도 지침기

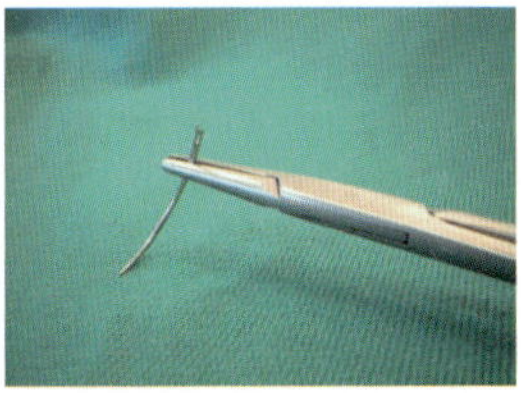

바늘은 사진과 같이 세팅. 바늘 끝의 약 **1/3**, **1/4** 정도의 위치를 잡도록 한다.

9 기본수기 실천

▶ **péan과 kocher는 한 눈에 봐서는 구별이 잘 안가지만, 끝에 고리가 있는 것이 kocher이다.**

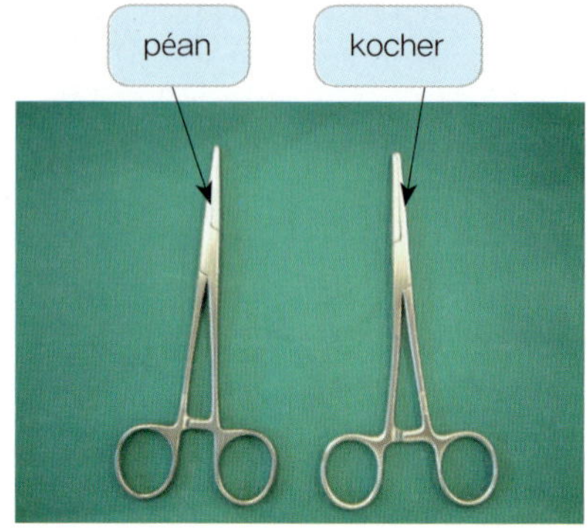


지침기의 단면은 세세한 크로스

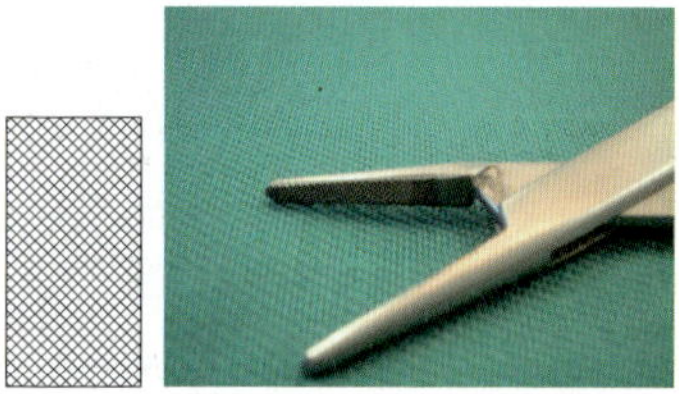

지침기

péan은 횡구, kocher는 횡구+끝에 고리

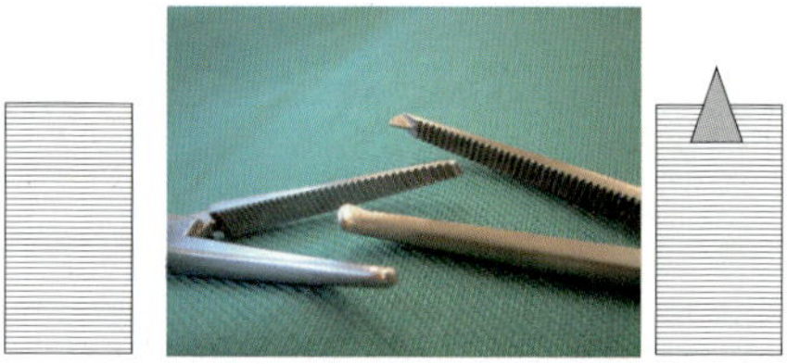

péan

koche

## 실 꿰는 법

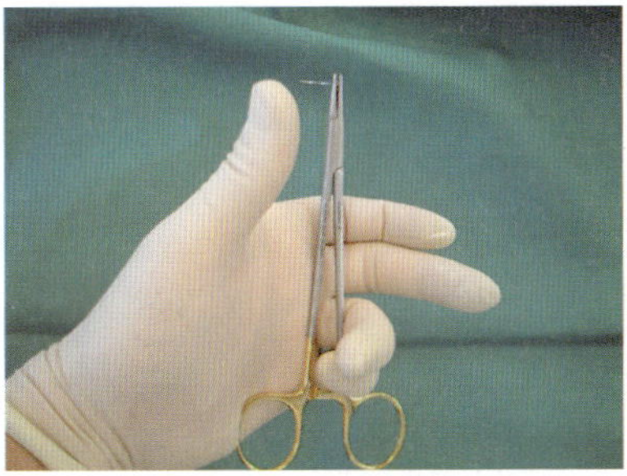

❶ 왼손의 제4, 5 손가락으로 쥔다.

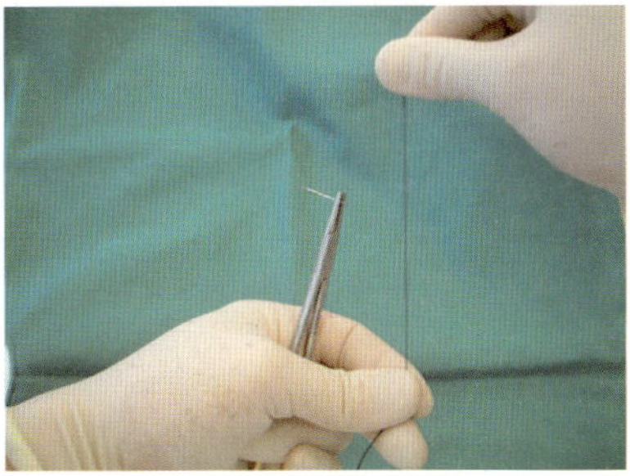

❷ 실에 힘을 준다.

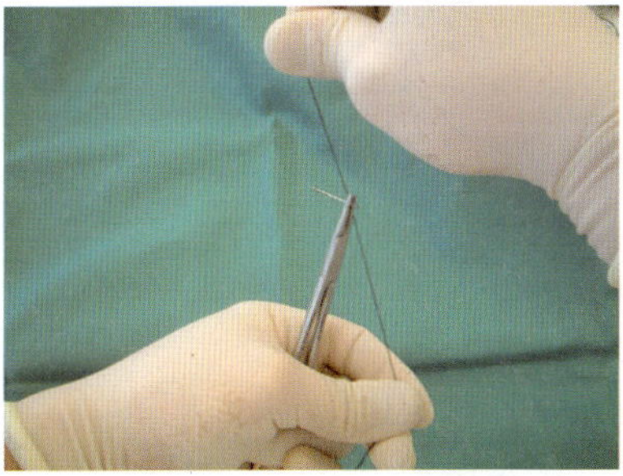

❸ 지침기 끝에 아래서부터 실을 걸친다.

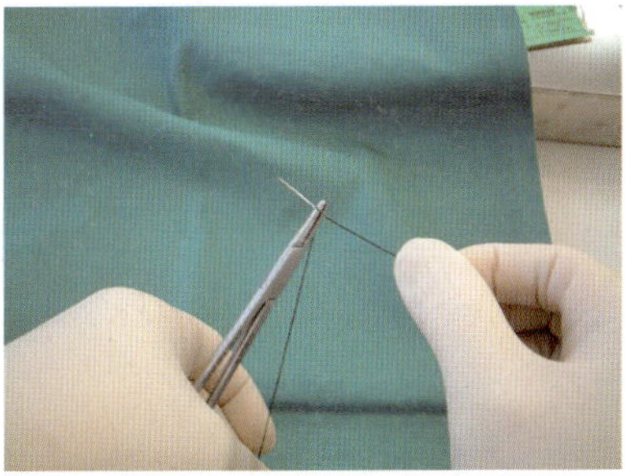

❹ 바늘구멍에 실을 꿴다.

## 실을 끼울 때, 자기 손가락을 찌르지 않도록 주의한다.

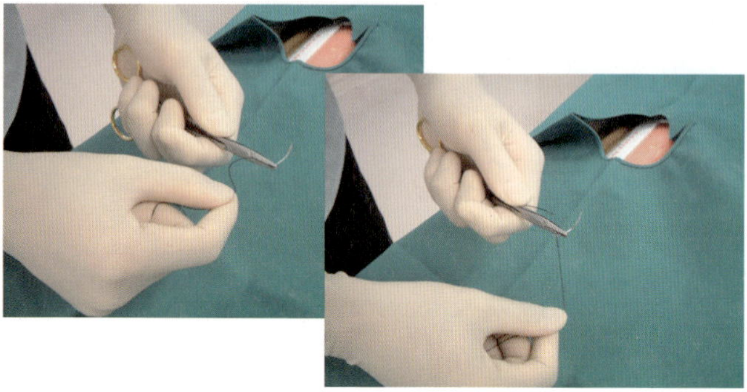

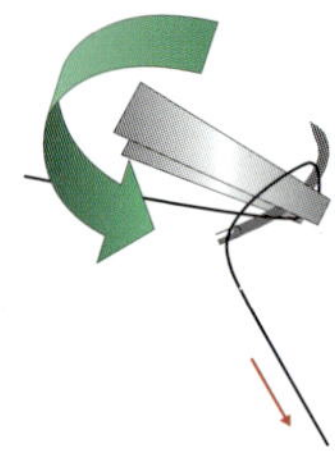

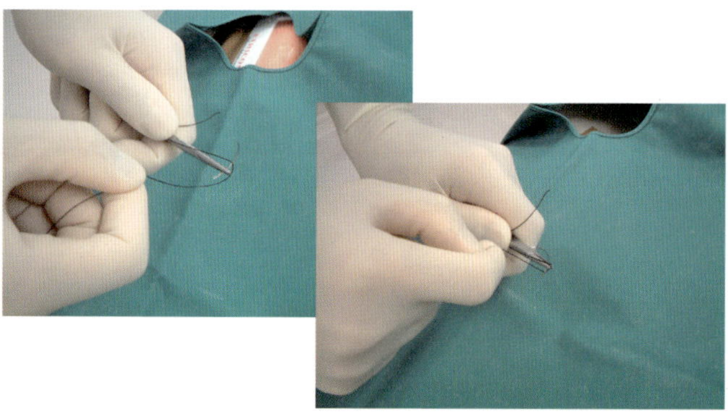

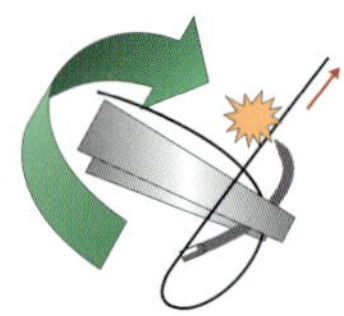

자기 손가락을
찌를 위험이 있다.

▶ 바늘은 위험하니 직접 만지지 말 것! 바늘은 스폰지에 꽂힌 상태에서 지침기로 뽑는다.

그 후 바늘의 방향을 바꾸는 등의 조작은, 자기 손가락을 찌르지 않게 주의만 하면 직접 만지며 해도 좋다.

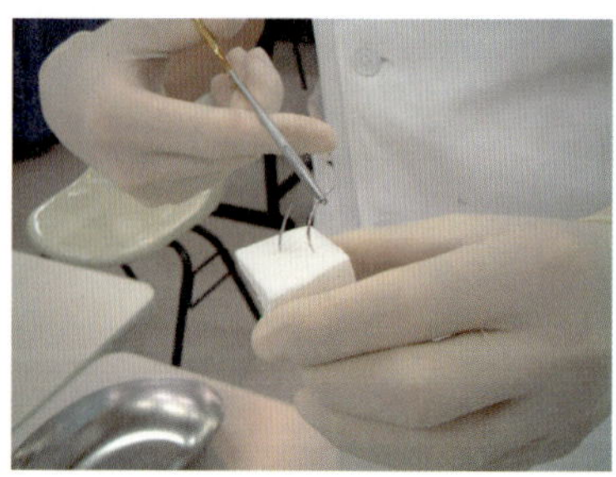

▶ 실이 너무 길어지지 않도록 접는다(실의 1/3).

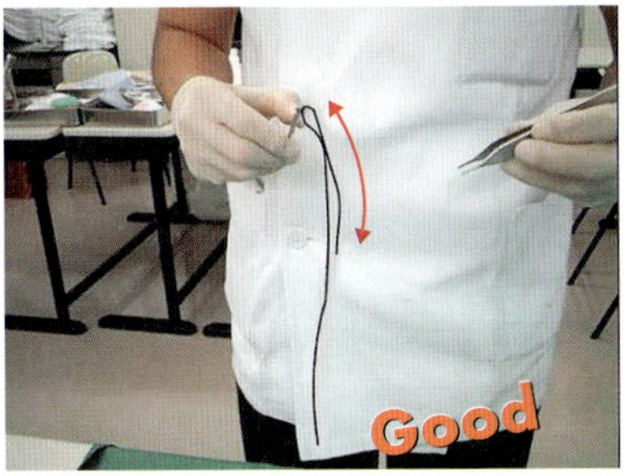


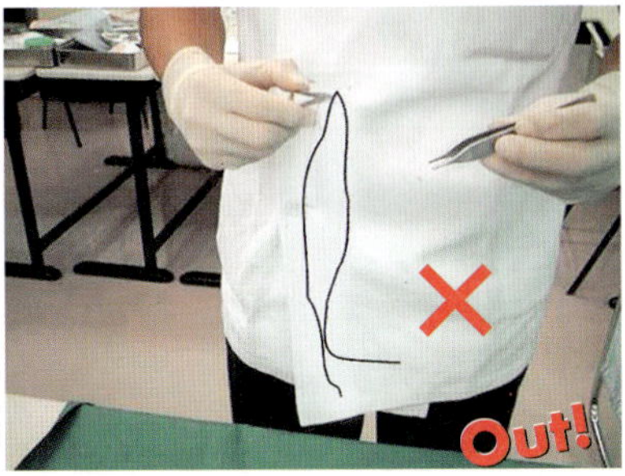


▶ 핀셋을 집는데 정신이 팔려, 실을 청결하지 않은 바닥에 늘어뜨리는 일이 없도록 주의한다.

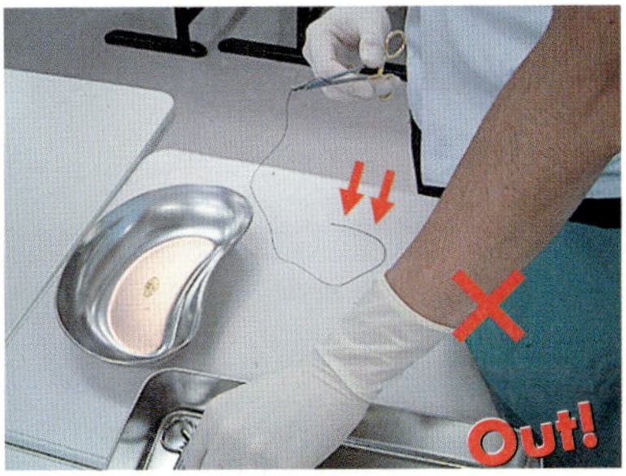


▶ 팔꿈치를 대지 않는다. 수술포가 불결해진다.

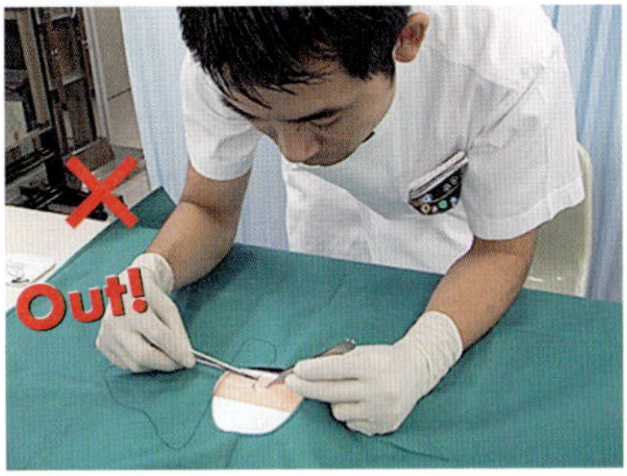

## ▶ 핀셋을 꽉 움켜쥐지 않는다.

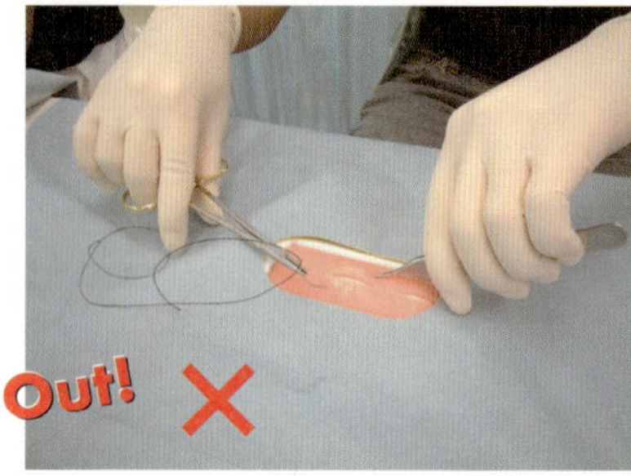


**오른손으로 '젓가락'을 쥐는 감각으로!**

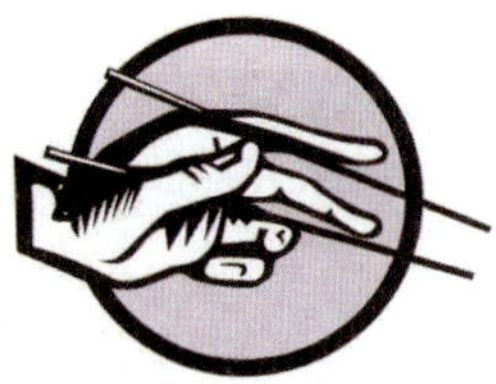

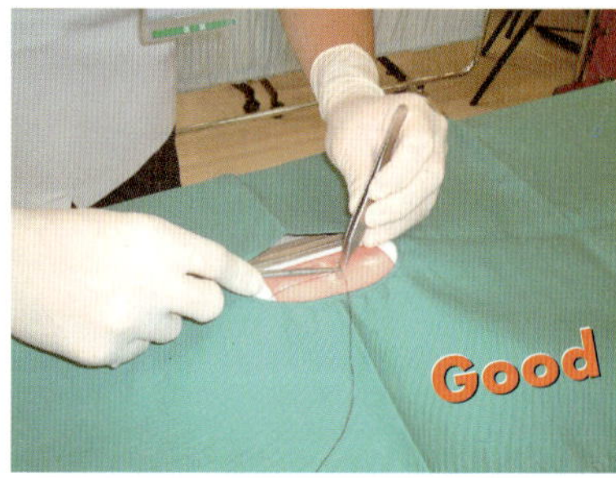


## ▶ 바늘을 뺄 때 지침기 방향에 주의!

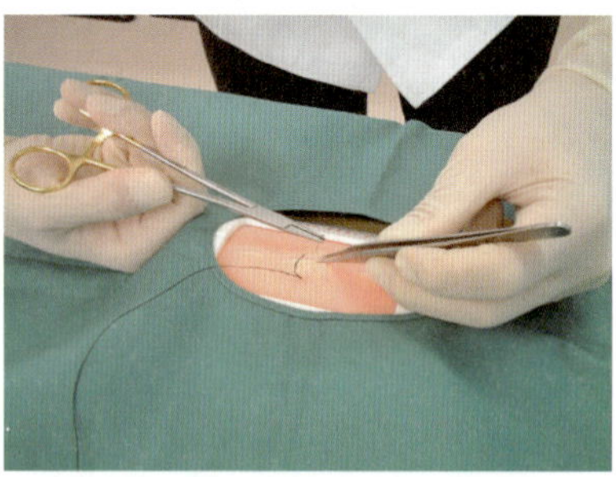

손목을 뒤집은 상태에서 빼지 않는다

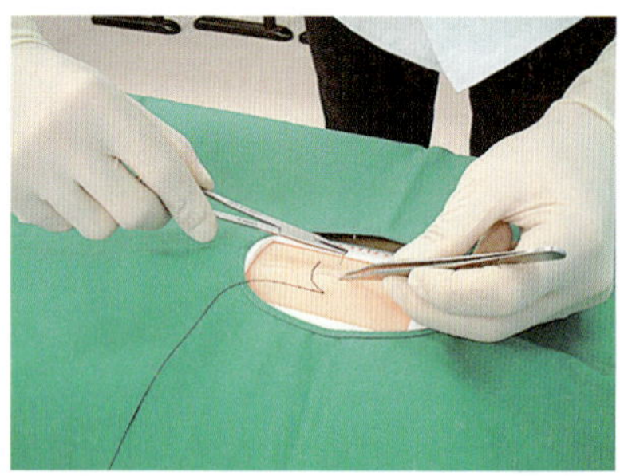

바늘을 꽂았을 때와 동일한 방향으로 뺀다.

## ▶ 사용한 기구를 모두 농반에 넣어서는 안 된다. 불결해질 뿐이다!

**청결 트레이에 돌려놓을 것!**

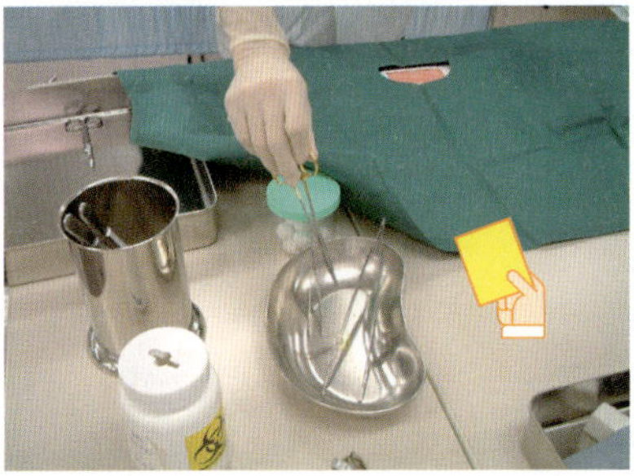

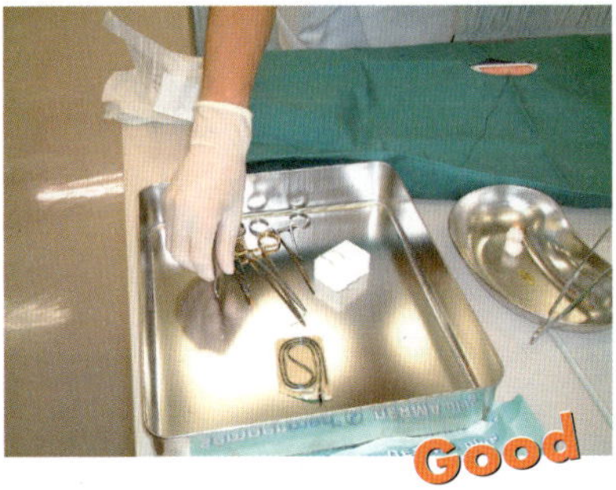


**지침기도 핀셋도 청결 트레이에 돌려놓든가 수술포 위에 둔다.**

이때, 바늘은 지침기에 붙여놓은 상태로 둔다.

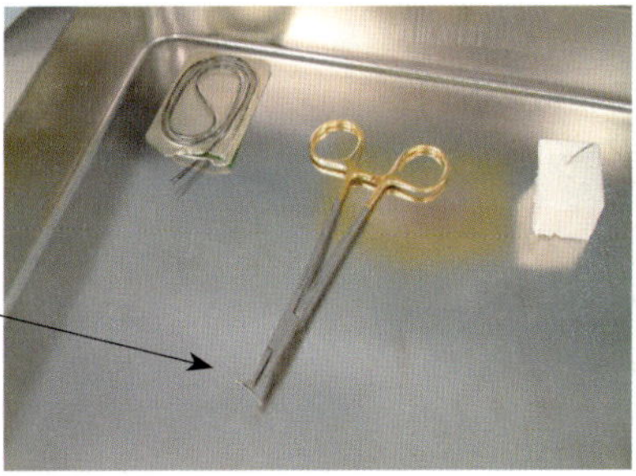

▶ **예를 들어 상처를 5바늘 봉합한다고 했을 때, 1바늘 봉합할 때마다 농반에 두어 불결해지면, 청결한 지침기와 핀셋을 5개 준비해야만 한다.**

### ▶ 신체를 통과한 '바늘'은 불결하지 않다.

소화관이나 요를 제외하고 신체 속은 기본적으로 '청결'하다.

상처를 입어, 피하 조직이나 근육이 노출되어도 소독을 충분히 하면 청결하다고 할 수 있다.

따라서 신체를 통과한 바늘을 불결하다고 보고, 1바늘 꿰맬 때마다 바늘을 버리고 교환하는 경우는 없다.

**▶ 실의 길이는 약 1cm를 남겨 두고 자른다.**

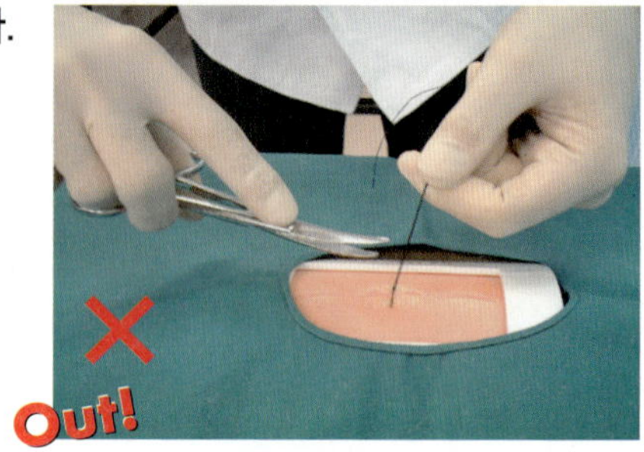


**cooper를 쥐는 방향에도 주의!**

**▶ cooper(가위) 쥐는 방향에도 주의하라!**

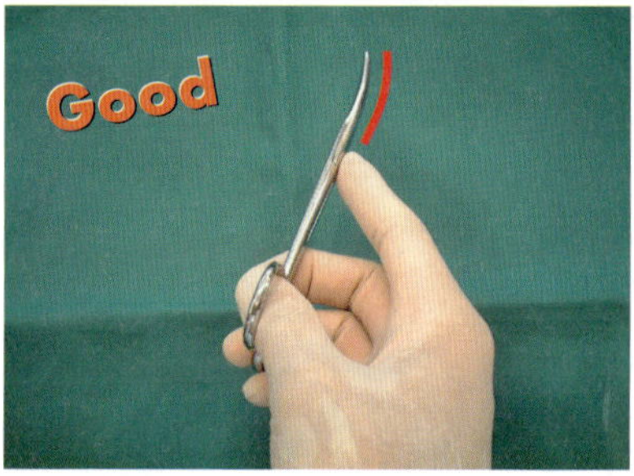


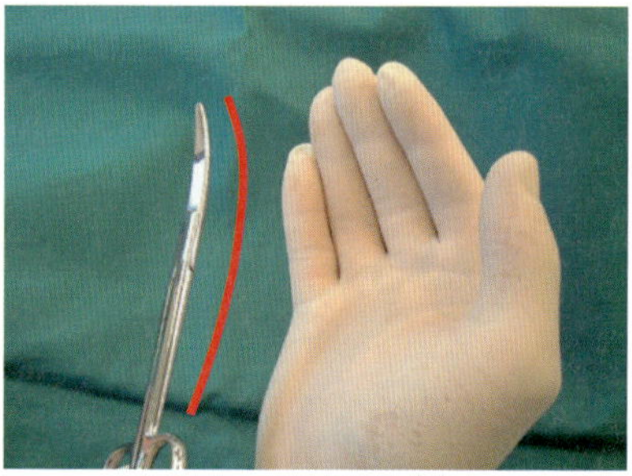

손의 구부러짐에 맞춰 쥔다.

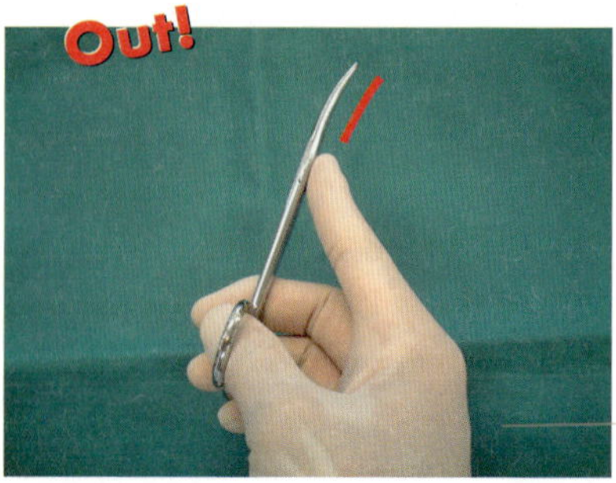

## 실밥 제거의 포인트

▶ 실밥을 뽑을 때 손으로 실을 잡지 말 것!

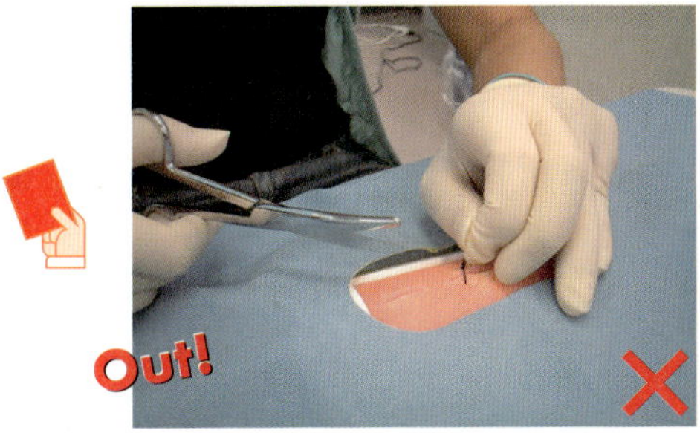


▶ 실을 자를 포인트를 틀리지 않도록!

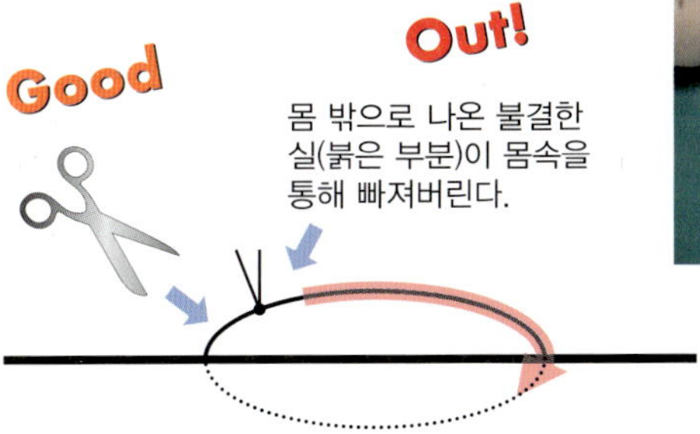


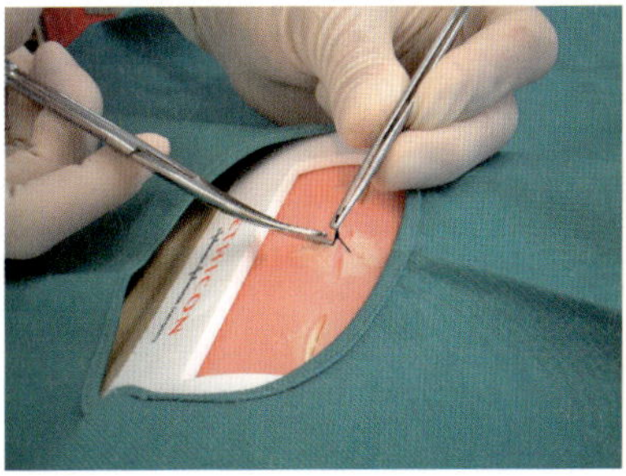

▶ 맨손으로 혈액 등이 묻은 의료 폐기물을 만지지 않는다.

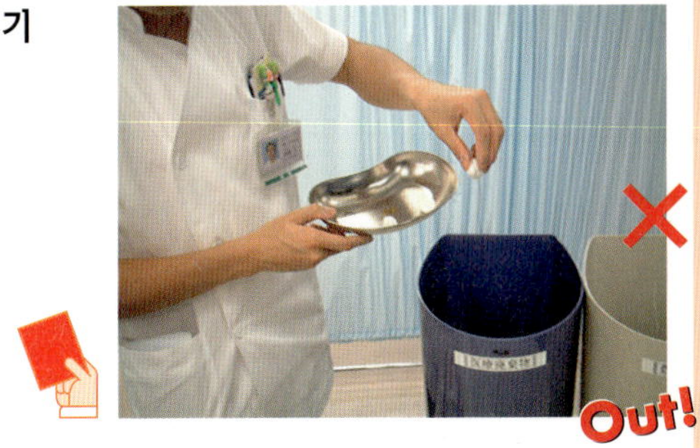

▶ **장갑을 껴도 직접 만져서는 안 된다.**

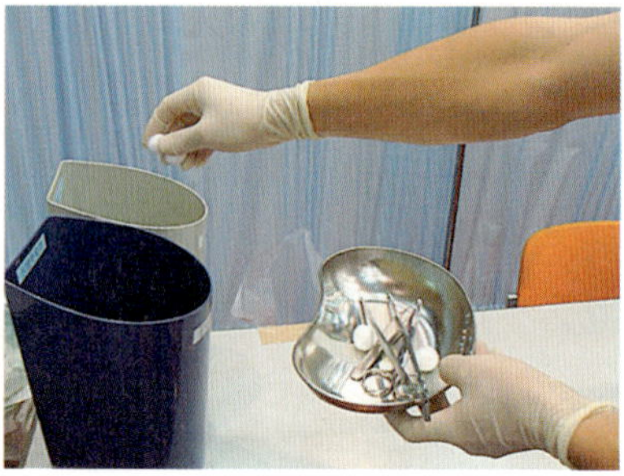

▶ **겸자를 사용해 버리는 것이 좋다.**

**의료 안전이라는 점에서도 권장되는 파기법이다.**

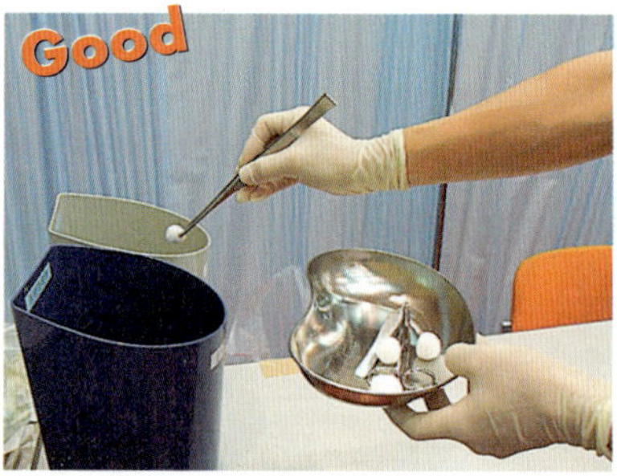


'실'은 몸속을 통과하기 때문에, 의료 폐기물용 쓰레기통에 버린다.

▶ **바늘은 마지막에 '샤프 컨테이너(바늘 상자)'에 버릴 것!**

**지침기로 집어서 버릴 것!**
**바늘을 손으로 집지 않을 것!**

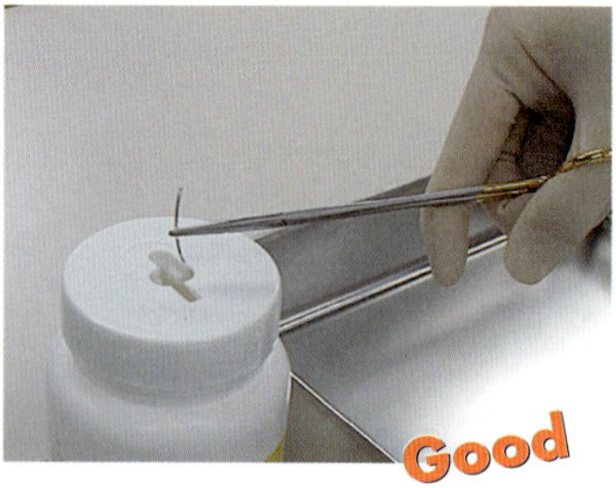


9 기본수기 실천

# 실 묶기(결찰, ligature)

## '남성용'과 '여성용'과 '외과용'은 어떻게 다른 걸까?

남성용: square kont

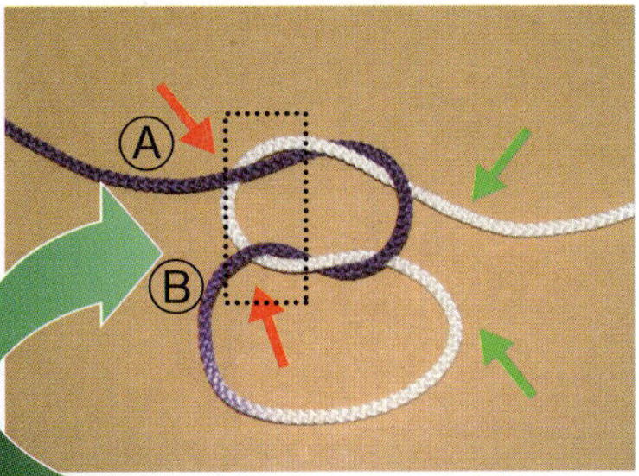


흰색 실에 교차하는 파란색 실은 Ⓐ, Ⓑ 모두 흰색 실 위를 통과한다.

여성용: garnny kont

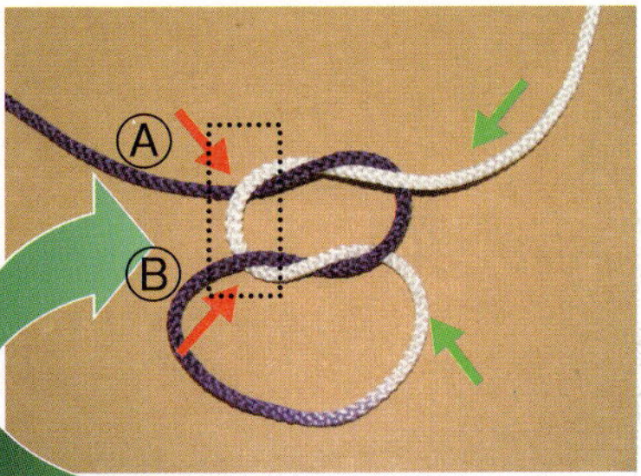


흰색 실에 교차하는 파란색 실은 Ⓐ에서는 아래를, Ⓑ에서는 위를 통과한다.

외과용: surgical kont

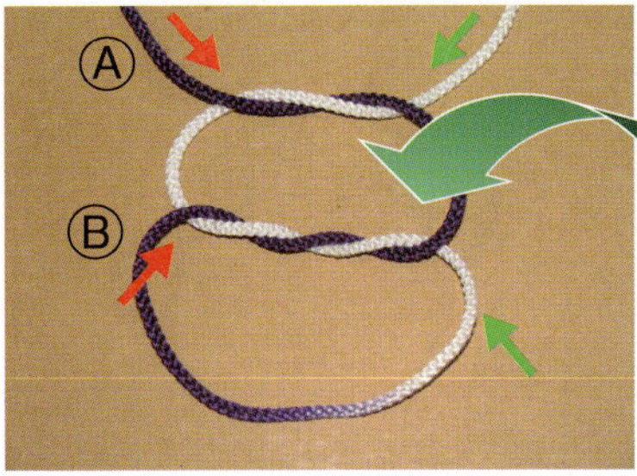


제1결절일 때 실을 2회 감는다.

## 남성용 첫 번째 결찰

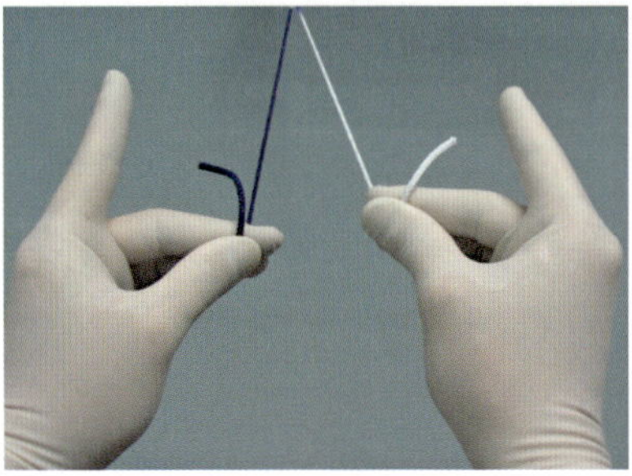

❶ 자세를 잡는다.

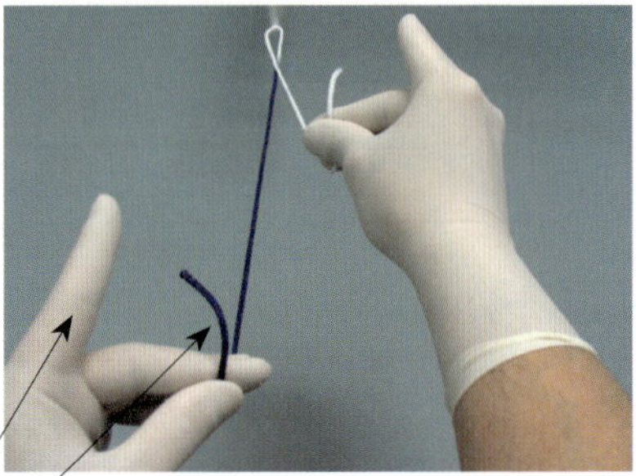

❷ 오른손이 '앞'(복싱할 때 오른쪽 스트레이트)

검지와 파란색 실 사이에 흰색 실을 통과시킨다.

Point!

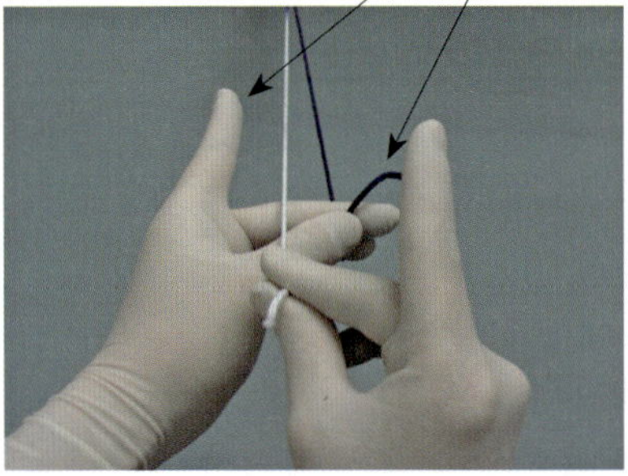

❸ 오른손을 되돌린다(테이크 백).

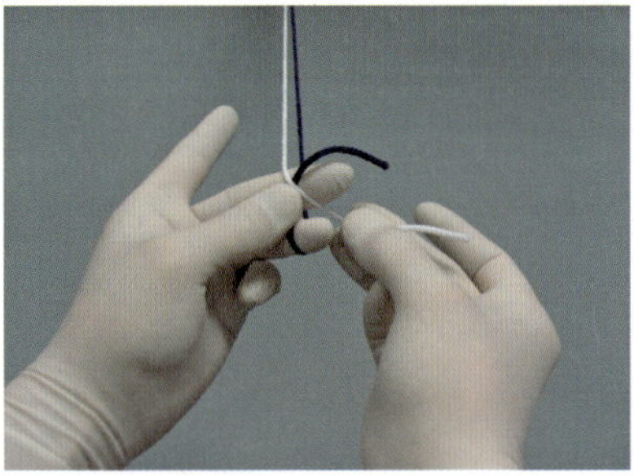

❹ 중지와 약지로 실을 뀐다.

9 기본수기 실천

## 남성용 첫 번째 결찰

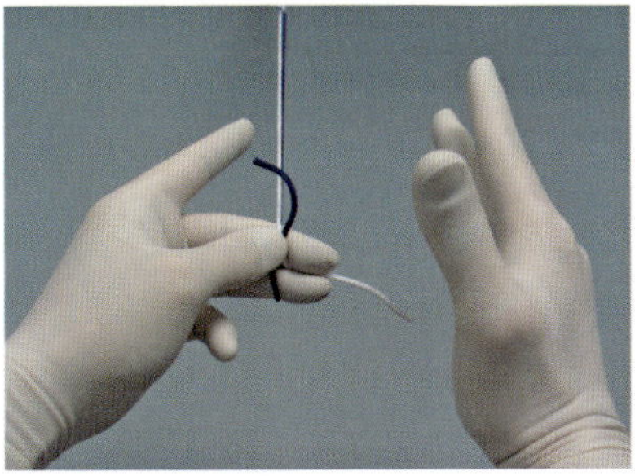

❺ 오른손을 놓는다.

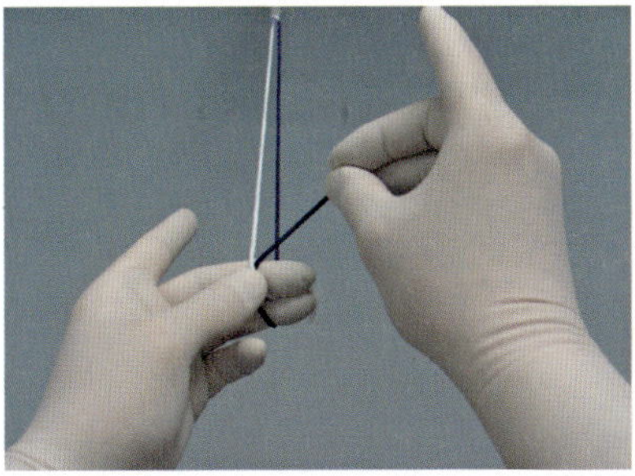

❻ 오른손으로 파란색 실을 쥔다.

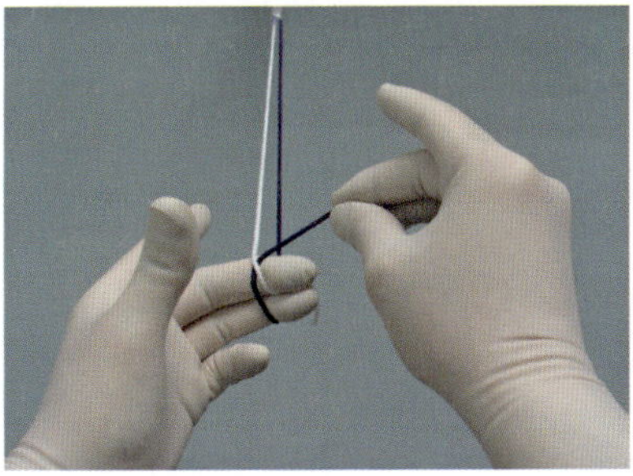

❼ 왼손 엄지를 뗀다.

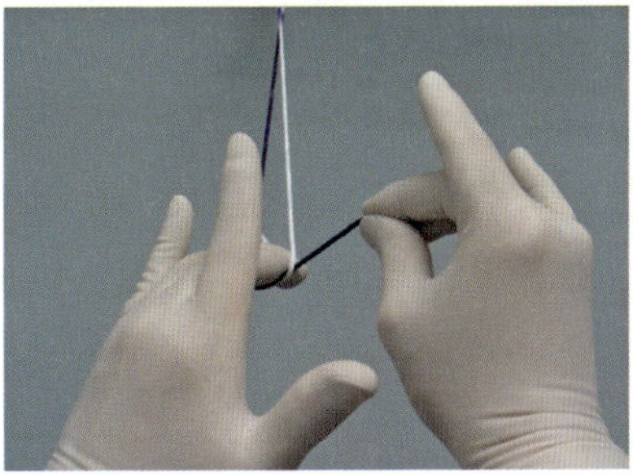

❽ 왼손을 뒤집는다.

# 남성용 첫 번째~두 번째 결찰

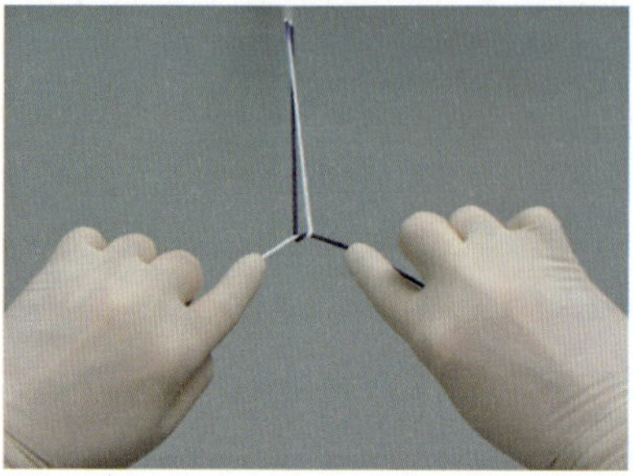

❾ 당긴다.

이어서 두 번째 결찰.
첫 번째의 동작을 거꾸로 실시한다.

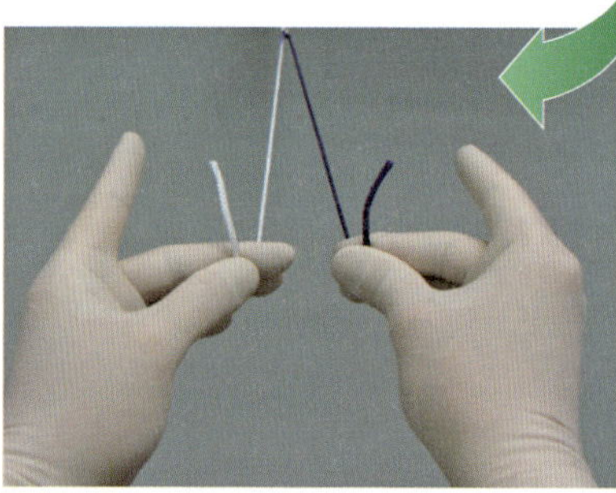

❶ 자세를 잡는다.

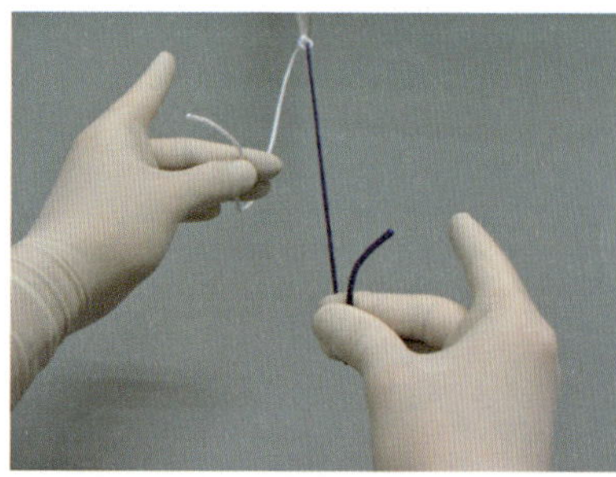

❷ 왼손 '앞'(왼쪽 스트레이트)

Point!

검지와 파란색 실 사이에
흰색 실을 통과시킨다.

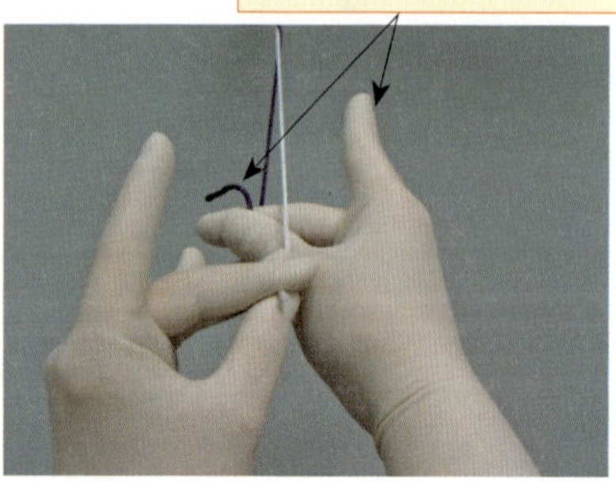

❸ 왼손을 되돌린다(테이크 백).

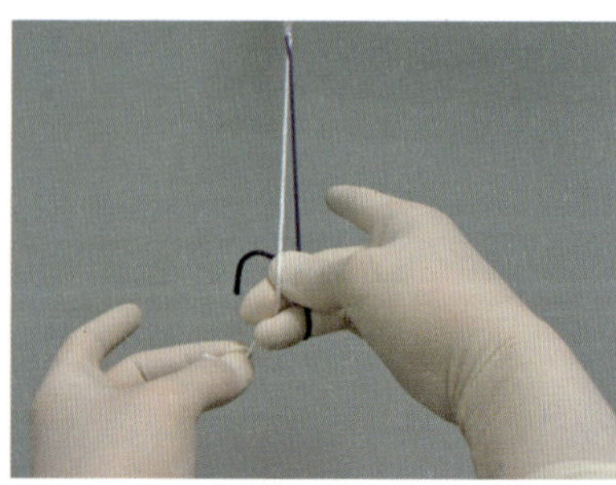

❹ 중지와 약지로 실을 꿴다.

## 남성용 두 번째 결찰

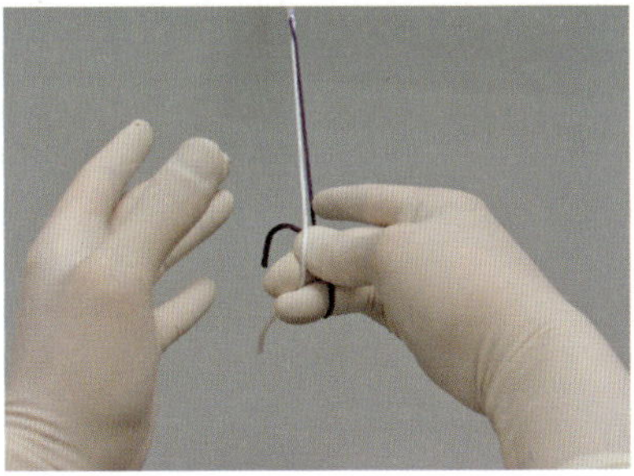

❺ 왼손을 뗀다.

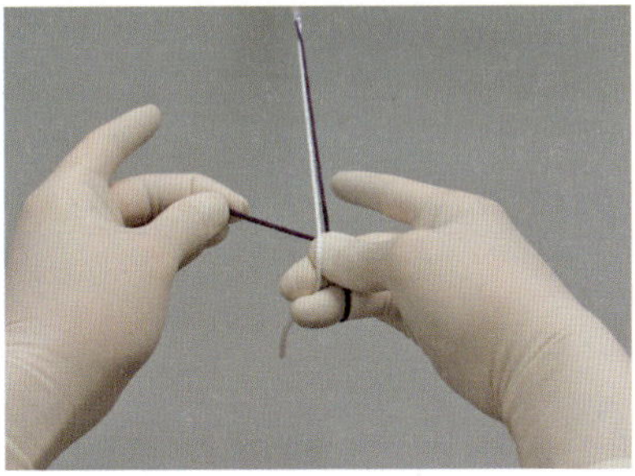

❻ 왼손으로 파란색 실을 쥔다.

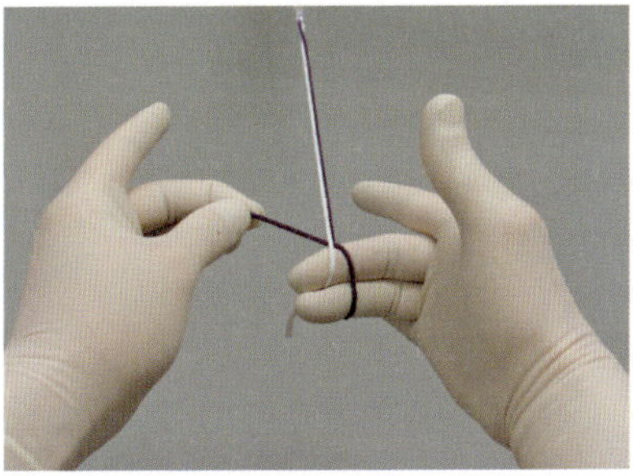

❼ 오른손 엄지를 뗀다.

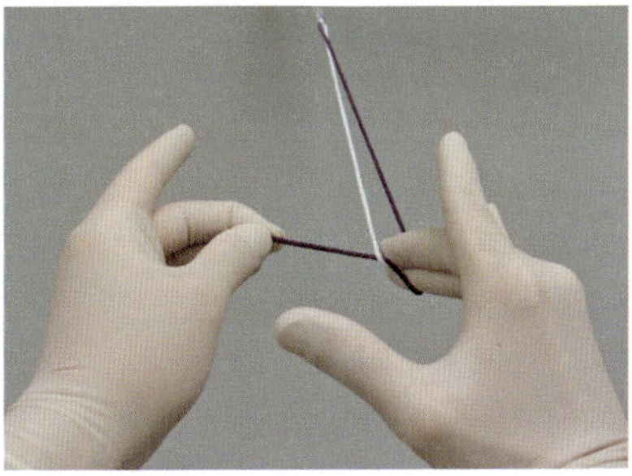

❽ 오른손을 뒤집는다.

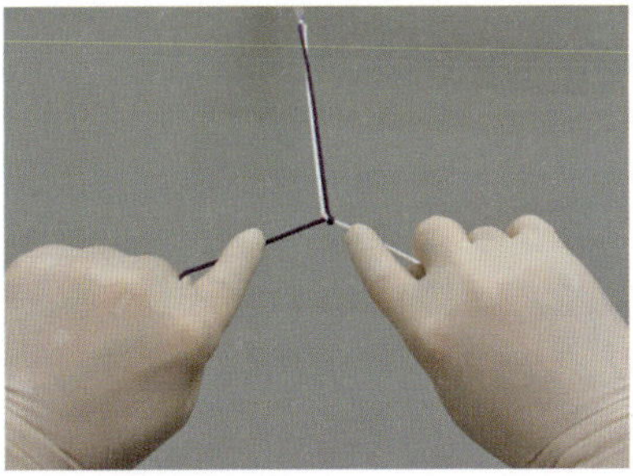

❾ 잡아당긴다.

## 이제 할 수 있을까? 남성용 첫 번째

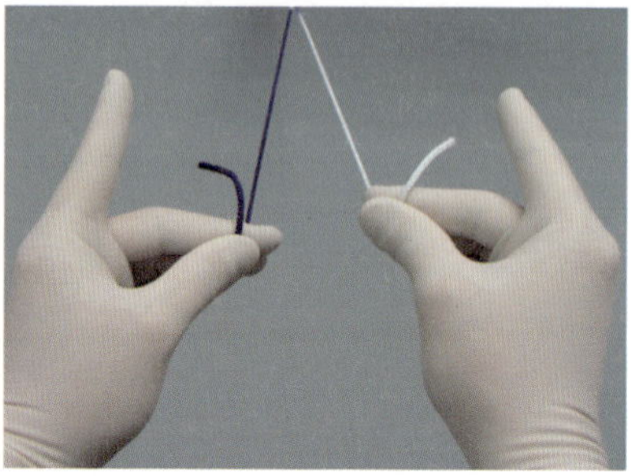

❶ 자세를 잡는다.

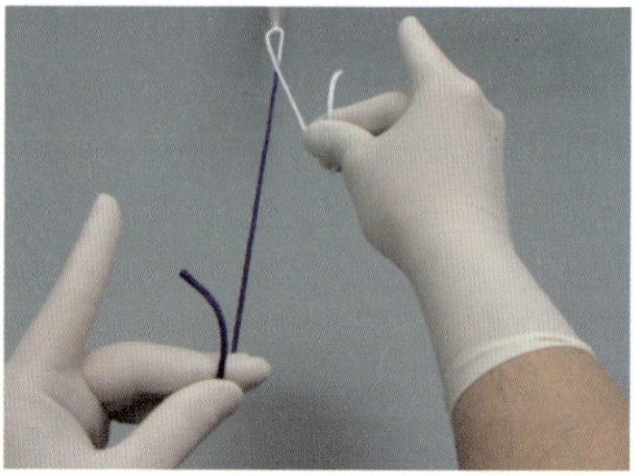

❷ 오른손 '앞'(오른쪽 스트레이트)

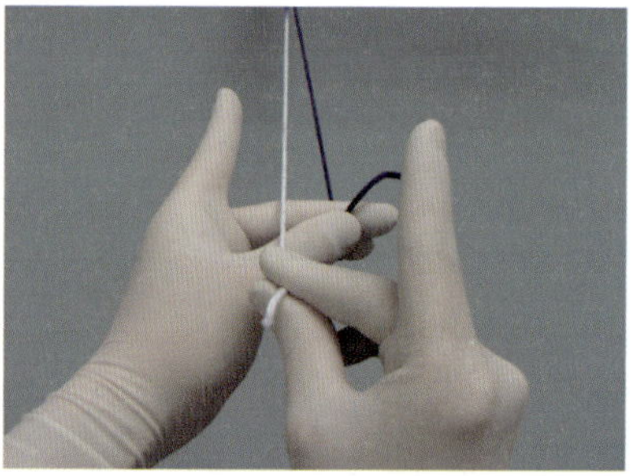

❸ 오른손을 되돌린다(테이크 백).

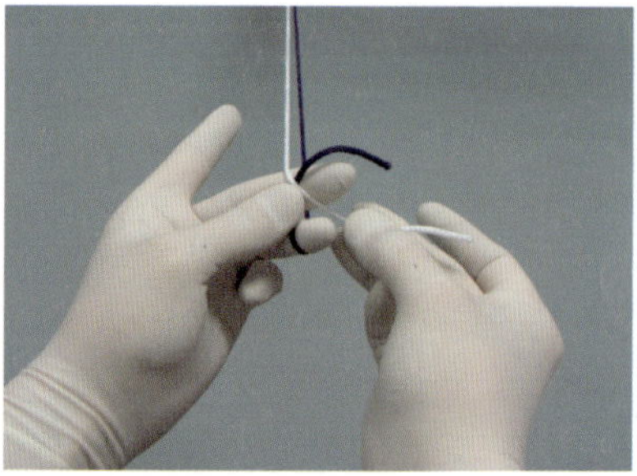

❹ 중지와 약지로 실을 꿴다.

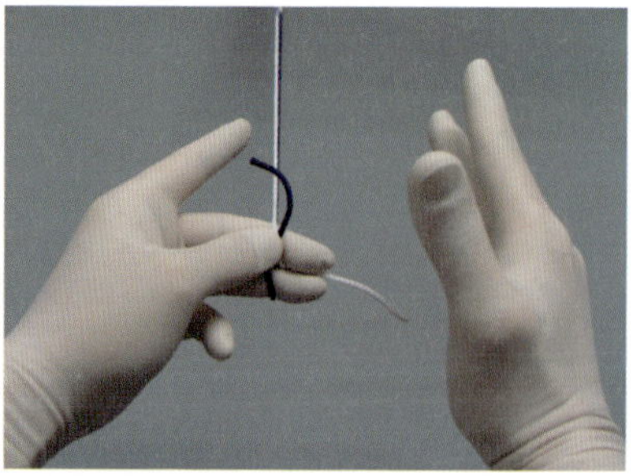

❺ 오른손을 뗀다.

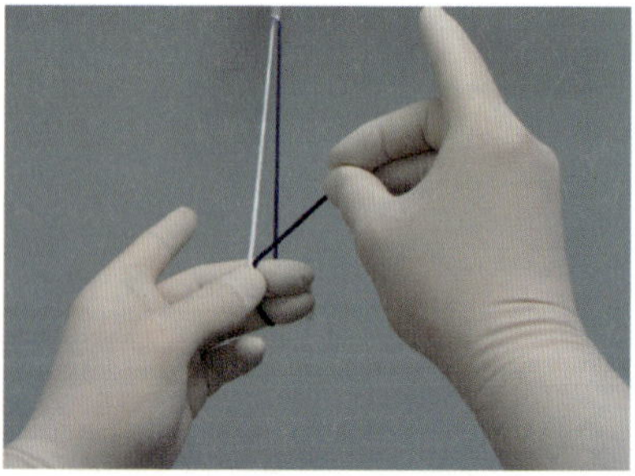

❻ 오른손으로 파란색 실을 쥔다.

## 이제 할 수 있을까? 남성용 첫 번째

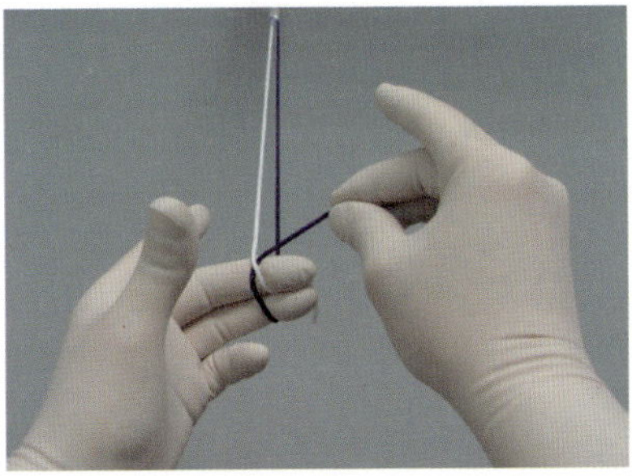

❼ 왼손 엄지를 뗀다.

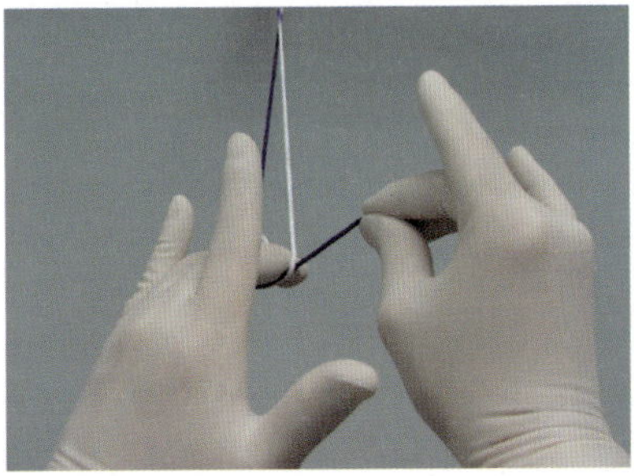

❽ 왼손을 뒤집는다.

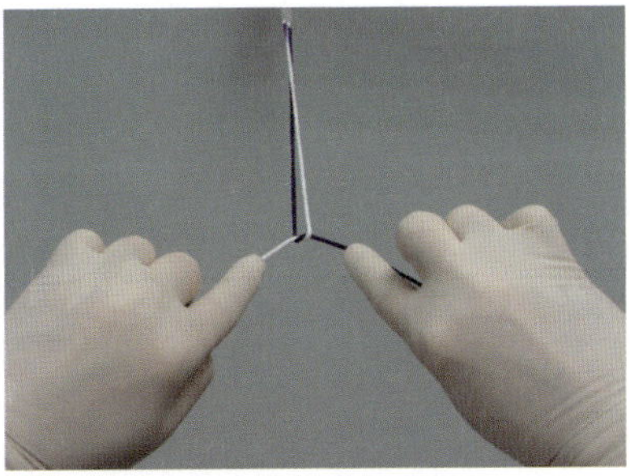

❾ 잡아당긴다.

## 이제 할 수 있을까? 남성용 두 번째

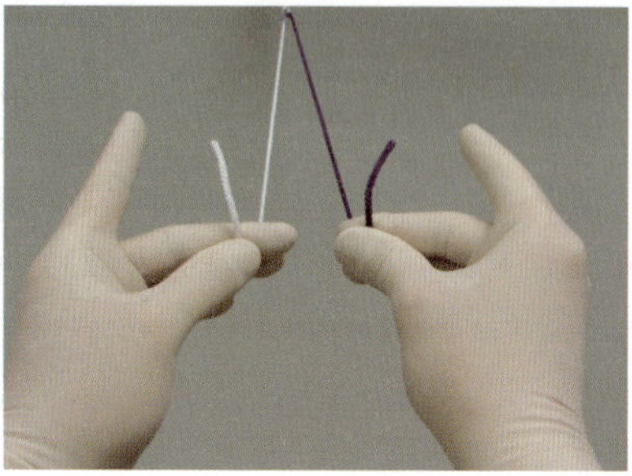

❶ 자세를 잡는다.

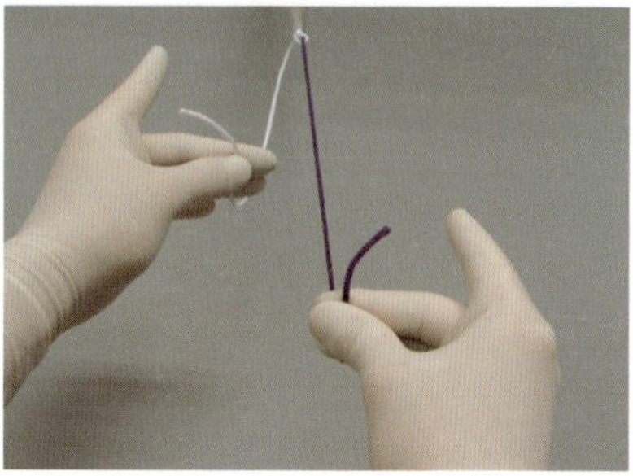

❷ 왼손 '앞'(왼쪽 스트레이트)

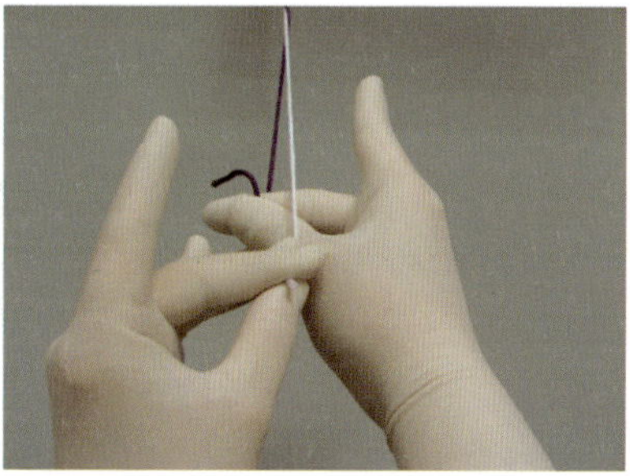

❸ 왼손을 되돌린다(테이크 백).

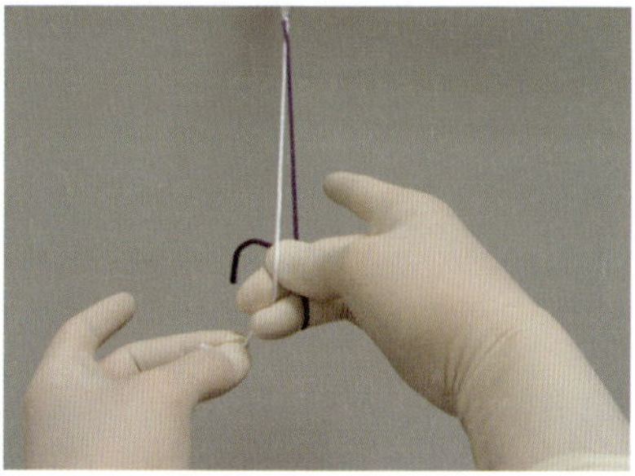

❹ 중지와 약지로 실을 꿴다.

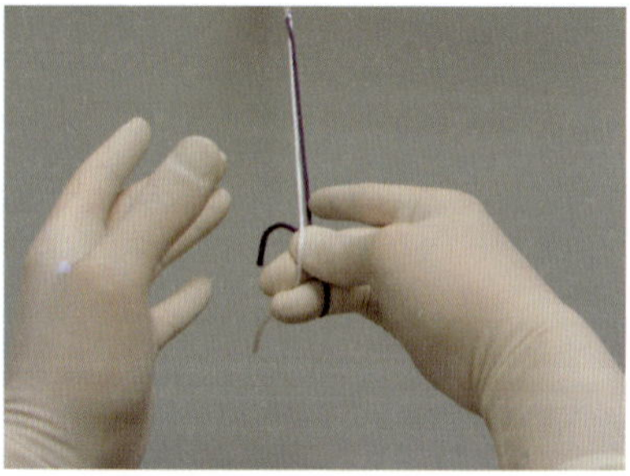

❺ 왼손을 뗀다.

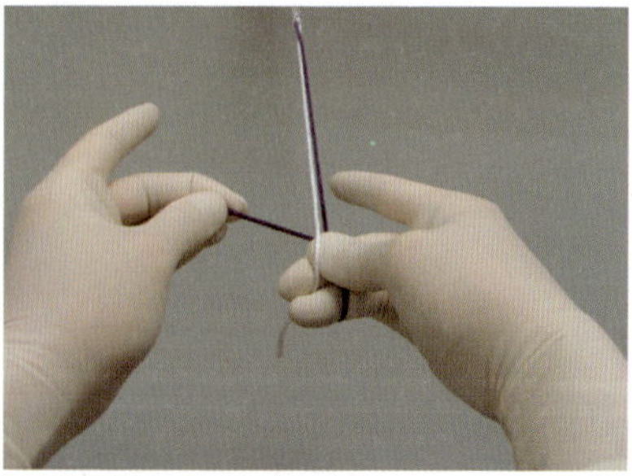

❻ 왼손으로 파란색 실을 쥔다.

## 이제 할 수 있을까? 남성용 두 번째

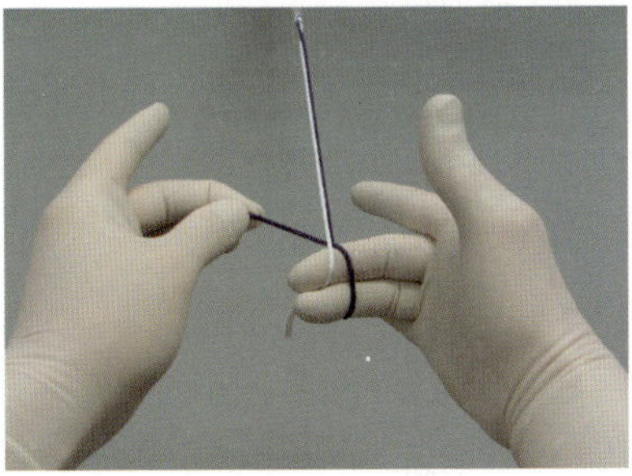

❼ 오른손 엄지를 뗀다.

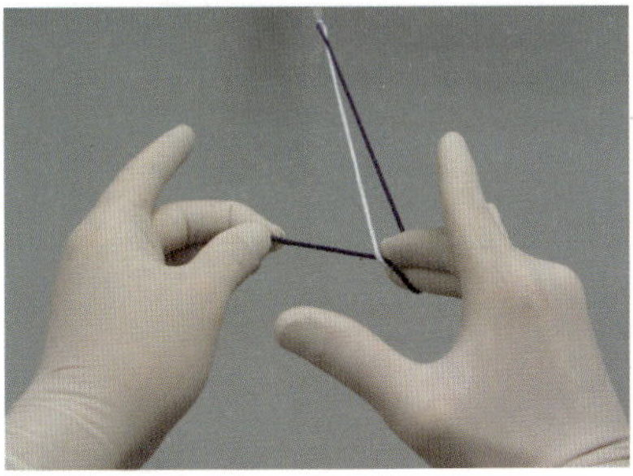

❽ 오른손을 뒤집는다.

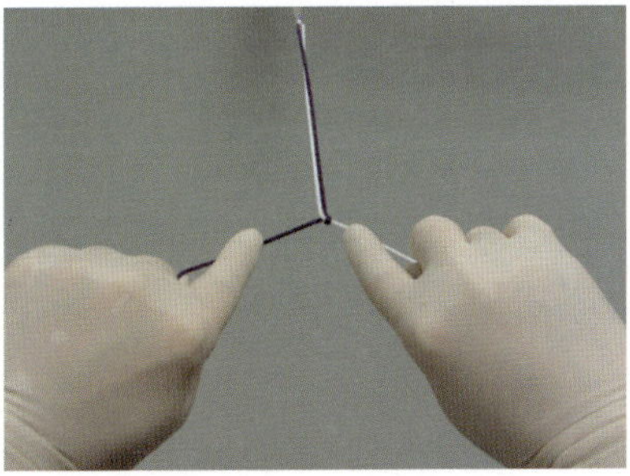

❾ 잡아당긴다.

## 여성용

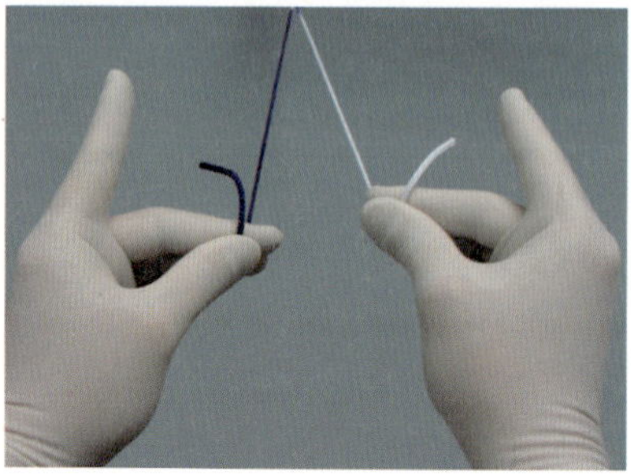

❶ 자세를 잡는다.

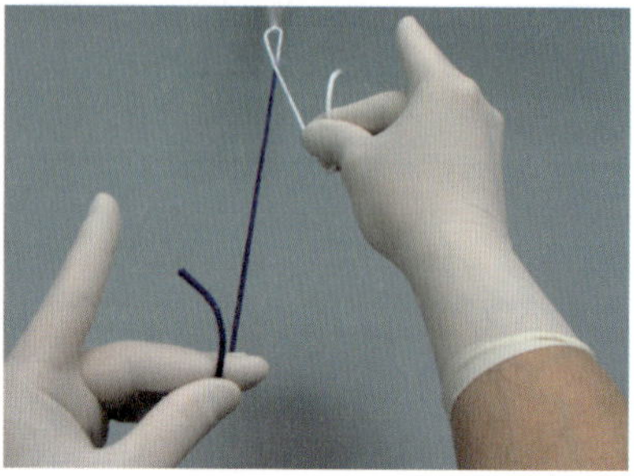

❷ 오른손 '앞'(오른쪽 스트레이트)

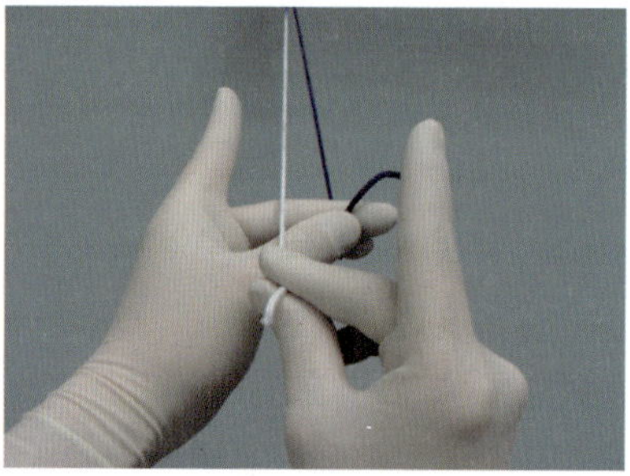

❸ 오른손을 되돌린다(테이크 백).

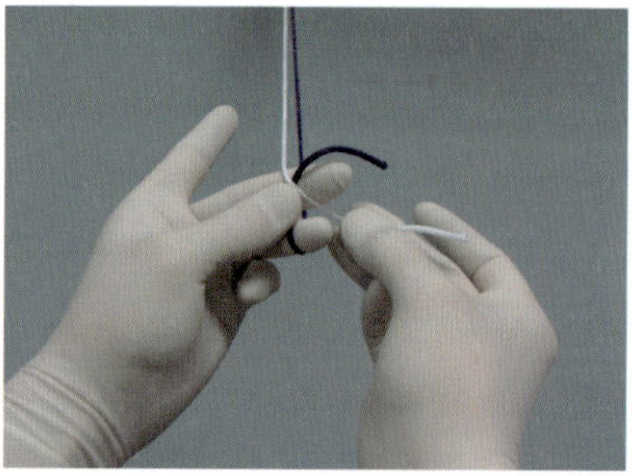

❹ 중지와 약지로 실을 꿴다.

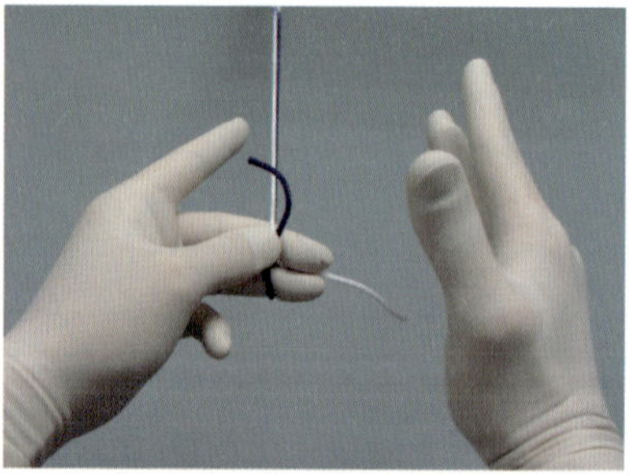

❺ 오른손을 뗀다.

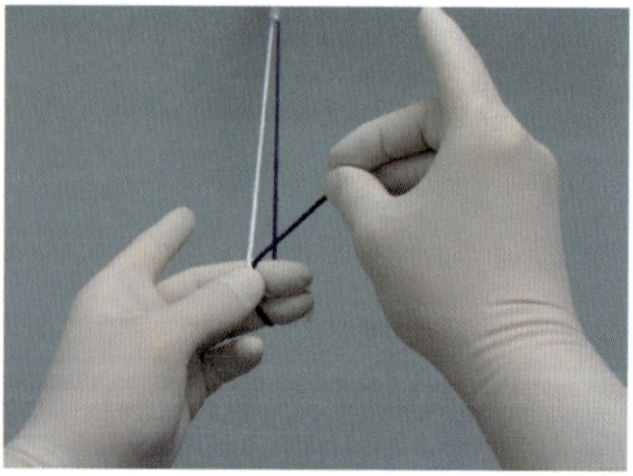

❻ 오른손으로 파란색 실을 쥔다.

## 여성용

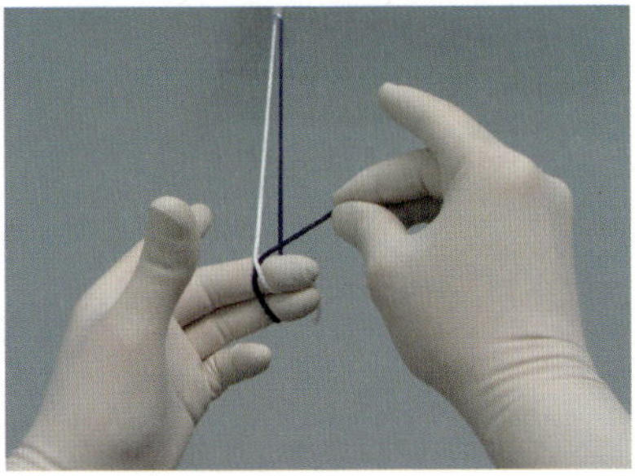

❼ 왼손 엄지를 뗀다.

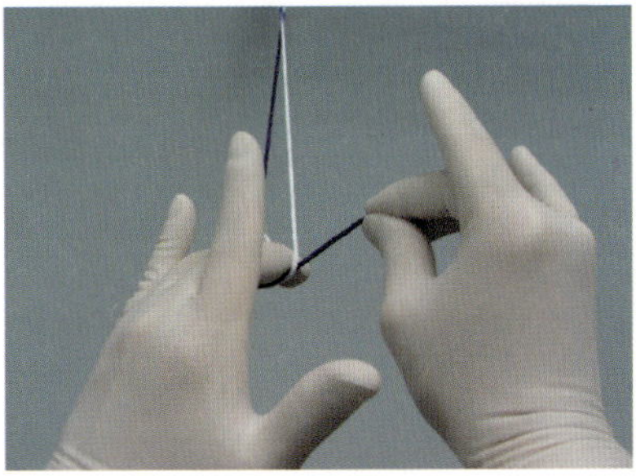

❽ 왼손을 뒤집는다.

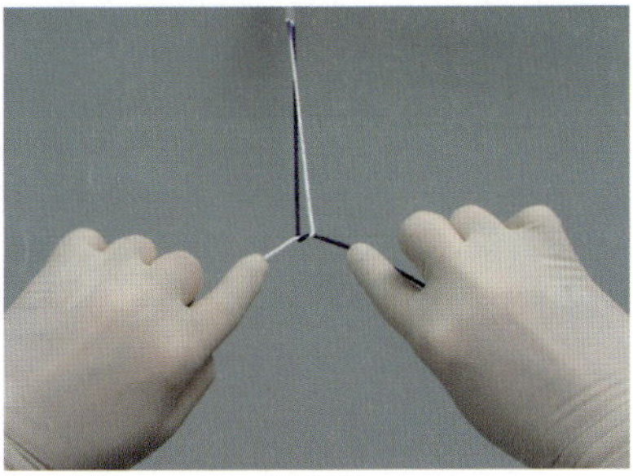

❾ 잡아당긴다.

❿ 여성용의 두 번째는 다시 한 번 이 동작(오른쪽 스트레이트)을 반복한다.

9 기본수기 실천

## 외과용

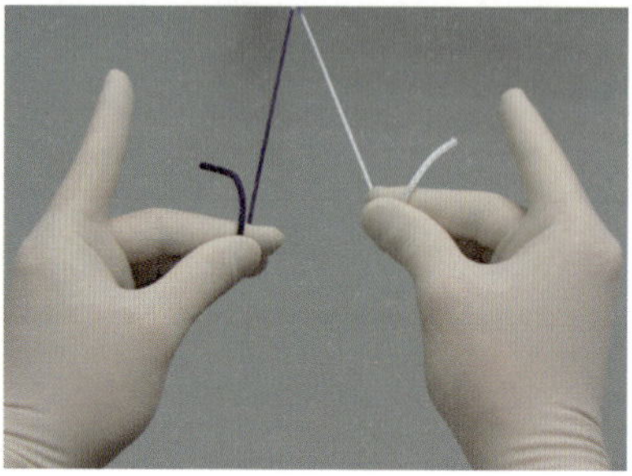

❶ 자세를 잡는다.

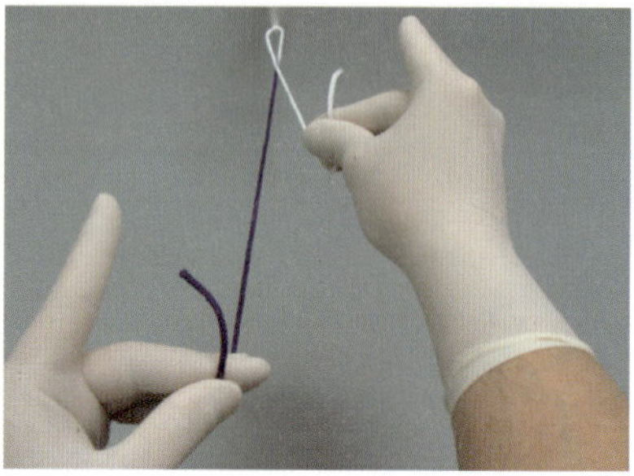

❷ 오른손 '앞'(오른쪽 스트레이트)

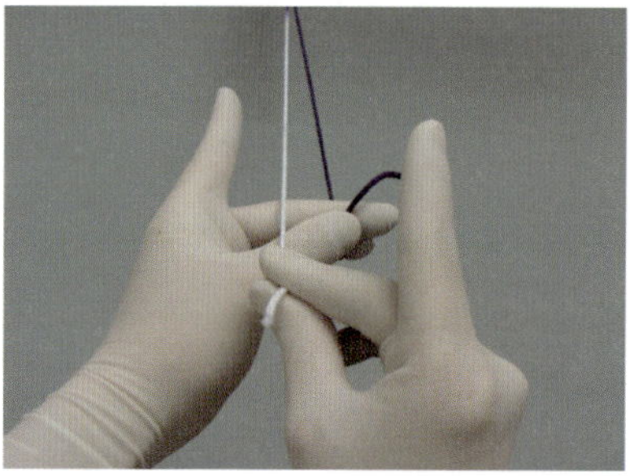

❸ 오른손을 되돌린다(테이크 백).

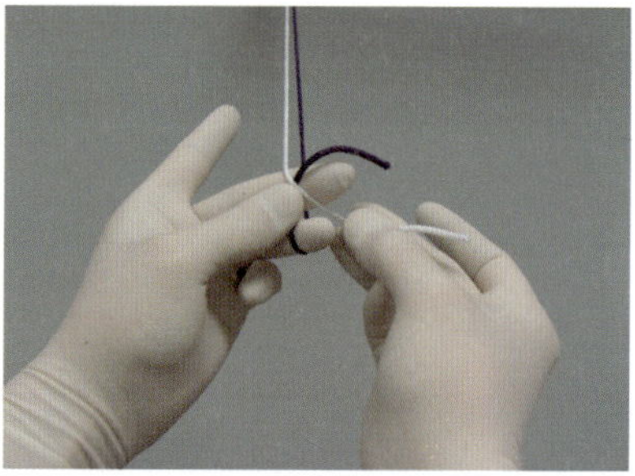

❹ 중지와 약지로 실을 꿴다.

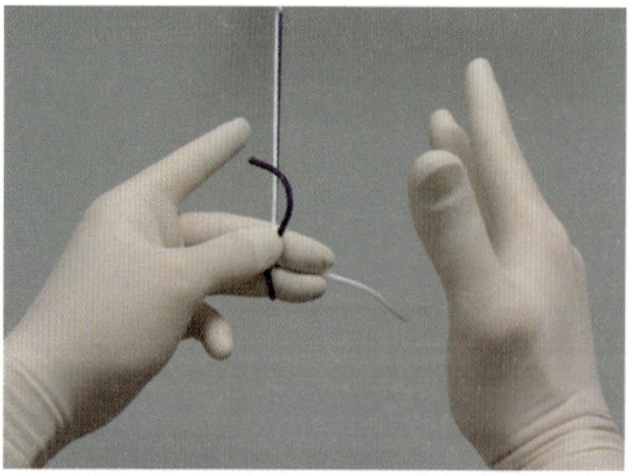

❺ 오른손을 뗀다.

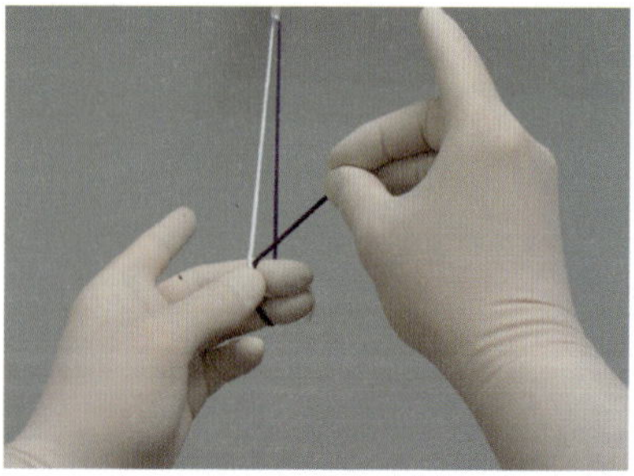

❻ 오른손으로 파란색 실을 쥔다.

## 외과용

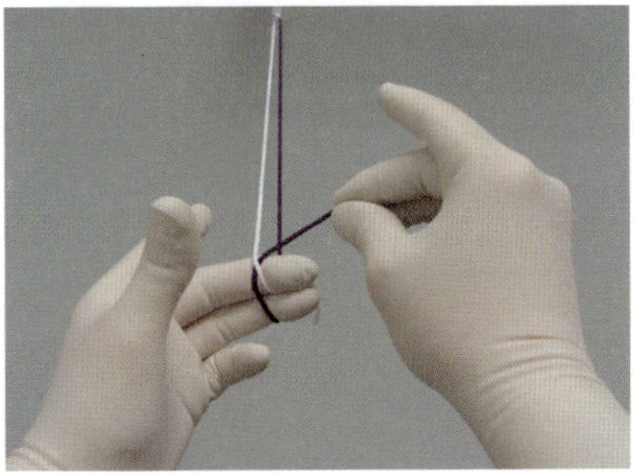

7 왼손 엄지를 뗀다.

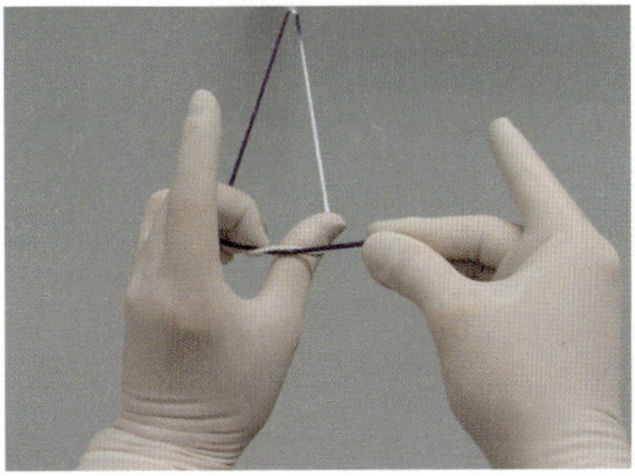

8 왼손 엄지를 꺾어 넣는다.

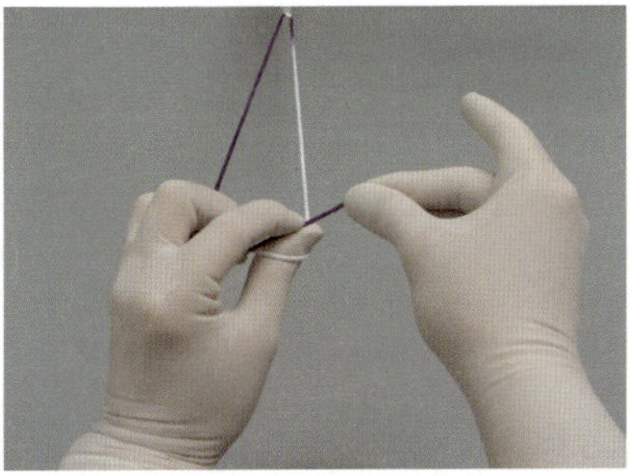

9 왼손 엄지와 검지로 실을 쥔다.

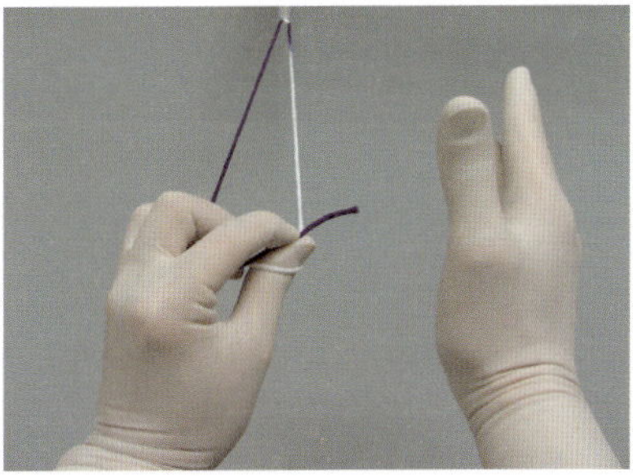

10 오른손을 뗀다.

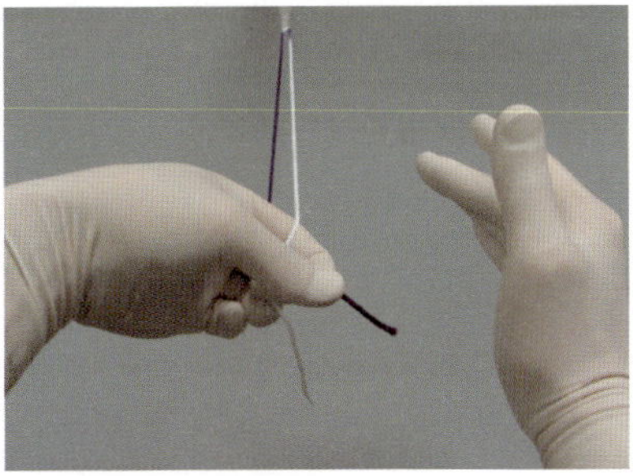

11 왼손에 스냅을 준다.

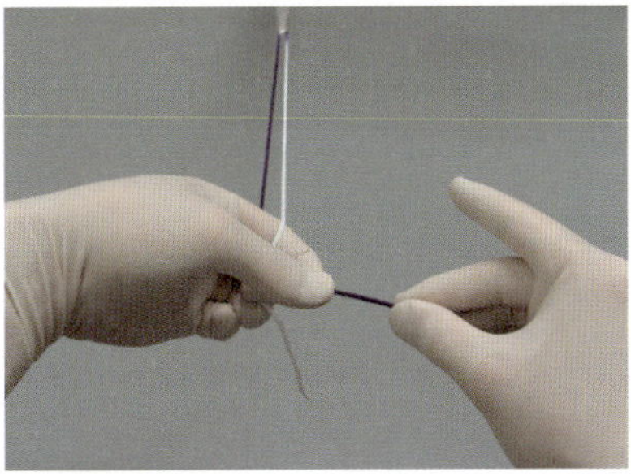

12 오른손으로 파란색 실을 쥔다.

## 외과용

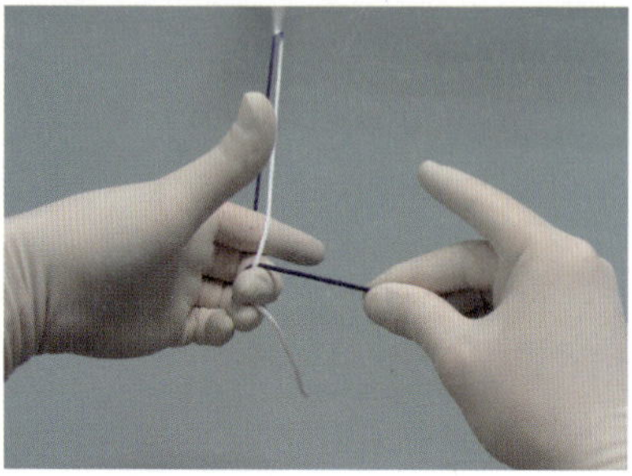

⑬ 왼손 엄지를 뗀다.

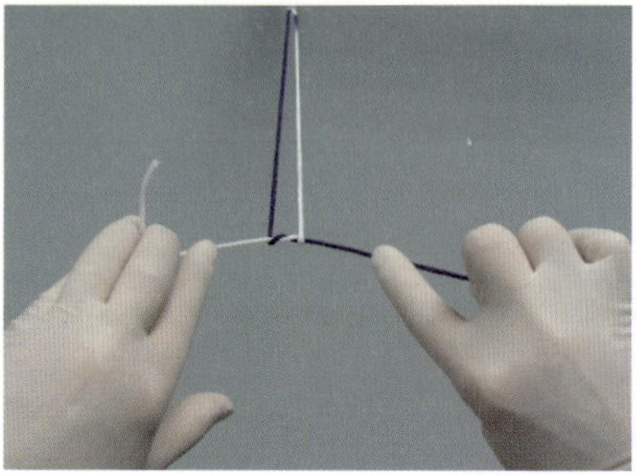

⑭ 잡아당긴다.

⑮ 왼쪽 스트레이트로
두 번째 결찰을 실시한다.

## 걸어서 묶기

❶ 첫 번째는 오른쪽 스트레이트로 결찰

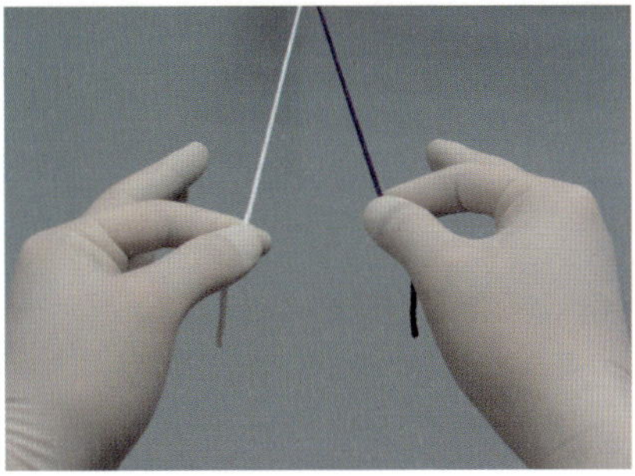

❷ 자세를 잡는다.

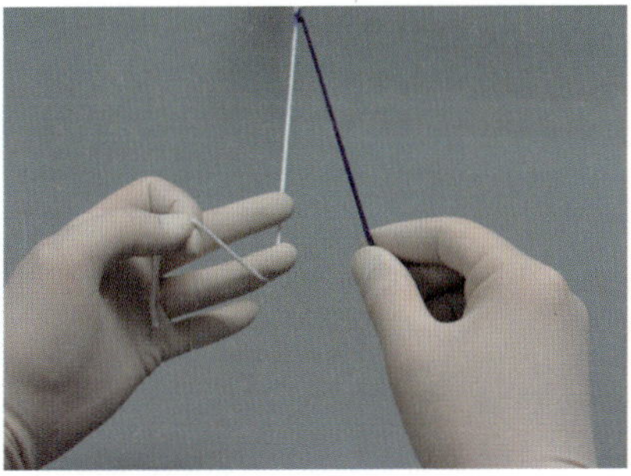

❸ 왼손 약지로 실을 아래로 누른다.

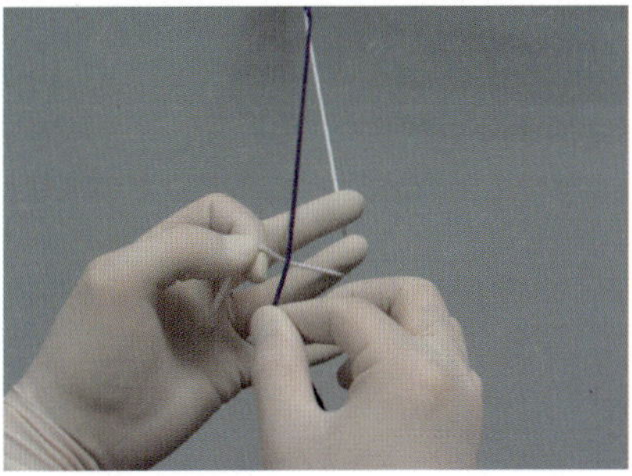

❹ 오른쪽 실을 크로스

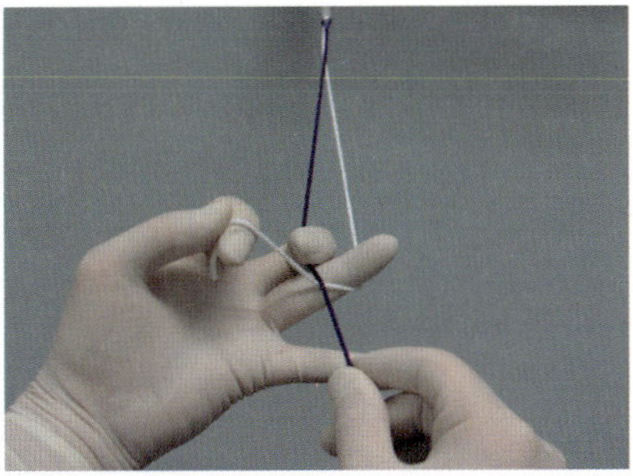

❺ 왼손 중지로 흰색 실을 올린다.

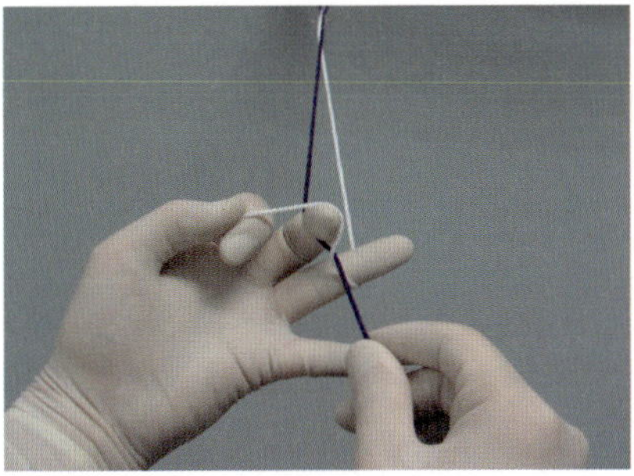

❻ 왼손 중지로 흰색 실을 건다.

## 걸어서 묶기

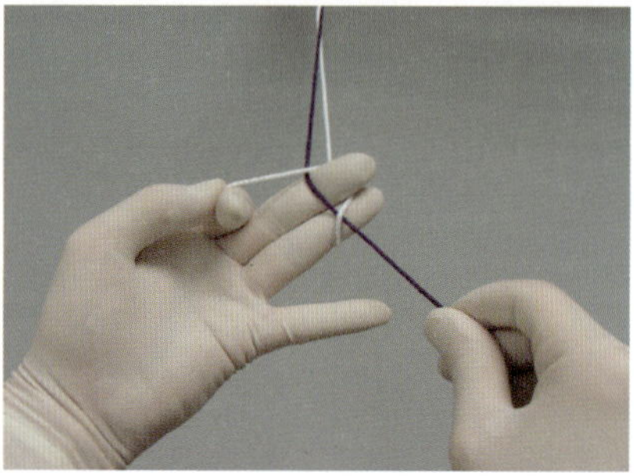

7 왼손 중지와 약지로 실을 집는다.

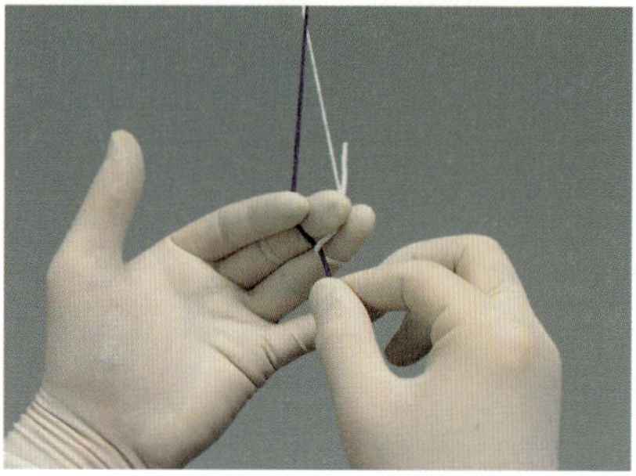

8 왼손 엄지를 떨어뜨린다.

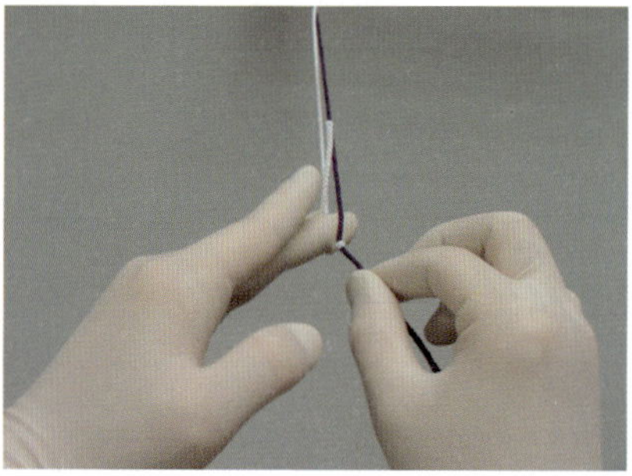

9 왼손을 뒤집는다.

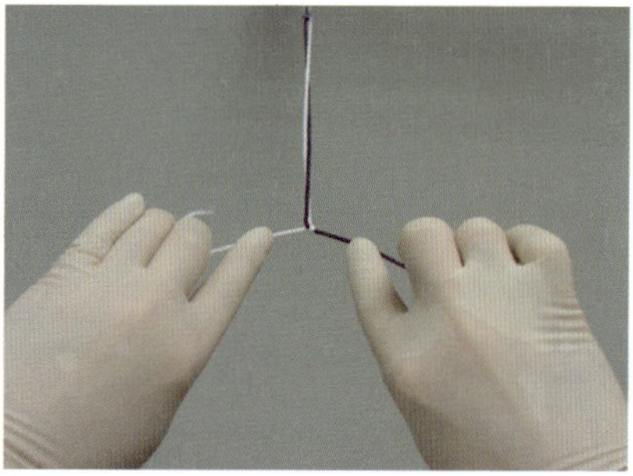

10 당긴다.

# 소독 · 붕대

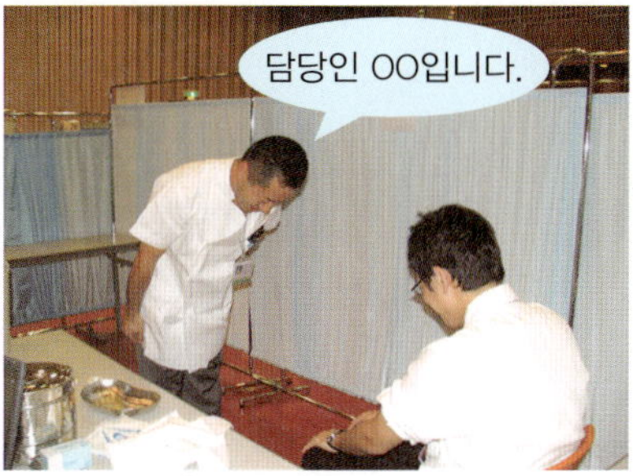


❶ 인사, 자기소개

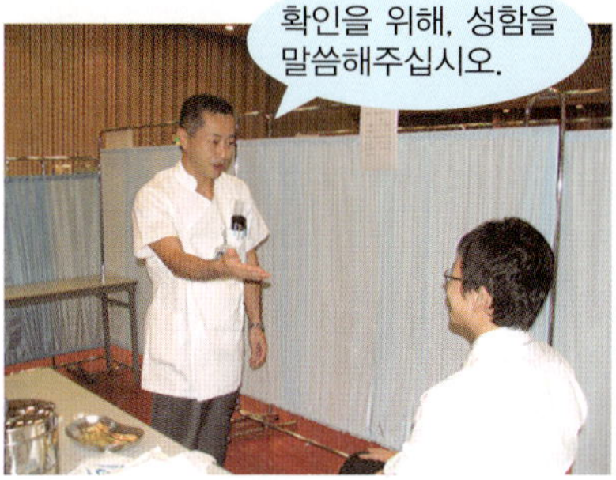


❷ 환자 확인

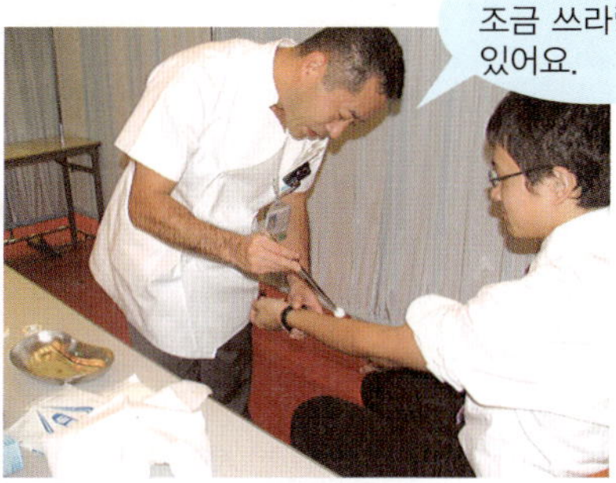


❸ 첫 번째 소독

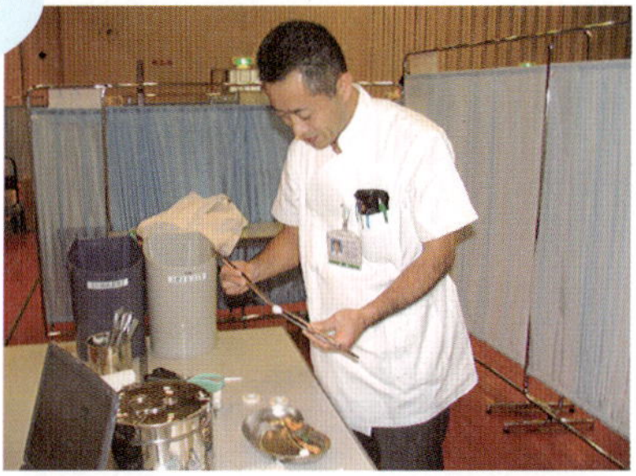

❹ 청결 조작하여 두 번째 솜을 집는다.

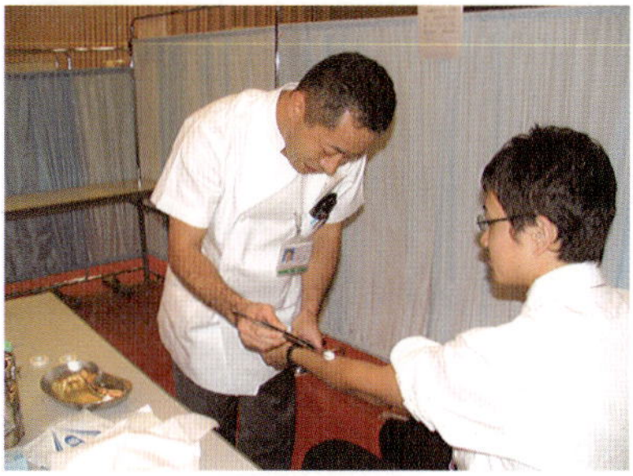

❺ 두 번째 소독

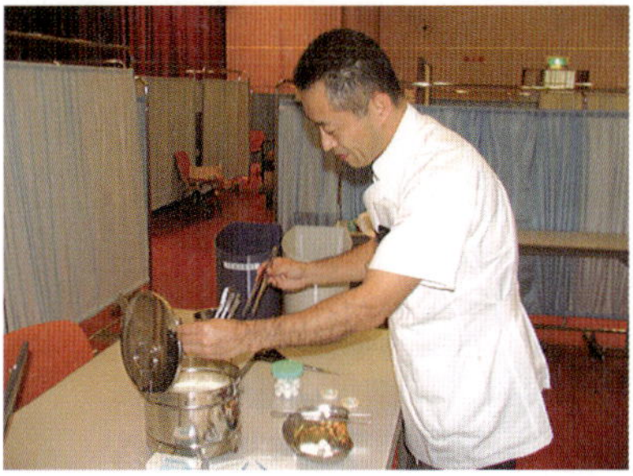

❻ 거즈를 꺼낸다.

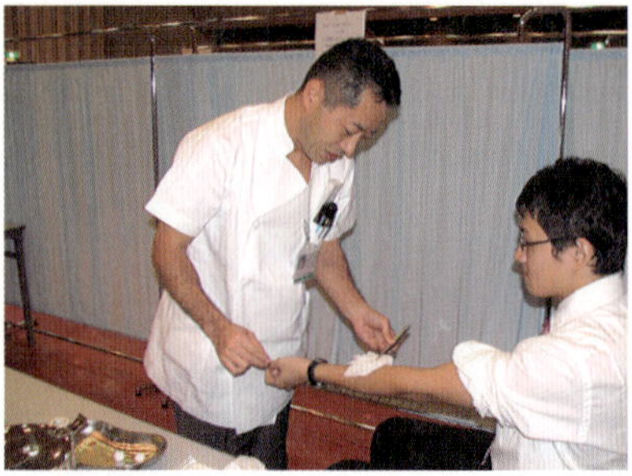

❼ 거즈를 환부에 댄다.

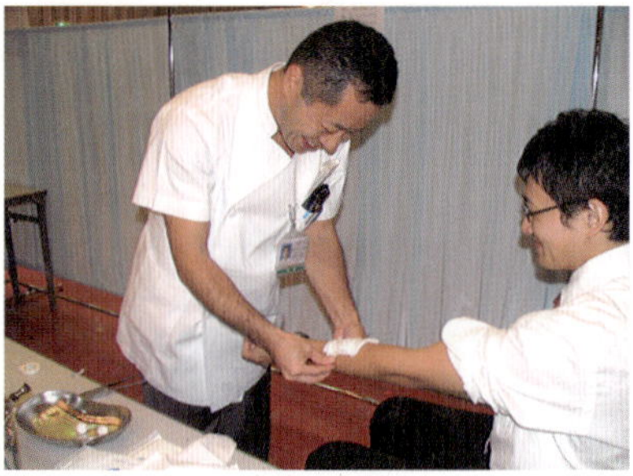

❽ 거즈를 테이프로 고정한다.

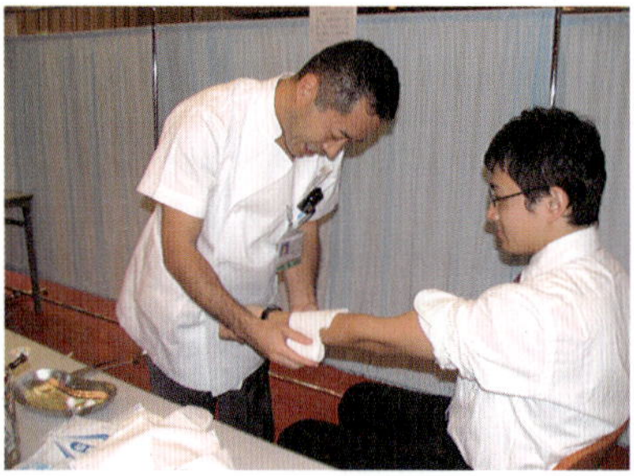

❾ 붕대를 감는다(1).

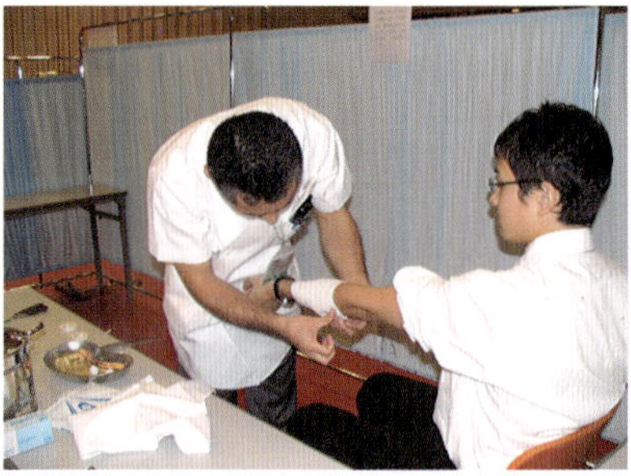

❿ 붕대를 감는다(2).

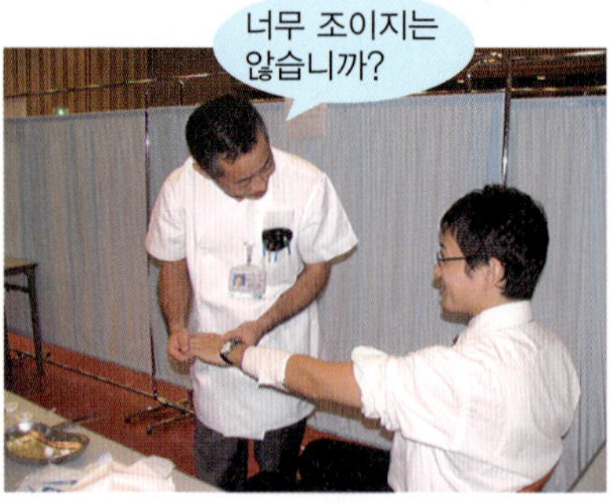


⓫ 순환장애가 없는지를 확인

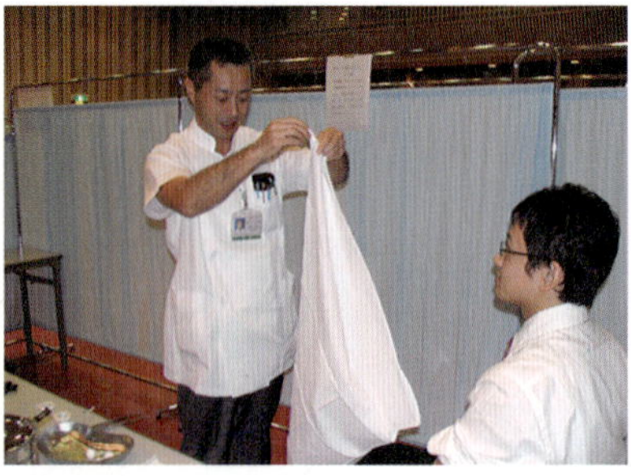

⓬ 삼각건을 준비(1)

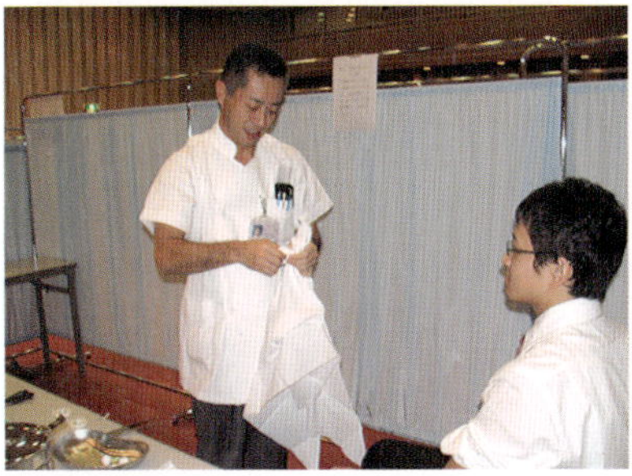

⑬ 삼각건을 준비(2)

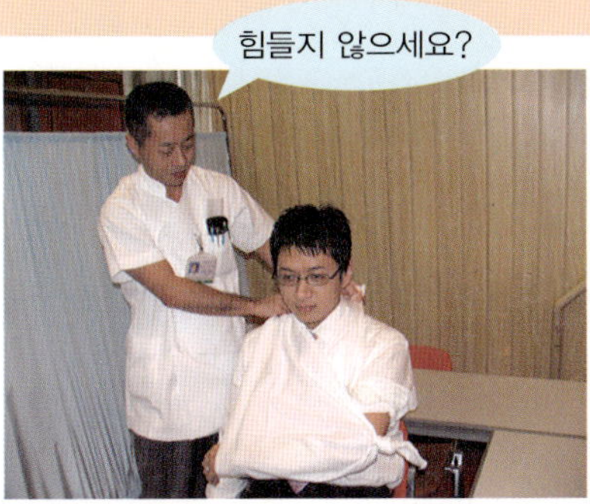


⑭삼각건을 만다.

**▶ 삼각건은 목에서 크로스해서 묶을 것!**

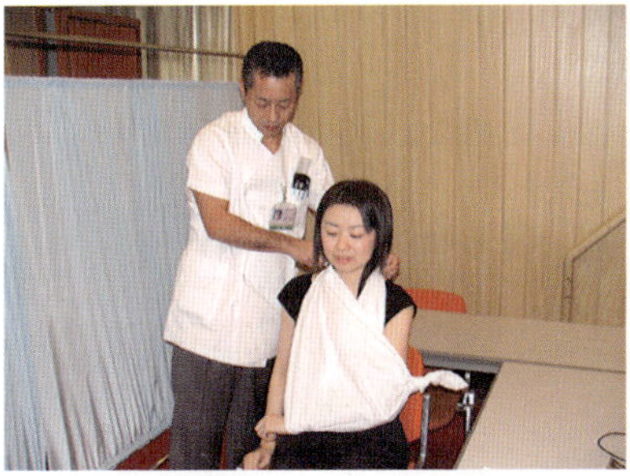

**▶ 미리 고정용 테이프를 잘라둘 것!**

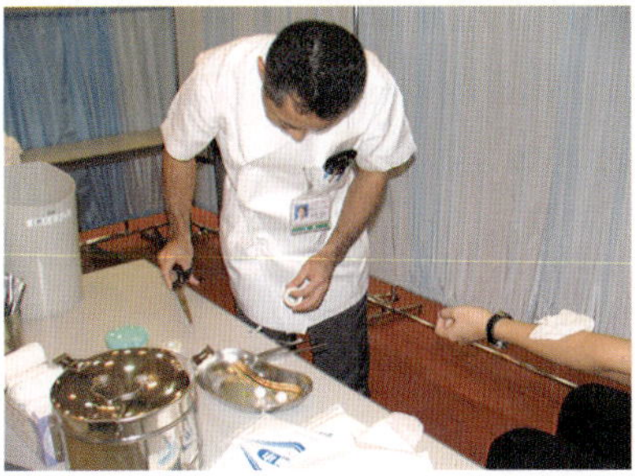

**▶ 붕대를 중추 측에서 말초 측으로 묶지 말 것!**

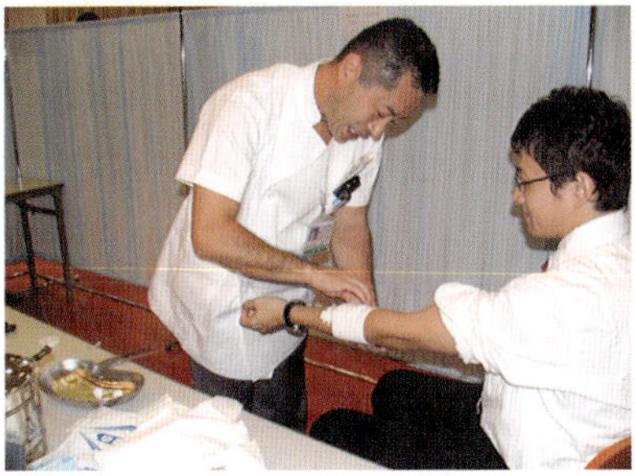

# 말초 정맥 확보

## 구혈대 묶는 법

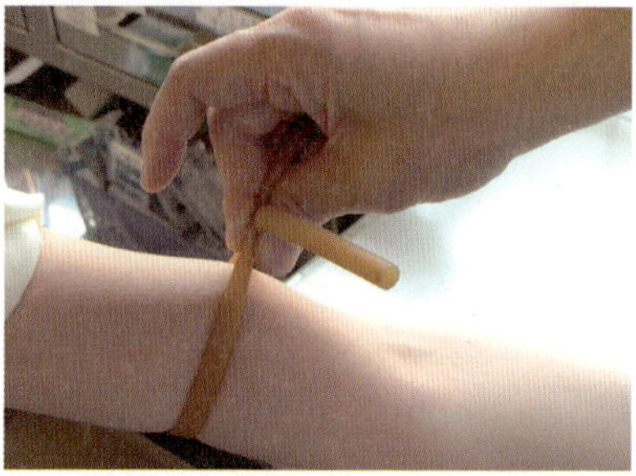

❶ 구혈대를 크로스해서 당긴다.

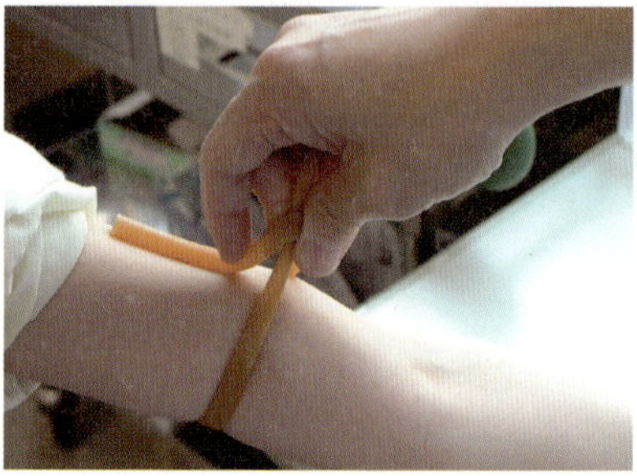

❷ 검지로 손끝의 고무를 누른다.

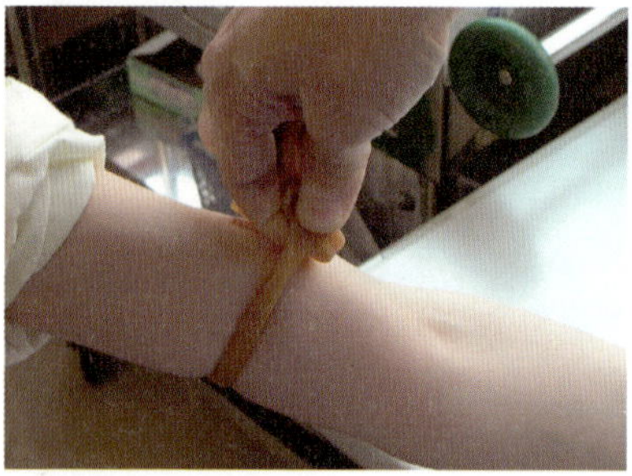

❸ 검지로 누른 고무를 꺾어 넣는다.

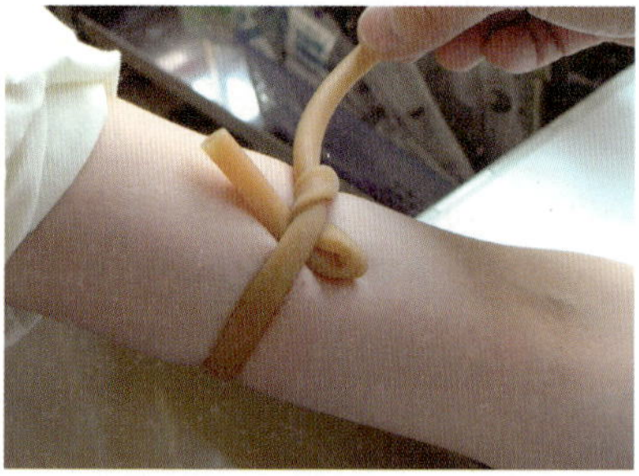

❹ 손을 떼면 완성

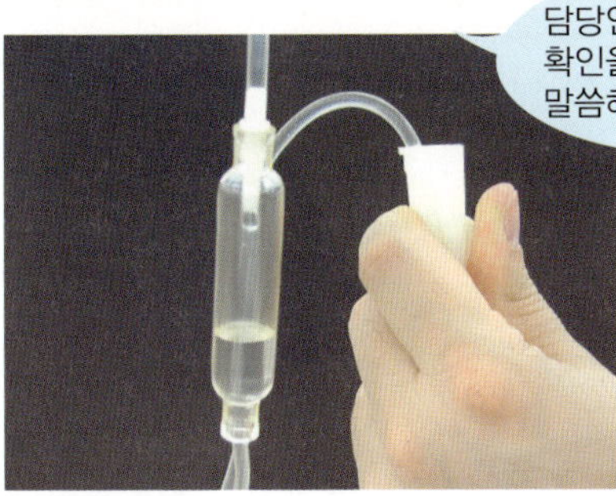


❶ 점적(drip)하는 것을 설명하고, 양해를 구한다.

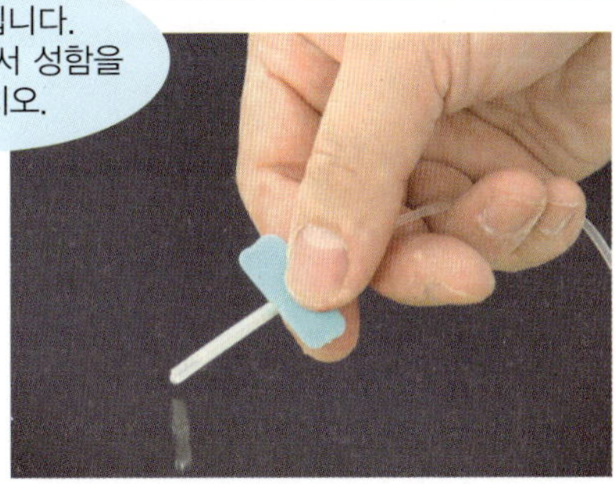

❷ 점적 루트에 이상이 없는지를 확인하고, 공기를 뺀다.

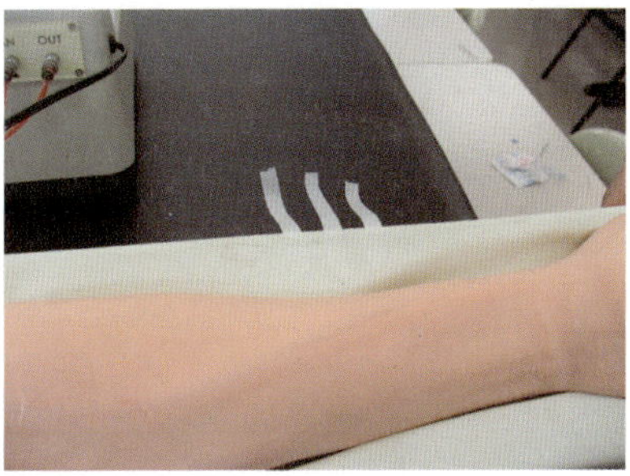

❸ 미리 고정용 테이프를 잘라 둔다.

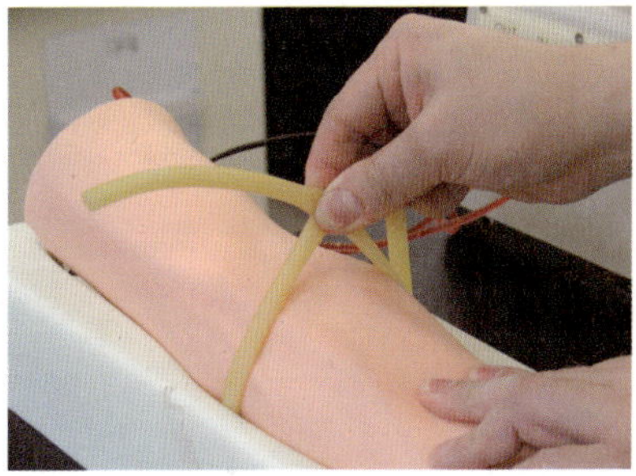

❹ 상완부에 구혈대를 만다.

❺ 점적할 부위로 적절한 혈관을 고른다.

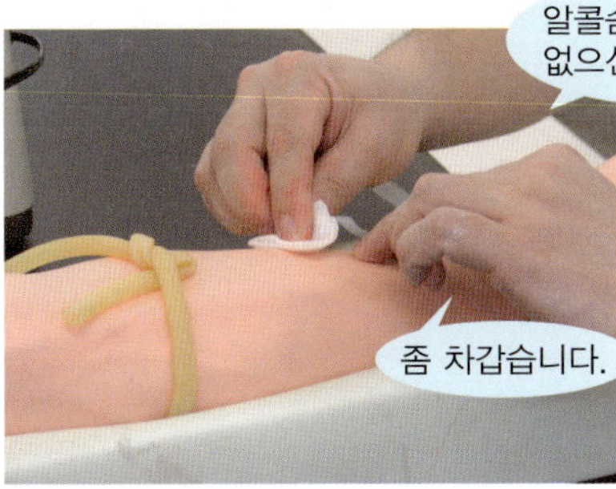


❻ 점적할 부위를 알콜솜으로 소독한다.

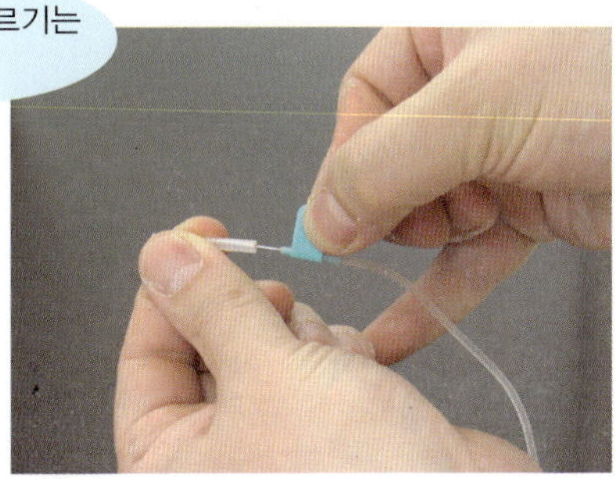

❼ 바늘의 뚜껑을 벗긴다.

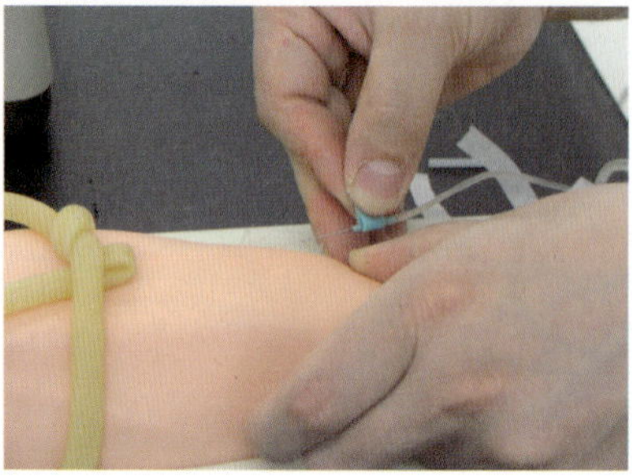

❽ 주사 놓는 것을 환자에게 알린다.

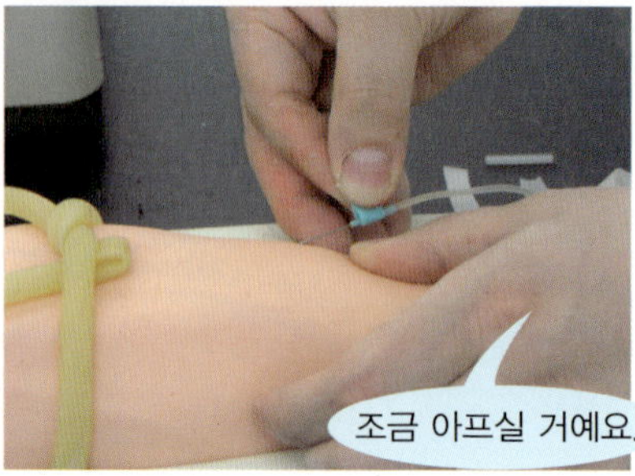


❾ 점주사 바늘을 적절한 각도로 피부에 자입한다.

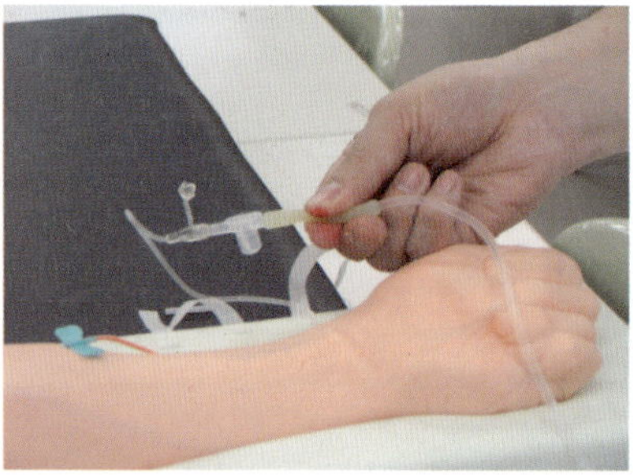

❿ 고무관을 쥔다.

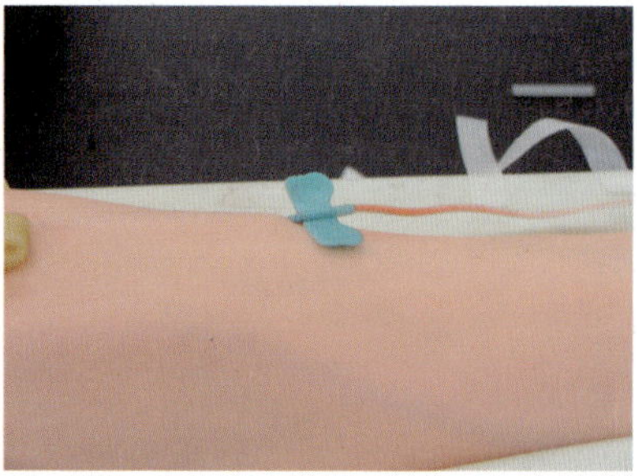

⓫ 혈액의 역류가 있는지를 확인한다.

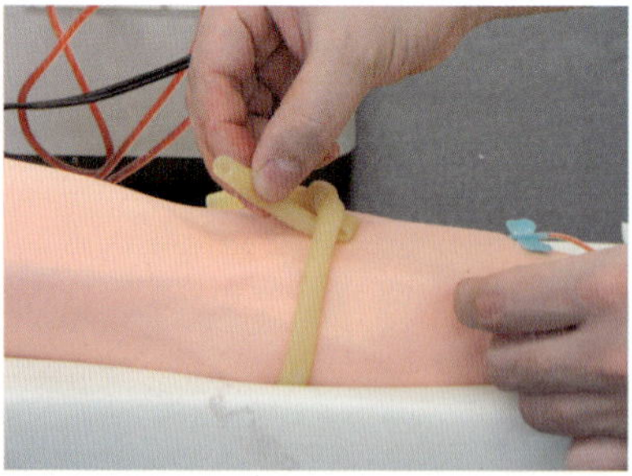

⓬ 구혈대를 푼다.

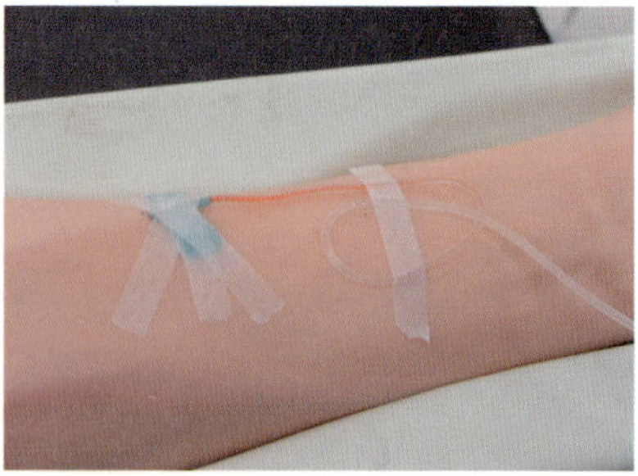

⓭ 테이프로 고정한다.

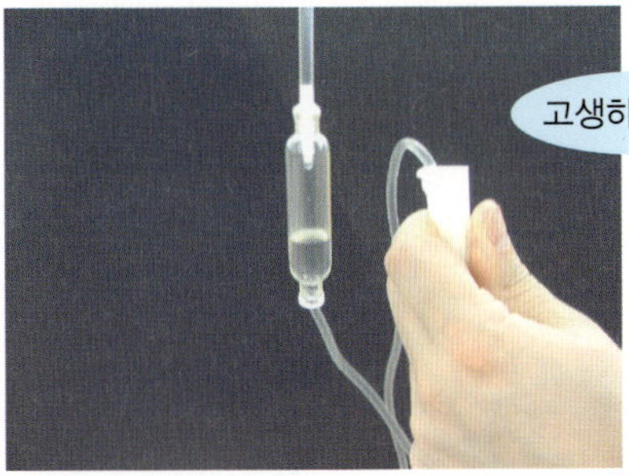


⓮ 적하를 조정한다.

**이제 바늘을 빼주세요.**

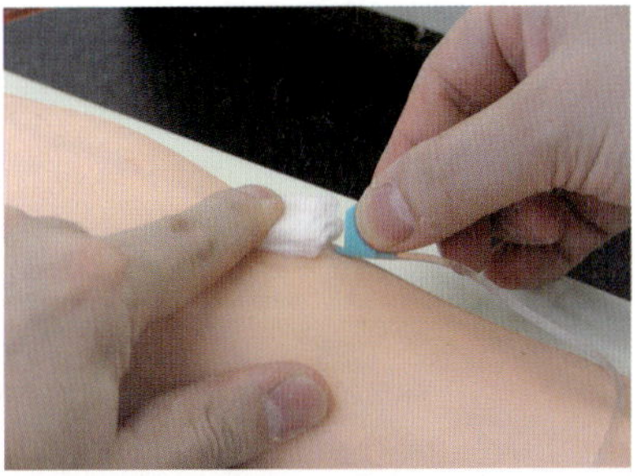

⓯ 테이프를 떼고 알콤솜을 댄다.

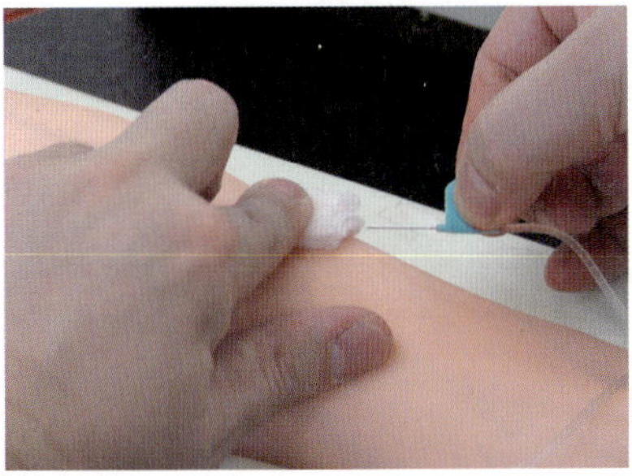

⓰ 바늘을 뺀다.

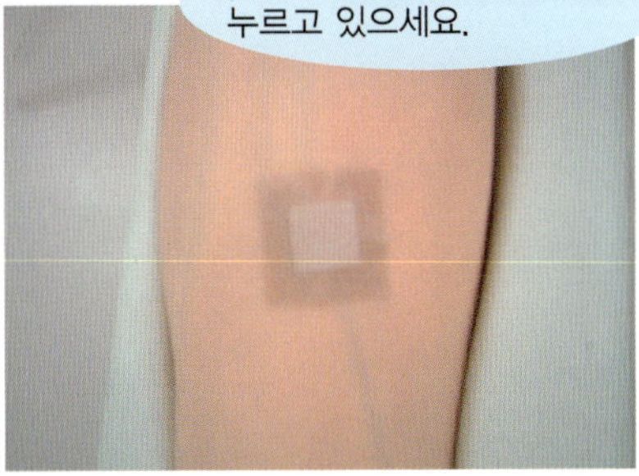


⓱ 반창고를 붙인다.

9 기본수기 실천

## ▶ 만약 실패했다면

❶ 우선은 사과!

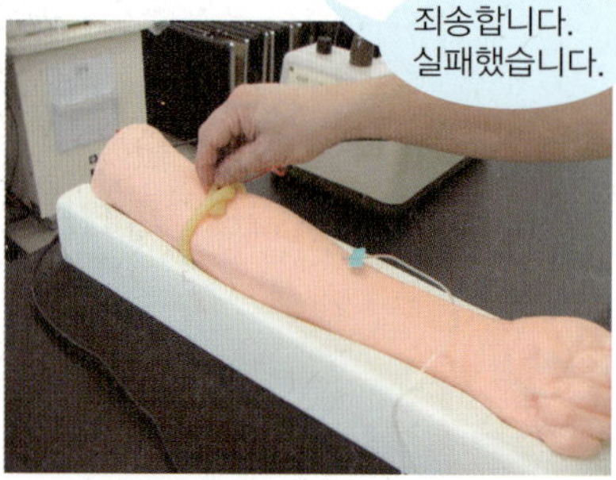


❷ 구혈대를 푼다.

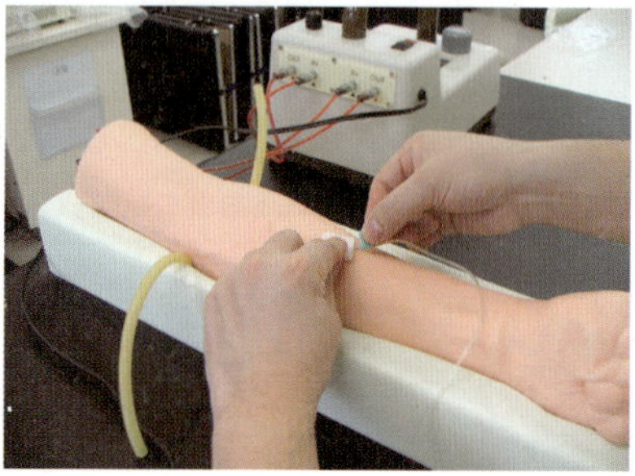

❸ 알콜솜으로 자입 부위를 덮는다.

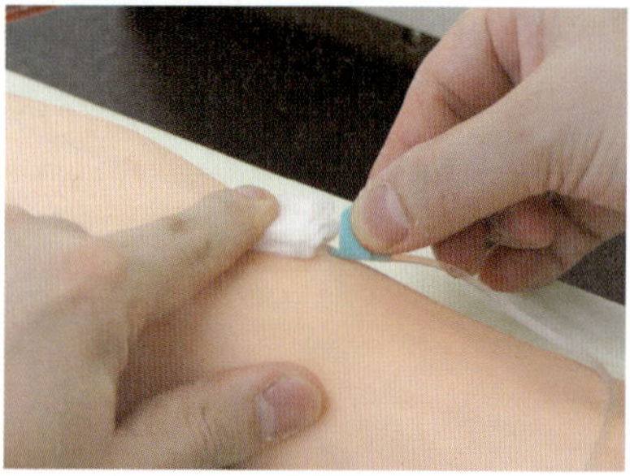

❹ 바늘을 뽑는다.

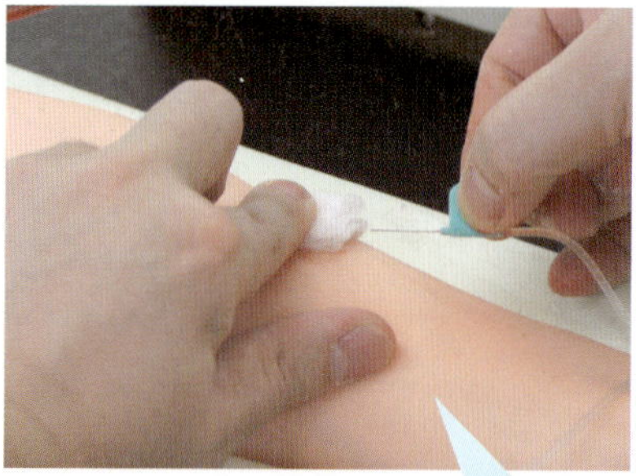


❺ 재도전

바늘을 뽑고서 알콜솜을 테이프로 고정

9 기본수기 실천

▶ 설마 주사 바늘을 거꾸로 꽂은 건 아니겠지?

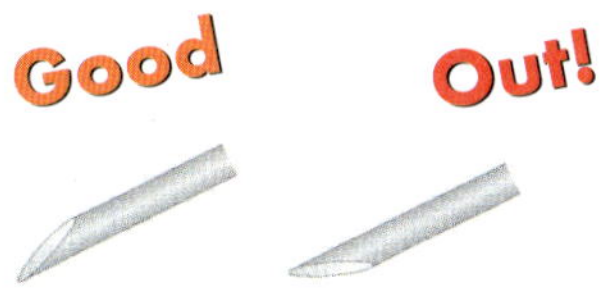


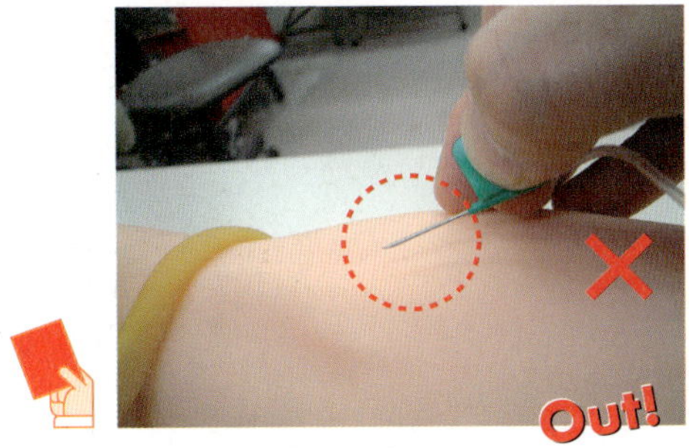


▶ 설마 말초 쪽으로 꽂은 건 아니겠지?

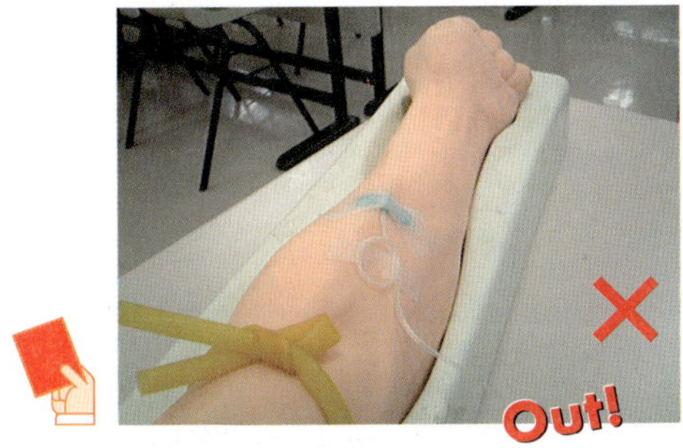


▶ 바늘 끝만 들어가 있으면 안 된다.

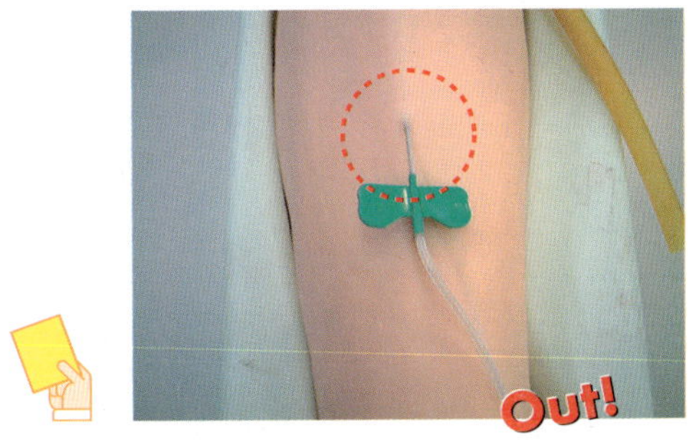

## ▶ 주사를 놓을 때는 바늘 끝까지!

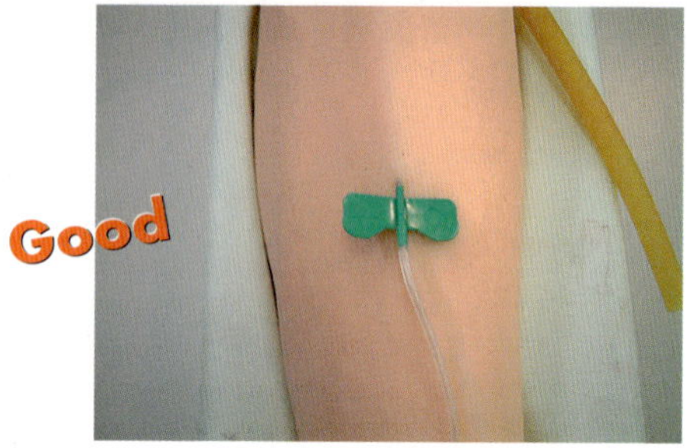


## ▶ 이건 꼭 알아둘 것!

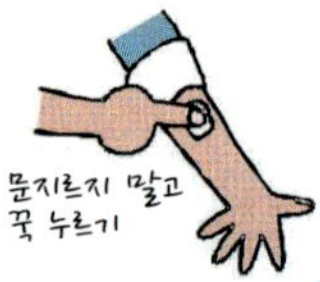


문지르지 말고 3~4분 동안
압박해주세요.

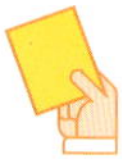

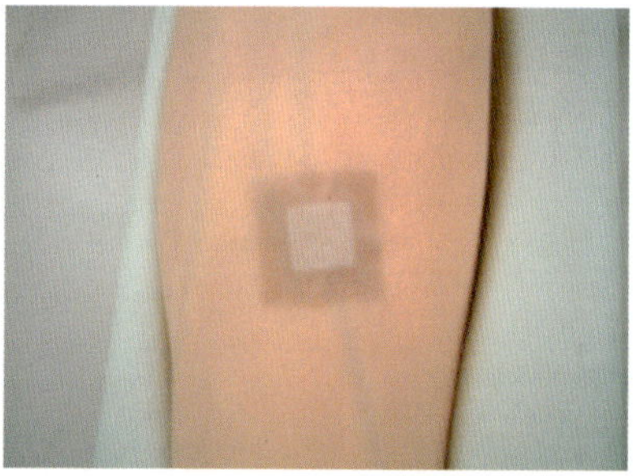

## ▶ 뚜껑을 다시 덮어서는 안 된다!

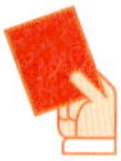

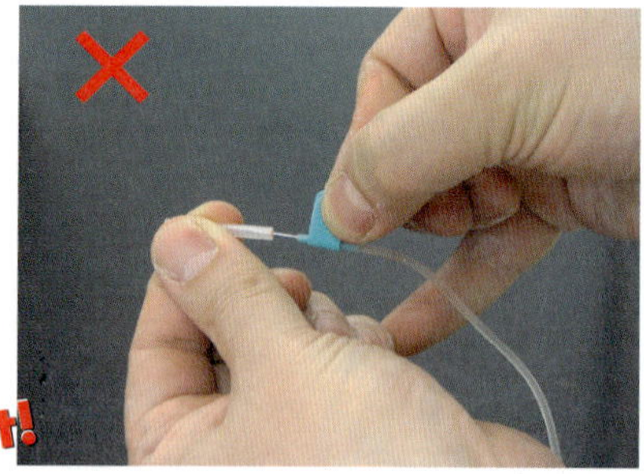

## 유치침 삽입

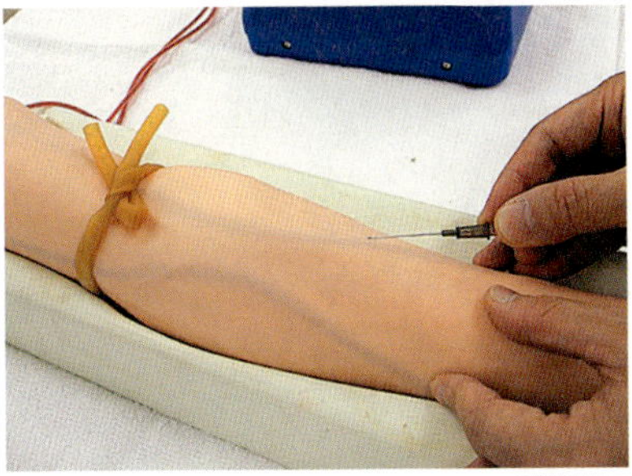

❶ 자침

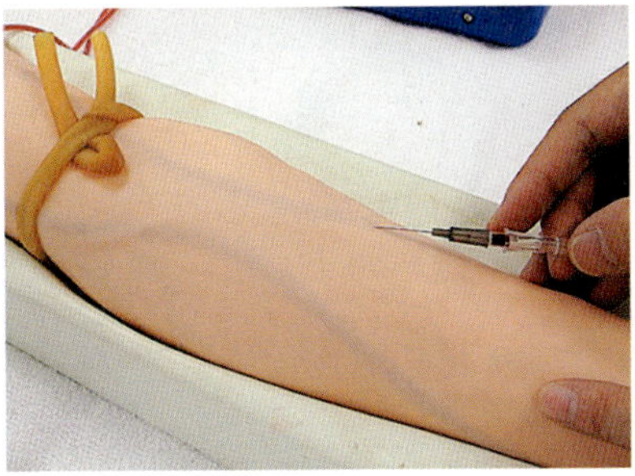

❷ 혈액의 역류 확인

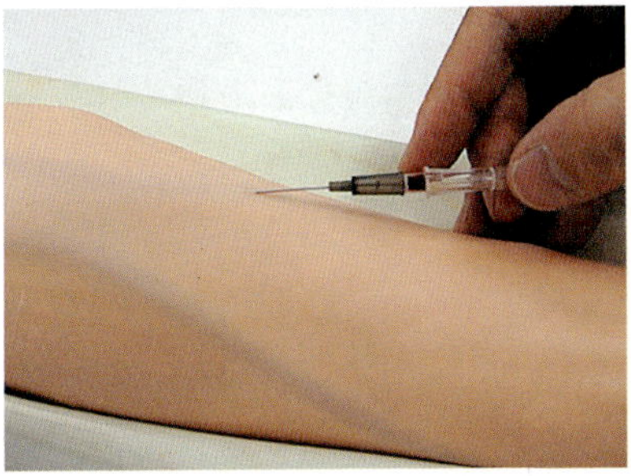

❸ 5mm 더 진전시킨다.

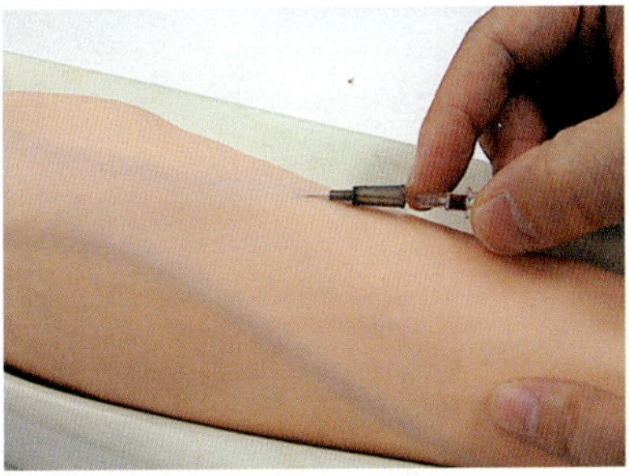

❹ 외투만 진전시킨다.

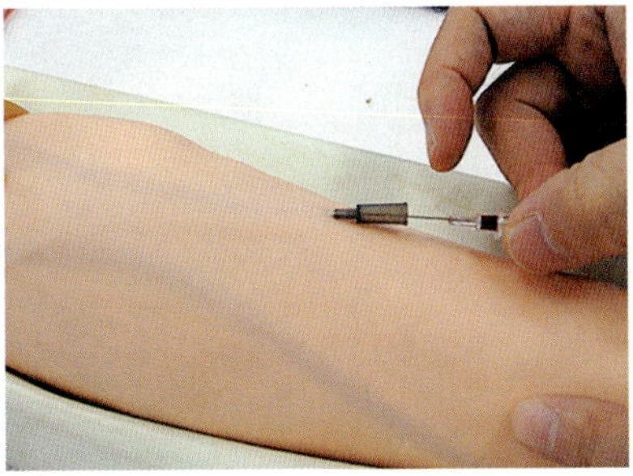

❺ 외투를 끝까지 넣는다.

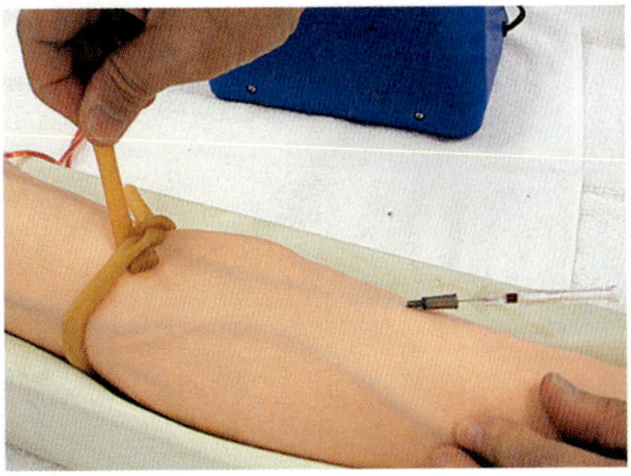

❻ 구혈대를 푼다.

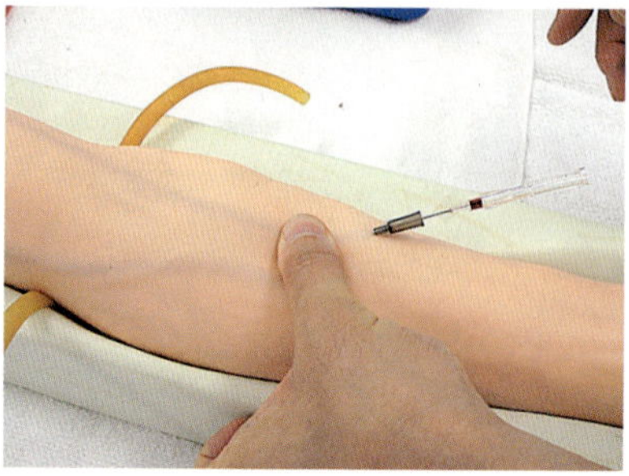
❼ 혈관을 누른다.

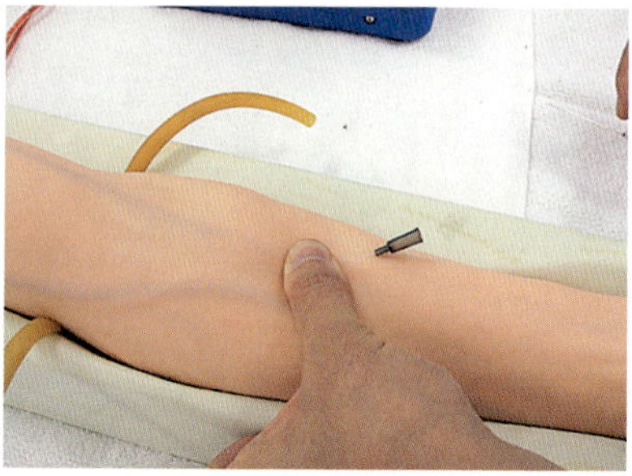
❽ 내통(바늘)을 뺀다.

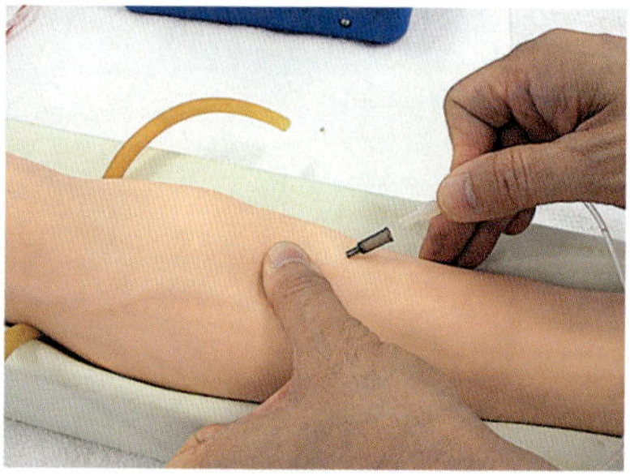
❾ 루트에 연결한다.

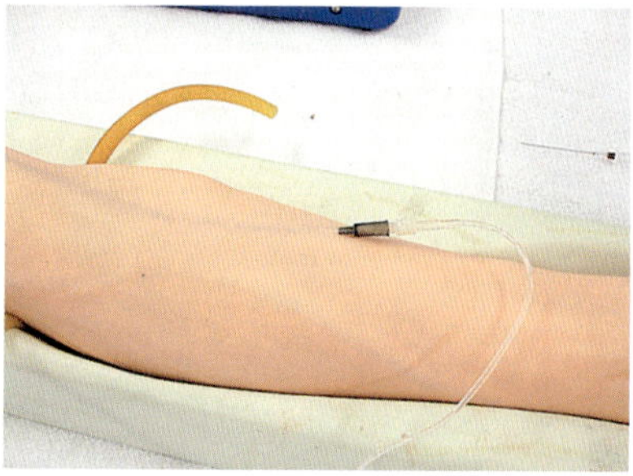
❿ 연결 완료

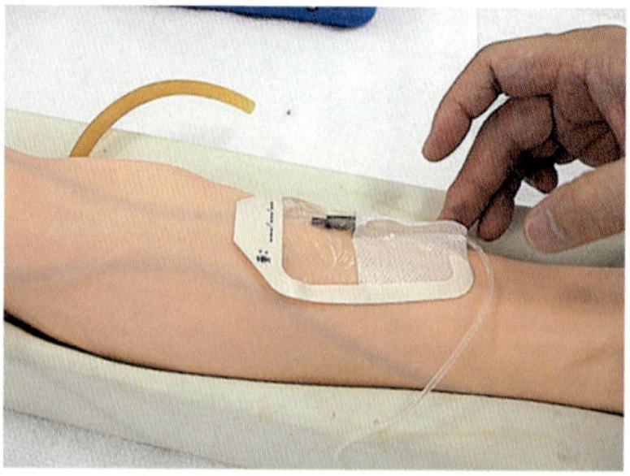
⓫ 테이프 고정

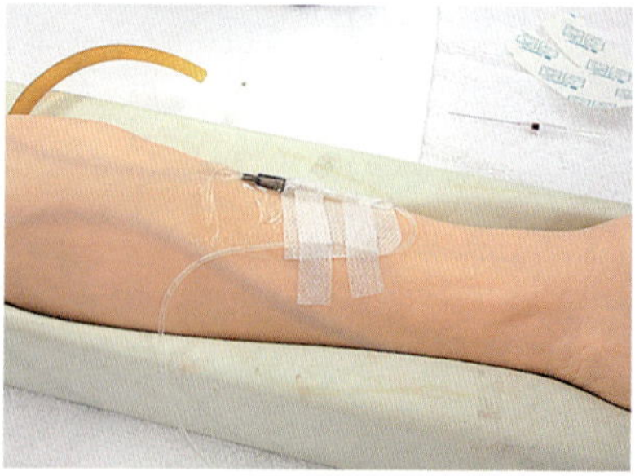
⓬ 완료

# 요카테터(balloon) 삽입

## 남성

▶ 카테터에 파손이 없는지를 체크

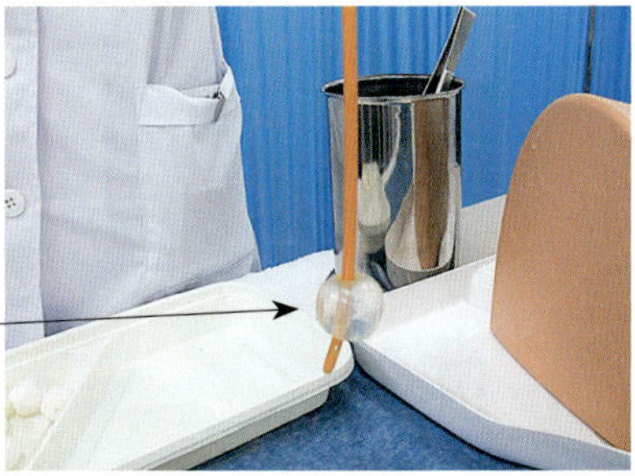


▶ 소독×2회

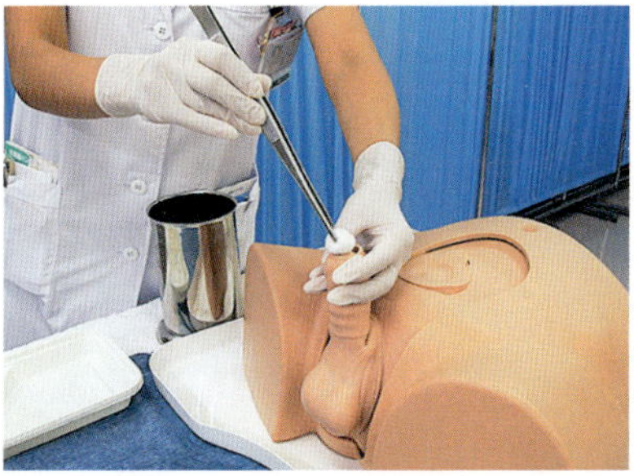

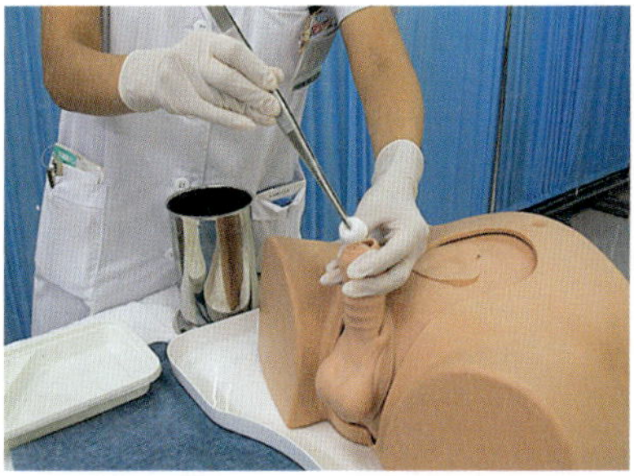

▶ 카테터 끝에 젤리를 묻힌다.

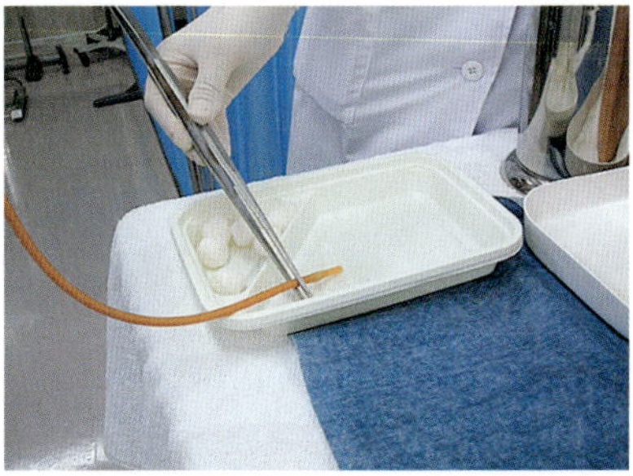

## ▶ 삽입

그림처럼 페니스를 손가락으로 쥐고 위로 당기듯이 해서 삽입한다.

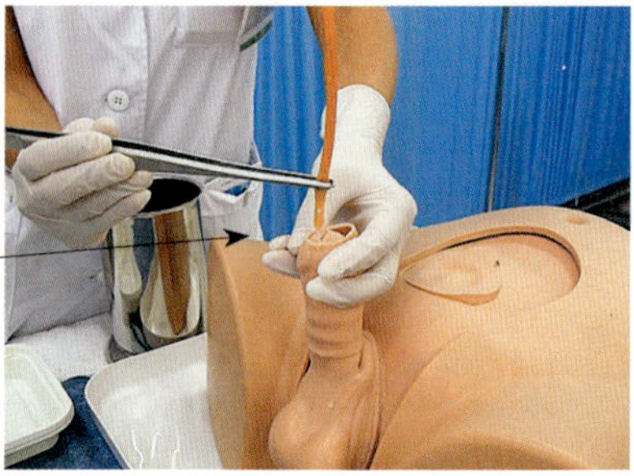

## ▶ 계속해서 넣는다.

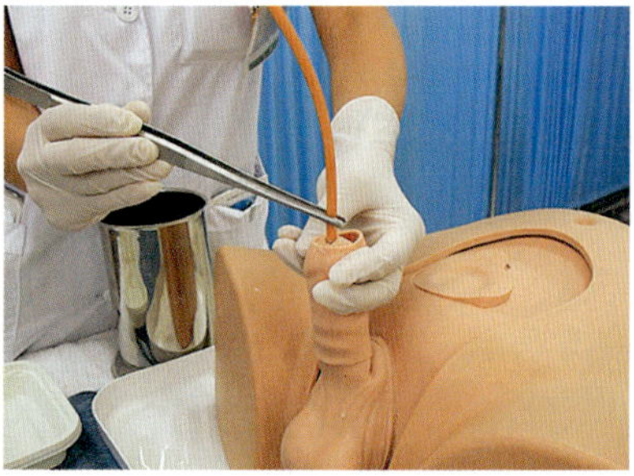

## ▶ 끝까지 넣는다.

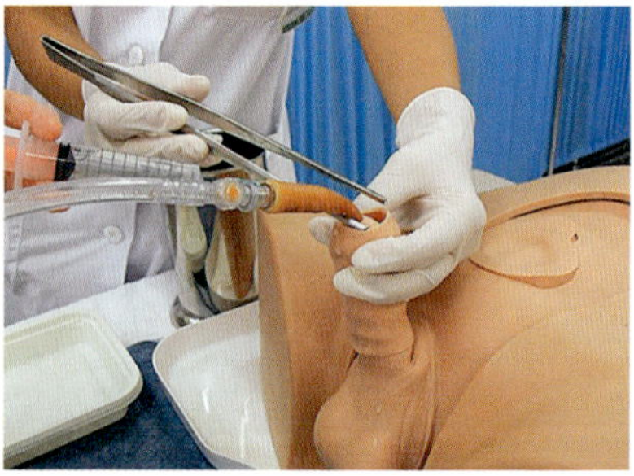

남성의 경우, 페니스의 길이만큼 요도가 길기 때문에, 요도 중간에 balloon을 부풀리면 요도가 손상을 입는다.

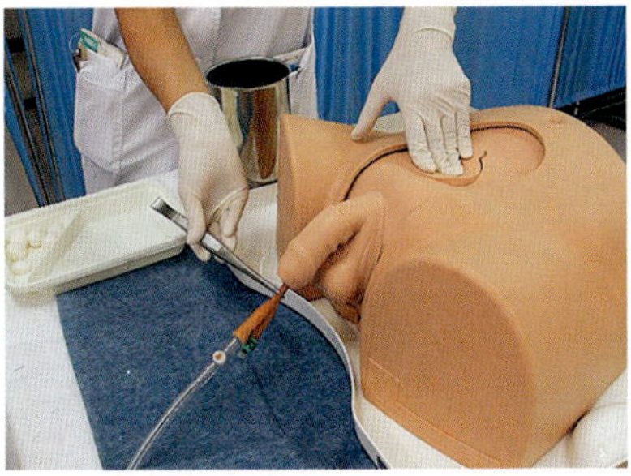

하복부를 압박해서 요가 나오는 것을 확인한다.

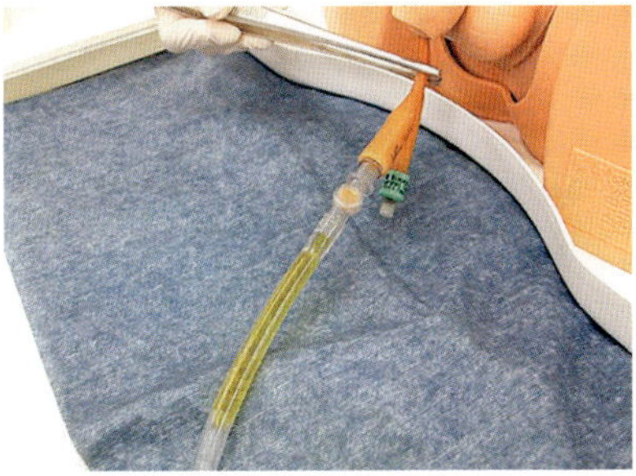

튜브 안으로 요가 흘러나오는 것을 확인한다.

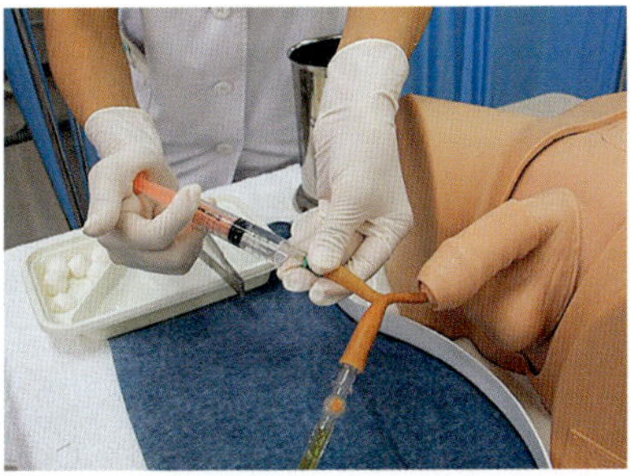

증류수를 주입해 balloon을 부풀린다.

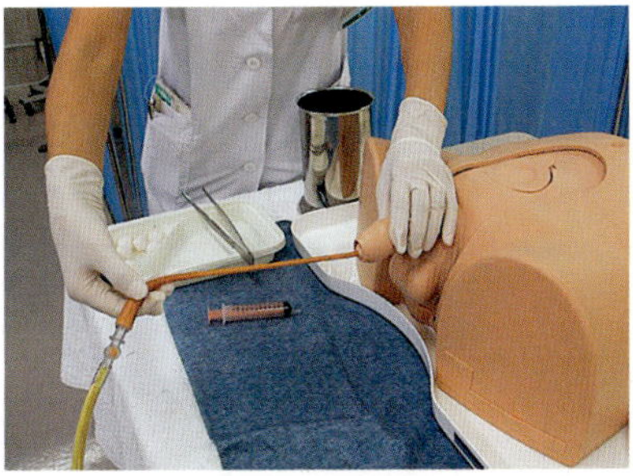

카테터를 저항이 있는 부분까지 당겨 고정(카테터를 테이프로 신체에 부착)한다.

페니스는 아래로 향하도록 고정한다.

# 여성

▶ **우선 해부를 이해하자.**

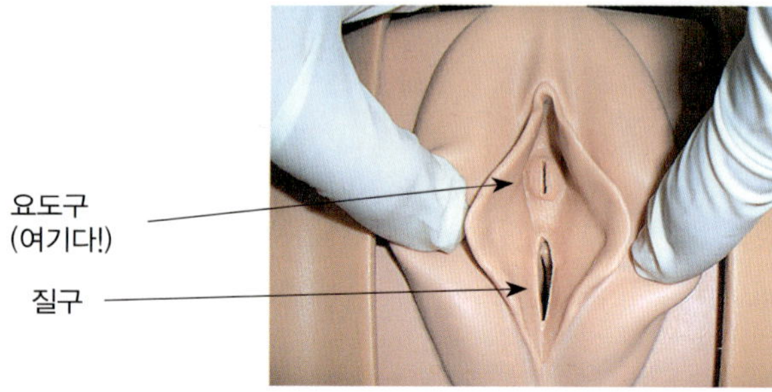


▶ **카테터에 파손이 없는지를 체크**

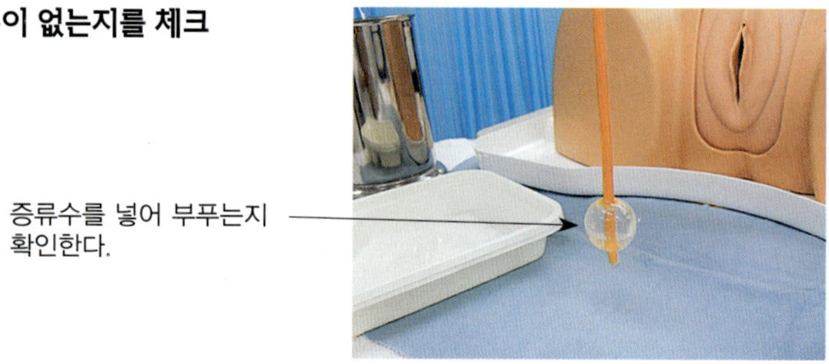


▶ **장갑을 끼고 전개한다.**

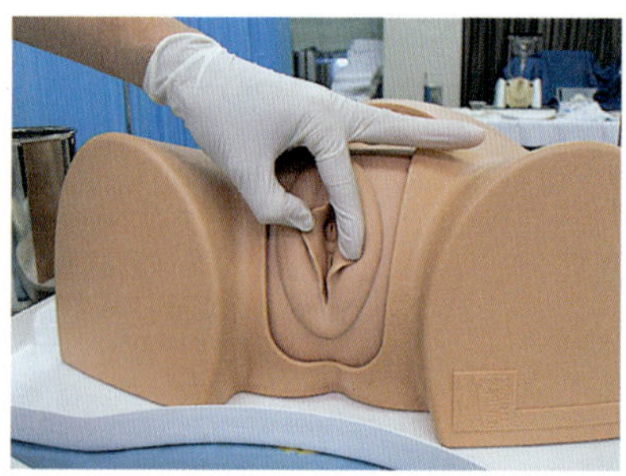

## ▶ 소독×2회

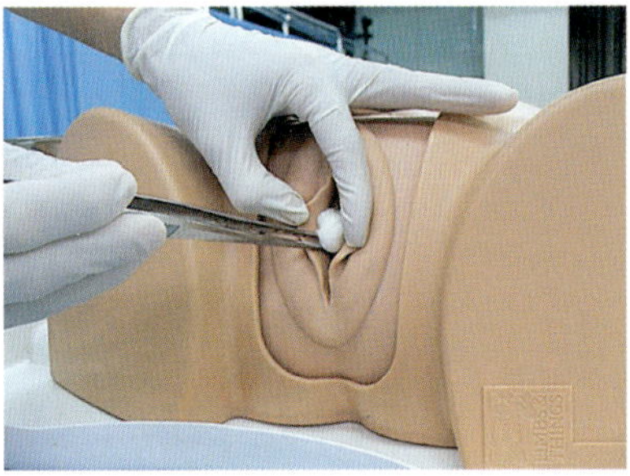

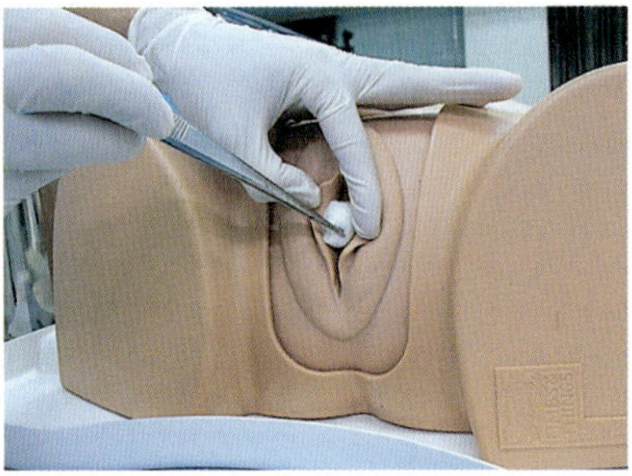

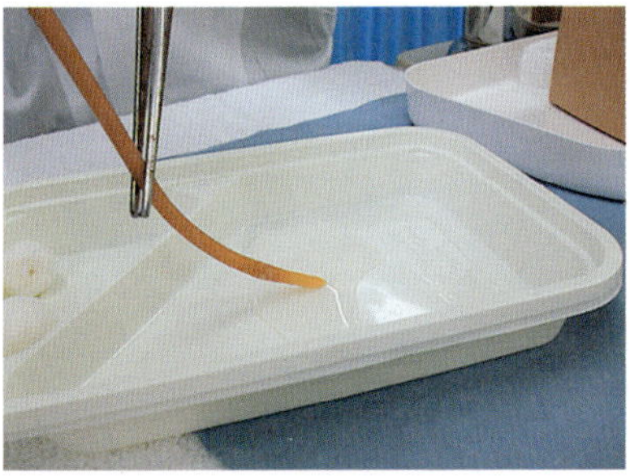

카테터 끝에 젤리를 묻힌다.

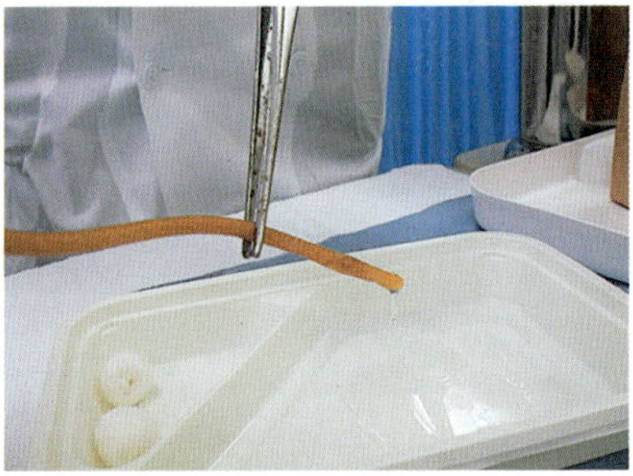

카테터는 청결하기 때문에 주변에 닿지 않도록 한다.

## ▶ 카테터와 요팩이 연결된 튜브를 접속한다(삽입 전에 연결해두면 좋다).

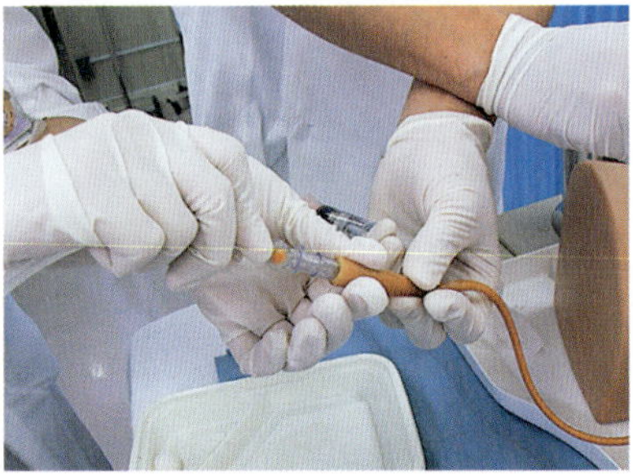

9

기본수기 실천

## ▶ 삽입

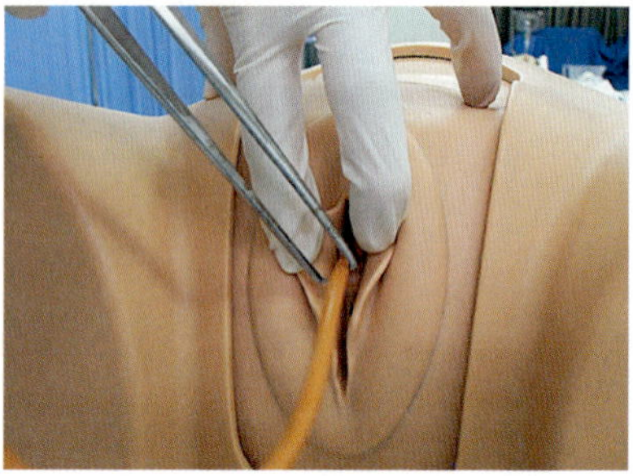

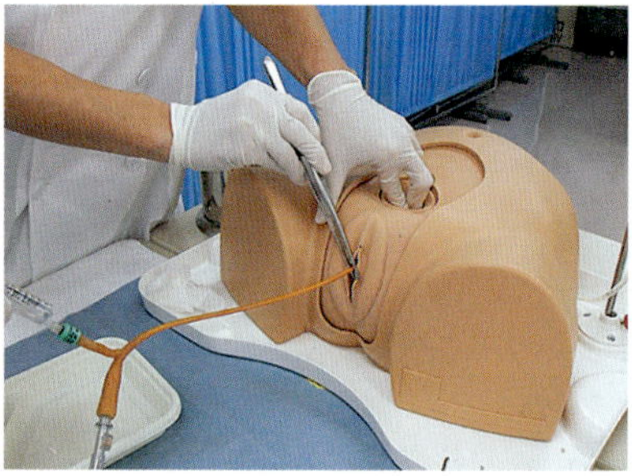

하복부를 압박해서 요가 나오는 것을 확인한다.

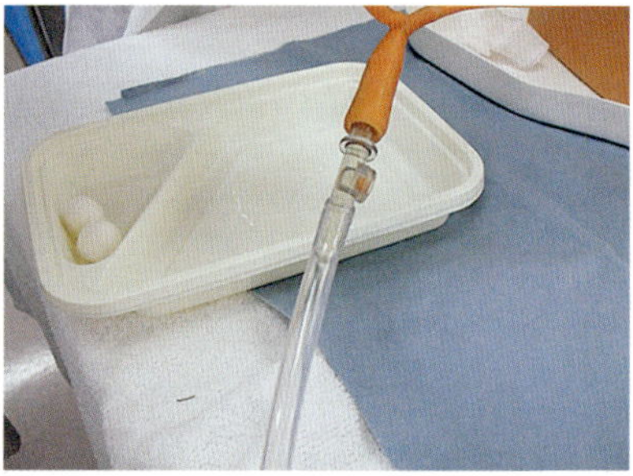

튜브 속으로 요가 흘러나오는 것을 확인한다.

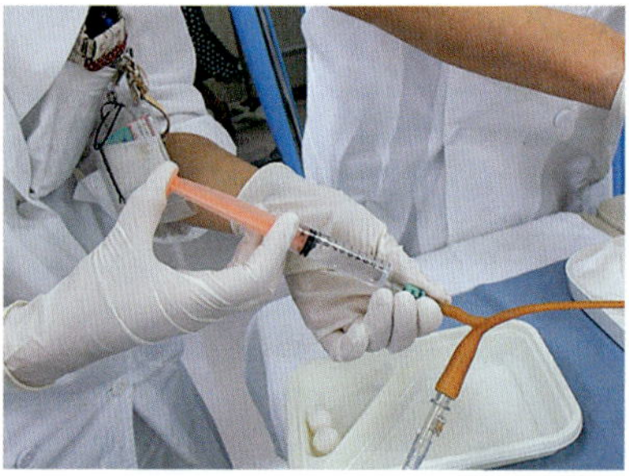

증류수를 주입해서 balloon을 부풀린다.

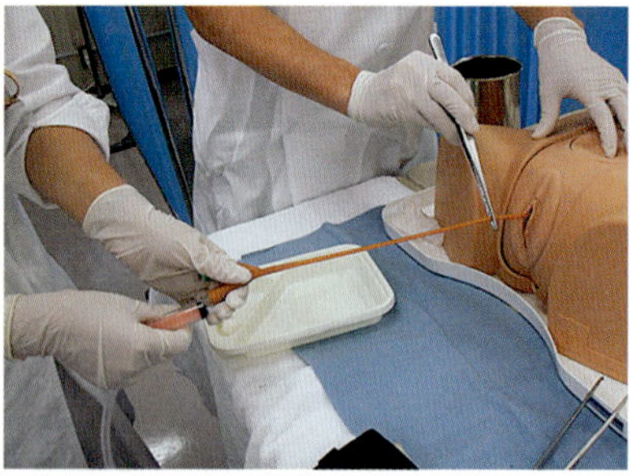

카테터를 저항이 있는 부분까지 잡아당겨 고정(카테터를 테이프로 신체에 부착)한다.

# 성인 상병자에 대한 심폐소생술 (cardiopulmonary resuscitation, CPR)

## 병원에서 성인 상병자가 쓰러지는 것을 목격한 경우

**성인 상병자에 대한 심폐소생술의 순서**

주위의 안전 / 감염 방어 용구의 확인

반응을 확인 / 도움을 요청

긴급 콜 / 구급 카트 / AED 요청

기도 확인(두부 후굴-악선 거상)

호흡과 맥박 확인(5초 이상 10초 이내)

호기 불어넣기(2회)

흉골 압박(30회)과 인공호흡(2회)

(주) 이하의 사항까지 흉골 압박과 인공호흡을 계속한다.

- 소생팀에게 인계
- AED 장착
- 상병자가 움직이기 시작

## 안전과 반응의 확인

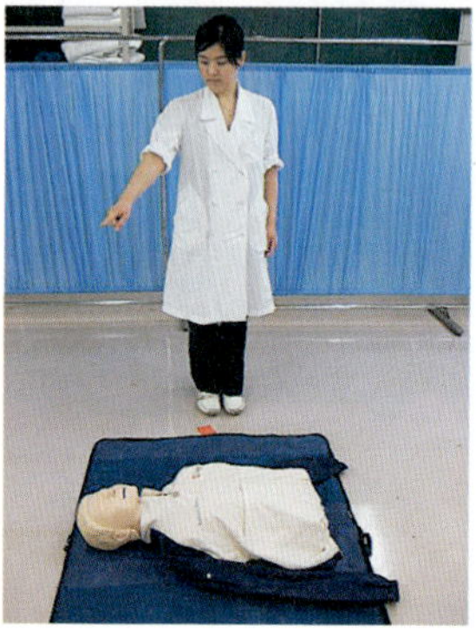

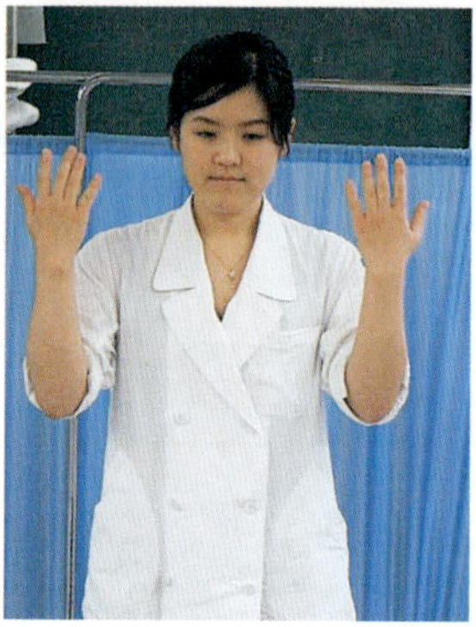

### ① 주위의 안전과 감염 방어 용구(장갑 등)를 확인한다.

**'주위는 안전합니다.'**
**'감염 방어 용구* 완료'**

*감염 방어 용구: 장갑, 고글 등

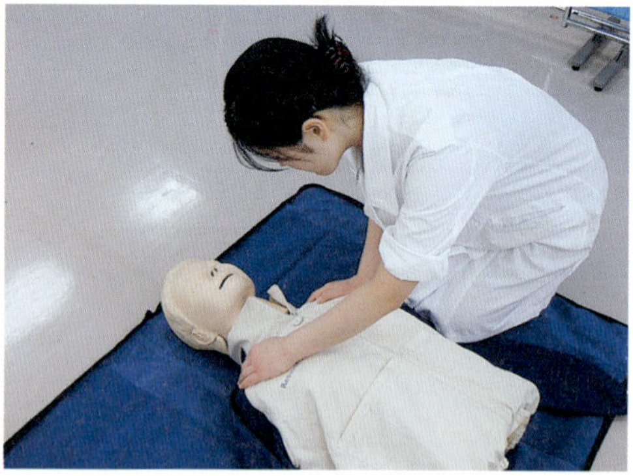

여기서는 손의 움직임을 알 수 있도록 장갑은 착용하지 않았습니다.
또 장갑은 멸균 장갑이 아니라도 괜찮습니다.

### ② 큰 소리로 말을 걸면서 양 어깨를 가볍게 두드린다.

**'괜찮으세요?'**

## 안전과 반응의 확인

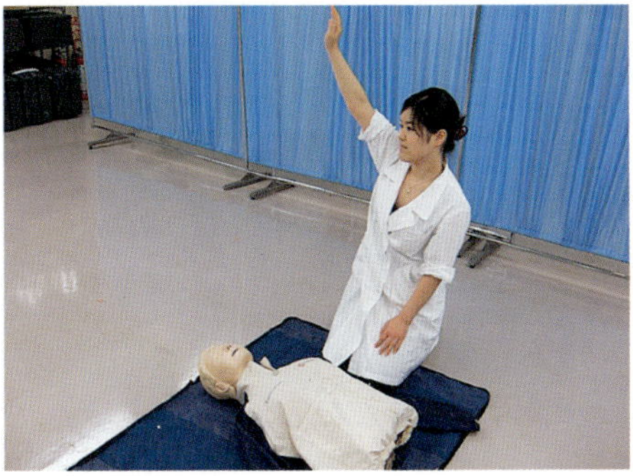

### ③ 반응이 없는 경우 큰 소리로 도움을 요청한다.

**'누가 좀 와주세요!'**

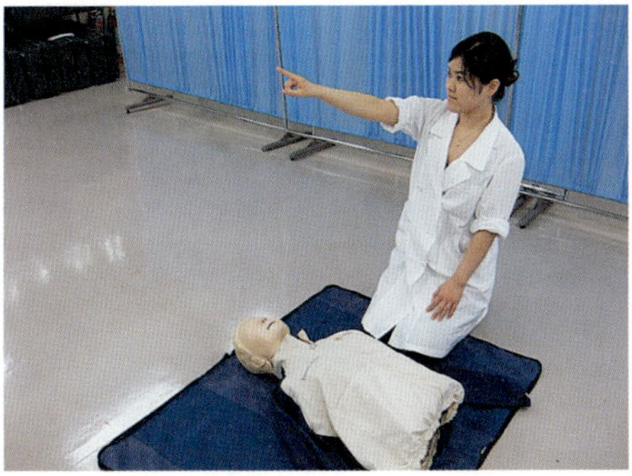

### ④ 보조자에게 아래와 같은 것을 의뢰한다.

**'긴급 콜 해주세요.'**
**'구급 카트를 가져다주세요'.**
**'AED*를 가져다주세요.'**

*AED: 자동 체외식 제세동기

## 기도 확보(두부 후굴-악선 거상)

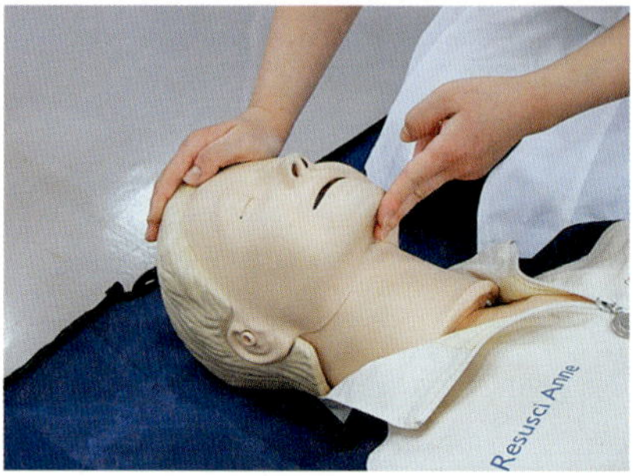


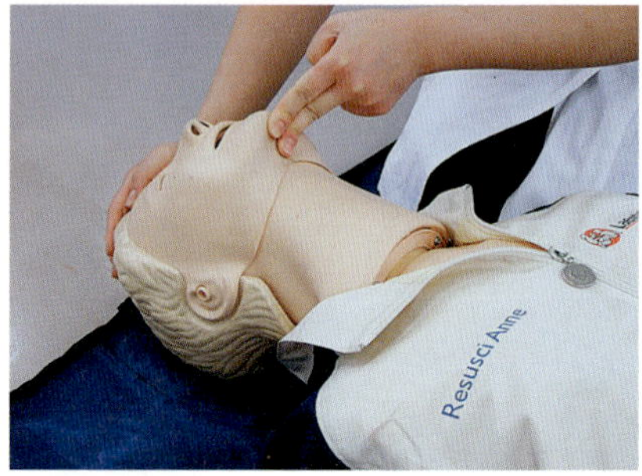


### ⑤ 기도 확보(두부 후굴-악선 거상법)

상병자의 턱에 한쪽 손을 대고 후방으로 힘을 주어 후굴시키고, 다른 한 손의 손가락 2개로 턱 끝의 뼈 부분에 대고 들어 올린다.

(주) · 경부 조직을 압박하지 않도록 한다.
· 두부 외상, 경부 손상이 의심된다면, '하악 거상법'을 실시한다.



## 호흡과 맥박 확인

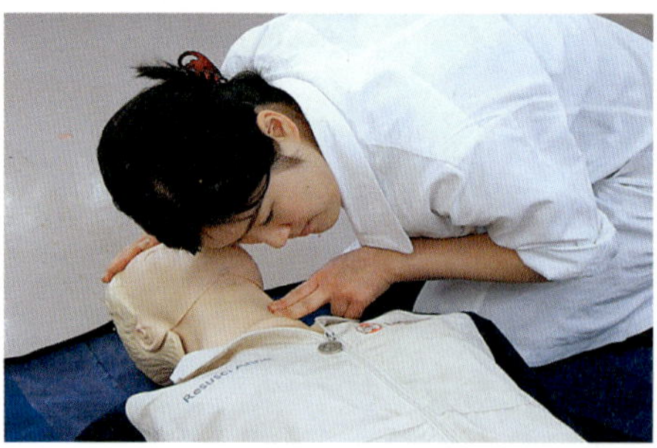

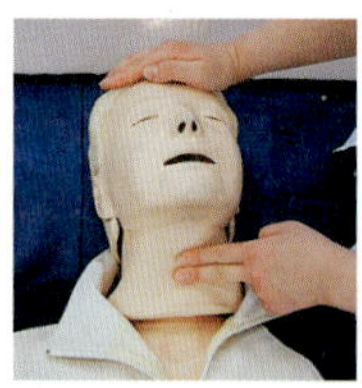

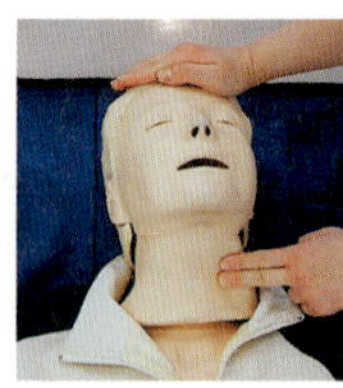

경대동맥 박동의 유무:
두부 후굴을 유지한 채 손가락 2개를 갑상연골의 높이에서 바로 앞으로 옮기고, 흉쇄유돌근과의 사이에 둔다.

### ⑥ 호흡과 맥박 확인(5초 이상 10초 이내)

자신의 볼을 상병자의 입 근처에 둔 상태에서 경동맥*을 만지면서

i) 가슴의 상하 운동을 '보고'

*경동맥: 대동맥에서 갈려 나와 목을 지나서 얼굴과 머리에 피를 보내는 동맥

ii) 호흡음을 '듣고'

iii) 호기를 볼에서 '느끼고'

'보고, 듣고, 느끼고, 4, 5, 6, 7, 8, 9, 10,

호흡이 없습니다. 맥박 뛰지 않습니다.'

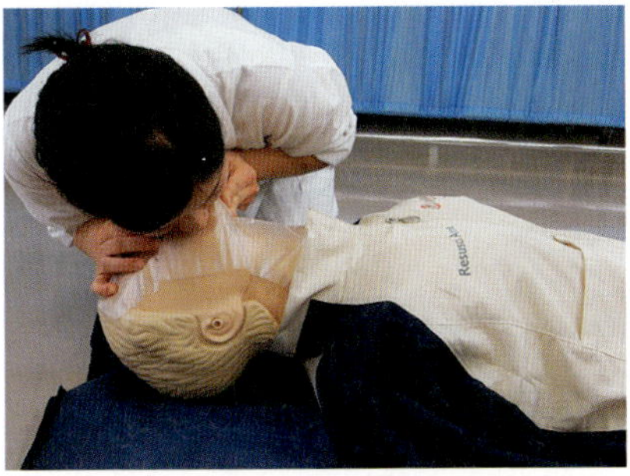

## 호기 불어넣기

### ⑦ 호기 불어넣기(2회)

감염 방어 용구(페이스 마스크 or 페이스 쉴드)을 사용한다.

1회의 불어넣기에 1초, 흉부가 거상하기까지 1회 불어넣는다.

(주) · 흉곽이 상승하지 않을 때는 다시 기도를 확보해 호기 불어넣기를 시도한다.
· 불어넣기를 2회 시도해도 가슴이 거상하지 않는 경우는 흉골 압박을 개시한다.

## 흉골 압박(30회)과 인공호흡(2회)

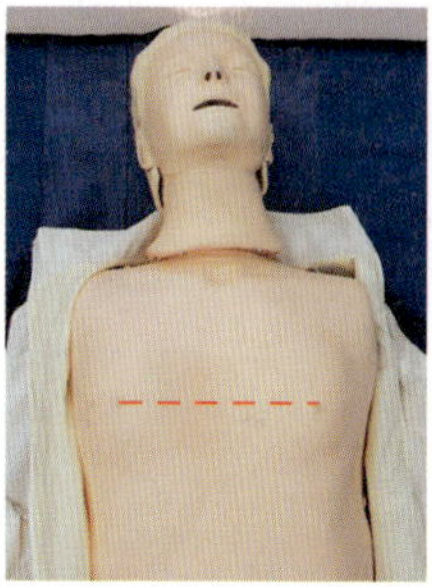

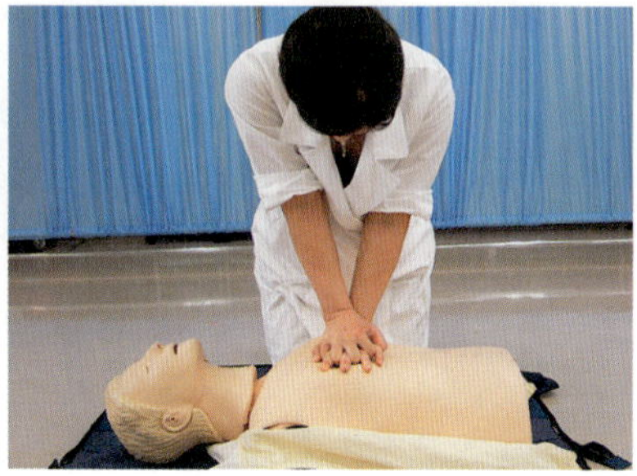

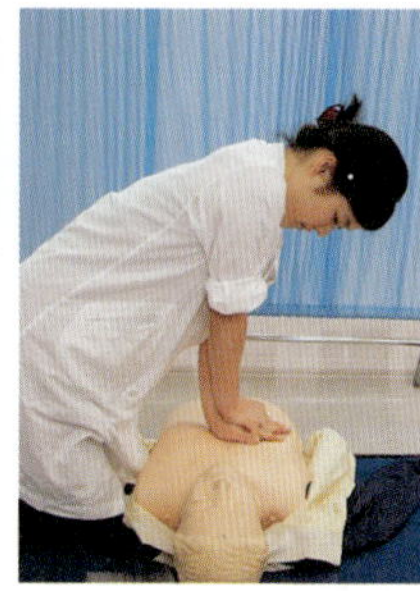

### ⑧ 흉골 압박(30회)과 ⑨ 인공호흡(2회)

양측 유두의 중점에 손바닥 기부를 둔다.

올려놓은 손 위에 다른 쪽 손을 겹쳐, 팔꿈치를 수직으로 편다.

4~5cm 압박하고, 완전히 압박 해제를 실시한다.

100회/분의 빠르기로 압박한다.

중단 시간은 최소한(10초 이내)으로 한다.

(주) 이하의 사항까지 CPR을 계속한다.
- 소생 팀에게 인계
- AED 장착
- 상병자가 움직이기 시작



## '잘못된' 흉골 압박의 예

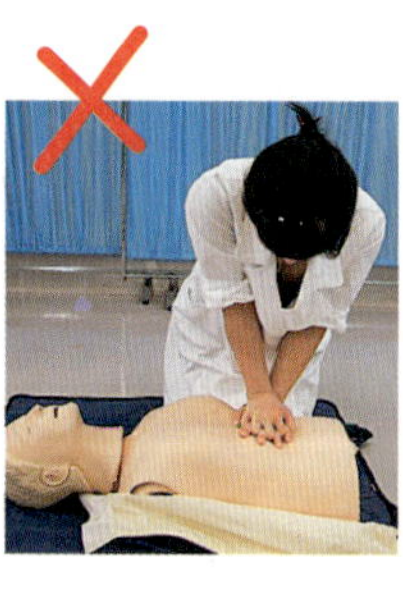

'압박 부위가 틀렸다'

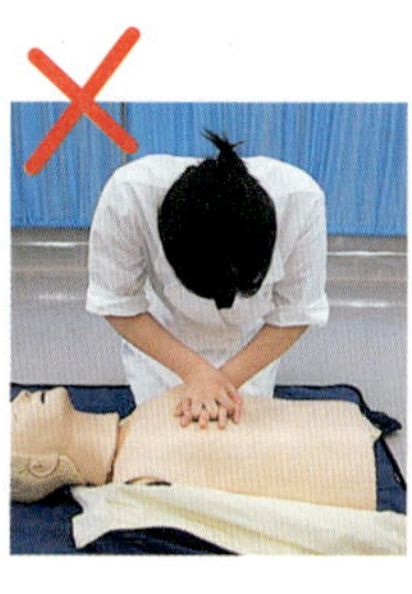

'팔꿈치가 굽어 있다'

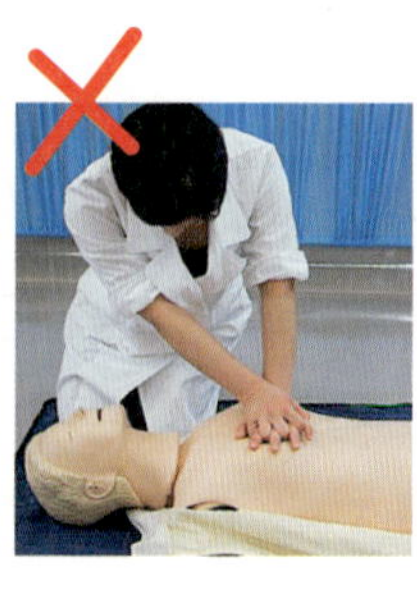

'몸이 올곧지 않다'

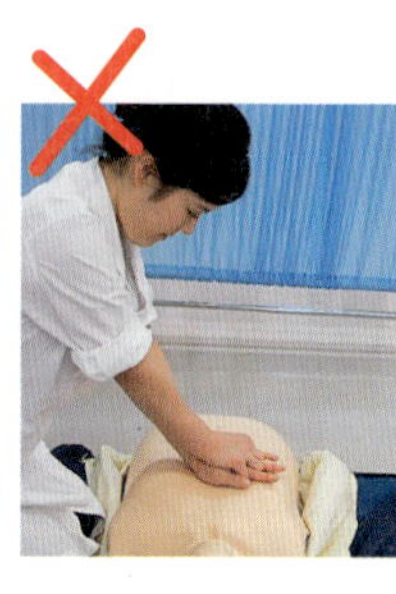

'수직이 아니다'

## ※ 효과적인 흉골 압박이란

올바른 손의 위치에서

강하고(4~5cm), 빠르게(100회/분)

수직으로 압박한다.

압박할 때마다 완전히 압박 해제를 실시한다.

중단 시간은 최소한(10초 이내)으로 한다.

# 자동 체외식 제세동기 (automated external defibrillator, AED)

**자동 체외식 제세동기(AED)의 흐름**

전원을 켠다.

↓

전극 패드를 장착한다.

↓

해석한다.

↓

제세동 버튼을 누른다.

↓

즉시 흉골 압박과 인공호흡을 재개한다.

(주) · 제세동 시행 후, AED는 2분마다 '해석'을 실시하도록 설정되어 있다. 대문에 AED의 알림이 있든지 상병자가 움직이기 시작하든지 소생팀에게 인계하기까지는 CPR을 계속한다.
· 전원은 넣어둔 채로 두고, 전극 패드도 가슴에 장착한 대로 둔다.
· 8세 미만의 상병자에게는 '소아용 패드',
8세 이상의 상병자에게는 '성인용 패드'를 장착할 것

## 전원을 켠다.

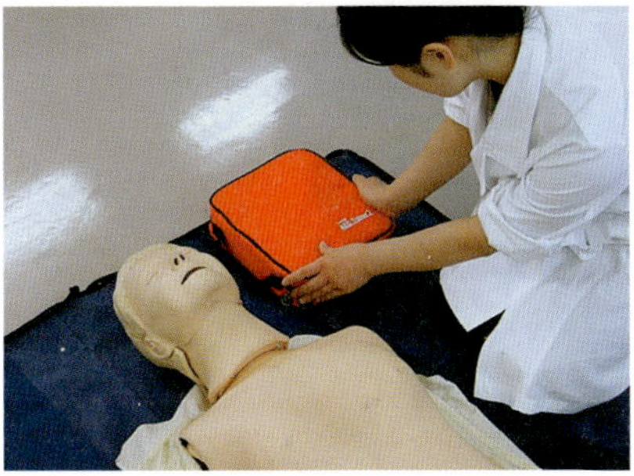

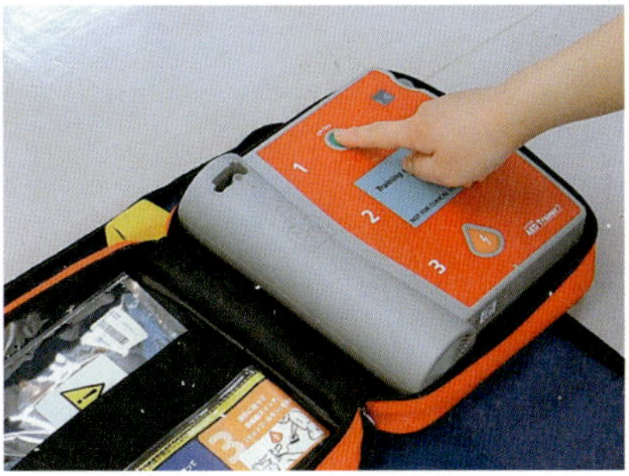

### ① AED의 전원을 넣고, 음성 메시지에 따른다.

**AED를 상병자 머리맡에 두고, 전원 버튼을 누른다.**
**그리고 음성 메시지에 따라 조작한다.**
(주) 뚜껑을 열면 전원이 들어오는 기종도 있다.

## 전극 패드를 장착한다.

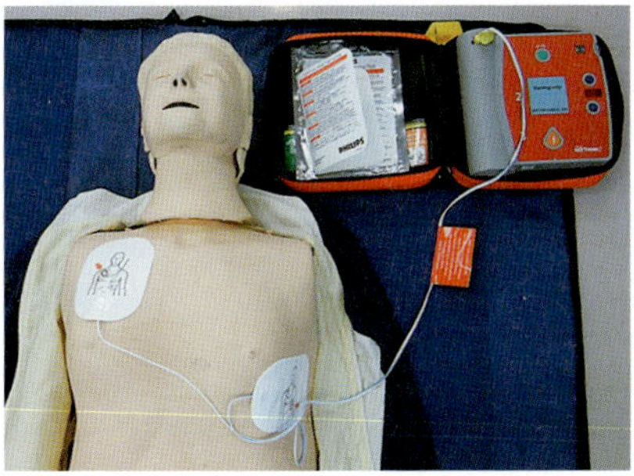

### ② 전극 패드를 상병자의 '우측 쇄골 하'와 '좌측 흉부'에 장착한다.

(주) · 점포제가 있는 경우 ---------- 약을 떼고서 패드를 붙인다.
· 물에 젖은 경우 -------------- 수분을 닦아내고 패드를 붙인다.
· 흉모가 짙은 경우 ----------- 제모하고서 패드를 붙인다.
· 페이스 메이커가 있는 경우 --- 2~3cm 떼고 패드를 붙인다.

9 기본수기 실천

## 해석을 실시한다.

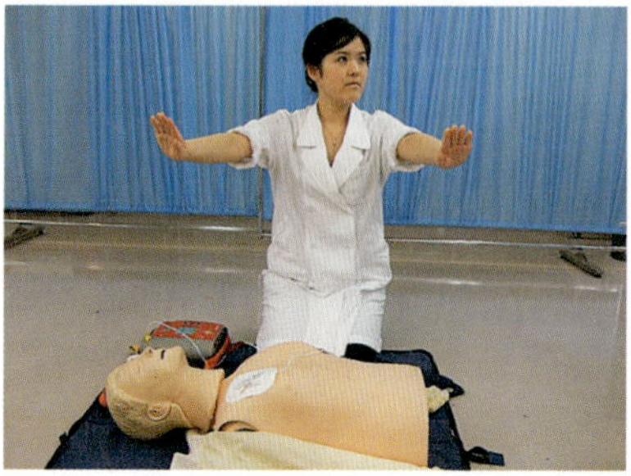

### ③ 상병자로부터 전원이 물러나도록 지시하고, 해석을 한다.

**'여러분, 물러나주세요.'**

명확한 몸짓과 소리로 주위 사람들이 상병자로부터 멀어지게 한다.

(주) 상병자와 접해 있으면 정확한 심전도 진단을 얻을 수 없다.

## 제세동 버튼을 누른다 → 즉시 CPR을 재개한다.

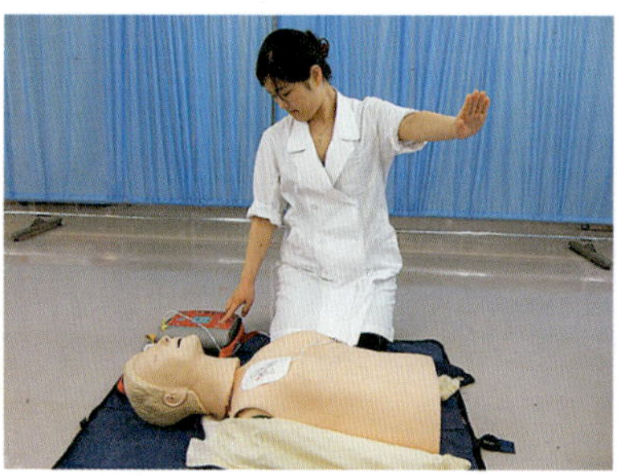

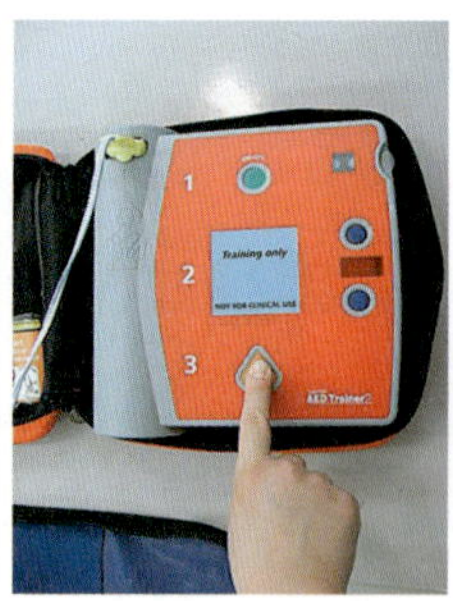


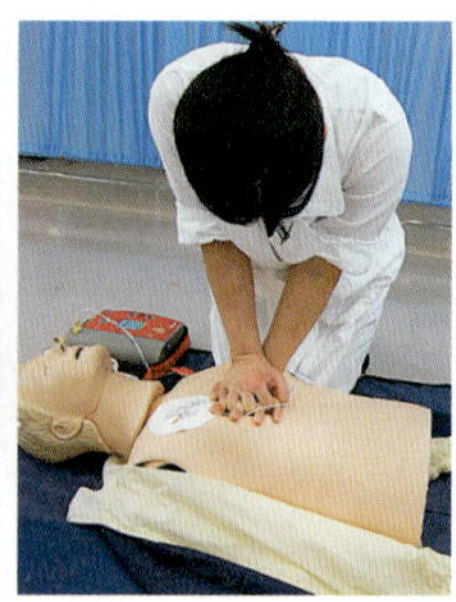

### ④ 제세동 버튼을 누른다.

명확한 몸짓과 목소리로 사람들을 상병자로부터 멀어지게 한다.

**'여러분, 물러나주세요. 저도 떨어져 있습니다. 모두 떨어져 있습니다.'**

AED 도착으로부터 90초 이내에 제세동을 실시한다.

## ⑤ 제세동 후, 신속하게 쇄골 압박에서 CPR을 재개한다.

소생팀이 도착하거나 상병자가 움직이기 시작하거나 AED의 지시가 있을 때까지 CPR을 계속한다. 소생팀에게 상황을 간결하게 설명한다(전달).

(주) AED의 전원은 켠 채로, 전극 패드도 장착한 채로 둔다.

**[CPR 및 AED 조작 순서의 정리]**

CPR 개시 →

- 주위의 안전 / 감염 방어 용구의 확인
- 반응의 확인 / 도움을 요청
- 긴급 콜 / 구급 카트 / AED 요청
- 기도 확보(두부 후굴-악선 거상)
- 호흡과 맥박의 확인(5초 이상 10초 이내)
- 호기 불어넣기(2회)
- 흉골 압박(30회)과 인공호흡(2회)

AED 도착 →

- 전원을 켠다.
- 전극 패드를 장착한다.
- 해석을 한다.
- 제세동 버튼을 누른다.
- 즉시 흉골 압박과 인공호흡을 재개한다.

# 찾아보기

## 한글 찾아보기

### [ㄱ]

[ㅅ]

[ㅊ]



[ㅋ]



[ㅌ]



[ㅍ]

## 영문 찾아보기

[C]



[D]



[E]